U0337244

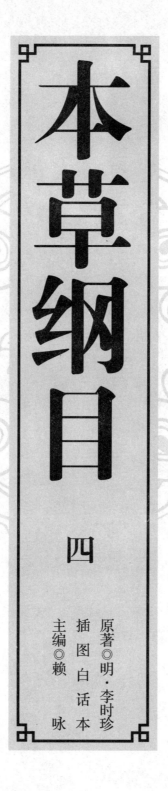

# 本草纲目

## 四

原著◎明·李时珍

插图白话本

主编◎赖咏

中国书店

# 黄 蜀 葵
## （见宋《嘉祐补注本草》）

[校正] 从菜部移到这里。

[释名] 李时珍说：黄蜀葵另是一种，应当归入草部。但是，《嘉祐补注本草》将其列入草部，是因为它与蜀葵同名，而且气味主治也相同的缘故。现在移入此处。

[集解] 掌禹锡说：黄蜀葵花，到处靠近道路的地方都有。春天刚长出苗叶的时候，很像蜀葵，但是叶子比蜀葵的叶子尖狭，缺齿多，夏末开浅黄色花，六月、七月采，阴干。

寇宗奭说：苏蜀葵与蜀葵不同种，不是蜀葵中开黄花的。叶心背面紫红色，摘下挑散，晒干。不然，就潮湿霉烂。

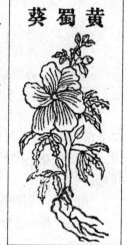

李时珍说：黄蜀葵二月播种，或者落地的隔年子在土中自生，到夏天才长高。叶子像蓖麻叶那么大，深绿色，叶边开岐丫，有像人爪甲形的五个尖，旁边有小尖。六月，开花，花像碗口大，鹅黄色，花蕊紫色，六瓣，侧生，清早开，中午萎，晚上落，有人称它为侧金盏花。花落后随即结角，角像拇指大，有二寸左右长，本体大，末梢尖，六个棱，有茸毛，长熟就变成黑色。角棱自行裂开，角中有六个子房，像芝麻子房。黄蜀葵子聚集在房内，像苘麻子状，黑色。黄蜀葵茎有六七尺高，剥下的皮可以捻绳索。

## 附 黄蜀葵花

[气味] 味甘，性寒。滑利，无毒。

[主治] 《嘉祐补注本草》：疗小便淋漓，催生。治各种恶疮长期流脓不愈，将黄蜀葵花研末敷患处即愈，是疮科要药。

李时珍：消痈肿。用油浸，涂烫伤烧伤。

[附方] 新收附方八条。

1. 沙石淋痛。《普济方》：取一两黄蜀葵花，炒，研末，每次用采汤送服一钱，叫独圣散。

2. 难产催生。《产宝鉴》：如圣散：治疗胎胞干涩难产，病情严重的连服三付，不多时腹中气机舒解，胎胞滑利，便产下。将黄蜀葵花焙干，研成细末，用热调服二钱。没有黄蜀葵花，取半合黄蜀葵子研末，用酒淘去渣滓，饮服。

3. 胎死不下。就是上方。用红花酒送服。

4. 痈疽肿毒。《直指方》：取黄蜀葵花，用盐搓拌装瓷器中，密封，长年不坏。每次用它敷患处，当平复者自然平复，当破溃者自然破溃。没有黄蜀葵花，用根、叶也可以。

5. 小儿口疮。《肘后方》：将黄蜀葵花烧成灰末，撒布患处。

6. 小儿木舌。《直指方》：取一钱研成末的黄蜀葵花、五分黄丹，拌匀，撒布患处。

7. 汤火灼伤。《经验方》：用瓶子盛芝麻油，凑近花枝，用筷子夹取黄蜀葵花，装入瓶内，不要触及人手，将瓶密封收藏。遇到发生烫伤、烧伤，用黄蜀葵花油涂患处。效果非常好。

8. 小儿秃疮。《普济方》：取等量的黄蜀葵花、大黄、黄芩，共研末。用米泔水洗净秃疮，用香油调药末搽患处。

## 附　黄蜀葵子、根

[气味]　味甘，性寒，滑利，无毒。

[主治]　李时珍：治痈肿，利小便，疗五淋水肿，难产，通乳汁。

[发明]　苏颂说：冬葵、黄葵、蜀葵，它们的形状虽然各自不同，但是其性都寒滑，所以它们所主治的病症相差不很大。

李时珍说：黄蜀葵子，古方很少使用，现在是催生和利小便的主要药物。或者单味使用，或者加入汤剂或散剂中，都适宜。这是因为它性滑，与冬葵子功用相同的原因。黄蜀葵花、子同根的性味功效相同，可以互相代用。没有花，用子。没有子，用根。

[附方]　旧收附方二条，新收附方三条，共五条。

1. 临产催生。寇宗奭说：孕妇临产时，取四十九粒黄蜀葵子研烂，温水送服，不多时就产下。

《经验后方》：取三钱焙研好的黄蜀葵子末，用清晨第一次汲取的井水送服。没有子，用根。煎取汁液服。

2. 肛门痈肿初起。《永类铃方》：淮河流域的人用十七粒黄蜀葵子，半根皂角，共研末，以石灰及醋调膏，涂患处。

3. 痈肿不破。《卫生易简方》：将黄蜀葵子研末，用酒送服。服一粒黄蜀葵子末，就破一个头，有神效。

4. 打扑伤损。《海上方》：将黄蜀葵子研末，每次用酒送服二钱。

# 龙　葵
## （见《唐本草》）

[校正]　将《图经本草》所收载的老鸦眼睛草并入龙葵篇。

[释名]　苦葵（见《图经本草》）苦菜（见《唐本草》）天茄子（见《图经本草》）

水茄（见《本草纲目》）天泡草（见《本草纲目》）老鸦酸浆草（见《本草纲目》）老鸦眼睛草（见《图经本草》）

李时珍说：龙葵，是说它像葵一样性滑。苦，是因为这菜的味苦而取名。茄，是因为它的叶形像茄叶而取的名。天泡、老鸦眼睛，都是根据子的形状起的名。龙葵与酸浆草相似，所以加"老鸦"二字来区别它们。五爪龙也叫老鸦眼睛草，败酱、苦苣都叫苦菜，这是名称相同而物种不同。

[集解] 陶弘景说：益州（今四川、云南、甘肃、陕西、涌北、贵州之间一带）有一种苦菜，是苦花荼（zhī）。

苏恭（即苏敬）说：苦荼就是龙葵，俗名也叫苦菜，不是荼（tú）。龙葵到处都有，关河间（今陕西东部关中黄河一带）叫它苦菜，圆叶白花，子像牛李（见本书果部·李）的子。一生果青绿色，熟果黑色，只能煮熟吃，不能生着吃。

苏颂说：龙葵，近处（指苏颂居住的江苏一带）少，只北方有，北方人叫它苦葵。圆叶像排风（即鬼目）的叶，但是没有茸

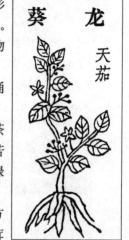

毛，花白色，子也像排风子，果实生着时青绿色，长熟后黑色，其中红色的叫赤珠，也能入药。还说：老鸦眼睛草，生于江河。湖海地带。叶子像茄子叶，所以叫天茄子。有人说就是漆姑草。漆姑草是蜀羊泉，已著于《神农本草经》。（有上面认识的）人也是不能辨识它们。

李时珍说：龙葵、龙珠，是同一类的两种植物，都是到处都有。四月出苗，嫩时可以吃，柔软滑利。能长到二至三尺高，茎秆像筷子那么粗，形状像灯笼草，但没有茸毛。叶子像茄子叶，而比茄子叶小。五月份以后，开小白花，黄心五瓣。结正圆形的果，像五味子那么大，果上有小蒂，几颗圆果缀结在一个枝条上，果味酸。果中有小子，也像茄子的子。只是生着青色、熟了黑色的是龙葵，生着青色、熟了红色的是龙珠，它们的功用也相似，差别不很大。苏颂《图经本草菜部》已经述说了龙葵，又在其他部类重出老鸦眼睛草，大概不知道它们就是一种。还说老鸦眼睛草是蜀羊泉，这是错误的。蜀羊泉的叶子像菊花，开紫花，果实像枸杞果，详见草部蜀羊泉条。杨慎《丹铅录》说龙葵即吴葵，是从反面指出《图经本草》的错误，其中引《素问》、《千金要方》所说四月吴葵开花，可以作证。因为不知道《千金要方》说的吴葵就是蜀葵，这其中的原因已经自然明白了。现在一并纠正。

## 附 龙葵苗

[气味] 味苦、微甘，性寒、滑利，无毒。

[主治] 《唐本草》：吃龙葵能解除疲劳少瞌睡，去虚热肿胀。

苏颂：治风病，补益男子元气，去妇女恶血。

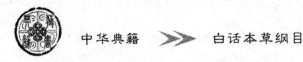

李时珍：消热肿散淤血，压丹石毒宜食之。

[附方] 旧收附方一条。

1. 去热少睡。《食医心镜》：龙葵菜同米煮成粥汤喝。

## 附 龙葵茎、叶、根

[气味] 同苗。

[主治] 孟诜：捣烂和（huò）土，敷疗肿火丹疮，效果良好。

李时珍：疗痈疽肿毒，跌打伤损，消肿散血。

苏颂：龙葵根与木通、胡荽煎汤服，通利小便。

[附方] 旧收附方四条，新收附方九条，共十三条。

1. 通利小便。见上方。

2. 从高坠下。唐瑶《经验方》：将要死亡的。采老鸦眼睛草的茎、叶，捣取汁液服，将渣滓敷患处。

3. 火焰丹毒。苏颂《图经本草》：老鸦眼睛草叶，加醋慢慢研末，敷患处，能消红肿。

4. 痈肿无头。《经验方》：采龙葵茎、叶，捣敷患处。

5. 发背痈疽、成疮的。（1）苏颂《图经本草》说：取一两龙葵研末，一分麝香，研匀，涂患处，效果非常好。（2）《袖珍方》说：凡是发背痈疽恶疮。用一个蛤蟆，同老鸦眼睛草茎、叶一起捣烂，敷患处肿毒就消散，有神效。

6. 诸疮恶肿。《普济方》：取老鸦眼睛草，用酒研取汁液服，将渣滓敷患处。

7. 疗肿毒疮。《圣济总录》：黑色发热肿痛的，是服用丹石毒发，红色的，是肉面毒发。取洗净的一握龙葵根切碎，三两乳香末、三两黄连，六十枚杏仁，捣和（huò）作饼，饼像三个铜钱厚，依照疮的大小敷贴患处，感觉发痒，就去旧饼换新饼。痒得难以忍受，一定不能搔抓。等候做一顿饭的功夫，疮中肉芽像聚集的石榴子一样，才去掉药饼。然后经常用温甘草汤洗，洗净后用蜡贴患处。终身不能吃羊血。如果没有龙葵，用蔓青根代替。

8. 天泡湿疮。取龙葵苗叶捣烂，敷患处。

9. 吐血不止。《圣济总录》：取半两天茄子苗，二钱半人参，共研末。每次服二钱，用刚汲取的井水送服。

10. 辟除蚤虱。在席下铺天茄子叶，第二天蚤虱全部死亡。

11. 多年恶疮。《救急良方》：用天茄子叶贴患处。或者将天茄子叶研末敷患处。

12. 产后肠出。《救急方》：子肠脱出不回。取一把老鸦酸浆草，用水煎，凭用热气熏，后用热汤洗涤，子肠收回才停止。

## 附 龙葵子

七月采子。

［主治］　《唐本草》：治疗肿。

甄权：明目轻身的效果非常好。

苏颂：治风疾，益男子元气，去妇女恶血。

# 龙　　珠
## （见《本草拾遗》）

［释名］　赤珠。

苏颂说：红色的龙葵子叫赤珠，是因为它的形状像赤珠。

［集解］　甄权说：龙葵，像赤珠的叫龙珠。捏取汁液能吃，能使变白的头发返黑。

陈藏器说：龙珠多生长在路边，果实圆得像龙葵的果实，只是熟的时候是鲜红色的罢了。

李时珍说：龙珠、龙葵，虽然是以果实的黑红作分辨，其实它们是一种植物，结两种颜色的果实，被强行分为两种。

### 附　龙珠苗

［气味］　味苦，性寒，无毒。

［主治］　陈藏器：能使变白的头发返黑，使人不瞌睡（指精神旺盛）。主治各种热毒，丹石气毒发，调中解烦。

［发明］　甄权说：龙珠，服用它能使变白的头发返黑，使人耐老。如果能吃生苦龙珠苗，不吃别的菜，十天后就能有特异的灵性。不能与葱、韭一起吃。根也入药用。

### 附　龙珠子

［气味］　同苗。

［主治］　陈藏器：治疗肿。

# 酸　　浆
## （见《神农本草经》中品）

［校正］　将菜部的苦耽，草部的酸浆，灯笼草，都合并在一起。

［释名］　酸浆（见《神农本草经》）　苦葴（产针）　苦耽（见《嘉祐补注本草》）　灯笼草（见《唐本草》）　皮弁（biàn）草（见《食疗本草》）　天泡草（见《本草纲目》）　王母珠（见《嘉祐补注本草》）　洛神珠（同上）　小的叫苦蘵。

陈藏器说：《尔雅》说葴是寒浆。郭璞注说：就是今人说的酸浆，江东（长江芜湖南京及以下的江南地区）人称为苦葴。小的是苦蘵，也叫小苦耽。崔豹《古今注》说：蘵，也叫蘵子，果实的形状像皮弁（古人用白鹿皮制成的冠），它的子圆得像珠子。

李时珍说：酸浆，是依据果实的味道命名。苦葴苦耽，是根据苗的味道命名。灯笼，皮弁，是依照角果的形态命名。王母，洛神珠是依照子的形态命名。考查杨慎《丹铅卮言》说：本草所说的灯笼草，苦耽，酸浆，都是一种药物。由于撰修本草的不是同一时代的同一个人，所以重复出现。燕京（北京的别称）叫红姑娘的野果，四周垂挂的降囊，中间包含着像珠子的红果，酸甜可吃，充盛的香气缭绕扑鼻，像青草一样芳香，自然让人感到可爱。原来姑娘是瓜，囊二字的讹音，古代瓜，姑二字同音，娘，囊二字的音相近。这一说法比较恰当，所以现在把《神农本草经》的酸浆，《唐本草》的灯笼草，宋《嘉祐补注本草》的苦耽，都合并在一起。

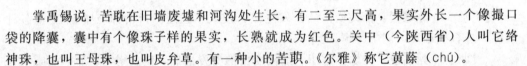

浆 酸

灯笼草

［集解］《名医别录》说：酸浆和在荆楚（今湖北省及其周围地区）的山川池泽以及人们的庭院和田园里，五月采集，阴干。

陶弘景说：酸浆，各地大多有生长。苗像水茄，比小茄小，叶子也能吃。果外长绛囊，绛囊中有像梅李大的果，都是黄红色，小孩爱吃酸浆果。

韩保昇说：酸浆就是苦葴，根像菹（菹菜）芹（芹菜）的根，极苦。

掌禹锡说：苦耽在旧墙废墟和河沟处生长，有二至三尺高，果实外长一个像撮口袋的降囊，囊中有个像珠子样的果实，长熟就成为红色。关中（今陕西省）人叫它络神珠，也叫王母珠，也叫皮弁草。有一种小的苦蘵。《尔雅》称它黄蒢（chú）。

苏恭（即苏敬）说：灯笼草到处都有，枝秆有三至四尺高，有形状像灯笼的红花，里边有令人喜爱的红果，根茎，花，实都入药用。

寇宗奭说：酸浆就是苦耽，《嘉祐补注本草》重出苦耽条。全国各地都有酸浆，苗像天茄子苗，开小白花，长有青壳，熟的时候深红色，壳中有一个像樱梅大的果实，也是红色，果中又有小，像茄子的子，吃着有青草的气味。

李时珍说：龙葵，酸浆，是同一类的两种植物。酸浆，苦蘵，是同一种属的两种，只是查实大的是酸浆，小的是苦蘵，依此作为区别。败浆也叫苦蘵，但是跟这里说的苦蘵不同。那龙葵，酸浆的苗叶一样。只是龙葵的茎光滑无毛，五月到深期间开小白花，花五瓣，花心黄色，结的果没有外壳，几个果实聚集在同一枝条上，果实基部有蒂盖，生的时候果实青色，熟的时候果实紫黑色，酸浆在同一时期开花白色的小花，花心白紫色，那像杯状的花没有花瓣，只有五个尖，长一个共五个棱的铃状外壳，一根枝条结一个，向下悬呆着像灯笼的形状，壳中有一个形状像龙葵的果实，生的时候青色，熟的时候红色。依照这些不同的特点分辨它们，自然清楚。考查《庚辛玉册》说：灯笼草各地都有，只是四川，陕西的枝株最大。叶子像龙葵叶，嫩的时候能吃。

四、五月间开花结果，有四片叶子围罩着果子，黄河以北的人称它酸浆。根据这一记载和杨慎的说法，那么灯笼草，酸浆它们是一种植物，更能被证明了。唐慎微把三叶酸草（酢浆草）附在酸浆的后边，大概是不知道它们名字相同而物种不同。三叶酸浆草在草部第九，石草类，酢浆草条下。

## 附　酸浆苗、叶、茎、根

[气味]　味苦，性寒，无毒。

掌禹锡说：有小毒。

苏恭（即苏敬）说：味苦，性大寒，无毒。

李时珍说：古代访仙炼丹以求长生不老的人榨取汁液煮丹砂，浸伏白矾，煮三黄（雄黄、雌黄、黄矾），煎炼消石，硫磺。

[主治]　《神农本草经》：酸浆能治发热烦满，安神益气，通利水道。

陶弘景说：将酸浆捣汁服，治疗黄疸病大多有效。

《唐本草》：灯笼草能治疗气逆咳嗽风热，明目，根茎、花、实都宜。

《嘉祐补注本草》：苦耽的苗，子能治疗肺痨传尸病，邪气侵犯滞留，腹内热结，目黄，不思饮食，大便干涩，小便涩滞，骨热咳嗽，瞌睡多，动则困乏，呕逆痰壅，疰癖痞满，小儿抽风证，鼠疮，恶寒发热，腹胀，杀虫，堕胎，去恶邪毒气，都煮汁饮，也可以生着捣汁服。研膏，敷小儿闪癖（因跌闪而胁下肿痛）。

[发明]　朱震亨说：灯笼草，味苦能除湿热，质轻能治上焦病，所以主治发热咳嗽咽痛，灯笼草治热痰咳嗽，鼠曲草治寒痰咳嗽与片芩清金丸同用，效果更好。

李时珍说：酸浆利湿除热。由于能除热，所以能清肺治咳，由于能利湿，所以能化痰治疽。有一个人患虚乏咳嗽吐痰，我依据这一点，把酸浆加入汤药中使用，取效。

[附方]　新收的附方三条。

1. 热咳咽痛。《丹溪纂要》：将灯笼草研成细末，用白开水送服，叫清心丸。同时用醋调糊敷喉外。

2. 喉疮作痛。《医学正传》：将灯笼草炒焦研末，用酒调和，慢慢吸服。

3. 灸疮不发。用酸浆叶贴患处。

## 附　酸浆子

[气味]　味酸，性平，无毒。

《名医别录》说：性寒。

[主治]　《神农本草经》：治疗发热烦闷，安神益气，通利水道。难产，吞酸浆子，立即产下。

苏颂：吃酸浆子，除热，治黄疸病，治小儿病的效果更好。

《嘉祐补注本草》：治疗骨蒸劳热，尸疰痞瘦，痰癖热结，与苗茎的功效相同。

[附方]　新收附方二条。

1. 酸浆实丸。《圣济总录》：治疗三焦肠胃伏热，妇胎热难产。取五两酸浆实，三两苋实，二两炒马蔺子，二两用大盐（山西解 xiè 池颗盐）炒的榆白皮，一两柴胡，一两黄芩，一两括楼根，一两蔺茹，一起研成末，炼蜜丸成梧桐子大的丸。每次服用三十丸，用木香汤送服。

2. 天泡湿疮。邓才《杂兴方》取酸浆草灯笼果生着捣汁，敷患处。也可以将干的研末，用油调和，敷患处。

# 蜀　羊　泉
## （见《神农本草经》中品）

[释名]　羊泉（见《名医别录》）羊饴（见《名医别录》）漆姑草李时珍说：我不能解释诸名的由来。能治疗漆疮，所以叫漆姑草。

[集解]　《名医别录》说：蜀羊泉生于蜀郡（今四川省中部的大部分地区）山谷。

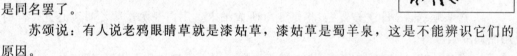

泉羊蜀

漆姑草

陶弘景说：人们没有认识它的，方药不再使用。

苏恭（即苏敬）说：这种草俗名叫漆姑草，叶子像菊叶，花紫色，果实与枸杞子相似，一根像远志根，茎秆空心，有黏液。各处平地池泽都有，喜生阴湿地，三月、四月采集苗叶，阴干。

陈藏器说：陶弘景注杉材说：漆姑叶小，常生石崖边，能治漆疮。苏恭说漆姑是羊泉。考查羊泉是大叶草，漆姑草很像老鼠的行踪，长在台阶间阴湿处，气味辛烈，可以搓揉敷漆疮，也能治溪毒感染（一种被污染的溪涧疫水所得的蛊病），与苏恭说的只是同名罢了。

苏颂说：有人说老鸦眼睛草就是漆姑草，漆姑草是蜀羊泉，这是不能辨识它们的原因。

李时珍说：漆姑草有两种：苏恭所说的是蜀羊泉，陶弘景、陈藏器所说是远志。苏颂所说的老鸦眼睛草是龙葵。还有黄蜂筑窠，用嘴含吸漆姑草汁作窠蒂，就是这种草。

[气味]　味苦，性微寒，无毒。

[主治]　《神农本草经》：祛热邪，治头秃恶疮，疥癣、瘙痂虫。

《名医别录》：治疗龋齿，妇女阴中内伤，皮下肿胀。

苏恭：治小儿惊风，生毛发。捣汁涂漆疮。

李时珍：出《摘玄方》：蚯蚓咬伤，将蜀羊泉捣烂，加黄丹调和，敷患处。

[附方]　新收附方一条。

黄疸病。《摘玄方》：取一把漆姑草，捣汁，用酒调服。只三至五次，就痊愈。

# 鹿　蹄　草
## （见《本草纲目》）

[释名]　小秦王草（见《本草纲目》）　秦王试剑草

李时珍说：称鹿蹄，是叶的形状像鹿蹄。能愈合刀枪伤，所以叫试剑草。还有山慈姑也叫鹿蹄，与这种草不同。

[集解]　李时珍说：考查《轩辕述宝藏论》说：鹿蹄草常生于长江流域宽阔的平原和寺院荒芜处，淮河以北地区极少，四川、陕西也有生长。苗像堇菜，但是叶子很大，叶子背面背色。春天开紫花。结像天茄子一样的青果。能制雌黄、丹砂毒。

[气味]　缺。

[主治]　李时珍：金疮出血，捣汁涂伤处就停止。还能涂治所有蛇虫犬咬伤中毒。

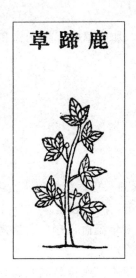

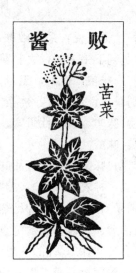

# 败　酱
## （见《神农本草经》中品）

[释名]　苦菜（见《本草纲目》）　苦蘵（见《本草纲目》）　泽败（见《名医别录》）鹿肠（见《神农本草经》）　鹿首（见《名医别录》）　马草（见《名医别录》）。

陶弘景说：它的根放散出老陈豆酱气味，所以用败酱命名。

李时珍说：南方人采集嫩苗，用猛蒸火熟做菜吃，味道稍苦，有陈酱的气味，所以又叫苦菜与苦荬、龙葵同名。也叫苦蕺，与酸酱同名，苗的形状与它们不同。

[集解]　《名医别录》说：败酱生江夏（今湖北武昌市五带）山谷，八月采根，晒干。

陶弘景说：败酱生路旁。叶子像豨莶叶，根的形状像柴胡根。

苏恭（即苏敬）说：这种药不长在路旁，大多生于山岭地。叶子像水莨和薇衔的叶子，丛生，花黄色，根紫色，显出陈酱的颜色，它的叶子安全不像蒀莶叶。

苏颂说：江东（芜湖到南京长江以南的区域）也有败酱，形状像苏恭描述的那样。

李时珍说：各地原野都有败酱，俗名叫苦菜。乡村人吃它，江东人常采收购存起来。初春生苗，深冬才凋落。刚出苗时叶子布地生长，像菘菜（见本书卷二十六菘）的叶子，比菘菜的叶子狭长，边缘有锯齿，绿色，叶面的颜色深，叶背的颜色浅。夏秋间茎秆长二至三尺高，柔弱，几寸长（cháng）一节。节间长叶，像伞一样的四面伸展。枝顶开簇状白花，像芹菜花、蛇床子共绵形状。结的小实，也成簇状。根白紫色，很像此胡的根。吴普说它的根像桔梗的根，陈自明说它的根像蛇莓的根，都不对。

## 附　败酱根（苗同）

[修治]　雷斅说：采到败酱根，用槌略微槌烂，加甘草叶，相互拌和之后同蒸，从上午九时蒸到下午一时，去甘草叶，烘干备用。

[气味]　味苦，性平，无毒。

《名医别录》说：味咸，性微寒。

甄权说：味辛、苦，性微寒。

大明说：味酸。

李时珍说：味微苦，带有甜味。

[主治]　《神农本草经》：治疗火热毒气引起的暴热火疮，疥瘙疽痔，热毒瘰疬。

《名医别录》：除痈肿浮肿结热，风寒痹症不能行走，产后腹痛。

甄权：治恶风侵体，麻木沉重。能化脓为水，破多年凝血，疗产后诸病，止腹痛，余疹烦渴（余通"馀"，饶的意思。文中形容疹病严重。）

大明说：治气血凝滞，胃脘腹痛，破癥结，催生堕胞，血晕鼻衄吐血，赤白带下，赤眼障膜努肉，聤耳，疮疖疥癣丹毒，排脓补瘘。

[发明]　李时珍说：败酱属于入手足阳明经和厥阴经的药。善于排脓破血，所以张仲景治疗痈疽，以及古代妇科方药都用它。败酱是容易寻得的药物，只是后人不知道使用它，大概是不认识它的原因。

[附方]　旧收附方二条，新收附方三条，共五条。

1. 肠痈有脓。张仲景《金匮玉函经》：薏苡仁附子败酱散：取十分薏苡仁，二分附子，五分败酱，将上药同捣成末。每付用十梧桐子量，二升水，煎取一升，一次服完。小便一定通利，随即痊愈。

2. 产后恶露。《外台秘要》：恶露七八天不止。取一两半败酱，一两半当归，二两续断，二两芍药，一两芎蒡，一两竹茹，三两炒生地黄，二升水，煮取八合，早晨空腹时服。

3. 产后腰痛。《广济方》：如果血气流入腰腿，涩滞不行，疼痛得不能活动。取二两败酱，二两当归，一两芎蒡，一两半芍药，一两半桂心，二升水，煮取零点八升，八两次服。忌食葱。

4. 产后腹痛。《卫生易简方》：像锥刺一样疼痛的。取五两败酱草，四升水，煮取两升。每次服零点二升，一天服三次，效果好。

5. 蟹螋尿疮（见本书虫部·山蛩虫·附录）。《杨氏产乳》：缠绕腰部的。用败酱煎汁涂患处，效果好。

# 迎 春 花
## （见《本草纲目》）

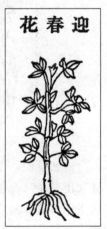

花春迎

［集解］　李时珍说：各地人在庭院中插栽迎春花。迎春花丛生，长二至三尺高，茎秆方形，叶子肥厚。叶子像刚长出的小椒叶，边缘没有缺齿，正面青色，背面色淡。小枝对节生长，每根枝条三片叶子。正月初开小花，形状像瑞香花，花黄色，不结果。

### 附　迎春花叶

［气味］　味苦、涩、性平，无毒。

［主治］　《卫生易简方》：肿毒恶疮，采迎春花叶，阴干研末，用酒送服二至三钱，一出汗就痊愈。

# 款 冬 花
## （见《神农本草经》中品）

［释名］　款冻（见郭璞·《尔雅注疏》）　颗冻（见《尔雅》）　氏冬（见《名医别录》）　钻冻（见《本草衍义》）　菟奚（见《尔雅》）　橐（tuó）吾（见《神农本草经》）虎须（见《神农本草经》）。

李时珍说：考查郭元生述《征南记》说：洛河流域到年终寒冷结冻时，款冬在荒野冰层中生长，颗冻的名字便因此而得。后人讹传成款冬，应当是款冻。款是至的意思，就是到冬天而开花。

寇宗奭说：在各种草中，只有这种花不怕冰雪，最先报春，所以世人称它钻冻。即使在冰雪的下面，到了时间也发芽，春天人们采款冬花代替蔬菜。入药使用，须是

刚长

花勒，还没有开花的好。如果已经是芳香的花朵，那么药的气力都没有了。现在人们大多使用像筷头大的，恐怕没有开花吧。

[集解] 《名医别录》说：款冬生于常山（即恒山。在山西省）山谷和上党（指中原地区）河流水池旁，十一月采花，阴干。

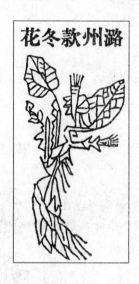

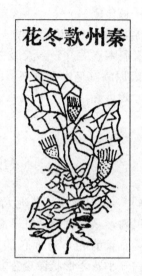

陶弘景说：款冬花主要出于黄河以北，其中形状像尚未舒展的莼的好，茎内有丝。其次出高丽（今朝鲜）百济（朝鲜境内的左国名），那里未冬的花像大的菊花。其次还出于四川北部的宕昌（今甘肃省宕昌县境），但是都不如黄河以北的。款冬花于冬季在冰下生长，十二月、正月清晨采集。

苏恭（即苏敬）说：现在出于雍州（今山西省、陕西省至青海省、甘肃省一带）南部山谷溪水旁，以及华州（华山一带）山川溪涧间。叶子像葵而比葵叶大，丛生，花从根的基部长出。

苏颂说：现在关中（相当于今陕西省）也有款冬花。根紫色，叶子像草薢叶，十二月开黄花，花萼青紫色，有一至二寸高，初长出时像菊花，花萼互相比连成直筒，肥厚的果实（这时还）没有子。那么陶弘景所说的出于高丽百济的，与这种相似。还有一种开红花的，叶子似荷叶，而且像漏斗一样直立，"漏斗"大的容积有一升，小的容积有几合，俗名叫蜂斗叶，又叫水斗叶。苏恭所说的像葵那么大，而且丛生的，就是这一种，傅咸在《款冬赋·序》中说：我曾在冬季十一月登上北山捕鸟，当时冰凌布满山谷，积雪覆盖山崖，只见茁盛的款冬，艳花始开，说的也是这种。

[修治] 雷敩说：凡是采到款冬花，必须去净向里卷裹的花蕊片，同时去除在花序间填充的像粟粒的零星的蕊片。连同枝叶，用甘草水浸一夜，再加入款冬叶相伴浸一夜，晒干去叶用。

［气味］　味辛，性温，无毒。

《名医别录》说：味甘。

王好古说：性纯阳，入手太阴肺经。

徐之才说：杏仁是款冬花的使药，配紫菀效果好，恶皂荚、消石，畏贝母，辛夷、麻黄、黄芪、黄芩、黄连、青葙。

［主治］　《神农本草经》：治疗咳嗽气逆喘息、喉痹，各种惊痫寒热邪气。

《名医别录》：治消渴，呼吸喘息。

甄权：治疗肺秘心跳促急，低热困乏劳倦，咳嗽连续不断，涕唾稠粘，肺痿肺痈，吐脓血。

大明：润心肺，益五脏，除烦消痰，涤肝明目，以及治疗中风等病。

［发明］　苏颂说：《神农本草经》说款冬花治咳逆，古今方药都用它作为最主要的温肺治嗽药。崔知悌治疗久咳的熏法是：每天清晨取像鸡子量的款冬花，用少量蜂蜜拌花，使花润泽，放入容积为一升的铁铛（温器。似锅三鼎）中。再将一个瓦碗钻一个孔，盖位失铛口，和面糊泥缝，不使漏气。在碗孔插一个小笔管，铛下置炭火，片刻之间气从笔管出，用口含吸，咽气。如果胸中稍有憋闷，需抬头，立即用指头按住筒口，不要让它漏气。直至气尽才停止。像这样吸咽五天为一个疗等到第六天，饱吃一顿羊肉汤饼，一定痊愈。

寇宗奭说：有个人患咳嗽病已经多天，有人让他在无风处点燃（不出现明火）三两款冬花，用笔管吸烟，吸满一口就吞咽。他燃吸了几天，果然痊愈。

［附方］　新收附方二条。

1. 痰嗽带血。《济生方》：将款冬花、百合蒸熟焙干，称取等量的分量，共研末，炼蜜丸成龙眼大的丸。每晚睡觉前嚼一丸，以姜汤送下。

2. 中口疳疮。杨诚《经验方》：小儿疳积泄泻，未愈或初愈，口腔发生溃疡。称取等量的款冬花、黄连，研成细末，用唾液调和成饼子。先用蛇床子煎汤漱口，再将药饼敷溃烂处，一会的功夫，药饼就粘固住溃疡面，口疮迅速痊愈。

# 鼠　曲　草
## （见《日华诸家本草》）

［校正］　将"有名未用"中的鼠耳草以及李东垣《药类法像》中的佛耳草，都并入本条。

［释名］　米曲（见《本草纲目》）　鼠耳（见《名医别录》）　佛耳草（见《药类法像》）　无心草（见《名医别录》）　香茅（见《本草拾遗》）　黄蒿（《本草会编》）茸母

李时珍说：曲，是说它的花的颜色黄得像酒曲的颜色，还能拌米粉蒸吃。鼠耳，是说它的叶子的形状像老鼠耳朵，还有蒙蒙茸茸的白毛，所以北方人称它为茸母。佛耳，是鼠耳的讹音。现在淮河流域的人称它为毛耳朵，那么香茅的茅，似乎应当写作"毛"字。考查段成式《酉阳杂俎》说：蚍蜉酒草是鼠耳草，也叫无心草。难道是姚浮吃这种草，所以有这个名字吗？

[集解] 《名医别录》说：鼠耳草也叫无心草，生于田野低洼的地方，叶子厚实，茎秆肥壮。

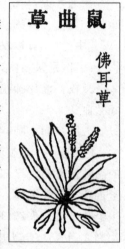

陈藏器说：鼠曲草，生于平野山冈经过多年耕种的熟地，有一尺多高，叶子有白毛，花黄色。《荆楚岁时记》说：三月三日，将鼠曲草研成汁末，用密拌和成粉粒，叫做龙舌粞（粞，发板音，米饼。），用来压伏时疫邪气，山南（华山、终南山以南。犹言陕南）人叫它香茅。用鼠曲草花配榉树（见本书本部）皮染麻布，等到穿破了，颜色还是鲜的。江西（泛指长江以北包括中原地区）人称它为鼠耳草。

汪机说：佛耳草，徽州（今安徽省翕 shè 县）人叫它黄蒿。二、三月间，苗有一尺左右高，叶子像马齿苋的叶子，此马齿苋的叶子小，有细毛毛，花黄色。当地人采集茎叶拌米粉，捣烂做饼蒸吃。

李时珍说：《日华诸家本草》中的鼠曲草，就是《名医别录》中的鼠耳草。唐、宋各医家不知道鼠曲草就草鼠耳草，于是把鼠耳草退入"有名未用"中。李杲《药类法像》用佛耳草，也是不知道它就是鼠耳草。旷野间非常多。二月生苗，茎叶柔软。叶子有一寸左右长，白茸茸的毛像老鼠耳朵上的毛。开穗状小黄花，结小子。楚（今湖南、湖北两省）人称它米曲，北方人叫它茸母。所以邵桂子《瓮天语》说：北方人过寒食节（在清明节前一二天。），采茸母草拌米粉做干粮吃。宋徽宗做诗：茸母初生正在禁烟时节，就是说茸母草的这一特点。

[气味] 味甘，性平，无毒。

《名医别录》说：鼠耳草：味酸，无毒。

李杲说：佛耳草：味酸，性热。款冬花是它的使药。吃佛耳草宜量少，过量会损伤眼睛。

[主治] 《名医别录》：鼠耳草治寒痹，恶寒发热，止咳。

《日华诸家本草》：鼠曲草能调中益气，止泄除痰，压时疫邪气，去热嗽。配米粉作干粮吃，味道甜美。

李杲：佛耳草治寒痰咳嗽，除肺中寒，甚益肺气。

[发明] 朱震亨说：治疗寒痰咳嗽，宜用佛耳草；热痰咳嗽，宜用灯笼草。

李时珍说：《名医别录》说鼠曲草治疗恶寒发热，止咳嗽，李东垣说治疗寒痰咳嗽，是说治病的标症；日华子说治疗热痰咳嗽，是说治疗病的本因。一般而言，寒痰咳嗽，大多是热邪郁结于内而寒邪覆犯于外。考查《陈氏经验方》说：三奇散：治疗所有的咳嗽，不论新患的咳嗽，还是久病不愈的咳嗽，不分咳嗽是在白天还是在夜间。用一两半佛耳草，六两款冬花，二两熟地，焙干研末。每次用二钱，在炉子里烧药末，用筒吸烟并咽下，有涎水就吐出。我家的一位成员长期患这种病，医生治疗无效。我妇人在沅州（今湖南省芷江县）得一女仆，给她用这种方法治疗，用两付就痊愈了。

# 决 明

## （见《神农本草经》上品）

[释名] 李时珍说：这是马蹄决明，因为有明目的功效而得名。还有草决明、石决明，功效都相同。草决明就是青葙子，陶弘景所说前萎（qī）蒿就是这种植物。

[集解] 《名医别录》说：决明子生于龙门的山川池泽，十月十日采，经百天阴干。

陶弘景说：龙门在长安（西安）北。各地都有决明子。叶子像茳芒的叶子，子形像马蹄，叫做马蹄决明，使用决明应当捣碎。另外还有草决明，是萎蒿的子，属下品药。

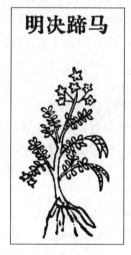

明决蹄马

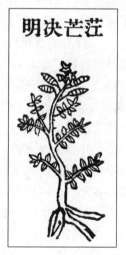

明决芒茳

苏颂说：现在各地的人在家中园圃里种植，夏初出昔，有三至四尺高。根带有紫色。叶子像苜蓿的叶子，比苜蓿的叶子大。七月开黄花，结角。决明的子像青绿豆，而比绿豆尖，十月采收。考查《尔雅》说：薢茩，就是决光。郭璞注释说：是药用草决明。叶子淡黄色，红花，果实像山茱萸。有的人叫它蕨。关西（函谷关以西）人叫它薢茩（音皆敬）。他们的说法与这种药的实际状态很不相同。还有一种马蹄决明，叶子像茳豆的叶子，子的形状像马蹄。

寇宗奭说：决明，苗有四至五尺高，春天能作蔬菜。深秋结角，长在角中的子像羊肾。现在洞庭湖南北的人在家庭住处种的很多，有的在村落田野成片种植。《蜀本

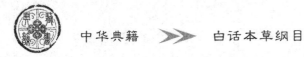

草》、《图经本草》说决明的叶像苜蓿叶，而比苜蓿的叶子宽大，很是符合。

李时珍说：决明有两种：一种是马蹄决明，茎有三至四尺高，叶子比苜蓿大，叶的基部小末端有歧，白天展开，夜晚闭合，中央叶脉两侧的半边叶互相贴合。秋天开淡黄色的花，花瓣五出，结的角像刚卡的小豇豆，有五至六寸长。角中有几十粒子，交错相连，形状像马蹄，青绿色，配入治眼睛病的药中最好。另一种是茳芒决明，《救荒本草》所说的山扁豆，就是这种决明。苗茎像马蹄决明，只是叶子的茎部小，末尾尖，完全像槐树叶，夜间叶片不闭合。秋天开深黄色花，五瓣，结的角像小指大，有二寸左右长，角中的子成几行排列，形状像葵子，比黄葵子扁，子褐色，味道甜滑。这两种苗叶都能作酒曲，俗名叫作独占缸。只是茳芒的嫩苗、花、角子，都能煮吃和做泡茶喝。而马蹄决明的苗、角都坚韧苦涩，不能吃。苏颂说薢茩就是决明，哪儿知道它们完全不同，恐怕是另一种植物。

## 附 决明子

[气味] 味咸，性平，无毒。

《名医别录》说：味苦，甜，性微寒。

徐之才说：蓍（shī）实（见草部·第十五卷）是决明的使药，恶大麻子。

[主治] 《神农本草经》：治青盲，睛疾蔓延皮肤，内生红白翳膜，眼红肿疼痛流泪。久服能补精益神，使人容貌光润有神，身体轻健。

《名医别录》：疗口唇青。

《日华诸家本草》：能助肝气，益精血。用水调珍，涂患处，消肿毒。贴敷太阳穴，治头痛。贴兴顶正中，止鼻洪。用决明子作枕头，治头风明目，治疗效果比黑豆好。

甄权：治疗肝热风眼赤泪，每天清晨取二十大豆粒量的决明，用手搓净，空腹吞下，百天后能在夜间看到物体放散的光亮。

朱震亨：益肾气，解蛇毒。

甄权：用决明叶做菜吃，能疏利五脏，使眼视物明晰，效果非常好。

[发明] 李时珍说：《相感志》说：园圃里种决明，蛇不敢进入。朱丹溪说决明能解蛇毒，就是来源于这一记载。王旻《山居录》说：春天种决明，采集鲜嫩的叶子能做菜吃，阴干的决明花也能吃。务必不能泡茶喝，过多地吃决明没有不患风病的。考查马蹄决明的苗、角都坚韧而味苦，不适于吃。纵使吃决明有疏利五脏，使眼正月视物明晰的作用，又怎能愿意酿成风病呢？另外高绩《霏雪录》说：人们在庭院中不能种决明，如果种决明，生的孩子常跛。这是误听迂腐文人之言的结果，不能相信。

[附方] 旧收附方一条，新收附方七条，共八条。

1. 长年失明。《外台秘要》：取二升决明子研末，每次饭后用粥汤送服二十大豆粒量。

2. 青盲雀目。《普济方》：取一升决明子，五两地肤子，共研末，用米粥刃成二大豆粒大的丸，每次用米汤送服二十至三十丸。

3. 补肝明目。《圣惠方》：取一升决明子，二升蔓青子，用五升酒煮，晒干，研成末。每次服二钱，用温开水送下，一天服两次。

4. 目示肿痛。《医方摘玄》：将决明子炒黄研末，用茶水调，贴敷两太阳穴，药干就换，敷一夜就能痊愈。

5. 头风热痛。同上方。

6. 鼻衄不止。方在［主治］项下。

7. 癣疮延蔓。《奇效良方》：取一两决明子研末，加少量的水银、轻粉，研磨到看不见一星点水银、轻粉，擦破癣疮，撒上药粉，很快痊愈，这是苏东坡的家藏秘方。

8. 发背初起。许学士《本事方》，取一升生草决明，捣碎，一两生甘草，三升水，煮取一升、分两次服。一般血脉涩滞就生疮，肝主藏血，决明子既能调和肝气，又不损伤正气。

## 附　茳芒
### （见《本草拾遗》）

陈藏器说：陶弘景说：决明叶像茳芒叶。我经过考查得知：茳芒长在路旁，叶子比决明叶小，性平无毒，煮成汤饮，味道非常香，能祛痰止渴，使人不瞌睡，调理中焦，隋朝稠禅法师采集作成五色饮进献给炀帝（杨广年号大业）的，就是这种草。还有茳芒，从土家，发吐音，也叫江蓠，这种草像莞（guǎn）草，生长在海边，可以编席，同决明叶不相似。

李时珍说：茳芒也是决明的一种，所以俗名还叫独占缸。见前文［集解］项下的说明。

## 附　合明草
### （见《本草拾遗》）

陈藏器说：味甘，性寒，无毒。治突发的热淋，小便赤涩，小儿瘈疭抽搐，能明目利水，止血痢。捣末绞汁服。喜生低下潮湿的地方，叶子像间四方开放的花瓣，到夜晚，叶子就闭。

## 地　肤
### （见《神农本草经》上品）

［释名］　地葵（见《神农本草经》）　地麦（见《名医别录》）　落帚（见《图经本草》）　王蕙（huì·见《尔雅》）　王帚（见郭璞《尔雅·注》），扫帚（见陶弘景《名医别录》）　益明（见《药性本草》）　涎衣草（见《唐本草》）　白地草（见《本

草纲目》）　鸭舌草（见《图经本草》）　千心妓女（见《土宿真君造化指南》）。

李时珍说：称地肤与地麦，因为它的叶子与麦子相似。称地葵，因为它的苗的味与葵苗味相似。称鸭舌，因为它的形状与鸭舌相似。称妓女，因为它的茎枝繁茂，有许多枝头。称益明，因为它的子有明目的功能。子落就枯老，茎能做扫帚，所以有帚、薯等各种名称。

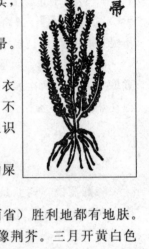

［集解］《名医别录》说：地肤子生于荆州（即荆楚。湖北省及其周围前某些地区）平湖、池泽及田野中，八月、十月采实，阴干。

陶弘景说：现在田地旷野里也很多，人们都是用茎苗做扫帚。它的子小，配补药的丸，散剂使用，道教的经典不太采用。

苏恭（即苏敬）说：农村人称它为地麦草，北方人叫它涎衣草。叶子细小，茎秆红色，生于耕种过的熟田里、苗非常柔软，不能胜任无能为力撑抬举作用。现在的人说能做扫帚，恐怕没有认识它的作用。

大明说：地肤就是落帚子。子青色，像脱皮蚕苏起时便出的屎的形状。

苏颂说：现在蜀川（泛指蜀地，今四川省）、关中（今陕西省）胜利地都有地肤。生长子贫瘠地，有五六寸高，根的形状像蒿根，红茎青叶，很像荆芥。三月开黄白色花，结的子青白色，八月、九月采集籽实。《神仙七精散》说：地肤子是星精所化。有人说地肤苗就是独帚，也叫鸭蛇草。陶弘景所说的茎苗能做扫帚，苏恭说地肤苗柔软不能胜任抬举支撑，两种说法不同，现在的医生都把它当作独帚。《密州图》（今山东省诸城县）上说：根丛生，每棵有二十至三十根茎，茎秆有红色的，有黄色的，七月开黄花，其实是地肤。到八月千秆长成，可以采收。这些特征正与独帚的特点相符。恐怕西北地区生长的地肤矮而柔软，所以出现苏恭的说法。

李时珍说：地肤的嫩苗，能做菜吃。一棵地肤几十根茎秆，紧密地聚焦在一起直向上长质地非常柔软，所以长到将老时才能做扫帚，耐用。苏恭说不能做扫帚，只是说它的嫩苗，地肤的子非常容易种植。《尔雅》说：葥（jiàn），是王薯。郭璞注释说：是王帚。像藜草，能用它做扫帚，江东（长江芜湖以下的江南地区）人称它落帚。这种说法符合地肤的特点。

## 附　地肤子

［气味］　味甘，性寒，无毒。

李时珍说：味甘，性寒。

［主治］《神农本草经》：清膀胱热，利小便，补中益精气。长期服用使人耳聪目明，身体轻健耐老。

《名医别录》：去皮肤中热邪，使人肌肤润泽，散恶疮疝瘕，使阴精强壮。

甄权：治子宫脱垂，热毒风肿，可以煮汤沐浴。与阳起石同服，主男人阳痿不起，补气增力。

日华子：治邪热丹毒肿痛。

[发明]　陈藏器说：有多种疾病都起于正气虚弱。正气虚而又有热邪的，加用地肤子，甘草。

[附方]　旧收附方三条，新收附方七条，共十条。

1. 风热目赤。《圣惠方》：一升焙地肤子，半斤生地黄研汁，拌和做饼，晒干研末。每次服三钱，早饭前空腹时用酒送服。

2. 目痛眯目。王焘《外台秘要》：凡是目痛和杂物入目，眼睛受伤，烧痛不能睁开的，榨取白地肤子汁，频频滴眼中。

3. 雷头风肿。《圣济总录》：头痛时自觉有雷鸣声，头面起硬块，红赤肿痛，不省人事。取落帚子，同生姜研烂，用热酒冲服，一出汗就痊愈。

4. 胁下疼痛。《寿域神方》：将地肤子研末，用酒送服二十大豆粒的量。

5. 疝气危急。《简便方》：地肤子就是落帚子，将其炒香，研成末，每次服一钱，用酒送下。

6. 狐疝阴㿗。《必效方》：超越力量举重，突然引起子宫脱垂，以及小儿小肠坠入阴囊，或因伤损发生㿗疝。都用五钱地肤子，二钱半白术，五分桂心，共研末，用米汤或酒送服三钱，忌食生葱、桃、李。

7. 久疹腰痛。《肘后方》：多年不愈有时严重发作。六月、七月采地肤子，晒干研末。用酒送服二十大豆粒的量，一天服五至六次。

8. 血痢不止。《圣惠方》：五两地肤子，一两地榆，一两黄芩，共研末。每次服二十大豆粒的量，用温开水调服。

9. 妊娠患淋。《子母秘录》：病人小便热痛，周身酸楚，手足烦疼。十二两地肤子，四升水，煎取二升半，可以分几次服用。

10. 肢体疣目。《寿域神方》：取等量的地肤子，白矾，加水煎汤频洗。

## 附　地肤苗叶

[气味]　味苦，性寒，无毒。

李时珍说：苗叶味甘、苦。将地肤烧成灰，用灰淋取汁液，用火煎熬成霜，能制伏砒石、粉霜（轻粉的精制品）、水银、硫磺、雄黄、硇砂毒。

[主治]　《名医别录》：将地肤苗捣汁服，治赤白下痢，烧灰服效果也好。用地肤苗煎水洗眼，去热肿昏暗、雀盲、涩痛。

苏颂：治大肠泄泻，调和气血，收敛肠胃，解恶疮毒。

李时珍：每天煎地肤水服，治疗手足困疼，利小便，治诸淋。

[发明]　李时珍说：考查虞抟《医学正传》说：虞抟的哥哥七十岁时，秋天患淋病七十多天，用各种方当治疗都没有效果。后来得到一个方子，用地肤苗捣取自然汁，服下去就通利了。这样极其低廉的药，竟有如此起死回生的功效。李时珍按：《圣惠方》治疗小便不通，取一大把地麦草，用水煎服。古方也常用这个方子。这种药能补阴气，通小肠。没有阴精就没有来化生阳气的基础，这也是李东垣治疗小便不通，用黄檗、知母滋润肾阴的道理。

　　[附方]　新收附方一条。

　　1. 物伤睛陷。《圣惠方》：弩肉突出。取二两洗去土的地肤，捣绞汁，每次点少许。冬天用于的煮浓汁点。

# 瞿麦（瞿，发劬 qú 音）
## （见《神农本草经》中品）

　　[释名]　蓬麦（见《尔雅》）　巨句麦（见《神农本草经》）　大菊（见《尔雅》）大兰（见《名医别录》）　石竹（见《日华诸家本草》）　南天竺草（见《本草纲目》）

　　陶弘景：瞿麦的子很像麦子，所以叫瞿麦。

　　李时珍说：考查陆佃《解韩诗外传》说：生于两旁的叫做瞿。这是麦穗旁生的缘故。《尔雅》作蓬。有渠、衢二音。《日华诸家本草》说，也叫燕麦，也叫杜姥草，这是错误的。燕麦就是雀麦，淮、瞿二字形体相近，是传抄的错误。

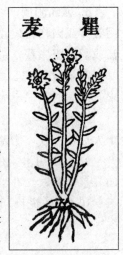

麦　瞿

　　[集解]　《名医别录》：瞿麦生于泰山川谷，立秋的时候采实，阴干。

　　陶弘景说：现在附近各州郡都有。一根茎秆生小叶，红色或紫红色的花很可爱。采集时要将子叶一起割取，子很像麦子。瞿麦有两种，一种稍高，花瓣的边缘有叉桠，不知哪一种对？现在药铺里的人都用茎秆矮小的。还有一种，叶子的宽窄与前一种相似，但是有毛，开花晚，而且花很红。考查经书说：采实，服瞿麦的小子，燥热就全退尽。

　　苏颂说：各地都有瞿麦。苗有一尺左右高，叶子尖小，青色，根紫黑色，形状像小蔓青根，花红色或紫红色，像映山红花，二月至五月开花。七月抽穗结实，子很像小麦的子。河阳（今河南省阵县西）河中府出的，苗能用。淮甸（淮河流域）出的根细，农民用它作刷洗器皿的工具。《尔雅》称的大菊，《广雅》说的茈萋，都是这瞿麦。

　　李时珍说：石竹叶像地肤叶，百比地肤叶尖小，又像刚长出的小竹叶，而比刚长出的小竹叶细窄，它的茎秆细有节，一尺多高，梢顶开花。田野中长的，花瓣像钱币大，红紫色。人们在庭院中种的，花瓣比较小，却比田野中的艳美好看，有红的，白的，粉红的，紫红的，几种颜色的花灿烂错杂，习惯上叫它洛阳花。结的实像燕麦的产，内有小黑子。翟麦的嫩苗用沸水炸熟淘洗后，能做菜吃。

## 附　瞿麦穗

［修治］　雷敩说：凡用瞿麦，只用籽实和外皮，不用茎叶。一旦同时使用，即使是早晨空腹有，也会使人气闭，小便失禁。用的时候，要用篁竹沥浸一夜，滤出晒干。

［气味］　味苦，性寒，无毒。

《名医别录》说：味辛。

甄权说：味甘。

徐之才说：蘘草，牡丹是瞿麦的使药，恶螵蛸，压做丹砂毒。

［主治］　《神农本草经》：治疗各种热结隆闭，小便不通，拔刺，散痈肿，明目去翳，破胎堕子，下闭血。

《名医别录》：养肾气，逐膀胱逆邪，止霍乱，长毛发。

甄权：治五淋。

大明：治月经不通，破血块排脓。

## 附　瞿麦叶

［主治］　痔漏及便血，煎汤或做粥喝。还治小儿蛔虫，服丹石药毒发作。眼睛肿痛及肿毒，捣汁敷患处。治蔓延性疮和妇人阴疮。

［发明］　李杲说：瞿麦利小便充当君药的作用。

苏颂说：瞿麦，是古今方药中通导心经、疏利小肠的最主要的药物。

寇宗奭说：八正散中用瞿麦，是当今医生选用的最主要的药物。即使心经有热，如果小肠经虚弱的话，服用八正散，就会心热未除，而小肠经又变生疾病，因为小肠与心，二经可以互相传递，所以，使用瞿麦，药气必进入小肠经。这种药并不治疗心经的热。如果心经无大热，只治疗病人的心疾，如果不能全部消除心热，应当寻求那些属于入心经的药，使心火衰退就可以了。

李时珍说：我学习古方家治疗难产，有石竹花汤，治疗九窍出血，有南天竺饮，都是取瞿麦破淤血利小便的作用。

［附方］　旧收附方六条，新收附方五条，共十一条。

1. 小便石淋。《外台秘要》：应当破血的。将瞿麦子捣成细末，用酒送服二十大豆粒量，一天服三次，连服三天就会排出结石。

2. 小便不利。张仲景《金匮要略》方：有水邪，用栝楼翟麦丸主治，二钱半瞿麦，二两栝楼根，一枚大块的附子，三两茯苓，三两山芋，共研末，用蜜拌和丸成二大豆粒大的丸。一次服三丸，一天三次。不愈，增加加七至八丸，以小便通利，腹中温暖为治愈标准。

3. 下焦结热。《千金要方》：小便洒闭，或者有出血，或者大小便出血。一两瞿麦穗，七钱五分炙甘草，半两炒出栀子仁，共研末。每付七钱药末，七个连须葱头，五十根灯心草，五片生姜，二碗水，煎得七分，随时热服。方名叫立效散。

4. 子死腹中。《千金要方》：有人经产几天也不下。用瞿麦煮浓汁服。

5. 九窍出血。《圣济总录》：服药不止的。拇指大的一把瞿麦，三十个山栀子仁，一块生姜，半两炙甘草，一小把灯心草，五枚在枣，水煎服。

6. 目赤肿痛。《圣惠方》：迁延成疮。将瞿麦炒黄研末，用鹅涎调涂眦角，眼即刻张开。或者捣取汁液，在患处涂抹。

7. 眯目生翳。《圣惠方》：所眯杂物不出，生翳膜的。将瞿麦、干姜炮研末，用清晨第一次汲取的井水调服二钱，一天服两次。

8. 鱼脐疔疮。《崔氏方》：将瞿麦烧灰，用油调和敷患处，效果非常好。

9. 咽喉骨鲠。《外台秘要》：将瞿麦研末，用温开水送服二十大豆粒量，一天两次。

10. 竹木入肉。《梅师方》：将瞿麦研末，用温开水送服二十大豆粒量。或者煮取汁液，天喝三次。

11. 箭刀在肉。《千金要方》：箭刀刺入咽喉胸膈等深隐处不出，用酒送服二十大豆粒量的瞿麦末，一天服三次。

# 王不留行
## （见《神农本草经》上品）

[释名]　禁宫花（见《日华诸家本草》）　剪金花（见《日华诸家本草》）　金盏银台

李时珍说：这种药的特性是走窜而不居留，即使有君药指明入居的脏腑，也不能使它的窜行停留，所以叫王不留行。《吴普本草》起名王不流行，是错误的。

[集解]　《名医别录》说：王不留行生于泰山山谷，二月、八月采集。

陶弘景说：王不留行，各地都有。叶子像酸浆叶，子像菘子。有人说这是蓼子，不对。大多入痛瘘方便用。

韩保昇说：王不留行，到处都有。叶子像菘蓝的叶子。花红白色。果壳像酸浆的果壳，壳中的果实圆黑色，像菘子形，像黍粟大，三月采苗，五月收子。根、苗、花、子都能互相通用。

苏颂说：王不留行各地，长江、钱塘江和汾河流域都有。苗茎都是青色，有七寸至八寸左右高。划分色的根像荠菜根。尖叶像小

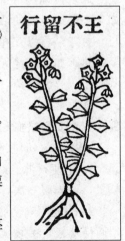

匙头，也有像槐树叶的。四月开花，花黄紫色，随茎生长，像菾子状，又像猪蓝花。五月采集苗茎，晒干备用。习惯上叫它剪金草。生长在黄河北的，圆叶红茎，同这一种稍有不同。

李时珍说：大多生长在麦地里。苗高的有一至二尺高。三、四月开小花，小花像铎铃（形如大钟的古乐器），红白色。结的果像灯笼草的果，外壳有五个棱，壳内包一个像豆子大的实。实内有像菾子大的小子，生着时白色，长熟变成黑色，像小珍珠一样的正圆果实非常可爱。陶弘景说叶子像酸浆叶，苏颂说花像菾子状，都是缺乏详尽审察，把果实的外壳当作花叶的形状。灯笼草就是酸浆。苗、子都入药。

## 附　王不留行苗、子

[修治]　雷敩说：采得王不留行，要用水拌湿蒸，从上午九时蒸到十一时。再用浆水（见水部）浸泡一夜，捞出烘干备用。

[气味]　味甘，性平，无毒。

吴普说：神农说：味甘，性平。岐伯、雷公说：味甘。

张元素说：味甘、苦，性平。是阳中之阴药。

[主治]　《神农本草经》：疗金疮止血，逐痛拔刺，除风痹内寒。长期服用使人身体轻健，耐老，长寿。

《名医别录》：止心烦鼻衄，治痈疽恶疮乳痿，妇女难产。

甄权：治风毒，通血脉。

日华子：治游风风疹，妇人月经不调，痈疽发背。

张元素：催下乳汁。

李时珍：利小便，拔竹木刺。

[发明]　张元素说：引导下乳，用王不留行，是取它能通利血脉。

李时珍说：王不留行能走血分，是入阳明经和冲、任脉的药物。俗有"穿山甲、王不留，妇人服了乳长流"的话，由此可以看出，它的特性是行而不住。考查王执中《资生经》说：有一妇女患淋病，长期卧床，用各种药物治疗都没有效果。她的丈夫夜里来请我，我选用以往治疗各淋症有效的方药，用十多枚剪金花叶煎汤，让病人服了。她丈夫第二天早晨来告诉说：病热已去八成。又服了两次就痊愈了。剪金花也叫禁宫花，也叫金盏银台，也叫王不留行。

苏颂说：张仲景治疗金疮，有王不留行散，唐德宗（李适）贞元（公元785年）广利方治疗各种风痉，有王不留行汤，都非常有效。

[附方]　旧收附方一条，新收附方八条，共九条。

1. 鼻衄不止。《指南方》：采剪金花茎叶阴干，煎浓汁趁热服，立即取效。

2. 大便后下血。《圣济总录》：将王不留行研末，用温开水送服一钱。

3. 金疮亡血。张仲景《金匮要略》：王不留行散：治疗身体被刀斧砍伤失血，用十分八月八日采的王不留行，十分七月七日采的蒴藋小叶，十分三月三日采的桑对东南方的根白皮。三分川椒，十分甘草，二分黄芩，二分干姜，二分芍药，二分厚朴。将前三味药烧存性，后六味药研成末，混合均匀。大疮每次服二十大豆粒量，小疮只用粉末撒布患处。妇女生产后也能服。

4.产妇乳少。《卫生宝鉴》方：由气郁引起的，用涌泉散：等量的王不留行、炮穿山甲、龙甲、瞿麦穗、麦门冬，共研末，每付一钱，用热酒调服，而后喝猪蹄羹汤，再用木梳梳理乳房，一天三次。

5.头风白屑。《圣惠方》：等量的王不留行、香白芷，共研末。干撒头上，一夜后用篦子刮去。

6.痈疽诸疮。《千金要方》：王不留行汤：治痈疽妒乳（婴儿口腔内两侧近牙龈处肿硬隆起的脂肪垫），月食白秃（头上长期蔓延成片瘙痒难忍的白痂使黑发脱落而成秃斑），以及脸上长期生疮，去虫止痛。五两王不留行，五两东南桃枝，五两东引茱萸根，三升蛇床子，三升牡荆子，三升苦竹叶，三升蒺藜子，一升大麻子。用二斗半水，煮取一斗，经常洗头。

7.误吞铁石。《百一选方》：骨刺不下，病情危急的以等量的王不留行、黄檗，共研末，用开水浸，蒸饼，丸成鸡子黄子的丸，用青黛作衣，用红穿连，悬通风处。取一丸，用冷水化开灌服。

8.竹木针刺。《梅师方》：在肉中不出，疼痛。将王不留行研末，用开水调服二十大豆粒量，同时捣根敷患处，刺就退出。

9.疔肿初起。《集简方》：将王不留行子研末，用蟾酥丸成黍米大的丸，每次服一丸，用酒送下，出汗就痊愈。

# 剪 春 罗
## （见《本草纲目》）

[释名] 剪红罗。

[集解] 李时珍说：剪春罗二月出苗，有一尺多高。茎秆柔软，叶子青绿，两叶对生，基部抱茎。夏天开花。花深红色，像钱币大，共六瓣，周围像细剪也剪成的一样可爱。结像豆角大的实，内有小子。人们常种它作为观赏。

还有剪红纱花，茎有三尺高，叶子像旋覆花的叶子。夏秋开花，形状像石竹花，比石竹花稍大，四周像剪刀剪的，艳红的颜色，很让人喜爱。结的穗也像石竹的穗，穗中有小子。不被方书使用。考虑它的功效，也应当有利小便、治痈肿的作用。

[气味] 味甘，性寒，无毒。

[主治] 李时珍：出《证治要诀》。治缠绕腰生的火带疮（类似带状疱疹），采剪春罗花或叶，捣烂，用蜜调和敷患处。将干剪红罗研成末也也可以。

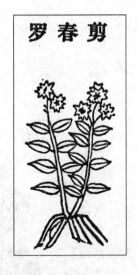

罗春剪

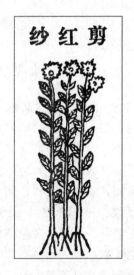

纱红剪

## 金 盏 草
### （见《救荒本草》）

[校正]　将《图经本草》中的杏叶并入金盏草。

[释名]　杏叶草（见《图经本草》）长春花

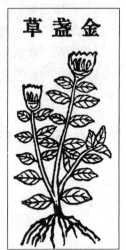

草盏金

李时珍说：金盏，是它的花的形状像浅小的杯子。长春，是说它能长期生长。

[集解]　苏颂说：杏叶草，也叫金盏草，生于常州（今山东省藤县东南）。蔓延生长篱笆下边，两叶对生。秋后结像鸡头实一样的子，子中变生一小虫，脱出后的爬行。五月采花。

周定王说：金盏儿花，苗有四至五寸高。叶子像刚出生的莴苣叶，厚而窄，抱苞生长。茎秆柔软而脆。茎端开花，像指头大，金黄色，形状像杯子，四季不断。金盏草的叶子味酸。炸熟用水浸过，从油盐调拌，可以吃。

李时珍说：金盏草夏天结实，实在萼内，好像几个蟠屈的尺蠖（huò）虫，所以苏颂说它能化生虫，实际不是虫。

[气味]　味酸，性寒，无毒。

[主治]　苏颂说：治久积不愈的肠痔便血。

# 葶苈

## （见《神农本草》下品）

[释名] 丁历（见《名医别录》） 菮蒿（菮发典音） 大室（见《神农本草经》） 大适（见《神农本草经》） 狗荠（见郭璞《尔雅·注》）

李时珍说：对各名字的含义不能勉强解释。

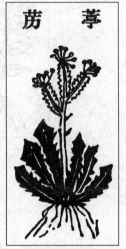

[集解] 《名医别录》：葶苈生于藁城（与之相应的今址不详）湖沼及田野间，立夏后采实，阴干。

陶弘景说：出于彭城（今河南省中部）的最好，附近州郡也有。其母是公荠。子小，黄色，极苦，用葶苈应当熬。

苏颂说：现在汴（开封）以东，陕西（今河南省曹县以西）、黄河以北各州郡都有葶苈生长，而曹州（今山东省曹县、菏泽、定陶一带）出的最好。早春生苗叶，有六至七寸高，像荠菜。根白色，枝叶茎秆都是青绿色。三月开花，花淡黄色。结角，角中的子扁小，形状像黍粒。比黍粒稍长，黄色。《月令》说：四月，靡草死。许慎、郑玄[注] 都说：靡草，荠、葶苈之类就是。另一种说法葶苈独茎向上，叶端长角，角粗而短。还有一种狗荠草，靠近叶子基部的下方分权，结细长角。采集的时候必须区别开这两种。

雷敩说：使用葶苈子，不要错用成赤须子（待查）它跟葶苈子真相似的根，只是味道稍微有些苦罢了。而葶苈子的苦，达到最苦了。

李时珍说：考查《尔雅》说：菮是葶苈。郭璞《尔雅·注》说：葶苈的实，叶很像芥的实叶，也叫狗荠。既然这样，那么狗荠就是葶苈了。葶苈有甜的和苦的两种。狗荠草叶微甜，是甜葶苈。有人说甜葶苈是菥蓂子，考察它的功用又似乎不对。

## 附 葶苈子

[修治] 雷敩说：凡是使用葶苈，用糯米拌和，放在上，微火焙烘，等到米熟以后，去米，研成末，备用。

[气味] 味辛，性寒，无毒。

《名医别录》说：味苦，性大寒。配酒用效果好。

甄权说：味酸，有小毒，入药须炒用。

李杲说：葶苈性沉，是阴中之阳药。

张仲景说：用葶苈敷头疮，一旦药气入脑，就伤人脑气。

徐之才说：榆皮是葶苈的使药，配酒效果好。恶白僵、石龙芮。

李时珍说：宜配大枣用。

[主治] 《神农本草经》：治症瘕积聚结气，以及饮食热不天空所致的病，因为葶苈能破坚散结，逐邪外出，利水道。

《名医别录》：能下膀胱积水，降伏留热邪，使皮间水邪从上焦散发，治面目浮肿，身体突然中风，热痹搔痒，利小肠。长期服用使人正气虚。

《开宝本草》：疗肺壅气逆咳嗽，止喘息急促，除胸中痰饮。

李时珍说：通调月经。

[发明] 李杲说：葶苈子降气的作用很强，与辛酸的药物同用，可以消肿导气。《本草十剂》说：泄能去除除闭塞，葶苈、大黄属于之类药。这两味药都是大苦大寒，一个能泄血闭，一个能泄气闭。葶苈味苦性寒，气味都浓厚，不次于大黄，性能超过其他各种药物，能用它泄肺经阳分的气闭，又能泄大便。这是因为葶苈质轻，属于阳有之阳药的原因。

寇宗奭说：葶苈有甜味、苦味两种，它们的形状是一样的，《神农本草经》既然已说它味辛苦，那么甜味的就不再入药，大概治疗病体都以使水道通行，使污秽外泄为作用目的，所以说长期服用，使人正气虚弱。从苦、泄的含义看，《药性论》说葶苈味酸是不恰当的。

朱震亨说：葶苈属于火急之性，善于逐水。病人稍有虚症，就不宜使用。况且葶苈伤人正气甚快，还何必长期服，而招致正气虚弱呢？

王好古说：苦甜两种葶苈，主治的病症不同。张仲景的泻肺汤用苦葶苈，其余的方剂有的用甜的，有的不说用甜的还是用苦的。一般而言，苦味药有泄下作用，甜味药作用稍缓，医生要斟酌病人的虚实用药，不能下审察虚实情况而用药。虽然《神农本草经》已说它们的主治相同，但是甜味苦味的作用怎能没有差异呢？

李时珍说：甜苦两种葶苈，正像黑白两种牵牛，作用的缓急不同。再比如甜苦两种壶卢，好坏也不同。一般而言，甜味的下泄作用缓慢，泄肺热而又不伤胃气；苦味的下泄作用骏急，泄肺邪又易损胃气，所以用大枣辅佐它。但是肺中水气积满湍急的，不用苦寒的就不能除去水邪。所以只要水邪离去，就停止使用，不能超过剂量。既然不长期服用，怎么能招致伤人正气呢？《淮南子》说：大戟能除水邪，葶苈能愈胀满，如果没有节制地使用它们，反而会招致新病。也说使用药物要有节度。

[附方] 旧收附方十条，新收附方十条，共三十条。

1. 阳水暴肿。《经验方》：由于肺失宣降，水不下行，水肿暴起，同时出现面色红赤，心烦口渴，喘息急促，小便涩痛等热像，使用下面的方药治疗，有神奇的效果。取一两半甜葶苈，炒、研成末，二两汉防已，研成末，用绿头鸭血和头，合捣万杵，丸成二大豆粒大的丸。病情严重的，早饭前空腹时用白开水送服十丸，轻的服五丸，一天服三至四次，连续服五天停止，以小便利为有效。另一方加二两猪苓末。

2. 通身肿满。取四两炒苦葶苈，研成末，用枣肉拌和，丸成二大豆粒大丸，每次服士一丸，用桑白皮汤送下，一天三付，这个方子，人们不太相信，试用它自然灵验。

3. 水肿尿涩。《梅师方》：取二两葶苈，炒，研末，用二十枚大枣，一大升水，煎取一小升，拣去枣，而后倒入葶苈末，煎至可以团丸，丸成二大豆粒大的丸。每次服六十丸，逐渐增加，以小便微利为准。

《崔氏方》：取三两葶苈子，用绢包，置饭上蒸熟，捣万杵，丸成二大豆粒大的丸，不需要用蜜和。每次服五丸，逐渐增加到七丸，以小便微利为标准，不能多服，如果多服，将使人小便多得不堪忍受。如果因气郁发病，服药后，出现小便利，水气下行，就停止治疗。这个方药治疗水肿病的效果，没有什么别的方药能比得上的。萧驸马患水肿病，服用这个方药痊愈。

《外科精义》：治疗男子、妇女、大人、小孩头面手足浮肿。将苦葶苈子焙炒，研成末，用枣肉捣丸成小豆大的丸。每付十丸，煎麻子汤送下，一天三付。服到五至七天，小便一多，肿就消了。忌吃咸酸生冷食物。

4. 水腹水肿。《肘后方》：取二升苦葶苈子，炒研末，杀雄鹍鸡取血和头，同葶苈末合捣，丸成梧桐子大的丸。每次用小豆汤送服十丸，一天三付。又一方：取二升葶苈子，用五升春酒（冬天酿造春天成熟的酒）浸一夜，只服一合，小便就通利。再一方：取一两葶苈，二十枚杏仁，炒为黄色，研成细末，分十次服，小便通利就痊愈。

5. 腹胀积聚。《千金要方》：炒一升葶苈子，用五升酒浸七天，每天服三合。

6. 肺湿痰喘。《摘玄方》：炒甜葶苈，研成末，用枣肉丸成丸，内服。

7. 痰饮咳嗽。《箧中方》：含膏丸：一两曹卅葶苈，用纸衬托炒黑，加一两知母，一两贝母，共研末，半两枣肉，一两半砂糖，捣和，丸成鸡子黄大的丸。每次用新绸布包一丸，放口中含咽津液，病重的也不能超过三丸，就能痊愈。

8. 咳嗽上气。崔知悌方：咳嗽气逆不能躺卧，或者全身浮肿，或者只头面肿，或者仅脚腿肿，都能主治。三升葶苈子，用微火炒，研成末，用绢袋包，浸五升清醇酒中，冬天浸七天，夏天浸三天。开始服像胡桃左右大的量，白天服三次，夜晚服一次，冬季白天服两次，夜晚服两次。根据病人的体质，以获一、二成的微效为准。如果病患急剧，不必等到浸泡天数满，也可以取出绞汁服。

9. 肺痈喘急。张仲景《金匮玉函方》：不能躺卧，葶苈大枣泻肺汤主治。将葶苈炒黄捣末，用蜜丸成鸡子黄大的丸。每次用二十个大枣，三升水，煎服二升，放入一丸葶苈丸，再煎得一升，一次服完。也主治支饮不能喘息。

10. 月水不通。《千金要方》：一升葶苈，研末，用蜜刃成鸡子黄大的丸，用绢包裹，纳入阴道二寸深，过一夜更换药包，一有经水出，就停止。

11. 猝发癫狂。《肘后方》：一升葶苈，用杵捣三千下，取白狗血拌和，丸成麻子大的丸。用酒送服一丸，用三钱就能获得痊愈。

12. 头风疼痛。《千金翼方》：将葶苈子研末，用开水淋滤汁液，洗头，洗三至四次就痊愈。

13. 疳虫蚀齿。《金匮要略》：取等量的葶苈、雄黄，研成末，用腊月的独油和成膏，用绢绸裹槐枝蘸药膏，滴患处。

14. 白秃头疮。《子母秘录》：用葶苈末涂患处。

15. 瘰疬（相当于现代医学所称的淋巴结核）已溃。《永类方》：二合葶苈，一升豆豉，捣制成像钱大的二分厚的饼子，置疮口上，捻艾柱，炙烤药饼，灸至工饼温热，不能伤及好肉，多次更换药饼。只是不能灸初起的疮，以防葶苈的苊气进入大脑，伤人灵气。

16. 马汗毒气。《续十全方》：毒气入腹。一两葶苈子，炒熟研要，用一升水浸汤服，以便下恶血为准。

# 车　前
## （见《神农本草经》上品）

[释名]　当道（见《神农本草经》）　苤苢（发浮发音）　马舄（音昔）　牛遗（以上都见《名医别录》）　牛舌草（见《诗经注疏》）　车轮菜（见《救荒本草》）地衣（见《本草纲目》）　蛤蟆衣（见《名医别录》）

李时珍说：考查《尔雅》说：苤舄是马舄。马舄是车前。陆玑《毛诗草木鸟兽虫鱼疏》说：车前草喜生路旁及牛马蹄坑中，所以有车前、当道、马舄、牛遗等名称。舄是足履的意思。幽州（今河北北部和辽宁一带）人叫它为牛舌草。蛤蟆喜藏伏车前草下，所以江东（芜湖至南京段长江以南地区）人称它为蛤蟆衣。《韩诗外传》说，茎叶直文生长的叫车前，旁生横出的叫苤苢，这恐怕是牵强的解说。瞿是指植物的根叶向两旁生长。

[集解]　《名医别录》说：车前草生于真定（今河北省正定县）平原、沼泽、丘陵、山路，五月五日采集，阴干。

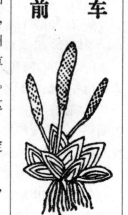

陶弘景说：人们居住的村落和路旁很多。韩诗说苤苢是木类，与李树相似，吃它的果实，后代富有生育能力，这是错误的。

苏恭（即苏敬）说：出产于开州（今重庆开县）的质量好。

苏颂说：江（长江流域）、湖（古州名。今浙江省无光县）、淮甸（淮河流域）、近汴（今开封地区）以及北部地区，到处都有车前。初春出苗，叶子布地生长，像匙面状，生长年数多的，叶子的长度能达到一尺多。各叶子中央长出几根茎秆，抽出像鼠尾样的长穗。开的花非常小，非常密，青色里微带红色。结的子像葶苈的子，红黑色。现在的人五月采苗，七月、八月收子。人们在庭院和园圃中有时种植车前，蜀中（四川中部）人尤其喜欢种车前。北方人挖根晒干，充作紫菀卖，严重贻误所使用的效果。

陆玑说：嫩车前苗做菜吃，非常滑利。现在的人不再吃它。

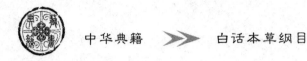

李时珍说：王旻《山居录》有种车前剪苗食法，那么古人常把车前做菜了。现在乡村人还采集车前做菜吃。

## 附　车前子

[修治]　李时珍说：凡是用车前子，必须用水淘洗，去除泥沙，晒干。如果入汤剂使用，须炒过用；如果入丸、散剂，用酒浸泡一夜，蒸熟研烂，作成饼子晒干，再焙研成末。

[气味]　味甘，性寒，无毒。《名医别录》说：味咸。

甄权说：味甘，性平。

大明说：常山是它的使药。

[主治]　《神农本草经》：能止痛，通水道，利小便，治疗由肾阳不足，气化功能低下出现的小便点滴而出，下腹胀满。除湿痹。长期服用使身体轻健长寿。

《名医别录》：治男子中焦脾胃气伤，妇女小便淋沥不欲食，养肺滋阴益精，使人得子。疗眼睛红肿赤痛，使视物明晰。

甄权：去风毒，肝中风热，毒风冲眼，治眼睛红肿疼痛，黑睛疮，障翳视力，脑痛泪出，压丹砂毒，去心胸烦热。

萧炳：养肝。

陆玑：治孕妇难产。

李时珍：止暑湿泻痢。

[发明]　陶弘景说：车前子性冷利，道教经典也说，服食车前使人身体轻捷，能跳越山谷，长生不老。

苏颂说：车前子是最常用的药物。驻景丸用车前子。菟丝子两种药物，炼蜜为丸，饭前服用，古今医家都认为这是一个有奇效的方子。

王好古说：车前子能利小便而不使正气受损，与茯苓的功用相同。

李时珍说：考查《神仙服食经》说：车前草又叫地衣，是雷精所化，服用车前使身体的气化作用增强，八月收子。五月，车前的子就已经长老了，说七、八月采子，是地理环境、气候条件有异的原因。唐·张籍做诗说：开州五月的车前子，药工都说有神效。难得妇人怜悯我的眼病，从几千里以外将它寄送给我这个病人。从这里也能看出，以五月采的开州的车前子为好，还能看出车前子治疗眼病的功用。一般配成吃的药，还需要其他药物的辅佐；比如六味地黄丸用泽泻，疾病就能痊愈。如果单用车前子，就会泄利太过，恐怕不是能长期服用的药物。欧阳公曾得暴泄病，京城最好的医生也不能治愈。妻子从摇铃卖药的走方医那里买来一付药，掺进名医的药里治愈了他的病。找到铃医叩问他的配方，只一味车前子，研成粉本，用米汤送服四十个大豆粒大小的量。铃医说车前子能利水道而不伤正气，水道利就使谷之清浊分行，注泄自然能敛止。

〔附方〕 旧收附方六条，新收附方六条，共十二条。

1. 小便血淋。《普济方》：伴有疼痛。将车前子晒干研末，每次服二钱，用车前叶煎汤送服。

2. 石淋作痛。《肘后方》：取二升车前子，用绸袋装盛，加入升水，煮得三升，服汤，结石很快被排出。

3. 老人淋病。《寿亲养老书》：身体发热严重。取五合车前子，用绸子包裹煮汁，放入四合大而青的粟米，煮粥吃。长期服食能使眼睛视物清晰。

4. 孕妇热淋。《梅师方》：五两车前子，一升切碎的葵根，五升水，煎取一升半，分三次服，以小便通利为准。

5. 滑胎易产。《妇人良方》：将车前子研成末，用酒送服二十大豆粒量。不喝酒的，用温开水调服。《诗经·周南·芣苢（同苢）》说：采车前子哟采车前子哟，它能使产妇没有痛苦地生子。陆玑《毛诗草木鸟兽虫鱼疏》注说：这是车前子能治妇人难产的缘故。

6. 横产不出。《子母秘录》：用酒送服二钱车前子末。

7. 阴冷闷疼。《千金要方》：阴囊冷痛，逐渐深入囊内，肿胀得煞是痛苦。每次用热汤送服二十大豆粒量的车前子末，一天服两次。

8. 隐疹入腹。《千金要方》：遍体肿胀，舌头强直。用车前子末扑撒，疗效好。

9. 下阴痒痛。《外台秘要》：经常用车前子煮汁洗。

10. 久患内障。《圣惠方》：取等量的车前子、干地黄、麦门冬，炼蜜丸成二大豆粒大的丸，坚持服用。屡次试用都有效。

11. 补虚明目。《和剂局方》：驻景丸：治疗肝肾俱虚，眼睛昏黑，放散金花，或者生障翳，遇风流泪。长期服用能滋补肝肾，增益视力。三两酒蒸焙干的车前子，三两酒蒸焙干的熟地黄，五两酒浸的菟丝子，同研末，炼蜜丸成一大豆粒大的丸。每次用温酒送服三十丸，一天服两次。

12. 风热目暗。《圣惠方》：风热邪毒侵目，眼睛昏暗涩痛。一两车前子，一两宣州（今安徽省宣城县）黄连，共研末。饭后用温酒送服一钱，一天服两次。

## 附 车前草及根

〔修治〕 雷敩说：凡是使用车前草和根，须用一棵有九个叶子，长有花蕊，茎秆长达一尺二寸的。去净土，蕊叶根连在一起，重量够二十两的，药力最全。使用叶子，锉成细末，摊新瓦上晒干用。不用花蕊、茎秆。

〔气味〕 味甘，性寒，无毒。

土宿真君说：能压伏硫磺、五矾、粉霜毒，结草砂。

〔主治〕 《名医别录》：止鼻衄血，治金疮，淤血血瘕，便血，小便红赤，降气止烦，除小虫。

徐之才：治男子睾丸肿大、偏坠，妇女阴挺、阴肿。

甄权：车前叶：疗泄精，治尿血，能补五脏，明目，利小便，通五淋。

[发明]　陶弘景说：车前叶捣汁服，治疗泄精非常灵验。

寇宗奭说：陶弘景说的是很错误的。车前叶味甘性滑，能疏利小便，使精气泄漏。有的人经常用车前叶做菜吃，导致小便失禁，几乎被它伤了命。

[附方]　旧收附方四条，新收附方七条，共十一条。

1. 小便不通。《百一选方》：一斤车前草，三升水，煎取一升半，分三次服。另一方：向药液中加冬瓜汁。再一方，向药液中加桑叶汁。

2. 初生尿涩。《全幼心鉴》：初生儿小便不通。将车前草捣汁，加少量蜂蜜，灌服。

3. 小便尿血。《外台秘要》：捣取五合车前草汁，早饭前空腹时服。

4. 鼻衄不止。《图经本草》：将车前叶捣汁服，效果非常好。

5. 金疮出血。《千金要方》：将车前叶捣成糊，敷患处。

6. 热痢不止。《圣惠方》：捣取一杯车前叶汁，加一合蜂蜜，煎沸，放温服。

7. 产后血渗。《崔氏方》：血渗入大小肠。捣取一升车前草汁，加一合蜂蜜，搅和煎一沸，分两次服。

8. 湿气腰痛。《简便方》：七棵连根车前草，七棵连须葱白，七枚大枣，用酒煮取一瓶汁液，经常服用，能终生不犯。

9. 喉痹乳蛾。赵潜《养疴漫笔》：取少量捣烂的车前草、凤尾草、白梅肉，用酒煮，再研磨绞汁，用鹅翎刷患处，随即吐痰，立即消肿。

10. 目赤作痛。《圣济总录》：用车前草自然汁调朴硝末，睡觉时涂眼泡上，第二天早晨洗去。如果是小儿目痛，用车前草汁和竹沥，点眼。

11. 目中微翳。《十便良方》：取等量的车前叶、枸杞叶，放手中揉出汁液，用两层桑叶包裹汁液，在阴处悬一夜，刺破桑叶点眼，只点滴三至五次，就能痊愈。

# 狗 舌 草
## （见《唐本草》）

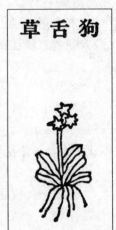
草舌狗

[集解]　苏恭（即苏敬）说：狗舌草喜生河道堑沟低潮湿处，成丛生长。叶子像车前叶，没有纹理，叶中抽茎开花，花黄白色。四月、五月采茎，晒干。

[气味]　味苦，性寒，有小毒。

[主治]　苏恭：治蛊疥瘙疮，杀小虫。研成末，用水调和，涂患处，立即痊愈。

# 马 鞭 草
## （见《名医别录》下品）

[释名] 龙牙草（见《图经本草》） 凤颈草

苏恭（即苏敬）说：它的穗像鞭鞘，所以叫马鞭。

陈藏器说：这种说法与它名字的含义不相近，是这种草每节都开紫花，像马鞭节的形状。

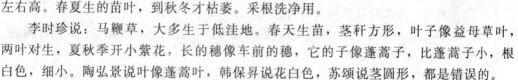

李时珍说：龙牙、凤颈，都是根据穗的形状取名。苏颂《图经外类》重出"龙牙"，现在合并在一起。还有一些方术家错误地提出各种草是各色龙牙的名字，非常混乱，不值得相信。

[集解] 陶弘景说：马鞭草，村落废墟。集市旧街很多。茎像细辛的茎，花紫色，叶子略像蓬蒿的叶子。

苏恭说：马鞭草苗像狼牙（见十七卷）和益母草的苗，抽三至四个穗，开紫花，像车前，穗的形状像鞭鞘，完全不像蓬蒿。

韩保昇说：花白色，七月、八月采苗叶，晒干备用。

苏颂说：衡山（在湖南省中部）、庐山（在江西省九江市南）、长江淮河流域各州郡都有马鞭草。苗像益母草，但是茎秆圆，有二至三尺高。又说：马鞭草生于旋州（今湖北省恩施县）有二尺左右高。春夏生的苗叶，到秋冬才枯萎。采根洗净用。

李时珍说：马鞭草，大多生于低洼地。春天生苗，茎秆方形，叶子像益母草叶，两叶对生，夏秋季开小紫花，长的穗像车前的穗，它的子像蓬蒿子，比蓬蒿子小，根白色，细小。陶弘景说叶像蓬蒿叶，韩保昇说花白色，苏颂说茎圆形，都是错误的。

## 附 马鞭草苗叶

[气味] 韩保昇：味苦，性微寒，无毒。

大明说：味辛，性凉，无毒。

甄权说：味苦，有毒。能压伏丹砂、硫磺毒。

[主治] 《名医别录》：治疗妇女阴户生疮。

陈藏器：能破血杀虫，治症瘕血瘕，久疟。将马鞭草捣烂，煎取汁液，熬成像饴糖一样，每天早饭前空腹时，用酒送服一汤勺。

大明：能通调月经，治妇女血气凝滞肚胀，月经不通。

朱震亨：能行血活血，治金疮。

李时珍：将马鞭草捣成糊，涂痛肿和螳螂尿疮（见四十二卷山蛩虫），男子阴囊或

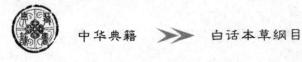

睾丸肿胀。

　　[附方]　旧收附方六条，新收附方九条，共十五条。

　　1. 疟痰寒热。《千金要方》：捣取五合马鞭草汁液，用三合酒调和，分两次服。

　　2. 膨胀烦渴。《卫生易简方》：身体干瘦色黑。将马鞭草锉成细末，晒干，不要用火烘烤。加酒或水一起煮，等到煮出药味，去渣温服。在六月中旬，天空打雷时采的有效。

　　3. 大腹水肿。《肘后方》：十斤马鞭草，十斤鼠尾草，一石水，煮取五斗汁液，滤去渣滓，再煮，使汁液浓稠，用米粉拌和，丸成大豆大的丸。每次服二至三丸，逐渐加到四至五丸，有神效。

　　4. 男子阴肿。《集验方》：阴囊肿大得像个升（容器），睾丸疼痛，医生不能治愈的。将马鞭草捣成糊，涂敷患处。

　　5. 妇人疝痛。《纂要奇方》：体腔内的器官突出于腹壁、腹股沟处，伴有气痛，叫小肠气。取一两马鞭草，用酒煎滚服，再用热水浴身，取出汗，效果非常好。

　　6. 妇人经闭。《圣惠方》：经血闭塞不通，结成瘕块，胁肋胀大得厉害。取五斤马鞭草根苗，锉成细末，加五斗水，煎至剩一斗，滤去渣滓，熬成膏。每次服半汤勺，饭前用温酒化服，一天服两次。

　　7. 酒积下血。《摘玄方》：由于过度嗜酒，招致酒积便血。四钱马鞭草灰，一钱白芷灰，蒸饼，丸成二大豆粒大的丸。每次用米汤送服五十丸。

　　8. 鱼肉癥瘕。《千金要方》：凡是吃了有活物的鱼或肉，不能被腐化，成为癥瘕。用马鞭草捣汁，喝一升，就能消散。

　　9. 马喉痹风。《千金方》：严重的肿胀连及两颊，呼吸急促。取一握马鞭草，不要见风，截去两头，捣取汁液让病人慢慢吸吮，效果好。

　　10. 乳痈肿痛。《卫生易简方》：取一握马鞭草，一碗酒，一块生姜，擂取汁液服，用渣滓敷患处。

　　11. 白癞风疮。《太平圣惠方》：将马鞭草研成末，每次服一钱，饭前用荆芥、薄荷汤送下，一天服三次。忌用铁器。

　　12. 人疥马疥。董烦《集验方》：捣取半杯马鞭草自然汁（不触铁器），喝完，十天内痊愈，有神效。

　　13. 赤白下痢。《医方摘要》：取五钱马鞭草，一撮陈茶，用水煎服，有神效。

　　14. 发背痈毒。《集简方》：痛不可忍。将马鞭草捣汁服，用渣滓敷患处。

　　15. 杨梅恶疮。陈嘉谟《本草蒙筌》：用马鞭草煎汤，先熏后洗，汤气作用于患处，病人立感爽快，肿痛随即减轻。

## 附　马鞭草根

　　[气味]　味辛、涩，性温，无毒。

　　[主治]　苏颂：赤白下痢初起，将马鞭草焙干捣碎，罗取粉末，每次用米汤送服

二十大豆粒的量。没有禁忌。

# 蛇 含
## （见《神农本草经》下品）

[校正]　将《图经本草》中的紫背龙牙并入本条。

[释名]　蛇衔（见《神农本草经》）　威蛇（见《大明本草》）　小龙牙（见《本草纲目》）　紫背龙牙

苏恭（即苏敬）说：陶弘景所撰《名医别录》作蛇合，"合"是"含"字的错字。含与衔的意义相同。参见《神农本草经》。

李时珍说：考查刘敬《叔异苑》说：有位老农看到一条蛇被人打伤，另一条蛇衔一种草放在伤口上，过了一天，受伤的蛇就爬走了。老农据此采那种草治蛇伤都有效，于是给它起名叫蛇衔草。蛇含草的叶子像马鞭草的叶子，而比马鞭草的叶子小，叶背紫色，所以俗名叫小龙牙，又叫紫背龙牙。苏颂《图经本草》重出紫背龙牙，现在把它们合并在一起。

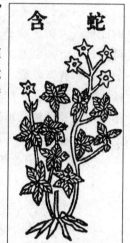

[集解]　《名医别录》说：蛇含草生于益州（今四川、云南、甘肃、陕西、湖北、贵州六省交接区）山谷，八月采集，阴干。

陶弘景说：蛇含草各地都有。共有两种，都生长在崖石上，也在黄土地生长。应当用小叶开黄花的。

苏颂说：蛇含草出益州，现在丹阳（属江苏省）附近也有。长在土石上，或低下潮湿的地方。四川中部的人在庭院中种植蛇含草，用于辟蛇。一根茎长五枚或七枚叶片。有两种。八月采根。五月采集。还说：紫背龙牙生于四川中部，春夏生叶，采集没有固定的时间。

李时珍说：这种草有两种，小时的叫蛇衔草，大叶的叫龙衔草。龙衔草也入疮膏药使用。

雷敩说：蛇衔草，只使用晒干的叶子，不能近火烘烤。根、茎不入药用。不要误用有芽尖叶的，有芽尖的叫终命草，它的味道酸涩。如果误服有芽尖的蛇衔草，使人吐血不止，要迅速服知时子解毒。

[气味]　味苦，性微寒，无毒。

甄权说：有毒。

苏颂说：紫背龙牙味辛，性寒，无毒。

[主治]　《神农本草经》：治惊痫。寒热邪气往来，除积热，金疮疽痔，鼠痔恶疮头疡。

《名医别录》：治疗心腹邪气，腹痛湿痹，养胎气，对小儿发育有利。

甄权：治疗小儿寒热丹疹。

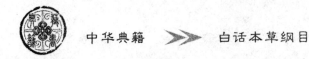

大明：能止血，逼风毒外出，治痈肿赤眼。捣汁敷蛇虺蜂毒。

苏颂：紫背龙牙解一切蛇毒。治疗咽喉疼痛，嚼汁咽，立即取效。

[发明]　陈藏器说：蛇含草能治蛇咬。如果把蛇含草塞入蛇口中，蛇即使咬伤了人，也没有毒汁伤人。种植蛇含草，也能使地中无蛇。

苏颂说：古今治疗丹毒疮肿的方药普遍使用蛇含草。《古今录验》治赤疹，用捣得极烂的蛇含草敷患处，即刻愈。赤疹是由于寒湿邪气侵入肌中，严重郁结而生热，于是形成赤疹。天热加重，天冷减轻，这就是它的特点。

李时珍说：考查葛洪《抱朴子》说：蛇衔膏能使已断的手拽接合。考查葛洪《肘后方》记载蛇含膏说：治疗痈肿淤血，产后积血，耳目诸病，牛领马鞍疮。分别取一两蛇衔、大黄、附子、芍药、大戟、细辛、独活、黄芩、当归、莽草、蜀椒，十四枚薤白。将上药研末，用苦酒淹浸一夜，加二斤猪油，放七星火（有七个火头的火）上煎沸，熬成膏收藏。每次用温酒送服一鸡子黄，一天服两次。病患在体表，用药膏摩敷患处；在耳孔，用帛绸包药膏塞孔中；在眼睛，用药膏点眼。如果加入的是一两龙衔草（见[集解]项下），就叫龙衔膏。《抱朴子》说的能接合断指的蛇衔膏，不知道是不是这种药膏？

[附方]　旧收附方三条，新收附方一条，共四条。

1. 产后泻痢。《斗门方》：取一握小龙牙根，煎浓汁服，非常有效，这就是蛇含草。

2. 金疮出血。《肘后方》：将蛇含草捣汁，敷患处。

3. 身面恶癣。《直指方》：将紫背草和生矾研成末，敷二至三次就痊愈。

4. 蜈蚣蝎蜇。《古今录验》：搓揉蛇衔草，敷患处。

# 女　青
## （见《神农本草经》下品）

[释名]　雀瓢（见《神农本草经》）

[集解]　《名医别录》说：女青是蛇衔草的根。生于朱崖（与今相应的地名不详），八月采集，阴干。

陶弘景说：如果是蛇衔草的根，不应当只生于朱崖。民间用的这种草的叶子，是另外的一种草，还不清楚哪一种正确？据说身上带一两女青末，疫疠之气不能侵犯，这就更应该辨识真假了。还说：现在药店的人用一种形状像续断的根，那药的茎叶极苦，也说是女青根，出于荆州（湖北省及其周围的部分地区）。

苏恭（即苏敬）说：这种草就是雀瓢。生于平原、沼泽地。叶子像萝摩（见草部十八卷）的叶子，两片叶子对生。子像瓢形，像枣那么大，所以叫雀瓢。根像白薇的根。茎叶都有臭味。那蛇衔的茎叶都没有与它相似的特征。还有《名医别录》说：叶子嫩的时候像萝摩，叶子尖端圆，靠近茎的基部大，籽实黑色，茎叶的汁黄白色。这也与前面的说法类似。如果是蛇衔根，怎么能苗生于益州，根长在朱崖，根苗相距万余里呢？萝摩叶像女青叶，所以也叫雀瓢。

陈藏器说：萝摩是白环藤，雀瓢是女青，这两种药物相似，虽然不易区分，但是终归不是同一种植物。

陆玑说：萝摩是从子的角度说的，女青是从根的角度说的，蛇衔是从苗的角度说的，这三者的气味、功用有很大的不同。各种注解因为它们同叫雀瓢，就怀疑它们是一种植物；又因为它们各自生长的州郡不同，就又怀疑它们是两种植物。《神农本草经》已明确地说：女青是蛇衔根。难道能根据根、苗的产地不同，怀疑它们不是一种植物吗？比如麋芜、芎䓖出产的地方不同，能把它们分成两种植物吗？再比如赤箭、徐长卿都叫鬼督邮，能把它们合成一种植物吗？

李时珍说：女青有两种：一种是藤生的，就是苏恭所说的像萝摩的；一种是草生的，就是蛇衔根。蛇衔有大、小两种；叶小的是蛇衔，用苗茎叶；叶大的是龙衔，用根。所以王焘《外台秘要》的龙衔膏，用龙衔根煎膏治痈肿金疮的就是这女青。陈藏器说女青、萝摩不能区分开，张揖《广雅》说女青是葛类都是指藤生女青，不是这一种女青。《名医别录》明确说明女青是蛇衔根，这一句话就能作为依据。各注家只因为它生长在朱崖而生疑，是不对的。它们只是由于药物出产地域的人，各有不同的相传罢了，况且那些人又不知道有两种女青呢？另外《罗浮山记》说：山中有一种男青像女青。这就不知道是草生还是藤生了。

### 附　女青根

[气味]　味辛，性平，有毒。

甄权说：味苦，无毒。蛇衔草是它的使药。

[主治]　《神农本草经》：治蛊毒（肚内寄生虫），逐邪恶气，杀鬼温疟，祛除不祥。

[附方]　旧收附方三条。

1. 人猝暴死。南岳《魏夫人内传》：人突然昏死。捣一钱女青末，置咽中，用水或酒送下，使人立即苏醒。

2. 吐痢猝死。《子母秘录》：如果大人小儿突然间肚皮变成青黑红等混杂颜色，不能喘息。就迅速将女青末纳入病人口中，用酒灌下。

3. 辟禳瘟疫。《肘后方》：在五月上旬三日，把女青捣成末，用深红色三角形布囊盛，悬吊在床帐中，效果非常好。

## 鼠　尾　草
### （见《名医别录》下品）

[释名]　葝（音　qíng）　山陵翘（见《吴普本草》）　乌草（见《本草拾遗》）

水青（见《本草拾遗》）

李时珍说：鼠尾是以穗的形状命名。《尔雅》说：葝是鼠尾草。可以用它染黑色，所以叫乌草，又叫水青。苏颂《图经本草》说鼠尾草又叫陵时，是陵翘的误写。

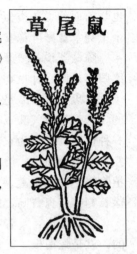

草尾鼠

[集解] 《名医别录》说：鼠尾草生于平原沼泽，四月采叶，七月采花，阴干。

陶弘景说：鼠尾草，田野中多得很，人们采集它榨汁染黑色。

韩保昇说：各地低下潮湿的地方有鼠尾草，只有黔中（贵州省中部）人采集作药用。叶子像蒿叶，夏天茎顶抽四至五个穗，穗子像车前穗，有红、白两种颜色的花。

陈藏器说：鼠尾草开紫花，茎叶都能染黑色。

## 附　鼠尾花、叶

[气味] 味苦，性微寒，无毒。

陈藏器说：性平。

[主治] 《名医别录》：治鼠瘘寒热，下痢脓血不止。白花的治白痢，红花的治赤痢。

李时珍：治疟疾水蛊。

[发明] 陶弘景说：古方治疗痢疾多用鼠尾草。应当浓煎，使它能制成丸药服，或者煎成像饴糖一样冲服。今人也煎成汤剂喝，或者研成粉末服，这些都可以采用。一天服三次。

[附方] 旧收附方一条，新收附方二条，共三条。

1. 大腹水蛊。见"草部·十六卷·马鞭草·苗叶·附方"项下。

2. 久痢休息。《圣惠方》：长期下痢，有时轻，有时重。将鼠尾草花研成末，让病人服一钱。

3. 连年便血。《千金要方》：二两鼠尾草，二两地榆，二升水，煮得一升，一次服完。长达二十年的，服二付就痊愈。也可以研成末让病人服。

4. 翻花恶疮。《圣济总录》：疮中长得像烂饭粒一样的恶肉，碰破就出血，随后生长恶肉翻出疮外。将鼠尾草根切碎，用猪油捣膏，敷患处。

# 狼把草
## （见宋《开宝本草》）

[校正] 将《本草拾遗》中的狼耶草并入狼把草。

[释名] 郎耶草。

李时珍说：这就是陈藏器《本草拾遗》说的郎耶草。闽（今福建省）人喊爷为郎罢，那么把狼把写作郎罢才通。还有，炼服丹药的人说这种草就是鼠尾草，功用也与鼠尾草相近，只是没有确切的依据。

［集解］ 陈藏器说：狼把草生于山路旁，秋天抽的穗，子都能染黑色。还说：郎耶草生于山川水溪间，有三至四尺高，叶子周边的缺齿像大雁列队一样有序，像鬼直草的苗。鬼针，就是鬼钗。它的叶子有桠，像钗脚状。

掌禹锡说：用狼把草治病，出于近代医家，没有看到古方中用狼把草的，只有陈藏器说到它，又说的不详尽。太宗《皇帝御书》记载：狼把草主治血痢，组方极为精当。我慎重地把它写入《图经本草·外类篇》的篇首。

［气味］ 味苦，性平，无毒。

［主治］ 陈藏器：能使人的白发返黑，长生不老。还说：郎耶草治赤白久痢，小儿腹大痞满，丹毒寒热。用根、茎煮汁服。

《图经本草》：狼把草治男人血痢，不治妇女的血痢。根，治疗多年的疳痢。取二斤狼把草，捣碎，绞取一小升汁液，倒入半鸡子许的白面，调和均匀，早饭前空腹时一次服完。病情非常严重的，也只服三付。就痊愈。或者采狼把草草阴干，捣成细末，用半杯蜜水，送服二十大豆粒的量。

李时珍：狼把草能染须发。治疗那种天一阴就痒，一搔抓就出黄水，时间长久的疥癣，用狼把草捣成末，撒布患处。

# 狗 尾 草
## （见《本草纲目》）

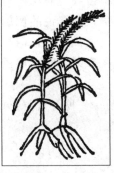

［释名］ 莠（发西音）光明草（见《本草纲目》）阿罗汉草

李时珍说：莠草，开花，抽穗，不结实，所以莠字从秀。穗的形状像狗的尾巴，所以俗名叫狗尾。它的茎秆能治疗眼痛，所以服食丹药的人称它为光明草、阿罗汉草。

［集解］ 李时珍说：田野、墙脚常长有狗尾草。狗尾草的苗叶像粟的苗叶，但比粟的苗叶小，它的穗子也像粟的穗，开黄白色花，不结实。采茎要用筒盛，用它治眼病。古人说：不结实的草，混淆了庄稼苗，指的就是这种草。

### 附 狗尾草茎

［主治］ 李时珍：疣类赘生物，用狗尾草茎秆贯穿，疣子就

干枯消失。凡是因眼眄毛倒曲患赤眼病的，翻转眼睑，用一至二根狗尾茎蘸水洗去恶血，效果非常好。

# 鳢　肠
## （见《唐本草》）

［释名］　莲子草（见《唐本草》）　旱莲草（见《图经本草》）　金陵草（见《图经本草》）　墨烟草（见《本草纲目》）　墨头草（见《本草纲目》）　墨菜（见《本草纲目》）猢狲头（见《必用方》）　猪牙草。

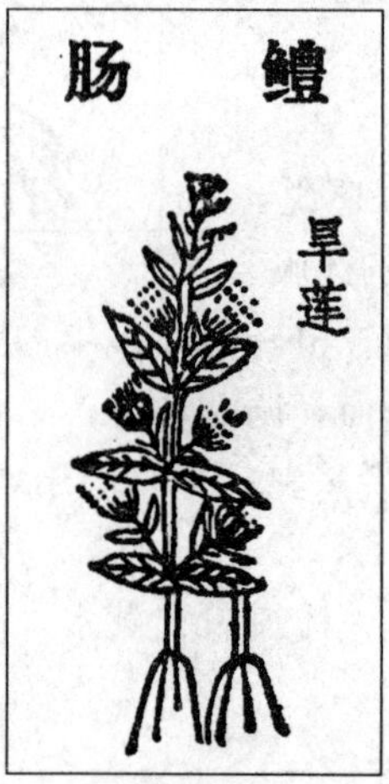


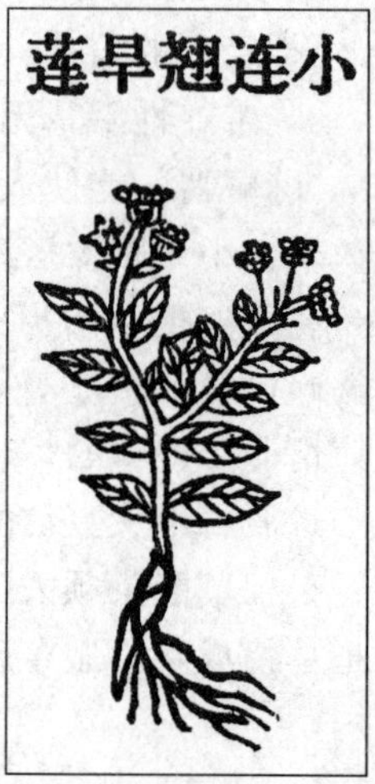


李时珍说：鳢是乌鱼，它的肠子也乌黑。这种草茎秆　软，折断有黑汁流出。所以叫墨烟草、墨头草，民俗叫墨菜的就是这种草。小实很像莲房的形状，所以有“莲”名。

［集解］　苏恭（即苏敬）说：鳢肠喜生低下潮湿的地方，各地坑洼河渠处多有。苗像旋覆苗。二月、八月采，阴干。

苏颂说：各地有鳢肠草，南方更多。鳢肠有两种：一种叶子像柳树叶，而比柳树叶有光泽，茎像马齿苋茎，有一至二尺高，开小白花，籽实像小莲房，苏恭说的像旋覆的就是这种；另一种苗梗形状枯瘦，很像莲花，但是开黄花，籽实也成房形，但是是圆的。南方人叫它连翘。折断两种鳢肠的苗都有汁液流出，汁液在片刻之间主成黑色，民间叫它旱莲子，也叫它金陵草。

李时珍说：旱莲草有两种：一种苗像旋覆，开小白花，这是鳢肠；一种开紫黄花，结的子房像莲房，这是小连翘，炼丹的方士也用这一种，详见连翘条。

# 附 鳢肠草

[气味] 味甘、酸，性平，无毒。

[主治] 《唐本草》：主治血痢。针灸感染形成的严重的痈疮，以及大量出血不能止住的，敷鳢肠草末立即痊愈。用鳢肠汁涂秃眉脱发，能使眉发迅速生长。

李时珍：能补益肾阴，使须发乌黑。

大明：能止血排脓，通利小肠，敷治各种疮疡。

萧炳：将鳢肠膏点鼻中，能益脑髓。

[附方] 旧收附方一条，新收附方十一条，共十二条。

1. 金陵煎。孙真人《千金月令》方：能滋润须发，使变白的须发返黑。六月份以后采收十五斤金陵草，挑选青嫩没有泥土的，不用水洗，摘去黄叶，捣烂，用新布绞取汁液，用绸纱滤过，用能连通油器的钵盛，连续五天正中午煎。再取一斤生姜绞汁，用一斤白蜂蜜和合，正中午煎，用柳木筐搅，不能停手，等到煎至像糖稀一样，药才制成。每天清早和午后分别服一汤勺，用一杯热酒化服。如果需要做成丸剂，正中午再煎，使药能抟揉，丸成二大豆粒大的丸，每次服三十丸。大多以临用的时候配制为好，它的治疗效果非常好。

2. 乌须固齿。《摄生妙用方》：七月采一斤连根旱莲草，用无灰酒（见"谷部·酒·集解"）洗净，放四两青盐，淹三昼夜，淹过的将草连同汁液倒入油锅中，炒存性，研成细末。每天用药末擦牙，并连同津液咽下。还有一种方法：榨取旱莲草汁，同盐一起炼干，研成细末擦牙。

《寿亲养老新书》：旱莲散：能使须发乌黑，牙齿坚固。温尉说：纳合相公使用这个方药，七十岁须发不白，一再向他恳求才得到药物。后来遇到张经历朝请才传给所配药物的分量。一两半旱莲草，三两压过油的芝麻饼，三两半升麻，三两半青盐，二十个连核诃子，三根皂角，二两月蚕沙（屈曲如月牙形的蚕沙），研成末，用淡醋和面糊丸成鸡子黄大的丸，晒干装泥坛中，用火煨，使药出烟存性，取出研末，每天用药末揩牙。

3. 偏正头痛。《圣济总录》：用鳢肠草汁滴草。

4. 一切盲病。《圣济总录》：除翳膜遮障，使头脑清凉舒适，治头痛，能生发。五月五日天明时配药。取了握莲子草，一握蓝叶，一斤油，一起浸泡，密封四十九天。每天临睡时，用铁匙蘸药，在头顶上摩四十九遍，长期坚持效果非常好。

5. 系臂截疟。王执中《资生经》：将旱莲草捶烂，置寸口上，男人放左侧，妇女放右侧，用古文钱压定，以绸帛系住，过一会，敷药处起小泡，叫这种治法为天灸。病人的疟症就停止，非常有效。

6. 小便尿血。《医学正传》：取等量的金陵草、车前草，捣取自然汁。每天早饭前空腹时服三杯，一愈就停止。

7. 肠风脏毒。风热客于肠胃或湿热蕴积肠胃，损伤阴络，便血不止。将旱莲子草放瓦上焙，研成细末。每付二钱，用米汤送服。

8. 痔漏疮发。刘松石《保寿堂方》：采一把旱莲草，连根须洗净，用石臼捣如泥，倒入一杯极热的酒，取汁液让病人喝，用渣淬敷患处，病情严重的，只服三付就位愈。太仆少卿王鸣凤患这种病，拄着棍杖才能移步，服了这种药获得痊愈。屡次试治都有效验。

9. 疗疮恶肿。《圣济总录》：五月五日采旱莲草，阴干，再露一夜收藏。遇到疗疮恶肿时，嚼一片叶子贴患处，外面再用消毒膏护住旱莲叶，二至三天，疗疮脱痂。

10. 风牙疼痛。《集玄方》：取猢狲头草，加少量的盐，在掌心揉擦，疼痛就消失。

# 连　翘
## （见宋《神农本草经》下品）

[校正]　将《神农本草经》有"名未用中"的翘根并入。

[释名]　连（见《尔雅》）　异翘（见《尔雅》）　旱莲子（见《药性本草》）兰花（见《神农本草经》）三廉（见《神农本草经》）根名连轺（见张仲景《金匮玉涵经方》）折根，（见《神农本草经》）

苏恭（即苏敬）说：连翘实像莲一样作房，房翘比其他各种草都突出，所以叫"翘"。

寇宗奭说：连翘也不比其他各种草更突出。泰山山谷间有很多。它的子呈叠合状，每两片相连，像妇女的翘饰，应当依照这取名。

李时珍说：考查《尔雅》说：连是异翘。就是本名的连，又叫异翘，人们依此合称为连翘。连轺也写作连莒，就是《神农本草经·下品》中的翘根。唐·苏恭编撰《新修本草》，将连翘根退入有名未用中，现在合并在一起。旱莲是小翘，有人把它当作鳢肠，其实只是同名。

[集解]　《名医别录》说：连翘生于泰山（山东省中部）山谷，八月采集，阴干。

陶弘景说：各地都有连翘。现在用茎要连带花实。

苏恭说：这种药有两种：一种大连翘，一种小连翘。大连翘喜生低下潮湿地，叶子狭长，像水苏的叶子，花黄色，很惹人喜爱，结的子像未开的椿实，长的实房翘比其他各种草的都突出。小翘生于山原上，叶、花、实都与大翘相似，但是比大翘的小。华山及终南山以南的人大小翘都用，现在长安（今西安）人只用大翘的子，不用茎和花。

苏颂说：现在靠近汴京河南省（开封市）以及河州（今甘肃省东南部一带）、江宁（今南京市）、润州（今江苏省镇江市）、淄州（今济南市）、泽州（今山西省晋城一带）、兖州（今山东省西南部）、鼎州（今湖南省常德市）、岳州（今湖南省岳阳县）、利州（今四川省广元县）、南康军（今江西省星子县）都有连翘。连翘有大小两种：大连翘喜生低洼湿地或山冈上，青绿色的叶子狭长形，像榆叶、水苏叶，茎秆红色，有三至四尺高，独茎直上，梢间开黄花，秋天结实，像莲实，内有房瓣，根黄色，像蒿根，八月采访。小连翘生山原上，花、叶、实都与大连翘相似，但是比大连翘的小。南方生长的连翘，叶片狭小，茎秆矮，才一至二尺高，花也是黄色，实房黄黑色，房瓣内有像粟粒大的黑子，也叫旱莲，南方人入药用花、叶。《南方医家说》说：连翘有两种：一种像未开的椿实，房壳稍硬，外表完好无缺损，没有花托花萼，剖开后就从中间散离，放散出非常芒香的气味，它的果实刚熟，一摇晃茎秆，果壳就真诚落，不固着于茎秆；另一种则像菡萏（hǎn·dàn），房壳柔软，有花托花萼托抱房壳，没有能裂解的脉纹，也没有香气，成熟干枯的时间虽然已经很久，仍然固附茎上不落，与大连翘差异很大，这种小连翘在长江以南低洼的沼泽地区非常多。像椿实的，出于四川中部，入药使用胜过江南的小连翘。根据《神农本草经》的记载，也是四川中部的为好，但是没有看到记载连翘茎、叶的作用。

[气味]　味苦，性平，无毒。

张元素说：性凉味苦，气味都薄，性轻清而浮，属升药阳药。用手搓后用。

王好古说：是阴药中的阳药。入手足少阳经和手阳明经，还入手少阴经。

李时珍说：味微苦、辛。

[主治]　《神农本草经》：治寒热鼠瘘瘰疬，痈肿恶疮瘿瘤，热结蛊毒。

《名医别录》：去寸白虫。

甄权：通利五淋，治小便不通，除心经邪热。

大明：通利小肠，排脓，治疮疖，止痛，调月经。

李杲：散各经的气聚血结，消肿。

朱震亨：泻心火，除脾胃虚热，治中焦血证，用连翘作使药。

王好古：治疗耳朵鸣响，闻音混浊不清。

[发明]　张元素说：连翘有三种作用：泻心经邪热，是第一；去上焦各种热邪，是第二；是治疗疮疡的圣药，为第三。

李杲说：在治疗十二经脉疮疡的药中，不能没有连翘这味药，是强调它能使聚结的气血消散的意思。

王好古说：连翘是入手足少阳经的药物，治疗疮疡瘤瘿结核有神效，与柴胡的功用相同，只是要分辨柴胡是以行气分为主，连翘是以行血分为主的不同。和鼠粘子同用治疗疮疡，另有特殊的神效。

李时珍说：连翘的形状像人的心形，由两片相合而成，壳中有非常香的仁，是入少阴心经，手厥阴心包络气分的主药。各种痛痒疮疡都属心火所致，所以连翘是治疗十二经疮病的圣药，兼治手足少阳和手阳明三经气分的热。

　　[附方]　旧收附方一条，新收附方二条，共三条。

　　1. 瘰疬结核。《简便方》：取等量的连翘、芝麻，研成细末，经常吃。

　　2. 项边马刀。张洁古的《活法机要》：项部瘰疬属少阳经病。用二斤连翘，一斤瞿麦，三两大黄，半两甘草，研成细末。每次用一两，加一碗半水，煎取七分，饭后温热服。十多天后，在临泣穴灸二至七壮。治疗六十天后，一定取效。

　　3. 痔疮肿痛。《集验方》：用连翘煎汤熏洗，而后用刀上飞过绿矾合麝香贴患处。

## 附　连翘茎叶

　　[主治]　李时珍：治心肺积热。

## 附　连翘根

　　[气味]　味甘，性寒、平，有小毒。吴普说：神农、雷公说：味甘，有毒。李当之说：味苦。王好古说：味苦，性寒。

　　[主治]　《神农本草经》：清下热邪，益阴精，使人面色悦润好看，眼睛视物明晰。长期服食能使身体轻健，耐老长寿。

　　《名医别录》：用连翘煮汤，灌酒中毒病人。

　　李时珍：治疗伤寒郁热将要成为黄疸。

　　[发明]　《神农本草经》说：连翘根生于嵩高（与今对应的地址不详）平原沼泽，二月、八月采。

　　陶弘景说：方药不用连翘根，没有认识它的人。

　　王好古说：这就是连翘根，能逐下热邪，所以张仲景治疗伤寒瘀热在里，用麻黄。连轺（yáo）赤小豆汤主治。[注]　说：连轺就是连翘根。

　　[附方]　新收附方一条。

　　痈疽肿毒。《外台秘要》：取一升连翘草，一升连翘根，加一斗六升水，煮取三升汁液，趁热服药，覆衣取出汗。

# 陆　英
## （见《神农本草经》下品）

　　[释名]　解说见下文

　　[集解]　《名医别录》说：陆英生于熊耳山（在河南省宜阳县）山谷和冤句（今山东省菏泽市西南），立秋时节采。

苏恭（即苏敬）说：陆英就是蒴藋。古方中没有蒴藋，只说陆英。后人不知道这一点，随意造出蒴藋条。陆英叶像芹叶叫水英，这种草叫陆英，接骨树叫木英，这三种以英命名的植物，花、叶都相似马志说：苏恭认为陆英、蒴藋是一种植物。详细审察，陆英叶苦性寒无毒，蒴藋味酸性温有毒，既然性味这样不同，很难说是一种，大概它们是同类。

寇宗奭说：蒴藋与陆英的性味和产地都不相同，治疗的疾病又有区别，自然是两种植物，绝对没疑问。

苏颂说：《神农本草经》说陆英生熊耳山谷和冤句。没有记载蒴藋所生的地方，只说生于田野，现在各地都有。春天出苗，茎秆有节，节间生枝，叶子很像水芹。春夏采摘叶子，秋冬采挖根茎。陶弘景、苏恭都认为陆英、蒴藋是一种植物。马志依据二者的性味不同，怀疑不是一种植物，也不能详细辨别。只《尔雅》说：木类开花叫做华，草类开花叫做荣，不荣而结实的叫做莠，荣而不结实叫做英。这种植物既然有"英"名，当是指它的花。所以《神农本草经》说立秋采，这正是它开花的时期。

李时珍说：陶弘景的《名医别录》、黄恭的《唐本草》、甄权的《药性论》，都说陆英就是蒴藋，一定有他们所依据的凭证。马志、寇宗奭虽然冲破了他们的说法，但是没有确切的依据。还应该是一种植物，分别根、茎、花、叶使用，像苏颂所说的那样。

［气味］ 味苦，性寒，无毒。

甄权：陆英也叫蒴藋，味苦、辛，有小毒。

［主治］ 《神农本草经》：治骨节间各种痹证，四肢拘挛酸疼，膝冷痛，阳痿，气短不足，脚肿。

甄权：能去风毒，脚气上冲，心烦闷绝，水邪虚肿。风瘙皮肌恶痒，煎陆英汤，加少量酒，浴洗，效果好。

# 蒴 藋（发朔吊音）
## （见《名医本草》下品）

［释名］ 堇草（见《名医别录》）　芨（见《名医别录》）　接骨草。

［集解］ 《名医别录》说：蒴藋生田野中。春夏采叶，秋冬采根茎。

陶弘景说：蒴藋，田野和村落废墟处非常多。

苏恭说：蒴藋就是陆英，是重出了这一条。《尔雅》说：芨是堇草。郭璞注说：就是乌头苗。查检三堇的别名也没有这一名称。《名医别录》说蒴藋也叫堇草，不知道出产地。

寇宗奭说：蒴藋开白化，刚结的果实，青得像绿豆角，聚成像杯口大的一蔟，向四周平展生长，有一至二百个子，十月才熟红。

李时珍说：每个枝条五片叶。说明见"陆英·集解"。

[气味]　味酸，性温，有毒。

大明说：味苦，性凉，有毒。

[主治]　《名医别录》：治风瘙隐疹，身痒湿痹，可以煎汤浴洗。

《大明本草》：能浴洗手足搔痒，疠风、恶疾以及风痹。

[附方]　旧收附方十二条，新收附方七条，共十九条。

1. 手足偏瘫。《外台秘要》：蒴藋叶，用火烤热，厚厚地铺在床上，趁热睡在上面，冷了再更换热的。冬季采根，春碎，煎热用。

2. 风湿冷痹。同上方。

3. 寒湿腰痛。同上方。

4. 脚气胫肿。《千金要方》：下肢肌肉疼痛胫肿，以至骨痛。将蒴根研碎，取三份酒糟，一份根，拌和蒸热，包裹肿痛部位，一天包两次，肿痛就消散。也治疗麻木不仁。

5. 浑身水肿。《梅师方》：肿得不能睡坐。用去皮的蒴藋根，捣取一合汁液，用一合酒调和，煨热服。服后会发生轻微的吐痢。

6. 头风作痛。《千金要方》：二升蒴藋根，二升酒，煮汁服，病人出汗，疼痛就停止。

7. 头风眩晕。《圣惠方》：发病没有一定的时间。分别取一两蒴藋、独活、白石膏，七钱半炒枳实，共研末。每付用三钱药末，一杯酒，煎取六分服。

8. 产后血晕。《卫生易简方》：心闷烦热。取一握捶破得像竹片一样的蒴藋，加一升水，煎取半升，分两次服。如果有小便出血，服上方也能愈。

9. 产后恶露。《千金要方》：产后恶露不除。取二十两接骨木，锉成细末，加一斗水，煮取三升，分三次服，就能排出恶露。

10. 疟疾不止。《斗门方》：取一大握蒴藋，烤成黄色，用水煎得一杯浓汁，在疟疾临发前服。

11. 猝暴症块。《古今录验》：症块坚硬得像石间，疼得要命。取一小呸蒴藋根，洗净劈成小片，用二升酒浸泡三昼夜，一次温服五合五一升，一天服三次。如果急需使用，将用酒泡着的蒴藋放在热灰中，煨出药叶服用。这个方子没有毒，已经治愈十六个人了，非常灵验。将配的药喝完了，可以再制作。

12. 鳖瘕坚硬。《千金要方》：腹部肿得像扣个盆，不能睡躺。取一握蒴藋根白皮，捣取汁液，用水调和服。

13. 下部闭塞。《外台秘要》：取一把蒴藋根，捣成汁，用水搅和，绞去渣滂。体壮的人每次服一升。

14. 一切风疹。《梅师方》：将蒴藋煮汤，用少量酒调和，涂患处，没有不痊愈的。

15. 小儿赤游。《子母秘录》：小儿急发皮肤红晕、浮肿、灼热搔痒，上下游行无定处，毒邪入心就死亡。用蒴藋煎汁洗。

16. 五色丹毒。《千金要方》：将蒴藋叶捣成糊状，敷贴患处。

17. 痈肿恶肉。《千金要方》：痈肿恶肉不消的。用蒴藋灰、石灰，分别淋取汁液，将二药合煎成膏状，敷患处。能腐蚀恶肉，也去病疵。这种药存放超过十天，就不能使用了。

18. 手足疣目。《圣惠方》：取红蒴藋子，揉烂，涂疣上。

19. 熊罴（pí·棕熊）伤人。张文仲《备急方》：取一大把蒴藋，用一升水浸泡，泡一会儿，滤汁渴，用渣泽敷伤口。

# 水英
## （见宋《图经本草》）

[释名]　鱼津草。

苏颂说：唐《天宝单方图》说：这种草普遍生于向阳的池泽以及河流湖泊旁。临汝（今河南省汝河上游地区）人称它为牛荭草，黄河北部信都（今河北省枣强县东北）人叫它水节，河内（相当今河南省黄河南北两岸的地方）连同内黄（今河南省西北一带）人称它为水棘，剑南（今四川省剑阁、梓潼等县地）、遂宁（今四川省遂宁县）等州郡叫它龙移草，淮南（淮河以南长江以北地区）各州群叫它海荏，岭南（五岭以南，即广东广西一带）也有，那里的土地更适宜于它的生长，茎叶肥大，叫海精木，也叫鱼津草。

李时珍说：各本草没有著述这种草的形状气味，没有办法考证。芹菜也叫水英，不知是不是这种草？

[气味]　味苦，性寒，无毒。

[主治]　苏颂：治骨风。

[发明]　苏颂说：四川人采水英花配成饰面药粉。男人妇女无缘无故两脚肿胀，连及膝胫疼痛，屈伸拘急强直，叫骨风。骨风病不适宜于用针灸和服药治疗，只有每天取五斤水英草，加一石水，煮取三斗，候温热泡脚，同时淋洗漆胫，一昼夜浸洗三至四次。不超过五天就能痊愈。屡次使用都有神奇的效果。这种药春天采苗，夏天采叶和花，秋冬采根用。肿胀严重的，加三升生花椒，二斗水。泡洗完毕，立即擦干，扑撒药粉，避风。忌食油腻、生菜、猪鱼等物。

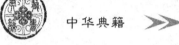 

# 蓝
## （见《神农本草经》上品）

[释名]　李时珍说：考查陆佃《埤雅》说：《月令》：八月时节，百姓不要割蓝染物。郑玄说这是担心损伤长养身体的正气。既然这样，那么先贤就制定了禁止割蓝的时间，造字从监，就是因为这个缘故。

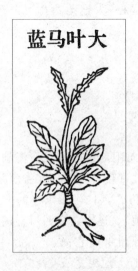

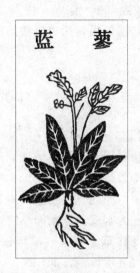

[集解]　《名医别录》说：蓝实生于河内（相当于今河南省黄河南北两岸的地方）平原沼泽，蓝实的茎叶可以用来染青色。

陶弘景说：这就是现在染深蓝色丝织品所使用的染料，以尖叶子的为好。

苏恭（即苏敬）说：蓝有三种：一种叶子周边的长度有二寸左右，有三至四分厚，能染蓝色，产于岭南（大庚、越城、骑田、萌渚、都庞等五岭以南，即广东、广西一带）通常叫它木篮子；陶弘景所说的是菘蓝，能用它的汁液提炼出非常蓝的蓝靛；《神医本草经》所用的是蓼蓝实，它的苗像蓼，但是没有辛辣味，不能制成蓝靛，只能作兰颜色。

苏颂说：蓝，各地都有，人们常在庭院、菜园修畦种植。到三月、四月出苗，有二至三尺左右高，叶子像水蓼叶，花红白色，子也像蓼子，但比蓼子大，黑色，五月、六月采实。只能染蓝色，不能制蓝靛，这叫蓼蓝，就是方药中所使用的蓝。另外有一种木蓝，产于五岭以南，不能入药。有一种菘蓝，能制蓝靛，也叫马蓝，《尔雅》所说的"葳是马蓝"就是这种。再就是福州（今福州市辖区）有一种马蓝，四季都有生长，叶子像苦菜的叶，当地人连根采集，煎汤服，用于治疗败血病。江宁（今南京市）有一种吴蓝，二月出苗，像蒿，叶子青绿色，花白色，还能解毒。这两种虽然与蓝不同种类，但是都有蓝名，并且古方常用吴蓝，或许就是这种蓝，所以都附在蓝中。

寇宗奭说：蓝实就是大蓝实。叫做蓼蓝的，不是这种，是《尔雅》所说的马蓝。解各种药毒不能缺少，实与叶是两种作用。注解的人不注解实，只注解叶，是不全面的。

李时珍说：蓝共有五种，各有主治的疾病。只有蓝实要专取蓼蓝的。蓼蓝：叶子像蓼叶，五、六月间开花，抽小穗，淡红色，子也像蓼子一年能采割三次，所以先贤限制采割的时间。菘蓝：叶子像白菘（白菜）叶。马蓝：叶子像苦菜的叶，就是郭璞所说的大叶冬蓝，民间所说的板蓝。这两种蓝的花、子都像蓼蓝。吴蓝：茎秆像高那么高，花白色，吴地（今江苏上海大部，安徽、浙江一部）人种植。木蓝：茎秆像决明茎，高的有三至四尺高，分枝生叶，叶子的形状像槐树叶，七月开淡红花花，结一寸左右长的角，像小豆角一样聚集成蔟，它的子也像马蹄决明的子，较马蹄决明的子稍小，完全与其他各种蓝不同，但是作靛则是一样的。另外有一种甘蓝，能吃，见甘蓝条。苏恭把马蓝当作森蓝，苏颂把菘蓝当作马蓝，寇宗奭把蓝实当作大叶蓝的实，都是不对的。现在分别列述于下。

## 附 蓝实

[气味] 味苦，性寒，无毒。

甄权说：味甘。

[主治] 《神农本草经》：解各种毒，杀蛊蚑疰鬼蜇毒。长期服用，使头发不变白，身体轻健。蚑，发其音，是小儿鬼。

甄权：能增益骨髓，使耳朵听力敏捷，眼睛视物明晰，能疏利五脏，调和六、腑，通利关节，治疗经络中郁结的邪气。能补益心力，使身体健壮，少瞌睡。

苏恭：疗肿毒。

## 附 蓝叶汁

这是蓼蓝的叶汁。

[气味] 味苦、甘，性寒，无毒。

[主治] 《名医别录》：压伏各种药物毒，解狼毒、射罔毒。

陶弘景说：需要给病人解毒，如果得不到生蓝汁，用兰襟布浸汁，效果也好。

陶弘景：用蓝叶汁涂五心，能止烦闷，疗蜂蜇毒。

李时珍：解斑蝥、芫青（见虫部·第四十卷）、樗鸡（见虫部第四十卷）毒。解朱砂、砒石毒。

## 附 马蓝

[主治] 苏颂：治妇女恶血。取连根马蓝焙，捣粉过筛，用酒送服二十大豆粒

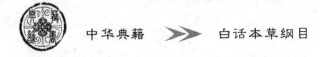

的量。

# 附　吴蓝

[气味]　味苦、甘，性冷，无毒。

[主治]　大明：治寒热头痛，眼睛红肿，时疫病发热惊狂，疔肿疮痛，游风热毒，肿毒风疹，除烦止渴，治瘄积，解药毒箭毒，治金疮淤血不散，蛇虫刺伤中毒，鼻衄吐血，排脓，产后血晕，小儿壮热，解金石药毒，狼毒、射冈毒。

[发明]　朱震亨说：蓝，性寒属水，能使恶血回归经络脉道。

李时珍说：各种蓝的形状虽然不同，但是性味差异不大，所以都能解毒除热。只有木蓝叶的药力稍差，蓝实要专用蓼蓝的。至于用淀和蓝布，是将割的蓝浸入水中，再加石灰澄成的，与蓝的性味不能不稍有差异，所以不能笼统地同蓝汁一样看待。有个人患呕吐病，服用玉壶丸等药，都没有效，将蓝汁喝入嘴里就安定了，大概也是取蓝汁有杀中降火的作用吧。像这类情况，不能不知道。

苏颂说：蓝汁能治疗豸（zhì）虫咬伤。刘禹锡《传信方》著述蓝的沉淀提取时说：取一碗大蓝汁，加少量雄黄、麝香，用这药滴咬伤处，同时慢慢地服蓝汁，效果极其传奇。张荐员外有剑南（今四川省剑阁、梓潼等地）为张延赏任判官，突然被斑蜘蛛咬伤项部。过一夜，被咬的地方出现两道红色线条，粗细像筷子，绕到项前部，从胸前下到胃腕部。过两夜，头面肿痛，像一个能盛几升的碗那么大，肚腹逐渐肿起，几乎到了不能救治的地步。张公出五百千钱，同时用价值千几百的家产，招募能治愈的人。忽然来一位应召的人，说他能治。张公非常不相信他的话，要求验证他的方药。那人说：我不吝惜药方，只是为了治愈人的性命罢了。于是取一碗大蓝汁，把蜘蛛放入碗中，蜘蛛入汁就死了。又取一碗蓝汁，加入麝香、雄黄，再将一个蜘蛛投入碗中，蜘蛛随即化成了水。张公因此认为他是非常不一般的人，就让他将药滴到蜘蛛咬的地方。过两天肿胀全部消失，长的小疮也痊愈了。

[附方]　旧收附方十条，新收附方七条，共十七条。

1. 小儿赤痢。《子母秘录》：捣取二升青蓝汁，分四次服。

2. 小儿中蛊。《圣惠方》：小儿患虫蛊，严重便血。捣取青蓝汁，频频服用。

3. 阴阳易病。《肘后方》：伤寒初愈，阴阳交错，必定筋脉拘急，手足蜷缩，小腹热甚，头不能抬举，叫阴阳易病。应当用汗法治疗，如果病程超过四天，就更难治疗。取一把蓝，三十粒雄老鼠屎，用水煎服，覆被使出汗。

4. 惊痫发热。《圣惠方》：取等量的干蓝、凝水石，研成末，用水调和，敷头上。

5. 气逆咳嗽。《梅师方》：像喝水张口一样喘息出气，喉中有声，唾液粘。将蓝叶用水浸，捣取一升汁液，空腹频频服用。片刻之后用杏仁研汁，煮粥喝。一至两天气喘平息，依照前法继续服药，将痰吐尽，就痊愈了。

6. 飞血赤目。《圣济总录》：眼睛意外出血，红肿热痛。二升切碎的干蓝叶，半两车前车，三握切碎的淡竹叶，四升水，煎取二升，滤去渣滓，趁热洗眼。药液凉了再温，再洗，以治愈为准。

7. 腹中鳖瘕。《千金要方》：取一斤蓝叶，捣极烂，加三升水，绞取汁液，每次用一升，一天服两次。

8. 应声虫病。夏子益《奇疾方》：病人肚子里有能发出声音的虫，能随着人进行说话，这叫应声虫病。研取一杯板蓝汁，分五次服，有效。

9. 猝中水毒。《肘后方》：突然感染溪间疫水毒气。捣蓝靛汁，涂头身，使成周圈。

10. 服药过剂。《肘后方》：用药出现烦闷，以及中毒后烦闷得非常厉害，捣取几升蓝汁服。

11. 猝自缢死。《千金要方》：用蓝汁灌服。

12. 毒箭伤人。《肘后方》：将蓝靛捣烂，用水调服，同时敷患处。如果没有蓝靛，用蓝布浸汁饮。

13. 唇边生疮。《千金要方》：连年不愈。取一斤八月的蓝叶，捣取汁液，洗患处，只洗三次，就痊愈。

14. 龋齿肿痛。《广济方》：用紫蓝烧灰，敷患处，一天敷五次。

15. 秃疮头白。《圣济总录》：用羊粪和蓝，一起煎取汁液，频频洗患处。

16. 天泡热疮。《集简方》：将蓝叶捣烂敷患处，效果好。

17. 疮疹不愈。《钱氏小儿方》：取一两板蓝根，一分甘草，菜研末。每付半钱或一钱，取二至三滴雄鸡冠血，和少量温酒调服。

# 蓝 淀

## （见《本草纲目》）

［释名］ 李时珍说：澱，是石殿，是它的渣滓沉淀在下部。也写作淀，俗作靛。南方人控地成坑，将蓝用水在坑中浸一夜，加入石灰，搅至一千下，澄去水，就成青黑的颜料。也能晒干收藏，用来染青蓝色。那搅起的浮沫，用器物掠出阴干，叫做靛花，就是青黛，详见下文。

［气味］ 味辛、苦，性寒，无毒。

［主治］ 陈藏器：解各种毒，敷热疮，小儿秃疮热肿。

李时珍：能止血杀虫，治噎膈。

［发明］ 李时珍说：淀是蓝和石灰做成的，它的性味与蓝稍有不同，但是它止血、拔毒、杀虫的功用，胜过蓝。考查《广五行记》说：唐朝·永徽（公元65年）年间，绛州（今山西省绛县）有一位僧人，患噎膈，不能下咽食物，已经几年了，临死前，嘱咐他的徒弟

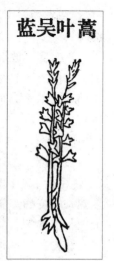

蓝吴叶蒿

说：我死了以后，可以找开我的胸腔、喉咙，看看有什么东西使我这样痛苦？等到他死了以后，他的徒弟依照师傅的指命，打开胸腔，从胸中取出一个物体，形状像鱼，却有两个头，遍体都像鱼鳞状。将它放在钵盂中，它跳跃不停。小僧戏耍它，向钵盂中投各种味道的食物，虽然看不到怪物吃，却都化成了水。又向钵盂中投各种有毒的食物，也都被消化。有个僧人正制蓝淀，将少量的蓝淀投入钵盂中，那怪物立即呈现惊惧状，在钵中奔跑，片刻间化成了水。世人传说淀水能治噎病，大概源于此。现在有的方术家，让人喝染缸水治噎膈病，都是取蓝淀杀虫的作用。

[附方] 旧收附方三条，新收附方一条，共四条。

1. 时疫热毒。《圣惠方》：病人心神烦躁不安。取一匙蓝淀，用一杯清晨和一次从井中汲取的水送服。

2. 小儿丹毒发热。《子母秘录》方：用蓝淀敷患处。

3. 口鼻急疳。《千金翼方》：口鼻患严重的疳蚀疮，已经几天病势严重。用蓝淀遍敷患处，白天十次，夜晚四次。

4. 误吞水蛭。《普济方》：用蓝靛调水喝，水蛭立即被排出。

# 青　黛
## （见宋《开宝本草》）

[释名] 靛花（见《本草纲目》）　青蛤粉

李时珍说：黛，是画眉的颜色。刘熙《释名》说：人们常除去眉毛，涂青黛代眉毛，所以叫它黛。

[集解] 志说：青黛从波斯国（今伊朗）运来。现在在太原（今山西省太原市）和庐陵（今江西省吉水县、吉安县一带）、南康（今江西省赣州市）等地，用染淀瓮上紫蓝色的沫，与青黛有相同的功效。

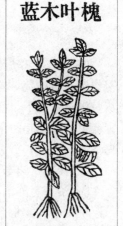

蓝木叶槐

李时珍：波斯青黛，是外国的蓝靛花，既然外国的不能获得，那么中国的蓝靛花也能用。如果不得已的话，用蓝布浸汁代青黛。卖药人又用干淀充青黛，但是蓝淀中有石灰，配入内服中应当仔细审辨。

[气味] 味咸，性寒，无毒。

甄权说：味甘，性平。

[主治] 《开宝本草》：能解各种药毒，小孩各种发热，惊病发热，时疫病头痛、恶寒发热，用水研化服。也能研粉敷热疮恶肿，刀枪伤出血，蛇犬咬伤中毒等。

甄权：解小儿疳疾潮热，发歇不已，杀虫。

陈藏器：小儿丹毒发热，和水服，用鸡子白、大黄末调和，敷疮痈蛇虺蜇毒。

朱震亨：能疏泄肝胆，散五脏郁热，解热，消食积。

李时珍：去烦热，止吐血咯血，治斑疮阴疮，杀恶虫。

[发明] 寇宗奭说：青黛是从蓝中提炼的。有一位妇女从脐下腹部，向下连及二阴，遍生褥疮，形状像马蹄疮，别处都没有。患处热痒疼痛，流黄汁，大便干涩，小便涩短，饮食减少，身面微肿。有的医生把它当作恶疮治，用鳗鲡鱼、松脂、黄丹这类药涂患处，热痛更重。询问病人对酒饭的嗜好，说好喜吃鱼蟹等发表散风类的食物。让病人速洗去涂在患处的药膏。取四两马齿苋，杵烂，加入一两青黛，再研匀涂患处。当即发热感减轻，痛痒全部消失。再用八正散，一天三次服药，以散解邪热。患处涂的药一干，就再涂。像这样治疗二天，病势减去三分之一，治疗五天，病去三分之二，治疗二十天痊愈。这是中下焦蓄积风热毒气。如果热毒不去，就引发肠痈内痔。病好了，仍然须要禁止饮酒、性交、吃发风物。但是，那病人不能守禁忌，后来果真得了内痔。

[附方] 旧收附方三条，新收附方十条，共十三条。

1. 胃脘热痛。《医学正传》：用姜汁调和一钱青黛服。

2. 内伤吐血。《圣惠方》：取二钱青黛，用刚汲取的井水送服。

3. 肺热咯血。华佗《中藏经》：青饼子；用一两青黛，一两用牡蛎粉炒过的杏仁，混合，研成均匀的粉末，用黄蜡化和，做成三十个饼子。每什一个饼子，用半个干柿夹定药饼，用湿纸包裹，在火中煨香嚼食，用粥汤送下，一天三付。

4. 小儿惊痫。《生生编》：视小儿大小用青黛量，以水研化服。

5. 小儿夜啼。同上方。

6. 小儿疳痢。《宫气方歌》说：小孩子由杂病发展成疳积，不论小孩胖瘦，也不论是男孩女孩。如果小孩烦躁发热，毛发焦枯、鼻口干燥；皮肤枯槁，四肢瘫软；腹中又时常下痢，下痢物呈青黄红白混杂，眼睛干涩，面色萎黄，鼻孔红赤，不用看，肯定有肛门堕裂现象。这个配方就是青黛散，小孩患各种疾病，服了它就痊愈。

7. 耳疳流脓。《谈野翁方》：将青黛、黄檗研末，干搽患处。

8. 烂弦风眼。《明目方》：用青黛、黄连泡汤，每天洗眼。

9. 产后发狂。《摘玄方》：将四物汤加青黛，用水煎服。

10. 伤寒赤斑。朱肱《南阳活人书》：取二钱青黛，用水研服。

11. 豌豆疮毒。《梅师方》：对豌豆过敏生疮，没有成脓的。取一块枣大的波斯青黛，用水研服。

12. 瘰疬末破。《简便方》：将靛花、马齿苋同捣，每天涂敷患处，有效。

13. 诸毒虫伤。《古今录验》：取等量的青黛、雄黄，研成末，用刚汲取的井水送服二钱。

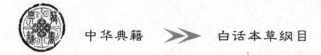

## 附　雀翘

《名医别录·有名未用》说：味咸，益气。明目。生于蓝丛中。叶片小，黄色。茎红色，有刺。四月结实，外表黄色，内里黑色。五月采集，阴干。也叫去母，还叫更生。

# 甘　蓝
## （见《本草拾遗》）

[校正]　从菜部移入这里。

[释名]　蓝菜（见《千金要方》）

[集解]　陈藏器说：这是西土（今陕西省）产的蓝。叶子宽，能吃。

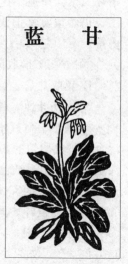

李时珍说：这是大叶冬蓝类。考查胡治居土说：河东（今山西省境内黄河以东的地区）、陇西（今甘发南部），羌胡少数民族常种植，用它做菜吃。汉族居住的地区很少有人种。它的叶子长大而厚，煮吃，味道香甜。越冬也不枯死，春天也开花。花黄色，生角结子。它的功效与蓝的功效相近。

[气味]　味甘，性平，无毒。

[主治]　陈藏器：长期吃甘蓝，能大补肾气，填充髓脑，疏利五脏六腑，利关切，疏通经络中郁结的气血，去伏结于胃脘的邪气，补益心气，强壮筋骨，使人耳目聪明，身体强健，少瞌睡。作腌菜，过夜颜色变黄，用盐拌和吃，治黄疸。

## 附　甘蓝子

[主治]　孙思邈：治瞌睡多。

# 蓼
## （见《神农本草经》中品）

[校正]　从菜部移入这里。

[释名]　李时珍说：蓼类的特性是高扬，所以蓼字从翏。翏，音科，高飞貌，既构成蓼字的音符，又在意符"艹"的基础上，进一步起到意符的作用。

[集解]　《名医别录》说：蓼实生于雷泽（今山东省鄄城县境）山谷沼泽。

陶弘景说：蓼类大多属于人们所吃的菜。有三种：一种是青蓼，人们常吃，它的叶子有圆的，有尖的，以圆叶子的为好，人们常吃的就是这种；一种是紫蓼，形状与青蓼相似，但是茎叶是紫色的；一种是香蓼，形状也与青蓼相似，但是有香气，这三种味道都不太辛辣，好吃。

韩保昇说：蓼的种类很多，有青蓼、香蓼、水蓼、马蓼、紫蓼、红蓼、木蓼七种：紫蓼、红蓼，叶子狭小而厚；青蓼、香蓼，叶子与前两种的叶子相似，但是都薄；马蓼、水蓼，都叶子宽大，叶面有黑点；木蓼也叫天蓼，茎蔓生，叶子像柘木（见木部·三十六卷）叶。前六种蓼的花都是红白色，子都像胡麻子大，红黑色，尖扁形；只有木蓼花黄白色，子皮青滑。各种蓼都是冬天死亡，只有香蓼的宿根第二年重新发芽，能生着做凉拌菜吃。

苏颂说：木蓼也有大小两种，都是蔓生。陶弘景用青蓼入药，其他的都不用。《三茅君传》中有做白蓼酱的配方，药书不用白蓼，我怀疑这里用的就是青蓼。

寇宗奭说：蓼实，就是"草部·下品"中水蓼的子。别人说水蓼用茎，我这里说蓼实是用子。初春用壶卢盛水把蓼实浸湿，高高地挂在火炉上方，白天黑夜都使壶卢保持温热，于是蓼食生红芽，取出当菜，可以备五辛盘（见菜部·五辛菜）。

李时珍说：韩保昇说的非常明白。古人种蓼做蔬菜，收子入药。所以《礼记》中记载：煮鸡、豚、鱼、鳖，都在它们的肚子里放蓼实，而且煮肉汤也要切蓼调味。后世做汤饭不用。人们也就不再种植，只有造酒曲时用蓼汁。今人只认为平湖沼泽地区生长的香蓼、青蓼、紫蓼是好的。

## 附 蓼实

[气味] 味辛，性温，无毒。

孟诜说：多吃使人吐涎水，使气机壅塞，阳气受损。

[主治] 《神农本草经》：能明目，温养中焦，使人能耐受风寒，降水邪，治面目浮肿痈疡。

甄权：能治疗鼻病，补益肾气，消除瘰疬，止霍乱，治小儿头疮。

[附方] 旧收附方二条，新收附方二条，共四条。

1. 伤寒劳复。《肘后方》：伤寒初愈，劳累复发，以及性交后睾丸肿胀，或者睾丸缩入腹中疼痛。取一把蓼子，用水捣汁，喝一升。

2. 霍乱烦渴。《圣济总录》：一两蓼子，二两香薷，研成末。每付二钱药末，用水煎服。

3. 小儿头疮。《药性论》：将蓼子研成末，用蜂蜜和鸡子白调和，涂患处，虫被逐出，痊愈后不留疤痕。

4. 蜗牛咬毒。陈藏器《本草拾遗》：毒行周身的。将蓼子用水煎，浸洗患处，立即痊愈。浸洗时不能使蓼水接近阴部，不然，使阴事萎弱。

## 附 蓼苗叶

[气味] 味辛，性温，无毒。

孙思邈说：黄帝说：过多地吃蓼，能生毒邪，引发胃痛。生拌凉菜同鱼肉一起吃，使人阳气脱损，睾丸疼痛得要命。二月吃蓼，损伤人的肾气。扁鹊说：长期吃蓼使人恶寒发热，使髓脑受损，精、气耗损。妇女来月经时吃蓼、蒜，好处发淋病。适宜于同大麦面一起吃。

[主治] 《名医别录》：能治舌病，除大小肠邪气，宽中益智。

陶弘景：将蓼晒干酿酒喝，治风寒病，效果非常好。

陈藏器：作生菜吃，能治腰脚部疾病。煎汤搓洗脚，能治霍乱转筋。每天煮汁喝，能治疰癖。捣烂，敷狐尿疮。

大明，脚突然软弱无力，用赤蓼烧灰淋汁浸脚。用桑叶蒸敷，立即痊愈。

李时珍：能杀虫，压伏砒毒。

[附方] 旧收附方四条，新收附方三条，共七条。

1. 蓼汁酒。《千金要方》：治胃脘冷痛，不能饮食，耳朵听力不聪敏，眼睛视物不清晰，自感四肢有风，冬天睡觉脚发冷。八月三日割蓼晒干，像五升大的把，取六十把，加六石水煮得一石，去渣滓，拌米饭，如同造酒法蒸，等到蒸熟，每天喝汁，十天后，眼睛视物晰明，身体健壮。

2. 肝虚转筋。《圣惠方》：吐泻。用三合切碎的赤蓼茎叶，一杯水，三合酒，煎得四合，分两次服。

3. 霍乱转筋。《药性论》：用一升蓼叶，三升水，煮二升汁液，加入一升香豉，再煮得一升半，分三次服。

4. 夏天中暑昏厥。《外台秘要》：煮一杯浓蓼汁服。

5. 小儿冷痢。《千金要方》，用蓼叶捣汁服。

6. 血气攻心。《斗门方》：疼得难以忍受。将蓼根洗净，锉成细末，用酒浸泡，饮酒。

7. 恶犬咬伤。《肘后方》：将蓼叶捣成泥糊状，敷患处。

# 水 蓼
## （见宋《图经本草》）

[释名] 虞蓼（见《尔雅》） 泽蓼

蓼马蓼水

马志说：水蓼生于沼泽浅水中，所以叫水蓼。

李时珍说：考查《尔雅》说：蔷是虞蓼。山峡中的水叫虞。所以虞蓼就是水蓼的意思。

［集解］　苏恭（即苏敬）说：水蓼喜生低洼浅水处。叶子像马蓼叶，比家蓼的叶子大，茎红色，用水挼食，比蓼子香美。

寇宗奭说：水蓼与水荭大体相似，只是茎秆比水荭的低。现在酿酒取水蓼叶，用水浸叶，拌面作曲，是取蓼叶辛辣的特性。

李时珍说：这是水边所长的蓼，叶子有五至六寸长，比家荭的叶子稍窄，比家蓼的叶子稍大，但是功用都相似。所以寇宗奭说蓼实是水蓼的子，就因为这个原因。

#### 附　水蓼茎叶

［气味］　味辛，无毒。

大明说：性寒。

［主治］　《唐本草》：毒蛇咬伤，将水蓼茎叶捣烂敷患处。绞水蓼汁内服，止蛇毒入腹胸闷。治脚气肿痛成疮，用水煮水蓼茎叶，取汁液搓洗脚。

## 马　蓼
### （见《本草纲目》）

［释名］　大蓼（见《本草纲目》）墨记草。

李时珍说：凡是物体大的，都是以"马"字给予命名，民俗叫大蓼的就属这类。茎有四至五尺高，有大小两种。只是每片叶子中间有黑色痕迹，像用墨点记的一样，所以方术家称它为墨记草。

［集解］　陶弘景说：马蓼生低下水湿地，茎有斑点，叶子大，中间有黑点。有二至三种，其中最大的叫茏鼓，就是水荭草。

#### 附　马蓼茎叶

［气味］　叶辛，性温，无毒。李时珍说：能压伏丹砂、雌黄毒。

［主治］　《神农本草经》：能去肠中蛭虫，使身体轻健。

## 荭　草
### （见《名医别录》中品）

［校正］　将《名医别录》"有名未用"中的天蓼并入该条。

［释名］　　鸿鹅若（音频 xié）　　茏古（一作鼓）　　游龙（见《诗经》）石龙（见《名医别录》）　　天蓼（见《名医别录》）　　大蓼

李时珍说：这种蓼，棵株非常高大，而且花也一律红色，所以叫茏，也叫鸿。鸿也是大的意思。《名医别录·有名未用》草部中有一种天蓼，说也叫石龙，生于水中。陈藏器注解说：天蓼就是水荭，也叫游龙，也叫大蓼。根据这些，这二处的内容，一处是指荭草实说的，一处是指茎叶说的。现在合并在一处。

[集解]　　《名医别录》说：荭草喜生水边，像马蓼而比马蓼高大，五月采实。

草荭

陶弘景说：在低洼水湿地，长有很多荭草，非常像马蓼，但是比马蓼更高大。《诗经》说：低湿的地方有游龙，郭璞说，就是茏古。

苏颂说：荭就是水荭，形状像蓼，叶子比蓼叶大，红白色，茎有一丈多高。《尔雅》说：荭是茏古。其中大的叫蘮（音诡）。陆玑说：游龙也叫马蓼。然而马蓼本是另一种植物。

李时珍说：荭草的茎像拇指粗，有毛。它的叶子像商陆叶那么大。花浅红色，呈穗状花序。深秋季节籽实成熟，像酸枣仁那样扁，比酸枣仁小，籽实红黑色，子肉白色，味道不太辛辣，炒熟能吃。

## 附　荭果实

［气味］　　味咸，性微寒，无毒。

［主治］　　《名医别录》：治消渴，清热明目益气。

［附方］　　旧收附方一条，新收附方一条，共二条。

1. 瘰疬。寇宗奭《本草衍义》：不管多少水荭子，其中一半微炒，一半生用，一起研成末。饭瓤和好酒调服二钱，一天服三次。已经破头的，也能治愈。坚持长期治疗就有效，显效就停止治疗。

2. 癖痞腹胀。《蔺氏经验方》：胁腹气机阻塞，积聚成块，腹部胀满，如果积块像杯碗一样坚硬的话。取一升水荭花子，另外研三十个去皮的独头蒜，一个新狗脑，四两皮硝，放石臼中混合，捣成烂泥状，摊在患处皮肤上，以油纸覆贴，用长绸带绑扎固定。下午五点贴药，第二天上午七点取掉。没有效果，再贴二至三次。倘若经过贴药有脓汁流出，不要惊慌。再根据病人的虚实，逐天间隔服用钱仲阳的白饼子、紫霜丸、塌气丸、消积丸，引流脓汁，使其排尽。服到半月时间，严重的服到一月，没有不痊愈，以呼吸喘急，胸中满闷的为实证，不喘的为虚证。

## 附　荭草花

［主治］　　李时珍：散淤血，消积滞，止疼痛。

[附方]　新收附方三条。

1.胃脘血气。董炳《避水集验方》：胃脘血气郁滞疼痛。取八大豆粒量的水荭花，六石八斗水，煎取三石四斗，分次服。这个方子出于董炳《避水集验方》。

2.心气绞痛。《摘玄方》：气血循环障碍，心胸绞痛。将水荭花研末，用热酒送服二钱。再一法：男病人，用等量的酒和水，分别煎一钱水荭花末，合服；女病人，用等量的醋和水，分别煎一钱水荭花末，合服。有一个三十岁的妇女患这种病，喝一付，立即即效。

3.腹中痞积。刘松石《保存行堂方》：取一碗水荭花或子，加三碗水，用桑柴微火、猛火交替煎熬，使成膏状，再根据痞块的大小摊贴药膏，同时用酒调膏服。禁食腥荤油腻物。

## 附　天蓼
### （见《名医别录》）

李时珍说：这是指荭草的茎叶。

[气味]　味辛，有毒。

[主治]　《名医别录》：治恶疮，去痹气。

苏颂：荭草根茎可除恶疮肿痛，水肿脚气，用荭草根茎煮浓汁浸洗。

[附方]　新收附方一条。

生肌肉。谈野翁《试验方》：用水荭花根煎汤，淋洗疮面，同时采水荭草叶晒干，研粉，撒疮上，每天一次。

# 毛　蓼
## （见《本草拾遗》）

[集解]　陈藏器说：毛蓼喜生山脚，形状像马蓼，叶上有毛，冬天根不死。

李时珍说：这是生于山麓的蓼，不是长在沼泽低湿处的蓼。

## 附　毛蓼茎叶

[气味]　味辛，性温，有毒。

[主治]　陈藏器：治痈肿疽瘘瘰疬病，将毛蓼茎叶捣碎填疮中，引流脓血，使新肉生长。也能用毛蓼叶煎汤，洗疮；也能洗脚，治脚气。

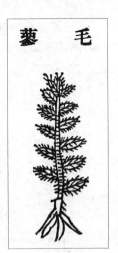

毛蓼

# 海 根
## （见《本草拾遗》）

［集解］ 陈藏器说：海根生会稽（今浙江绍兴）海边山谷，茎红色，叶子像马蓼叶，根的形状像菝葜（bá qiā 见草部十八卷）根，比菝葜根小，北方及西北边地的少数民族，将它蒸熟后使用。

### 附 海根根

［气味］ 味苦，性稍温，无毒。

［主治］ 陈藏器：治疗触犯不正之气，突发霍乱，胃脘和肚腹疼痛；鬼疫邪气侵犯、流注人体，导致突然昏厥；喉疾、虫疾，痈疽恶肿，赤白风疹，蛇犬咬伤中毒。用酒和水磨取海根根的汁液，内服，同时涂敷患处。

# 火炭母草
## （见宋《图经本草》）

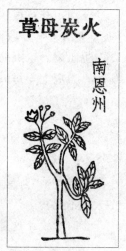

草母炭火

南恩州

［集解］ 苏颂说：火炭母草生南恩州（今广东省恩平县）旷野中，茎秆红色，柔软，像小蓼。叶子端尖，接近叶柄的部分方形。夏天开白花。秋天结实，籽实像豆子，青黑色，味甜能吃。

### 附 火炭母草叶

［气味］ 味酸，性平，有毒。

［主治］ 苏颂：治皮肤风热，邪气流注骨节，痈肿疼痛。不拘时间，采集后放在坚土制成的陶器中捣烂，用盐酒炒，敷肿痛处，过一夜换药。

# 三 白 草
## （见《唐本草》）

［释名］ 陶弘景说：叶子上有三个白点，民俗因此叫它三白草。另见下文。

［集解］ 苏恭（即苏敬）说：三白草生沼泽、水池边，有一尺左右高。叶子像水茎叶，也像戟菜叶，又像菝葜（见草部·第十八卷）叶。叶子上有三个黑点，不是白

点。古人藏黑，隐黑色为白色。根像芹根，黄白色，比芹根粗大。

陈藏器说：这种草刚长出的时候没有白点，入夏后叶端变成像撒面粉一样的半白色。农民等到三白草出现白点时，开始种田。有三个叶子出现白点，三白草就抽穗，所以叫它三白。说有三个黑点，是苏恭不认识它。它的叶子像薯蓣叶，也不像水莶叶。

韩保昇说：三白草出于襄州（今湖北省襄阳县），二月或八月采根用。

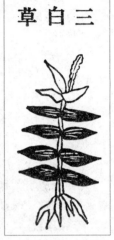

李时珍说：三白草生于田野、池泽边，三月生苗，有二至三尺高。茎像蓼的茎，叶子像章陆和青葙的叶子。四月间，它顶端的三个叶面上，分三次变成白色，其余的叶子仍然青绿不变。民间说：三白草一个叶子变白，吃新小麦；两个叶子变白，吃梅杏；三个叶子变白，吃黍子。五月开花，花呈穗状，像蓼花的形状，白色，微有香气。结小子。根长，白色，质地虚软，有节和须根，形状像泥菖蒲根。《造化指南》说：五月采集花和根，能压伏雄黄毒。苏恭说像水莶，有三个黑点的是马蓼，不是三白草。陈藏器所说的虽然正确，只是叶子也不像薯蓣叶。

[气味] 味甘、辛，性寒，有小毒。

[主治] 《唐本草》：治水肿脚气，通利大小便，消痰散积块，除积聚，消疔肿。

陈藏器：将三白草捣碎，绞汁服，使人吐逆，除疟疾和胸膈热痰，小儿痞满。

李时珍：三白草根：治疗脚气风毒胫肿，捣碎绞汁，用酒冲服，也很有效。还能煎汤洗癣疮。

# 蚕 网 草
## （见《本草拾遗》）

[集解] 陈藏器说：蚕网草喜生低洼水湿地，像蓼大小，茎秆红色，花白色。东土（泛指陕西省以东的地区）也长有蚕网草。

[气味] 味辛，性平，无毒。

[主治] 陈藏器：像蚕类的各种虫咬伤人，担心毒气入腹，煮蚕网草服。也能捣汁敷治各种疮肿。

# 蛇 网 草
## （见《本草拾遗》）

[集解] 陈藏器说：蛇网草生于平地，叶子像虎杖叶，比虎杖叶小，茎节红色，

有一至二尺高，种蛇网草能辟蛇。还有一种草，茎圆形，像苎麻的茎，也能敷贴蛇咬中毒。

唐慎微说：考查《百一选方》说：东关（今安徽省含山县西南）有一种草，形状像苎麻，茎秆方形，茎节红色，捋烂敷贴蛇咬伤处，立即像把蛇毒吸除了一样，叫蛇网草。还有鼠网草，就是后人说的莽草。

[气味]　缺。

[主治]　陈藏器：治蛇虺毒虫等蜇伤。取蛇网草根、叶捣烂，敷蜇伤处，当即流出黄水。

# 虎　杖
## （见《名医别录》中品）

[释名]　苦杖（见《本草拾遗》）　大虫杖（见《药性本草》）　斑杖（见《日华诸家本草》）　酸杖

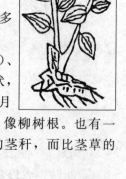

李时珍说：杖，是说它的茎像杖；虎，是说它的斑纹像虎斑。有人说也叫杜牛膝，这不对。有一种像蒴头的斑杖，与这种植物是同名异物。

[集解]　陶弘景说：虎杖，田野里长的很多，形状像大的马蓼，茎秆有斑纹，叶子圆形。

韩保昇说：虎杖，各地都有。生于低洼潮湿的地方，长成一丈多高的树，茎秆红色，根黄色。二月、八月采根，晒干。

苏颂说：出于汾州（今山西省隰县）、越州（今浙江省绍兴县）、滁州（在安徽省境内），那里各处都有。三月出苗，茎像竹笋的形状，上面有红斑点，刚长出就分枝丫。叶子像小杏树叶。七月开花，九月结实。南中（南方）长的不开花。根皮黑色，破开，里边是黄色，像柳树根。也有一丈多高的。《尔雅》说：蒤（tú）是虎杖。郭璞注说：茎秆像荭草的茎秆，而比荭草的茎秆粗大，有小刺，能用它染红色。说的就是这种植物。

寇宗奭说：这是草药。《蜀本草》说长成一丈多高的树木，是不对的，大致都像寒菊，然而以茎秆、叶子、花瓣、花蕊都比寒菊的大为不同。而且茎叶有淡黑斑。六、七月陆续开花，到九月中旬才败，花片四瓣，花的颜色像桃花的颜色，花瓣比较大，外周的颜色稍深。陕西的山脚、水边生长，很多。

雷敩说：凡是使用虎杖，不要误用成天蓝和斑袖根，这两种药的根、形状、气味都与虎杖相似。

陆玑说：前人的注释，有的说虎杖像红草，有的说像杏，有的说像寒菊，各不相同，难道是所出产的地方有所不同吗？

李时珍说：虎杖的茎像荭蓼茎，它的叶子像杏叶那样圆，枝条像柳枝那样黄绿，花的形状像菊花的形状，花的颜色像桃花的颜色。综合地看，与其他植物相比，往往有相似点。

## 附　虎杖根

[修治]　雷敩说：采到根，锉成细末，再用叶子包裹一夜，晒干备用。

[气味]　性微温。

甄权说：味甘，性平，无毒。

寇宗奭说：味微苦。现在，人们在夏天常煎虎杖根汁做饮料。如果不配以甘草，就不能喝。本文不讲它的气味。《药性论》说：味甘。这是甘草的味道，不是虎杖的味道。

[主治]　《名医别录》：能通调月经，散除淤血癥结。

陶弘景：用酒浸虎杖根，治暴瘕。

陈藏器：风邪留居骨节间，以及淤血，煮取虎杖汁，用酒调服。

甄权：治大热烦躁，止渴利小便，能伏一切热毒。

大明：能治疗产后血晕，恶血不下，脘腹胀满。排脓，治疮疖痈毒，跌扑损伤淤血，散风毒结气。

苏颂：将虎杖根烧灰，敷各种恶疮。将虎杖根焙成炭，研成末，炼蜜丸成丸，用陈米汤送服，治疗痔疮便血。

李时珍：将虎杖根研末，用酒送服，治疗产后淤血疼痛，以及坠扑昏闷，有效。

[发明]　甄权说：暑季，用虎杖根和甘草一起煎成汤饮，那汤的颜色像琥珀的颜色一样使人喜爱，味道非常香甜。把汤液装入瓶子，悬吊井中，使之如冰一样内外冷透，当人的人称这为冷饮子，认为喝这比喝茶还尊贵。它解暑毒的效果非常好。用虎杖甘草汁浸米做糜糕，吃着更香美。将虎杖根捣成末，用酒浸泡，常服，能破妇女经脉不通。孕妇不能服。

李时珍说：孙思邈《千金要方》：治疗妇女月经不通，腹内积聚，虚胀肠鸣，四肢沉重，也治疗男子腹内积聚症，用虎杖煎：挖地势高的地方的虎杖根，锉取二斛，加二石五斗水，煮取一斗半，去渣滓，再加五升醇酒，煎成糖稀状。每次服一合，以愈为准。再有许学士《本事方》：治疗男人妇女各种淋病，将苦杖根洗净，锉取一合，用五杯水，煎取一杯，去渣滓，放入少量乳香、麝香服用。勤县（今浙江省鄞县）县令耿梦得的妻子患沙石淋，已经十三年。每次解小便疼痛难忍，尿中的小结石连续撞击尿器发出剥剥的响声。用各种方法治疗都没有效果，偶儿得到这个方子，服用，一夜就好了。这是我亲眼看到了。

[附方]　旧收附方三条，新收附方四条，共七条。

1. 小便五淋。《集验方》：将苦杖研成末，每次服二钱，用饭汤送服。

2. 月经不通。《圣惠方》：取三两虎杖，一两凌霄花，一两没药，研成末，每次用温酒调服一钱。再一方：治疗月经不通，腹部胀大得像个瓮，气息严重短促。取一斤虎杖根，去除根顶残茎，晒干，切片。榨取二斗土瓜根汁、二斗牛膝汁。用五斗水将虎杖根浸一夜，煎取二斗，去渣滓，加入上面两种汁液，一起煎，熬成糖稀状。每次用酒调服一合，白天服两次，夜晚服一次，便排出淤血。

3. 时疫流毒。《肘后方》：疫毒流注手足，肿痛得像要折断一样。将虎杖根锉末，用水煮汁浸手足。

4. 腹中暴癥。《外台秘要》：腹中突发积块，硬得像石间，疼得角锥刺。不治疗，百天内死亡。采控虎杖根，不要使根接触水面，挖得一石多，洗净，捣成末，用五升捈（tú）米烧饭，饭熟，将虎杖棍末加入饭中搅拌，然后和五斗好酒浸泡，密封，等到药末消融完，米饭漂浮在酒面上，可以喝一升半酒，不能吃鲑鱼和盐。只取一斗干虎杖根末，用淡酒浸泡，喝酒从少量开始，一天三次，效果也好，积块就消散。这个方子治疗癥积块的效果，超过各种大方。

5. 气奔怪病。夏子益《奇疾方》：人忽然遍身皮下出现象大水奔流、波涛滚滚流荡的声音一样，奇痒由此及彼，由彼及此，始终不停，使人难以忍受，用手抓得皮肤出血也不能解除，叫这种病症为气奔。分别取一两苦杖、人参、青盐、白术、细辛，作一付，用水煎，等慢慢喝完药，就痊愈。

6. 消渴引饮。《卫生家宝方》：取等量的烧炭存性的虎杖、海浮石、乌贼骨、丹砂，研成细末，渴的时候用麦门冬汤送服二钱，一天服三次。禁食酒、鱼、面鲊酱、生冷，忌房事。

# 菵
## （见《本草拾遗》）

［校正］　将《名医别录·有名未用》中的马唐并入本条。

［释名］　马唐（见《名医别录》）　马饭（见《名医别录》）羊麻（见《名医别录》）　羊粟（见《名医别录》）　蔓于（见《尔雅》）　轩于

陈藏器说：马吃菵，像人吃糖吃饭那样香美，所以叫马唐、马饭。

李时珍说：羊也叫菵，所以叫羊麻、羊粟。它的气味恶臭，所以叫它菵。菵是痏，指朽木的气味。这草茎的气味很像蕙草的气味。说的就是这种草。孙升《谈圃》把菵当作香薷，是错误的。他说的是《名医别录》中记载的马唐，现在把它们合并在一起。

［集解］　《名医别录》说：马唐生于低下潮湿的地方，茎秆有

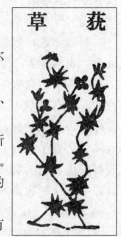

草　菵

节，节生根，五月收采。

陈藏器说：菺草生于南方废稻田中，每节都有根，像结缕草一样着生土中，能喂马。还说：获草生水田中，形状像结缕草，介叶子比结缕草的叶子长，马喜吃这种草。

[气味]　味甘，性寒，无毒。

陈藏器说：性大寒。

[主治]　《名医别录》：马唐能调理中焦，使耳聪目明。

陈藏器：煎取马唐汁液内服，能明目润肺。还说：菺，能消水肿湿痹，脚气顽痹虚肿，小腹拘急，小便赤涩，如果同赤小豆一起煮吃，不要放盐。绞菺汁服，止消渴。将翳叶捣成糊状，能敷治肿毒。

# 萹蓄（蓄发畜音）
## （见《神农本草经·下品》）

[释名]　扁竹（见陶弘景《名医别录》）　扁辫（见《吴普本草》）　扁蔓（见《吴普本草》）　粉节草（见《本草纲目》）　道生草

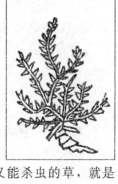

李时珍说：许慎《说文解字》作扁筑，筑与竹同音。各节间有粉末，常生路边，所以方术之土称它为粉节草、道生草。

[集解]　《名医别录》说：萹蓄生于东莱（今山东省掖县）山谷，五月采集，阴干。

陶弘景说：各地都有萹蓄，满布地面生长，花生节间，白色，小叶绿色，人们称它为扁竹。

苏颂说：春天伏延路旁地面生长，苗像瞿麦苗，小绿叶像竹叶，红茎像钗股，节间花很小，微青黄色，根子像蒿根，四、五月间采苗，阴干。《蜀图经》说：二月、八月采苗，晒干。郭璞注《尔雅》说：有一种像小藜，茎红色，有节，喜生在路旁，能吃，又能杀虫的草，就是这萹蓄。有人说：《尔雅》中的王争夺，就是这萹蓄。

李时珍说：萹蓄叶像落帚叶，但是不尖；柔软的茎秆蔓延生长，有短节。三月开小红花，像蓼蓝花，结小子，炼丹的人将它烧炼成灰霜用。还有一种水扁竹，叫薄（音督），出于《说文解字》。

[气味]　味苦，性平，无毒。

甄权说：味甘、涩。

[主治]　《神农本草经》：治蔓延性疥瘙、疽痔，杀蛔、蛲等多种寄生虫。

《名医别录》：疗妇女阴蚀。

甄权：将萹蓄煮汁喂小孩，治疗蛔虫有效。

李时珍：治霍乱黄疸，利小便，疗小儿交奶病（由乳母怀孕，乳汁分泌停滞而致的小和营养不良性病症）。

[附方]　旧收附方七条，新收附方二条，共九条。

1. 热淋涩痛。《生生编》：用萹蓄煎汤，频频饮服。

2. 热黄疸疾。《药性论》：将萹蓄捣汁，一次服一升。病程年数多的，一天服两次药。

3. 霍乱吐利。《食医心镜》：将萹蓄放入豉汁中，添加五味调料，煮羹汤喝。

4. 丹石冲眼。《食疗本草》：服丹药的人，丹石毒性内发，上冲眼睛肿痛。取一把萹蓄根，洗净，捣汁服。

5. 蛔咬胃痛。《食疗本草》：治疗小儿蛔虫咬胃痛，面色青黑，口中吐沫，危险得像临近死亡一样，取十斤萹蓄，锉成末，用一石水，煎至剩一斗，滤去渣滓，煎熬成像糖稀状。隔一夜不吃饭，早晨空腹时服一升，虫就被驱出。再经常煮萹蓄汁做饭吃。《涨上歌》说：胃口急剧疼痛不能忍受，我有一个仙人海上方。将萹蓄用醋煎汤，一次喝下，管教片刻之间就安定复康。

6. 虫蚀下部。《杨氏产乳方》：虫的形状像蜗牛，侵蚀肛门作痒。取一把篇蓄，加二升水，煮熟，五岁的小孩，早晨空腹时喝三至五合。

7. 痔发肿痛。《药性论》：将萹蓄捣汁，服一升。服一至二付未愈，再继续服。也可用萹蓄汁和面作汤饼煮吃，一天三次。

8. 恶疮痂痒。《肘后方》：恶疮痂痒作痛。用萹蓄捣汁，敷疮痂，痂落就痊愈。

# 荩草（荩音烬）
## （见《神农本草经》下品）

[释名]　黄草（见《吴普本草》）　绿竹（见《唐本草》）　绿蓐（见《唐本草》）荩草（见《本草纲目》）　鳖草（发戾音）　王刍（见《尔雅》）
鸥脚莎

李时珍说：荩草绿色，能染物成黄色，所以称黄草、绿草。鳖（注：通绿）是北方人将绿字说转了音。古代老百姓要向染人（官名。掌染丝帛）。贡荩草，所以叫它王争夺草（帝王刈割草），献草进忠的人叫它荩臣。《诗经·小雅·采绿》说：整个早晨采绿草，还没有采满一捧。许慎《说文解字》说：鳖草，可能和它染贡色。《汉书·面官公卿表·上》说：诸侯王佩鳖绶。晋灼注释说：荩草出琅邪山（今山东省诸城县东南海一带），形状像艾，能染丝帛，因此用鳖字给印绶命名。这些都是说的这荩草。掌禹锡说：《尔雅》说：绿，是王争夺，孙炎注释说：就是绿蓐草。现在叫鸥脚莎。《诗经·卫风淇奥》说：绿竹多么婀娜美好啊！说的就是这荩草。

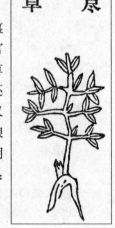

草　荩

［集解］《名医别录》说：荩草生于青衣（在四川省中部）山谷，九月、十月采收，能用它染制金黄色。

吴普说：荩草生泰山山谷。

苏恭（即苏敬）说：青衣是县名，位于益州（今四川、云南、甘肃、陕西、涌北、贵州六省中间的地区鳖西部）。现在各地平地、沼泽、溪涧旁都有生长。叶子像竹叶，但是比竹叶小，比竹叶薄，茎秆也比竹子圆，比竹子细。荆襄（今湖北省襄阳县）人煮荩草用来染黄色，那颜色非常鲜艳好看。俗名叫绿蓐草。

［气味］味苦，性平，无毒。

吴普说：神农、雷公说：味苦。

徐之才说：畏鼠负（见虫部·四十一卷·鼠妇）。

［主治］《神农本草经》：治久咳气逆喘息，久寒惊悸，痂疥白秃疡疮，杀皮肤小虫。

《吴普本草》：治身热邪盛，小儿发热。

《大明本草》：用荩草计洗各种恶疮，有效。

# 蒺 藜
## （见《神农本草经》上品）

［释名］茨（见《尔雅》）　旁通（见《神农本草经》）　屈人（见《神农本草经》）止行（见《神农本草经》）　豺羽（见《神农本草经》）　升推

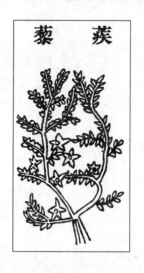

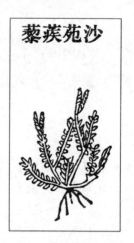

陶弘景说：蒺藜常生长在道路上和垣墙上，叶子伏布地面，子有刺，形状像菱而比菱小。长安（今西安）最多，以至于人走路常穿木屐。现在军事家用生铁铸造蒺藜，

将它埋布在敌人必经的路上，叫铁蒺藜。《易经·困》说：蹲坐在蒺藜上，是说人处在凶险被害的境地。《诗经·鄘风·墙有茨》说：墙上有蒺藜爬，不能扫掉它。因为这是要用蒺藜刺将梗阻秽物外扬的。方药用得很少。

李时珍说：蒺是疾的意思，藜是利的意思，茨是刺的意思。蒺藜刺伤人，非常快速而锋利，屈人、止行，都因为它刺伤人，使人身体弯屈，停止行进。

[集解] 《名医别录》说：蒺藜子生冯翊（yì·今陕西省大荔县，是汉代地名）平地沼泽或路旁，七月、八月采实，晒干。

苏颂说：冬天也采蒺藜，这时的蒺藜黄白色。郭璞《注尔雅》说：伏地蔓生，小叶，子有三角，能刺伤人，就是这蒺藜的特点。还有一种白蒺藜，生于同州（今陕西省大荔。北魏州名）沙苑（大荔县南洛水与渭水之间的地区），放牧马的草地最多，路旁也有。叶绿色，细茎蔓生，绵延伏布于沙地上。七月开黄紫色化，像豌豆花而比豌豆花小。九月结实，长成荚角后，子就能采了。蒺藜实味甘而微腥，褐绿色，同蚕豆的种子相似，而比蚕豆的种子稍大。与马薸子也非常相似，只是马薸子略大，不能入药使用，必须仔细辨别它们。

寇宗奭说：蒺藜有两种：一种叫杜蒺藜，就是现在路旁伏地生长的，开小黄花，结芒刺。一种叫白蒺藜，出同州沙苑牧马草地，子像羊的内肾，像黍粒大，是补肾药，现在的医生常用。各家只用刺蒺藜。

李时珍说：蒺藜叶像刚长出的皂荚叶，整齐可爱。刺蒺藜的形状像红根菜籽和小菱，有三个角四个刺，实中有仁。其中白蒺藜结一寸左右长的荚，荚中的子像芝麻子大，形状像羊肾而带有绿色，今人叫它沙苑蒺藜。要依据这些区别它们。

## 附 蒺藜子

[修治] 雷敩说：凡是使用蒺藜，必须把它拣净再蒸，从上午十一时蒸到下午五时，取出晒干，放入木臼中用杵捣，使刺尽没，用酒拌再蒸，从上午十一时蒸到下午五时，晒干备用。

大明说：入药不分丸剂、菜剂；都需炒去刺才能用。

[气味] 味苦，性温，无毒。《名医别录》说：味辛，性微寒。

甄权说：味甘，有小毒。

马志说：蒺藜有宣散通利的作用，长期服用能使人不冷，无壅滞积热，应当以性温为正确。

徐之才说：乌头是蒺藜的使药。

[主治] 《神农本草经》：除恶血，散癥瘕积聚，治喉痹、乳汁不下。长期服用能使肌肉健壮，身体轻捷，眼睛视物清晰。

《名医别录》：治身体风疹瘙痒，头痛，咳逆伤肺肺萎，止烦，降气。至于小儿头疮，痈肿及阴部溃疡，可以作粉撒敷。

甄权：治各种风毒、疬疡，疗吐脓，去燥热。

大明：治肾脏寒气上冲奔豚，肺气壅塞，胸膈胀满，催生堕胎，补益精血，疗肾虚怕冷，小便多，止遗尿泄精，尿血肿痛。

苏颂：疗痔漏、阴部经常出汗，妇女严重的乳疮带下。

李时珍：治风热便秘，以及蛔虫、胃脘腹痛。

［附方］ 旧收附方九条，新收附方八条，共十七条。

1. 服食法。《神仙秘旨》：在七、八月蒺藜子成熟的时候，收取一石蒺藜子，晒干，放杵臼舂去刺，捣成末。每次服二钱，用刚从井中汲取的水调服，一天服三次，不要中断，能断谷长生。服一年蒺藜粉以后，冬天中怕冷，夏天不怕热。服二年，使老人返少，变白的头发返黑，脱落的牙齿再生。服三年，使身体轻健，长生不老。

2. 腰脊引痛。《外台秘要》：将蒺藜子捣成末，用蜜拌和，丸成蚕豆大的丸。每次用酒送服二丸，一天服三次。

3. 通身浮肿。《圣惠方》：每天用刺蒺藜煎汤洗。

4. 猝中五尸。《肘后方》：五脏突然被五种邪魅侵中。将蒺藜子捣成末，炼蜜丸成蚕豆大的丸。每次服二丸，一天服三次。

5. 大便风秘。《普济方》：取一两炒蒺藜子，五钱用酥炙的去皮猎牙皂荚，研成末。每次服一钱，用盐茶汤送服。

6. 月经不通。《儒门事亲》：取等量的刺蒺藜、当归，研成末，每次用料汤送服三钱。

7. 催生下衣。《梅师方》：难产、胎儿还在腹中，以及胞衣不下和胎死的。取四两蒺藜子，四两贝母，一起研成末，用米汤送服三钱。

8. 蛔虫心痛。《外台秘要》：蛔虫咬，胃脘疼痛，口吐清水。七月七日采蒺藜子，阴干，烧灰存性，研成末，饭后服二十大豆粒量，一天服三次。

9. 各种积聚。七、八月收蒺藜子，用水煮熟，晒干，研成末，炼蜜丸成二大豆粒在的丸。每次用酒送服七丸，以愈为准。又法：将煎取的蒺藜子汁熬成糖稀状，服食。

10. 失明三十年。《外台秘要》：补肝散：七月七日采收蒺藜子，阴干，捣成粉末。饭后用温开水送服二十大豆粒量，一天服两次。

11. 牙齿动摇。《御药院方》：牙齿疼痛松动。取五钱去角生蒺藜研成的末，半碗冰浆水（见水部第五卷·浆水），用药末蘸加盐的温浆水漱口，效果非常好。或者用蒺藜根烧灰存性，研成末，涂牙，就能使牙齿牢固。

12. 牙齿出血。《道藏经》：牙龈出血不止，牙齿松动。将白蒺藜研成末，每天清早擦牙。

13. 松动牙痛。《瑞竹堂方》：将蒺藜子或根研成末，每天揩涂牙齿。

14. 鼻塞出水。《圣惠方》：鼻塞流涕，长期不辨香臭。用二握蒺藜，适量碾过的车前，加一大杯水，煮得半杯。让患者仰卧，先满口含饭，而后用一合药计灌入鼻中。

不通，再灌从鼻中喷出一至二个像红蛹虫的瘜肉，就痊愈了。

15. 面上瘢痕：《救急方》：分别取一合蒺藜子、山栀子，研成末，用醋调和，夜晚涂抹，早晨洗去。

16. 白癜风病：孙思邈《食忌》：取六两白蒺藜子，生捣成末。每次用温开水送服二钱，一天服两次。服一个月就除根痊愈，服至半个月，白癜中出现红点，有神效。

17. 一切疗肿。《外台秘要》：取一升蒺藜子，烧炭存性，研成末，用醋调和，敷疮顶，能拔除疮根。

## 附　蒺藜花

[主治]　寇宗奭：将蒺藜花阴干，研成末，每次用温酒送服二至三钱，治白癜风。

## 附　蒺藜苗

[主治]　《千金要方》：煮蒺藜苗汤，洗疥癣风疮作痒。

[附方]　旧收附方二条，新收附方一条，共三条。

1. 鼻流清涕。《圣济总录》：取二握蒺藜苗，二两黄连，加二升水，煎得一升，慢慢灌鼻中，取打喷嚏，不通再灌。

2. 诸疮肿毒。《千金要方》：将蒺藜蔓洗净，截成三寸长，待截得一斗，加五升水，煮取二升，去渣滓，纳铜器中，再煮得一升，倒入小铜器中，煮成糖稀状，用它涂肿处。

3. 蠼螋（见四十三卷·山蛩虫）尿疮。《备急方》：蠼螋尿触人，人生疮，巢他发展到绕身一周，就死亡。把蒺藜叶捣烂如泥，敷患处。如果没有蒺藜叶，就用蒺藜子。

## 附　白蒺藜

[气味]　味甘，性温，无毒。

[主治]　李时珍：补肾，治腰痛泄精，虚损劳乏。

[发明]　苏颂说：古方都用有刺的白蒺藜，它祛风明目的作用最好。《神仙方》也有只服一味蒺藜的方法，说不分黑蒺藜、白蒺藜，只取坚实的子，杵去刺使用。

李时珍说：古方补肾治风，都用刺蒺藜，后世补肾多用沙苑蒺藜，有的将它熬膏配药用，恐怕这两种蒺藜的功效也差异不太大。将刺蒺藜炒黄去刺，磨面做饼，蒸吃，能用来救饥荒。

# 谷　精　草
## （见宋《开宝本草》）

[释名]　戴星草（见《开宝本草》）　文星草（见《本草纲目》）　流星草

李时珍说：谷精草是谷地余气所生的，所以叫谷精。

马志说：开的白花像夜空中的星星，所以叫戴星等各种名字。

［集解］苏颂说：各地都有谷精草。春天生于谷地，叶、茎都是青色，根、花都是白以。二月，三月采花备用，小白花圆得像夜空中的星星。能喂马，使马肥壮，治虫蚀头皮，毛发焦枯。还有一种谷精草，茎梗长，有节，根稍红，出于秦垅（秦岭和陇山）一带。

李时珍说：这种草生长在收谷后的荒田中，东西南北大多数地区都有。一棵丛生数茎，叶子像嫩谷苗叶。抽细茎，有四至五寸高。茎顶开小白花，零散的小白花明夜空中没有固定星座的星星。九月采花，阴干。苏颂说二，三月采花，是错误的。

## 附 谷精草花

［气味］味辛，性温，无毒。

陈藏器说：味甘，性平。

大明说：能炼结水银成为沙子。

［主治］《开宝本草》：治喉痹，齿风痛，各种疮疥。

李时珍说：治风湿痛，目盲翳膜，痘后生翳，止血。

［发明］李时珍说：谷精草体质轻虚，性喜漂浮，能向上走行手足阳明经各个部位。凡是治疗眼睛的各种疾病，加用谷精草，效果特别好。它明目退翳的功效，似乎比菊花还好。

［附方］旧收附方一条，新收附方九条。共十条。

1. 脑痛眉痛。《圣济总录》：取二钱谷精草花，三钱地龙，一钱乳香，研成末。每次用半钱，装入特作的小烟筒中烧烟，随疼痛所在的方位熏左右鼻孔。

2. 偏正头痛。《集验方》：取一两谷精草，研成末，用白面糊调，摊在剪好的纸花上。贴在疼痛的部位，药一干，就换药。

《圣济总录》：用一钱谷精草末，一钱铜绿，半分硝石研匀。根据病变部位在左在右，将药粉放在左侧或右侧的鼻孔嗅吸。

3. 鼻衄不止。《圣惠方》：将谷精草研末，用熟面汤送服二钱。

4. 目中翳膜。《明目方》：取等量的谷精草。防风，研成末，用米汤送服，非常有效。

5. 痘后目翳。邵真人《济急方》：目翳隐隐涩痛，流泪，长期不退。将谷精草研成末，用柿饼或猪肝片蘸食。另一方：在谷精草中加入等量的蛤蚧粉，将二药一起放入猪肝内煮熟，每天吃。再一方：见"夜明沙"项下。

6. 小儿雀盲。《卫生家宝方》：小儿到了晚上忽然看不见东西，取一具公羊肝，不用水洗，用竹刀剖开，放入八大豆粒量大小的谷精末，用瓦罐煮熟，每天吃。屡用屡效。忌用铁器煮。如果病人不愿吃，将药烤熟，捣做成绿豆大的丸。每次服三十丸，用茶水送下。

7. 小儿中暑。《保幼大全》：暑季小儿中暑吐泻烦渴。将谷精草烧存性，用器物覆盖，放冷研末。每天用冷米汤送服半钱。

# 海 金 沙
## （见宋《嘉祐补注本草》）

[释名]　竹园荽

李时珍说：称其金沙，是因为它的颜色黄得像细沙。叫它"海"，是因为它的作用神奇，不同于一般。俗名叫竹园荽，是因为它的叶子像竹园荽叶子的形状。

[集解]　掌禹锡说：海金沙出黔中郡（今湖南，贵州，四川，湖北四省相交的地区），湖南（洞庭湖以南）也有。株小，有一至二尺高。七月收采全棵，在日光下晒，稍干。把纸衬承在下面，用杖击打，有小沙粒落在纸上，一边晒，一边击打，以落尽少粒为准。

李时珍说：江浙、湖湘，川陕都有海金沙，生于山林下面。茎秆细得像线，爬在竹木上，有一尺左右高。它的叶子小得像园荽叶，而且非常薄，背面都是青色，上面有许多皱纹。皱处有沙子，像蒲黄粉的样子，黄红色。海金沙不开花，小根坚韧。它的沙和草都能入药。道术家采淘金沙草榨取汁液，煮砂。

[气味]　味甘，性寒，无毒。

[主治]　《嘉祐补注本草》：能通利小肠。配栀子，马牙消，蓬沙，治疗伤寒发热惊狂。或者做成丸，或者制成粉。

李时珍：治湿热肿满，小便热淋，膏淋，血洒，石淋茎痛，解除热毒邪气。

[发明]　李时珍说：海金沙，是入小肠经，膀胱经血分的药物。热邪在这二经血分的，适宜于用海金沙。

[附方]　旧收附方一条，新收附方五条，共六条。

1. 热淋剧痛。《夷坚志》：将海金沙草阴干，研末，煎生甘草汤，调服二钱，这是陈总领的配方。另一方加滑石。

2. 小便不通。《图经本草》：脐下满闷。取一两海金沙，半两蜡面茶，捣碎。每次服三钱，用生姜甘草汤送下，一天服两次。也能单味研成末服。

3. 膏淋如油。《仁存方》：取一两淘金沙，一两滑石，二钱半甘草梢，研成末。每付二钱，用麦冬煎汤送服，一天服两次。

4. 血淋涩痛。《普济方》：只要水道通利，清浊自然分行。将海金水研成末，用刚汲取的井水或者砂糖水送服一钱。

5. 脾湿肿满。李东垣《兰室秘藏》：腹胀如鼓，喘息不能躺卧。海金沙散：取三钱海金沙，四两白术，半两甘草，一两半第一遍箩得的黑牵牛末，一起研成末，每次服一钱，煎倒流水（见水部流水）调服，效果神妙。

6. 痘疮变黑。《直指方》：属邪气入肾。用酒煎竹园荽草，涂敷患体，痘疮就发起。

# 地 杨 梅
## （见《本草拾遗》）

[集解]　陈藏器说：地杨梅生子江东（长江在芜湖至南京及以下的江南地区）低湿地，苗像莎草，四、五月结实，像杨梅果。

[气味]　味辛，性平，无毒。

[主治]　陈藏器：治红白痢疾，取地杨梅茎，子煎汤服。

# 水 杨 梅
## （见《本草纲目》）

[释名]　地椒

[集解]　李时珍说：喜生水边，枝叶非常繁茂，结的实像杨梅的形状。《庚辛玉册》说：地椒也叫水杨梅，大多生长在靠近路边阴湿处，荒田野地中也有。茎丛生，苗叶像菊的苗叶，茎端开黄花，籽实像椒子，而不显红色。实能压伏三黄，白矾毒，能制丹砂，粉霜毒。

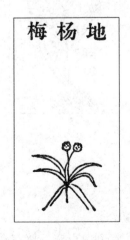

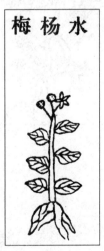

[气味] 味辛，性温，无毒。

[主治] 李时珍说：疗疔疮肿毒。

# 地蜈蚣草
## （见《本草纲目》）

[集解] 李时珍说：生于村落田间土埂以及荒野。长在田垄左边的，茎蔓爬延到右边；长在田垄右边的，茎蔓爬延到左边。叶子密密地对生，像蜈蚣脚的形状，它的花穗也长，俗名叫过路蜈蚣。其中爬到树上生长的，叫飞天蜈蚣。根，苗都能入药用。

[气味] 味甘，性寒，无毒。

[主治] 李时珍：解各种毒，以及大便不通，捣汁服。治疗痈肿，捣汁涂患处。如果研成末服，能消毒排脓。被蜈蚣伤的，加入少量盐捣汁涂患处，或者用单味研成末，敷患处。

[附方] 新收附方一条。

一切痈疽。《和剂局方》：所有痈疽，以及肠痈乳痛，赤肿未破，或者已破而脓血不散，发热疼痛而能吃饭的，都适宜于用排脓托里散；取等量的地蜈蚣，赤芍药，当归、甘草，研成末，每次服二钱，用温酒送下。

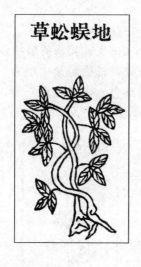

草蚣蜈地

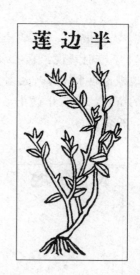

莲边半

# 半 边 莲
## （见《本草纲目》）

[集解] 李时珍说：半边莲是一种小草。生于阴湿的土
梗或暂沟边。细梗伏地延蔓，逐节生小叶。秋天开淡红紫色的小花，像莲花一样只半

边有花，所以叫半边莲。又叫急解索。

[气味] 味辛，性平，无毒。

[主治] 李时珍《寿域神方》：治蛇虺咬伤，用半边莲捣汁服，将渣滓围绕伤口涂敷。另外，治疗寒齁（喘息炎证）气喘，以及疟疾恶寒发热，取二钱半边莲，二钱雄黄，捣成泥糊状，放碗里覆盖住，等到颜色变成青色，用饭丸成二大豆粒大的丸。每次服九丸，早晨空腹时用盐汤送服。

# 紫花地丁
## （见《本草纲目》）

[释名] 箭头草（见《本草纲目》） 独行虎（见《本草纲目》） 羊角子（见《乾坤秘韫》） 米布袋

[集解] 李时珍说：各地都有紫花地丁。它的叶子像柳树叶，而比柳叶稍小。夏天开紫花，结角。在平地生长的茎秆直立，在沟壑边生长的延蔓。《普济方》说：在乡村篱院生长的，夏秋季开小白花，花像倒垂的铃儿，叶子略像木香花的叶子。这些特征与紫花地丁的特征相违背，恐怕是另外一种。

[气味] 味苦、辛，性寒，无毒。

[主治] 李时珍：治疗一切痈疽发背，疗肿瘰疬，无名肿毒恶疮。

[附方] 新收附方九条。

1. 黄疸内热。《乾坤秘韫》：将紫花地丁研成末，用酒送服三钱。

2. 稻芒粘咽。《乾坤秘韫》：稻芒粘咽，不能取出的。嚼箭头草咽下。

3. 痈疽恶疮。杨诚《经验方》：取等量的连根紫花地丁，苍耳叶，一起捣烂，加入六斛四斗酒，搅汁服。

4. 痈疽发背。孙天仁《集效方》：各种无名肿痛，贴敷紫花地丁，有神效。三伏天的时候，采收紫花地丁草，用白面和成饼，盐醋浸一夜，贴患处。从前有一尼姑患严重的背疮，梦中寻得这个配方，按方使用，几天就痊愈了。

5. 一切恶疮。《卫生易简方》：将晒干的紫花地丁根装罐中，烧烟，对着疮熏，疮向外流黄水，熏至黄水流尽，痊愈。

6. 瘰疬疔疮。《乾坤秘韫》：发背及各种肿痛。将紫花地丁根去粗皮，同白蒺藜一起研成末，用油调和，涂患处，有神效。

7. 疔疮肿毒。《千金要方》：用紫花地丁草捣汁服，即使是非常严重的，也有效。

《杨成经验方》：将紫花地丁草，葱头，生蜂蜜捣成糊，贴敷患处。如果是瘤疮，加黑牛刚拉的屎。

8. 喉痹肿痛。《普济方》：在箭头草、叶中放主不量的酱，研成膏。滴入喉咙，使患者吐。

# 鬼 针 草
## （见《本草拾遗》）

[集解]　陈藏器说：鬼针草生池塘边，茎方形，叶子有桠，子有钗脚，像针一样钗着人衣。北方人叫它鬼针，南方人叫它鬼钗。

[气味]　味苦，性平，无毒。

[主治]　陈藏器：蜘蛛、蛇纹，将鬼针草杵汁服，同时用渣滓敷患处。

李时珍：涂敷蝎蛊蜇伤。

[附方]　新收附方一条。

割甲伤肉。《千金要方》：治疗不愈的。将鬼针草苗、鼠粘子根捣成汁，用腊猪油调和，涂患处。

# 独用将军
## （见《唐本草》）

[集解]　苏恭（即苏敬）说：这种草生于树林，原野中，每节都穿过叶心生苗，它的叶子像楠木，可以不拘时间地采集根、叶用。

[气味]　味辛，无毒。

[主治]　苏恭：治肿毒乳痈，解毒，散恶血。

[附方]　新收附方一条。

下痢噤口。《简便方》：治噤口痢。挖独将军草根，遇到像豆根一样有根瘤珠的，取珠，捣三匙汁液，用半杯白酒调服。

## 附　留军待

苏恭说：生于剑州（今四川省剑阁、梓潼等地）山谷，叶子像楠木，比楠木叶细长，采集不拘时间。味辛，性温，无毒。治关节风痹疼痛，筋脉不遂，折伤淤血，拘急挛痛。

# 见 肿 消
## （见宋《图经本草》）

[集解]　苏颂说：见肿消生于筠州（约相当于今江西省高安，上高，新昌等县地）。春天生苗叶，茎秆紫色，有一至二尺高，叶子像桑叶，比桑叶光亮，叶面青紫显有红色，采集不拘时间。

[气味]　味酸，涩，有小毒。

[主治]　苏颂：治痈肿和狗咬伤，将叶子捣成糊状，敷患处。

[附方]　新收附方一条。

一切肿毒。《伤寒蕴要》：所有的肿毒以及伤寒遗毒，发于耳的前后，连及项下肿硬。敢见肿消草，生白芨，生白敛，土大黄，生大蓟根，野苧麻根，捣成药饼，用一钱芒硝撒饼上，恰到好处地加入金钱重楼和山慈姑，效果更妙。

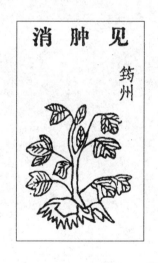

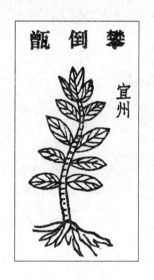

# 攀 倒 甑
## （见《图经本草》）

[集解]　苏颂说：攀倒甑生于宜州（今广西壮族自治区宜山县）放野，茎叶像薄荷的茎叶。也叫斑杖、接骨。

李时珍说：斑杖与虎杖同名，接骨与蒴藋同名，不知是不是同一类？

[气味]　味苦，性寒，无毒。

［主治］　苏颂：散解风热，止烦渴狂躁，用攀倒甑捣汁服，非常有效。

# 水 甘 草
## （见《图经本草》）

［集解］　苏颂说：水甘草生筠州（约相当于今江西省高安，上高，新昌等县地），大多生长在水边。春天生苗，茎青绿色，叶子像柳树叶。当地人七月、八月采集，只单味使用，不入众多药物组成的方药中使用。

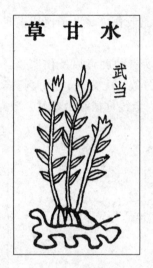

［气味］　味甘，性寒，无毒。

［主治］　苏颂：治小儿风热丹毒，同甘草煎汤渴。

# 第十七卷　《本草纲目》草部

## 草之六
### （毒草类四十七种）

大黄《神农本草经》

商陆《神农本草经》

狼毒《神农本草经》

防葵《神农本草经》

狼牙《神农本草经》

蔄茹《神农本草经》

大戟《神农本草经》

泽漆《神农本草经》

甘遂《神农本草经》

续随子《开宝本草经》

莨菪《神农本草经》

云实《神农本草经》

蓖麻《唐本草》（附博落回）

常山、蜀漆《神农本草经》（附杜茎山、土红山）

藜芦《神农本草经》（附山慈石、参果根、马肠根）

木藜芦《本草拾遗》

附子《神农本草经》

天雄《神农本草经》

侧子《名医别录经》

漏篮子《本草纲目》

乌头《神农本草经》

白附子《名医别录》

虎掌《神农本草经》

天南星《开宝本草》

由跋 《名医别录》

蒟蒻 《神农本草》（附菩萨草）

半夏 《神农本草经》

蚤休 《神农本草经》

鬼臼 《神农本草经》

射干 《神农本草经》

鸢尾 《神农本草经》

玉簪 《本草纲目》

凤仙 《本草纲目》

坐拿草 《图经本草》（附押不芦）

曼陀罗花 《本草纲目》

羊踯躅 《神农本草经》（附山踯躅、羊不吃草）

芫花 《神农本草经》

荛花 《神农本草经》

醉鱼草 《本草纲目》

莽草 《神农本草经》

茵芋 《神农本草经》

石龙芮（即胡椒菜）《神农本草经》

毛茛 《本草拾遗》（附海姜、阴命）

牛扁 《神农本草经》（附虱建草）

荨麻 《图经本草》

格注草 《唐本草》

海芋 《本草纲目》（附透山根）

钩吻 《神农本草经》

以上药物，旧收附方一百三十二条，新收附方五百二十二条，共六百五十四条。

# 大 黄

## （《神农本草经》下品）

[释名] （见黄良《神农本草经》）将军（见李当之《药录》）火参（《吴普本草》）肤如（见《吴普本草》）

陶弘景说：取名大黄，是因为它的颜色非常黄。称它将军，是取它的药力骏快。

李杲说：大黄有使肌体祛除病邪，排出陈旧代谢产物，促进组织器官恢复机能，产生新质，像大将平定了祸乱，使国家达到太平盛世一样的作用，所以有将军的名号。

[集解] 《名医别录》说：大黄生于河西（今山西、陕西两省间黄河南段的两侧地区）山谷和陇西（今甘肃省东南部一带）。二月、八月采根，用火烘烤干。

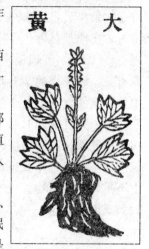

吴普说：大黄生于蜀郡（今四川省中部大部分地区）北部和陇西。二月，叶子卷曲生长，黄红色，它的叶子是四片相值轮生，茎秆有三尺左右高。三月开黄花，五月结黑色籽实，八月采根。根里有黄色汁液。切片，阴干。

陶弘景说：在益州（今四川、云南、甘肃、陕西、湖北、贵州等省之间的地区）北部岷山（今四川省北部）和西山（岷山主峰雪岭）采的，虽然不如河西、陇西产的，但是好的还是显有紫地绵色，味道非常苦涩，颜色极其浓黑。在四川（指四川西部）采的，阴干的质量好。北方人采回晒干，也有用火烘烤干的，外皮稍焦，不如阴干的，但是耐虫蛀，能长期储存。这药的药力极其骏猛，根粗的不适宜于服用。

苏恭（即苏敬）说：大黄的叶、子、茎都与羊蹄草的相似，只是羊蹄草的茎有六至七尺高，而且脆，味酸，能生吃，比大黄的叶子略长厚。根小的也像隔年的羊蹄根，大的则像碗口，有二尺长。大黄的特性是湿润，容易蛀坏，用火烤干就好些。加工的时候，把石头烧热，将大黄根，一寸一寸地横着截断放在石间上烘烤，烤一天，略微干燥，用绳穿连，吊通风处阴干。现在出自害州（今甘肃省害昌县境）、凉州（相当于甘肃、宁夏、青海、内蒙等省共交界地区）、西羌（西部边境少数民族生活的地区）、蜀（今四川省中部大部分地区）地的都好。幽（今河北省北部及辽宁省一带）、竹（今河北保定、正定、山西太原、大同等地）从北的很细，药力赶不上蜀地中部的。陶弘景说蜀地产的不及陇西产的好，是错误的。

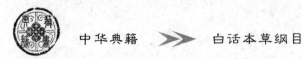

陈藏器说：凡是使用大黄，应当分辨它的产地。如果取用药性平和，气味浓厚，作用沉重，能攻除病邪的话，可以用蜀地中部出产的，像牛舌片样坚硬的；如果取泻泄作用骏快，能迅速排除陈腐积滞而能去热的，应当用河西出产的，有绵纹的。

苏颂说：蜀川（即蜀）、河东（山西省境内黄河从东的地区）、陕西（河南陕县从西的地区）各州郡都有大黄，从蜀川有锦纹的为好。其次出于秦陇（秦岭和陇山）的，叫做吐蕃大黄。正月里长出像蓖麻样的青绿色的叶子，大的像蒲扇。根像芋（菜部·二十七卷），粗大的像碗口，有一至二尺长。它的细根像片蒡根，小的像芋。四月开黄花，也有青红色的，像荞麦花的。茎秆青紫色，形状像竹子的形状。二月、八月采根，去黑皮，切成横片，用火烘干。蜀大黄则切成像牛舌形的竖片，叫牛舌大黄。两种大黄功效相同。江淮（长江与淮河之间地区）出的叫土大黄，二月开花结小实。

李时珍说：宋祁《益州方物图》说：蜀地大山中大多数地方都有大黄，红茎，大叶子，根粗犬得像碗口，药店用大的做药枕，有紫色锦纹。现在，人们从庄浪出的为最好，庄浪就是古代泾原陇西地区，与《名医别录》所说的相合。

［正误］苏颂说：鼎州（今湖南省常德地区）出产的一种羊蹄大黄，治疗疥瘙非常有效。刚长出的苗叶像羊蹄，逐年长大，叶子像商陆叶，而此商陆叶子狭尖。四月份抽茎出穗，五至七个茎秆相聚生长，花和叶的颜色相同。结的实像荞麦，而比荞麦实轻小，五月成熟时就变成黄色，叫做金荞麦。三月采苗，五月采实，阴干。九月采根，劈开根，也有锦纹。也叫做土大黄。

李时珍说：苏颂说的就是老羊蹄草根。因为它像大黄，所以叫它羊蹄大黄，实际上不是同一种植物。还有一种酸模，是山大黄。形状像羊蹄草，长在山上，所说的土大黄或许是指这一种，不是羊蹄草。都见各自条下。

## 附 大黄根

［修治］雷敩说：凡是使用大黄都要细切，用纹理像不旋斑纹紧密重叠的，切成片蒸，从上午九时蒸到下午一时，晒干，再喷洒腊雪水（水部第五卷腊雪）蒸，从政策一时蒸到政策九时，像这样共蒸七次。晒干，还洒淡蜜水再蒸十二小时，大黄必定像黑膏样，晒干备用。

陈藏器说：凡是使用大黄，有蒸的，有生的，有熟的，不能一律同样看待使用。

秦承祖说：大黄，在采收的时候，都用火烧石头烤干再卖，再没有生的，所以用大黄也须要更多地炮炙蒸煮。

［气味］味苦，性寒，无毒。

《名医别录》说：性大寒。

吴普说：神农、雷公说：味苦，有毒。扁鹊说：味苦，无毒。李当之说：性小寒。

张元素说：味苦性寒，气味都淳厚，性喜沉降，属阳性药物。用大黄，须要用酒浸润煨熟，这是因为大黄性寒，须要热用。大黄，用酒浸入太阳轻，用酒洗入阳明经，其他经的病，用大黄不需要用酒浸。

李杲说：大黄味苦力峻，性沉降而下走，用它治下焦病必须生用。如果病邪在上焦，不用酒炮制不能使药力达到病处，必须用酒浸洗，以引药力上达高位，驱热邪下出。就像物体在巅顶高处，必须用射击的方法获取它。如果用生的，就会遗留下高位的邪热。因此，病愈后有的患目火，有的患喉痹，有的头肿，有的膈以上部位生热疾。

李时珍说：凡是病邪在气分，以及胃寒血虚，和妊娠产后，都没有轻易使用大黄。这是因为它性味苦寒，能损伤元气，耗损阴血的缘故。

徐之才说：黄芩是大黄的使药，没有它所畏的药物。

甄权说：忌冷水，恶干漆。

[主治]　《神农本草经》：散淤血，通血闭，除寒热，破癥瘕积聚，祛留饮食宿食，荡涤肠胃，推陈致新，通利水谷，调中化食，使五脏安和。

《名医别录》：能和胃降气，除痰邪，肠间结热，脘腹胀满，妇女宫寒，经血闭胀，小腹痛，各种陈血留结。

甄权：能通妇女经脉，利水肿，利大小肠，去邪热肿毒，小儿寒热时疾，烦热蚀脓。

人大明：宣通一切气机，调血脉，利关节，泄壅滞水邪，除温瘴热疟。

张元素：泻各种实热不通，除下焦湿热，消宿食，泻胃脘痞满。

李时珍说：治下痢赤白，里急腹痛，小便淋漓，实热燥结，潮热谵语，黄疸及种热疮。

[发明]　徐之才说：配芍药、黄芩、牡蛎、细辛、茯苓，治惊悸及愤怒，上下气悸。配硝石、紫石英、桃仁治疗妇女月经不通。

寇宗奭说：张仲景治疗心气不足吐血衄血，创制泻心汤，用大黄、黄芩、黄连。有人说：心气不足，而应用补心汤，再用泻心汤是什么原因呢？我说：如果单是心气不足，就应当不吐血衄血。这是邪热因心气不足而侵犯机体，所以使人吐衄。用苦药泄体内的邪热，又用苦药补病人心气不足，是配制一个方子治疗两个疾病。有了这种证候，用此方没有不获得满意疗效的，只在于要酌量请病人的虚实情况罢了。

朱震亨说：大黄味苦性寒，擅长泄下，张仲景用它组配泻心汤，正是由于少阴经不足，本经的阳亢过甚无以牵制，以致阴血妄行出离脉道。所以用大黄泻去过亢的热，使阴阳平和，血回归经脉，自然痊愈愈。况且心阴不足，已经不是短期的了，肺经和肝经都分别受到过亢的火热的影响而发病。所以用黄芩扑肺热，用黄连泻肝火。肺属阴君，心阳亢烁伤肺津，肺津僵更致心阴虚，成为恶性循环；肝是心之母，储血调血生血，心阳亢盛反及于母，又致肝火上炎，加重病情。用泻心汤治疗，既然肝火肺热退了，那么阴血必然恢复它原来正常的状态。寇宗奭他没有讲明这些内部的病理变化，就说"邪热客之"，怎么能阐明张仲景的用意，使后世学医的人得以领悟呢？

李时珍说：大黄是入足太阴、手足阳明、手足厥阴五经血分的药。凡是病邪在这五条经脉的血分，都适宜于用大黄。如果邪在气分而用大黄，这是诛伐没有过失的行为。泻心汤治疗的心气不足，吐血衄血，是真心气不足，而手厥阴心包络、足厥阴肝经，足太阴脾经，足阳明胃经的邪热有余。所以，虽然叫泻心，实际是泻这四经血中的伏热。还有张仲景治胃脘痞满，按之柔软的病人，用大黄黄连泻心汤治疗。那也是泻脾胃的湿热，不是泻心气。疾病发于阴血，反而攻下它，就发生痞满，这是寒伤营血，邪气乘虚结于上焦。胃的上脘居心下，所以叫泻心，实际是泻脾。《素问》说：过寒所造成的病是痞满，又说：浊气在上焦，就导致膜胀，都是说的这个问题。疾病发于阳分，而反用下法，是已成结胸，热邪陷入血分，也在上脘的范围内。张仲景的大陷胸汤、丸都用大黄，也是为了泻脾胃血分的病邪，以降其浊气。如果结胸在气分，就只用小陷胸汤；痞满在气分，就用半夏泻心汤。成无已注释《伤寒论》，也没有认识到要分辨这些内涵的道理。

成无已说：被热邪所克，用苦药泄热。大黄苦，用它荡涤瘀热，下燥结以泄胃中积滞。

苏颂说：《神农本草经》说大黄有推陈致新的作用，效果非常灵验，所以下积滞的古方大多使用大黄，张仲景治伤寒用的地方更多。古人用作用峻利的药物攻治病邪，必定根据人体的虚实寒热而处置，不是一概随意使用的。梁武帝萧衍因为患发热病要求服用大黄。太医姚僧坦说：大黄是峻利药，君王您已年高，不能轻率地使用，武帝不听从他的规劝，几乎造成身体瘗废。梁元帝萧绎曾患胃肠病，许多医生都说应当用平和的药物，能逐渐宣通。僧坦说：脉象搏动洪大而实，这是有宿积阻滞，不用大黄就没有痊愈的道理。武帝听从僧坦的话，服了药就痊愈了。由此言之，现在的医生用一种峻利的药物攻治各种疾病。如果偶尔治愈，就说这个方子神奇，如果发生差错，即不说是用药的失误，难道能不引以为戒吗？

[附方] 旧收附方十三条，新收附方四十二条，共五十五条。

1. 吐血衄血。张仲景《金匮玉函经》：治心气中足，吐血、衄血，泻心汤主治。取二两大黄，一两黄连，一两黄芩，三升水，煮取一升，趁热服，有效。

2. 吐血刺痛。《简要济众方》：取一两川大黄，研成粉末，每付一钱。绞取一合生地黄汁，加半杯水，煎三至五沸，不拘时间地送服大黄粉。

3. 伤寒痞满。张仲景《伤寒论》：疾病发于阴血，却反而需要攻下邪气，胃脘胀满不痛，按压脘腹是柔软的，这就是痞满，大黄泻心汤主治。取二两大黄，一两黄连，用二升麻沸汤浸一会儿，绞取汁液，分成两次温服。

4. 热病谵狂。《圣惠方》：取五两川大黄，锉成末，炒至微红，研成粉。用五升腊雪水（水部第五卷腊雪）煎成膏。每次服十大豆粒的量，用冷水送服。

5. 伤寒发黄。《伤寒类要》：方药与上方相同。体壮气盛的人，取一两大黄，用二升水浸一夜，天明时煎取一升，加入一两茛硝，缓缓服用，过一会儿就痢下。

6. 腰脚风气。崔元亮《海上方》：有疼痛。取二两大黄，切成棋子大，拌少量酥油，炒干，不要将大黄炒焦了，捣粉过筛。每次用二钱，清早空腹时用三大合水，加三片姜，煎十多沸，取汤调末服。当便下冷脓恶物，疼痛也就停止。

7. 一切壅滞。《经验后方》：治风热积壅，化痰涎，治病闷，消食，化气导血。取四两大黄，四两半生半炒的牵牛子，研成末，炼蜜丸成像二大豆粒大的丸。每次服十丸，用白开水送下，完全不损伤人的正气。如果病情需要微痢，加服至二十丸。《卫生宝鉴》用皂荚熬膏，和药粉丸成丸，叫坠痰丸，又叫做一真丸。金宣宗·完颜列曾服用获效，赐名保安丸。

8. 痰为百病。《养生主论》：滚痰丸：治疗由痰引起的各种疾病，只有水泻、胎前产后不能服用。取八两用酒浸过，蒸熟切片晒干的大黄，八两生黄芩，半两沉香。将二两青蒙石和二两焰硝（石部·消石），一起放入砂罐中，密封，煅烧红，研取二两粉末。以上药物分别取末，用水拌和，丸成二大豆粒大的丸。平常服十至二十丸，小病服五十至六十丸，慢性病服七十至八十丸，急性病服一百二十丸，用温开水送下，服后就睡下休息，不要活动，等候药力逐排上焦的痰滞。第二天先便下糟粕，后下痰涎，未下再服。王隐君于每年配制四十多斤，治愈的病人有几万。

9. 男女诸病。《医林集要》：无极丸：治疗妇女经血不通，赤白带下，崩漏不止，肠风下血、五淋，产后积血，癥瘕腹痛，男子五劳七伤，小儿骨蒸潮热等证，效果非常快。宜在六月逢十日配药，取一斤锦纹大黄，分成四份：一份用一碗童尿，二钱食盐，浸一天，切片晒干；一份用一碗醇酒，浸一天，切片晒干，再用三十五粒巴豆仁同炒，待巴豆仁变黄，拣去不入药的巴豆；一份再取四两红花，同入一碗水中浸泡一天，切片晒干；一份再取四两当归，同入一碗淡醋中，浸一天，去当归，切片晒干。将从上四份一起研成粉末，炼蜜丸成二大豆粒大的丸。每次服五十丸，早晨空腹时用温酒送下。以便出恶物为有效，没有排出恶物，再服。这是武当山高僧孙碧云的方子。

10. 心腹诸疾。《图经本草》：三物备急丸：治疗胃腹诸疾，猝然暴发的各种疾病。分别取一两大黄、巴豆、干姜，捣成粉末，过筛，用蜂蜜拌和，捣一千杵，丸成小豆大的丸，每次服三丸。用是中恶客忤，脘腹胀满，疼痛得像针刺刀割，气息急促，不吃不喝，像停尸卒死的，用热水或酒送服，或者灌服。不愈再服三丸，腹中出现肠鸣蠕动，吐哕下痢，就能痊愈。如果已经牙关紧闭，敲断牙齿灌药，药物一过喉咙就痊愈。这是张仲景创制的方药，司空悲秀改成散剂用，赶不上丸剂的疗效。

11. 腹中痞块。《外台秘要》：将十两大黄研成末，同三升醋，两匙蜜合煎，丸成二大豆粒大的丸。每次服三十丸，用生姜汤送下，以吐哕下痢为准。

12. 腹胁积块。《丹溪心法》：取半斤风化的石灰末，在瓦器上炒极热，待稍冷，加入一两大黄末炒热，再加半两桂心末微炒，倒入米醋，搅成膏，摊在布上贴患处。再一方：用二两大黄，一两朴硝，研成末，将大蒜捣成泥糊，合和药末，贴敷患处。如果加入一两阿魏，效果更好。

13. 久患积聚。《千金要方》：大小便不利，气逆抢心，腹中胀满，不敢吃饭。分别

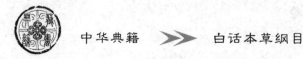

取二两大黄、白芍，研成粉末，用水丸成二大豆粒大小的丸。每次用温开水送下四十丸，一天三次，以愈为准。

14. 脾癖痃积。《圣济总录》：不分大人小孩。取三两锦纹大黄，研成末，一杯醋，放砂锅内，用文火熬成膏，倒瓦上，白天太阳晒，夜晚寒气露，过三昼夜，再研成末。用一两海外运来的像虎珀的硫磺，一两官粉，同上药研匀。十岁以下的小孩一次服半钱，大人一次服一钱半，用米汤送下。忌食所有的生冷、鱼肉，半月内只吃白米粥。如果服一付不愈，半月以后再服。如果不能忌口，不如不服。

15. 小儿无辜。《崔知悌方》：闪癖瘰疬，或者头垂颈软，面黄肩耸，或者乍痢乍愈，以上各症状有多种的，用大黄煎主治。取九两锦纹新实的大黄，如果稍有腐朽就不符合使用条件，削去皮，捣碎过筛制成粉末，用三升好米醋拌和，放在瓦碗里，把碗放在沸水锅里，使之浮在水面上，用炭火慢煮，等熬成膏，可以团丸时，制成二大豆粒大小的丸，封存贮器中。三岁的小孩一次服七丸，一天服两次，以便出青红脓为准，如果没有便出，或者便下的少，逐渐加服药丸。如果便下的脓汁多，又须减少药丸。病情重的，服七至八剂能除根。大人也能服用这药。药只下宿脓，不使小儿下痢。必须禁食有毒的东西，保姆也要禁食毒物。另一方加一两半木香。

16. 小儿诸热。《钱氏小儿方》：取一两煨熟的大黄，一两黄芩，研成末，炼蜜丸成麻子大的丸。每次服五丸至十丸，用蜜汤送下。上方加黄连，叫三黄丸。

17. 骨蒸积热。《广利方》：病人逐渐黄瘦。取四分大黄，用五至六合童子小便，煎取四合，滤去渣滓。早晨空腹时分成两次服，第一次服后，过半小时，服第二次。

18. 赤白浊淋。《简便方》：将质量好的大黄研成末。每付六分，取一个鸡子，敲破顶端，装入药粉，搅匀蒸熟，早饭前空腹时吃鸡子。只三付就痊愈。

19. 相火秘结。刘河间《保命集》：取一两大黄末，半两牵牛头末（碾第一遍箩得的末），每次服三钱。有四肢厥冷的，用酒送服；没有四肢厥冷，而有五心烦热的，用蜂蜜煎汤送服。

20. 诸痢初起。《集简方》：取一两大黄，用酒浸半天，煎服有效。

21. 热痢里急。《集简方》：取一两大黄，用酒浸半天，煎服，有效。

22. 忽喘闷绝。《危氏得效方》：不能言语，流涎吐逆，牙齿错磨，出气转粗，气绝而又苏醒，叫伤寒合并热霍乱。分别取半两大黄、人参，加二杯水，煎取一杯，趁热服，就转危为安。

23. 食已即吐。张仲景《金匮玉函方》：这是胸中有热。取一两大黄，二钱半甘草，一升水，煮取半升，趁热服。

24. 妇女血瘕。《千金翼方》：腹部作痛。取一两大黄，三升酒，煮十沸，一次服完，有效。

25. 产后血块。《千金要方》：取一两大黄末，用半升头醋熬膏，丸成二大豆粒大的丸，每次服五丸，用温醋化开服，过一会血块就能下。

26. 干血气痛。《董氏集验方》：取四两用酒浸泡后晒干的锦纹大黄，研成末，加一升好醋，熬成膏，捣成芡子大的丸。临睡时用酒研化，一丸服，大便利行一至两次后，经血自然来潮，这是调经的圣药。或者加香附。

27. 妇人嫁痛。《千金要方》：这是女子外阴或阴道较狭窄，导致的性交肿痛。用一两大黄，加一升酒，煮一沸，一次服完。

28. 男子偏坠。《梅师方》：偏坠疼痛。用醋调和，涂患处，药干就换。

29. 湿热眩晕。《丹溪纂要》：病情严重，势不可当的。用酒炒大黄，研成末，以花水送服二钱，这是急则治其标的办法。

30. 小儿脑热。姚和众《至宝方》小儿头及发热，常闭目。取一分大黄，用水浸一夜。一岁的小孩每天服半合，剩下的涂头顶上，药干再涂。

31. 暴赤目痛。《传信适用方》：四物汤加熟大黄，用酒煎服。

32. 胃火牙痛。《儒门事亲》：嘴里含一口冷水，用纸捻蘸大黄末，根据牙痛所在的左右侧，放相应鼻孔吸，疼痛立即停止。

33. 风火牙痛。《千金家藏方》：紫金散：治疗风热积聚，壅塞经络所致的牙痛，去口臭，有奇效。取质量好的大黄，装瓶中烧存性，研成末，每天早晚揩牙，漱去。京城有一家药店专门卖这种药，前后官常用几千钱购买这种药，那药店像集市一样热闹。

34. 风虫牙痛。《本事方》：治疗牙龈经常出血，逐渐发展至牙齿脱落，口臭，非常有效。取米泔不浸软的大黄、生地黄，分别旋转着切片，将两片药对合固定，贴牙上，一夜就痊愈，不愈再贴。忌说话，以防引入风邪。

35. 口疮糜烂。《圣惠方》：取等量的大黄、枯矾，研成末，撒搽患处，吐出水。

36. 鼻中生。《圣惠方》：将生大黄，杏仁捣匀，用猪油调和，涂患处。再一方：分别取一钱生大黄、黄连，少量麝香，研成末，用生油调和，搽患处。

37. 仙茅毒发。舌胀出口。治疗方法见“草部仙茅、发明”项下。

38. 伤损淤血。《三因方》：鸡血散：治疗从高处坠落摔伤，被木石压伤，以及其他所有伤损，血瘀凝积，疼痛难忍，都用这一方药活血祛瘀，促进组织复原生新。取一两酒蒸大黄，三至七粒去皮尖的杏仁，研成细末，加一碗酒，煎取六分，半夜一点至三点的时候服，到天明便下淤血，就痊愈。

《和剂局方》：治疗跌扑、压伤，淤血在里，肚腹胀满。取等量的大黄、当归、炒，研成末。每次服四钱，用温酒送服，便下恶物就愈。

39. 打扑伤痕。《频湖集简方》：淤血流注，又有潮热。将大黄研成末，用姜汁调和，涂患处。过一夜，黑色的变成紫色；过两夜，由紫色恢复到正常颜色。

40. 杖疮肿痛。《医方摘玄》：将大黄研成末，用醋调和，涂患处。也可以用童尿调和。

41. 金疮烦痛。《千金要方》：兼大便不利，取等量大黄、黄芩，研成末，炼蜜为丸。饭后用温开水送服十丸，一天服三次。

42. 浆疮破烂。《卫生宝鉴》：将大黄研成末，用水调和，涂患处。

43. 汤火伤灼。洪迈《夷坚志》：取庄浪（今甘肃省庄浪县）大黄，生着研成末，用蜂蜜调和，涂患处。不只是可以止痛，而且还能消除瘢痕。这是金山寺道人传授的方子。

44. 灸疮飞蝶。张杲《医说》：用艾灸毕，毒痂脱落，疮内鲜肉角蝶翅一样一片一片的翘起脱离，疼痛难忍，这是火邪郁而成毒的结果。分别取半两大黄，朴硝，研成末，用温开水送服，病人一下痢，就痊愈。

45. 蠼螋咬疮。《医说》：将大黄研成末，涂撒患处。

46. 火丹赤肿。《急救方》：遍布全身的。用大黄磨取汁液，频频涂刷患处。

47. 肿毒初起。《简便方》：取等量的大黄、五倍子、黄檗，研成末。用刚汲取的井水调和，涂患处，一天涂四至五次。

48. 痈肿焮热。《肘后方》：有疼痛。将大黄研成末，用醋调和，涂患处。药干就换，只换几次，肿痛就消退。这是非常灵验的神方。

49. 乳痈肿毒。《妇人经验方》：金黄散：分别取一两川大黄，用好酒熬成膏摊绢绸上，贴疮上，仰卧。还要先用温酒冲服二十大豆粒量的药末，第二天使下恶物就痊愈。

50. 大风癫疮。《十便良方》：取一两煨大黄，一两皂角刺，研成末。每次服二十大豆粒的量，早晨空腹时用温酒送服，能使下像鱼脑状的败脓。没有便出，再继续服，能便出像乱发一样的丝虫，待恶脓毒物丝虫出尽，就服雄黄花蛇药。这个方子叫通天再造散。

## 附 大黄叶

[气味] 味酸，性寒，无毒。 [主治] 《相感志》：将大黄叶放床席下，能避虱虫。

# 商 陆
## （见《神农本草经》下品）

[释名] 莲荙发逐汤音 当陆（见《开宝本草》） 章柳（见《图经本草》） 白昌（见《开宝本草》） 马尾（见《广雅》） 夜呼（见《神农本草经》）

李时珍说：这种药能驱逐涤荡水邪，所以叫莲荙。后人讹传为商陆，又讹为当陆，北方人发音讹为音柳。有人说，这种植物每根枝条竞相生长，每片叶子距离相当，所以民当陆。有人说，由于这种植物大多挡路生长。

[集解] 《名医别录》说：商陆生长于咸阳（今陕西省咸阳市）山谷。像人形的有神效。

苏恭（即苏敬）说：商陆有红白两种：白的入药使用，红的使鬼邪现形，有大毒。

韩保昇说：各地都有商陆。叶子像牛舌头那么大，而且厚脆。开红花的根红色，开白花的根白色。二月、八月采根，晒干。

苏颂说：俗名叫章柳根，大多长在农家的园圃中。春天出苗，有三至四尺高，青绿色的叶子像牛舌状，而比牛舌长。茎秆青红色，非常脆软。夏秋间开红紫色花，成朵。根像萝卜而比萝卜长，八至九月采根。《尔雅》叫它莲荡，《广雅》称它马尾，《易经》喊它苋陆。

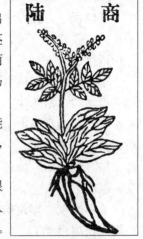

雷敩说：有一种赤昌，苗叶的形状与商陆完全相似，不能服用，有伤筋骨消肾气的毒气。只有生长多年的白花的商陆，仙人才采挖它作脯干，能当下酒菜。

李时珍说：商陆，古人也种它做菜，取白色的和紫色的根劈破，作畦栽种，也能种子。根、苗、茎都能洗净蒸吃。有人用灰水汁，煮过吃，也好吃，服食丹砂、乳石的人吃商陆更好。其中红色和黄色的有毒，不能吃。考查周定王《救荒本草》说：章柳秆略像鸡冠花秆，微有线楞，色微红紫色，非常容易种植。

## 附 商陆根

[修治] 雷敩说：挖取白花的根，用铜刀刮去皮，切成薄片，用东流水浸一昼夜，漉去水液，放甑中蒸，铺一屋黑豆叶，一层商陆，像这样蒸，从上午十一时蒸到晚上九时，取出，去豆叶，晒干，锉成细末，备用。没有豆叶，用豆子代替豆叶。

[气味] 味辛，性平，有毒。

《名医别录》说：味酸。

甄权说：味甘，有大毒。忌狗肉。

大明说：白色的味苦性冷，配大蒜好。红色的有毒，能估硇砂、砒石、雌黄毒，去毒。

苏恭说：经色的只能敷贴肿毒，内有伤人正气，使人便血不止，以至伤人性命，使人见鬼神。

张仲景说：商陆用水煎服，伤人性命。

李杲说：商陆有毒，属阳中之阴药。商陆的味酸、辛，形状像人。用它治水邪，有神效。

[主治] 《神农本草经》：治水肿疝瘕痹症，敷除痈肿，杀鬼精物。

《名医别录》：疗胸中邪气，水肿痿痹，腹满胀大挺露，疏五脏，散水邪。

甄权：泻十种水病。喉痹不通，切成薄片，用醋炒，涂喉外，效果好。

大明：通利大小肠，泻蛊毒，堕胎，消肿毒，敷恶疮。

[发明] 陶弘景说：方家不太敢贸然使用，只用它治疗水肿，将生根切片，同生

鲤鱼煮成汤服。道家则制成散剂用，赶得上煎酿服，都能出去尸虫（道家认为人体内有尸虫），使鬼魅现形。它的实、子也入神仙药。花叫芀花，效果更好。

苏颂说：古代方术家常用商陆，也能单味服用。五月五日采根，用竹篮盛，在屋子里的东北角挂百天，阴干，捣末，过筛，用清晨第一次汲取的井水调服，传说这是神仙所传的秘方。

李时珍说：商陆味苦性寒，专于行水，与大戟、甘遂的特性不同，而功用相同，胃气虚寒的人不能使用。方家治疗肿满、小便不利，将红根商陆捣烂，加入三分麝香，贴在脐心，用帛绸束定。出现小便通利，肿就消散。还有治湿水，用手指在肉上划，随即消失不成纹的。将白商陆、香附子炒干，去火毒，用酒浸一夜，晒干，研成末。每次服二钱，用米汤送下。或者用大蒜同商陆煮汁服，也能取效。用商陆的茎叶做菜吃，也能治肿病。

陈嘉谟说：古人称赞说：商陆味酸辛，形态像人。治水消肿，效果灵验。这话把商陆的作用说透了。

[附方]　旧收附九条，新收附方六条，共十五条。

1. 湿气脚软。《斗门方》：将章柳根切成小豆大的块，煮熟，再与绿豆一起煮成饭。每天吃章柳绿豆饭，以愈为准，非常有效。

2. 水气肿满。《外台秘要》：将白商陆根去皮，切一大杯像豆子大的块，加三升水，煮取一升。再用一大杯粟米，一起煮成粥。每天早晨空腹时吃粥，有慢功。不能同饭混在一起吃。

《千金髓》：取六两白商陆，捣绞半合汁液，用半升酒调和，根据病人的情况给药。以利下水邪，病愈为准。

《梅师方》：取一升白商陆，六两羊肉，加一斗水，煮取六升，去渣滓，同葱、豉作羹吃。

3. 腹中暴癥。孙真人《千金要方》：病人腹中有像石头一样的硬物，像针刺的一样疼痛，啼哭号呼，不治疗，百天内就死亡。大量地挖取商陆根捣取汁液，或煮蒸熟，用布垫腹上，将药放布上，用衣物覆盖，药凉就换，昼夜不停。

4. 疝癖如石。《圣惠方》：胁下肿块坚硬如石，捣取一升生商陆根汁，将一两杏仁浸去皮尖，捣如泥，用商陆汁绞杏泥，用火煎如糖稀状。每次服枣许，早晨空腹时用热酒送腹，以下利恶物为准。

5. 产后腹大。张洁古《保命集》：腹满坚硬，喘息不能躺。白圣散：取三两章柳根，一两半大戟，一两炒甘遂，研成末。每次服二至三钱，用热开水调服，以大便通利为准。这是治疗水邪的圣药。

6. 五尸注痛。《肘后方》：藏于五脏中的五种邪魅，引起腹内作急剧胀痛，不得喘息；上冲心胸，旁攻两胁疼痛，时而涌起突起的包块。取商陆根熬汤，用皮囊装盛，交替熨敷。

7. 小儿痘毒。《摘玄方》：小儿患痘疮发热，失于发表，突然腹痛，直至肚腹膨胀，成为干霍乱。这是由于邪毒之气与胃气相搏，欲出而不能出的结果。将商陆根同葱白捣糊，敷脐上，待痘出斑消，才能免去忧患，而达到痊愈。

8. 耳猝热肿。《圣济总录》：取生商陆，削尖放入耳孔，一天换两次。

9. 喉猝剧痛。《图经本草》：将商陆根切片烤热，膈布熨敷患处，药片一凉就更换，能很快痊愈。

10. 瘰疬喉痹。《外台秘要》：剧痛的，将生商陆根捣作饼，置病上，把艾炷放在药饼上灸，灸三至四壮，就愈。

11. 一切毒肿。孙思邈《千金食忌》：取章陆根和少量的盐，捣成泥糊，敷患处，一天两次换药。

12. 石痈如石。张文仲方：痈肿坚硬未成脓的。将生商陆根捣成泥糊，敷患处，药干就换，以疮肿变软为准。这药也治疗湿邪流注所引起的各种疖痈。

13. 疮伤火毒。《千金食忌》：将章陆根捣烂、炒热，用布包裹，熨敷患处，药凉就换。

## 附　商陆花

[主治]　苏颂：病人神昏胸闷，健忘喜睡。采商陆花，晾百天阴干，捣成末，每天晚上用水送服二十大豆粒量，睡下想所要办的事情，便在睡梦中领悟。

# 狼　毒
## （见《神农本草经》下品）

[释名]　李时珍说：看到它的名字，就知道它的毒性很大。

[集解]　《名医别录》说：狼毒生于秦亭（今山东省范县东北）山谷和奉高（今山东省秦安市东北一带）。二月、八月采根。阴干。生长时间长，而且能沉入水中的好。

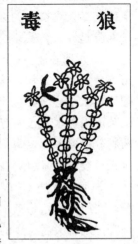

陶弘景说：宕昌（今甘肃省宕昌县）也出狼毒。人们说只有几亩地中生长，蝮蛇吃狼毒根，所以难以得到。也用秦山出的。现在使用出于汉中（今陕西省南郑县）和建平（今重庆巫山县）的。有人说它与防葵同根生长，只是放水中沉的是狼毒，漂浮的是防葵。习惯上用狼毒的不少，它是治疗腹内疾病的重要药物。

苏恭（即苏敬）说：现在了于秦州（今山东省范县）、成川（今山东省宁阳县东北），秦亭原在二州的交界处。秦陇（秦岭加陇山）地区寒冷，原无蝮蛇。这种植物与防葵不同类，生长的地区又不同，也没有听说泰山，汉中有狼毒。陶弘景说的是错

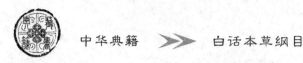

误的。

马志说：狼毒叶像商陆和大黄的叶，茎叶上有茸毛，根皮黄色，根肉白色。以质地充实沉重的为好，轻虚的药力差劣。秦亭在陇西（今甘肃省东南部一带），奉高是秦山脚下的一个县。陶弘景说，沉入水中的是狼毒，浮在水上的是防葵，这不值得相信。假使在秋冬采防葵的话，质地轻虚，遇水都漂浮。而且这两种植物完全不同，不能相类比。这狼青与麻黄、橘皮、半夏、枳实、吴茱萸是六种能够久藏的药物，称作六陈。

韩保昇说：狼毒的根像玄参根，漂浮轻虚的是质量差的。

苏颂说：陕西（今河南陕县西南地区）各州郡和辽州（今辽宁省辽阳市）、石州（今山西省西部）也有狼毒。形状正如马志所说的。

李东垣说：狼毒出于秦亭（今山东省范县）、晋（今山西省）二地。现在的人往往把草蔺茹当作狼毒，同错误的。见蔺茹篇。

## 附　狼毒根

[气味]　味辛，性平，有大毒。

甄权说：味苦、辛，有毒。

徐之才说：大豆是狼毒的使药，宜用醋炒，恶麦句姜，畏占斯，密陀僧。

[主治]　《神农本草经》：治咳逆上气，破饮食积聚，去寒热水邪，恶疮氧瘘疽蚀，鬼精蛊毒，杀飞鸟走兽。

《名医别录》：除胁下积癖。

甄权：治痰饮癥瘕，也杀鼠。

抱朴子：配野葛纳耳中，治聋。

[附方]　旧收附方四条，新收附方六条，共十条。

1. 脘腹连痛。《肘后方》：脘腹疼痛胀满。取二两狼毒，半两附子，捣粉过筛，炼蜜抟成二大豆粒大的丸。第一天眼一丸，第二天服二丸，第三天服三丸，停止；再从一丸服起，服至三丸停止，如此反复服药，以愈为准。

2. 九种心痛。《千金要方》：第一是虫痛，第二是蛀痛，第三是风痛，第四是悸痛，第五是食痛，第六是饮痛，第七是泛痛，第八是热痛，第九是气痛。还治多年的寒泛积聚，流注心胸，以及从马、车上堕落，淤血积聚腹中等证。九痛丸：将狼毒烤香，吴茱萸用热水泡，将巴豆去心，炒研烂，用纸包，压去油，炮干姜，人参，以上五种药物分别取一两，再取三两泡去皮的附子，一起研成末，炼蜜抟成二大豆粒大的丸，每天早晨空腹时用温酒送服一丸。

3. 腹中泛痛。《肘后方》：由于饮食寒凉，而致水邪凝滞郁结，胃脘停痰，两胁痞满，按压三腹，肠鸣水转，不思饮食。取三两狼毒，一两附子，三两旋覆花，捣成末，炼蜜抟成二大豆粒大的丸。每次服三丸，饭前用百开水送下，一天三次。

4. 阴疝欲死。《肘后方》：睾丸缩入腹中，剧痛难忍。取四两狼毒，二两防风，三两附子（炮），碎成末，用蜂蜜搅成二大豆粒大的丸。每次服三丸，一昼夜服三次，用白开水送下。

5. 两胁气结。所用的方药，与治疗"腹中冷痛"的方药相同。

6. 一切虫病。《焦效方》：将狼毒捣成末，每付一钱，取一皂角子大的软糖，少量的砂糖，用水化开，临睡时空腹送服药末，第二天早晨就便下虫。

7. 干湿虫疥。《蔺氏经验方》：狼毒不限多少，捣烂，用猪油、马油调和，搽患处。在睡觉的时候不要用被子蒙头，以免药气青伤面部。这是维扬（即今江苏省扬州市）潘氏所传的秘方。

8. 积年疥癫。《永类方》：取一两狼毒，一半和着研成末，一半炒后研成末，再取三合轻粉，三钱水银，以及少时茶末，放瓦器内，用津液磨化成末，以上药末同用清油浸，清油高出药面一寸。过三天，等到药粉沉底。油澄清，在夜晚没有灯火的时候，蘸油涂疮上，同时用口鼻在药杯上吸药气，有效。

9. 积年干癣。《圣惠方》：干癣结痂，一搔抓就流黄水，第逢阴雨天就痒。用狼毒末涂撒患处。

10. 恶疾风疮。《千金要方》：取等量的狼毒，秦艽，研成末。每次服二十大豆粒的量，用温酒送下，每天服一至两次。

# 防　葵
## （见《神农本草经》上品）

［释名］　房苑（见《吴普本草》）　方盖（见《神农本草经》）　利茹（见《名医别录》）。又叫爵离　方盖　农果

苏恭（即苏敬）说：防葵的根叶像葵花子的根叶，香气像防风的气味，所以叫防葵。

［集解］《名医别录》说：防葵生于临淄（今山东省淄博市）川谷，以及嵩山（河南省登封县北）、秦山（山东省中部）、少室（嵩山西）。三月三日采奶，晒干。

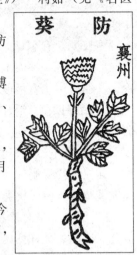

吴普说：防葵的茎叶像葵的茎叶，上面黑黄色。二月生根，根像桔梗根那么大，中心红白色，七月、八月结白色果实。三月采根。

苏恭说：这种植物很稀少，襄阳（今湖北省内）、望楚（今云南省境内）、山东（今山东省）及兴州以西有。兴州即胜南，是临近蜀地的地方。

苏颂说：现在只产于襄阳地区，没有听说别的州郡有。它的叶子像葵叶，每根茎秆三片叶，一棵十几株茎秆，中间长的一根茎秆，顶端开花，像葱花和景天类，但颜

色是白的，六月开花就结实。根像防风根，香味也像防风的气味，在采根时节采的就能沉入水中。现在竟用枯朽的狼毒当防葵，是极为错误的。

李时珍说：唐朝时陇西（今甘肃省东南部一带）、成州（今山东省宁阳县东北）贡防葵。苏颂所叙述的，详细明，可以作为依据。

［正误］　陶弘景说：防葵现在用建平（今四川巫山县）出的。本来与狼毒同根，就好像三建（附子、天雄、乌头）异形同出一样，防葵与狼毒的形也相似，只是放入水中不下沉罢了。但是陈久的狼毒，在水中也不能下沉。

雷敩说：凡是使用防葵，不要误用成狼毒，因为它们形态相似，但是仔细验查它们又不同，效用也不同，确实需要审辨它们，避免贻误人的疾病。防葵生长在蔡州（今河南省汝南县）沙土中，采得二十天就生虫，用防葵只有轻虚的好。

苏恭说：狼毒与防葵完全不同类，出产的地方也不同。

陈藏器说：防葵与狼毒这两种药物，前者是上品，后者属下品，对人体有补益的有毒的不同，形态质地也有区别。陶弘景以在水中漂浮和沉没为区别，后人沿袭采用他的说法，才用防葵破坚积，把它当作下品药，认为与狼毒的功用相同。今人因循古人，于是就无人鉴别纠正，这是极其错误的。

## 附　防葵根

［修治］　雷敩说：凡是使用防葵，必须去除虫蛀的碎一，用甘草汤浸一夜，漉去汤液，晒干。用一至二升黄精自然汁拌匀，置土器中炒至汁尽备用。

［气味］　味辛，性寒，无毒。

吴普说：神农说：味辛，性稍寒。桐君、扁鹊说：无毒。岐伯、雷公、黄帝说：味辛、苦，无毒。

甄权说：有小毒。

［主治］　《神农本草经》：治疝瘕肠泄，膀胱热结，尿闭，咳逆温疟，癫痫惊狂狂跑。长期服用防葵根能使髓充骨坚，补益元气，使身体轻健。

《名医别录》：治疗五脏气虚，小腹痞塞胀满，口干，除肾邪，强心态。中焦有热的不能服用，不然使人神志恍惚梦见鬼。

苏恭说：长期服用防葵，除惊邪癫狂。

甄权：治痃癖气块，膀胱积水，像碗大的气聚血瘤，都能消散。治鬼疟，各种邪气鬼魅精怪，使气机通畅。

［发明］　李时珍说：防葵在《神农本草经》中列为上品药，黄帝、岐伯、桐君、雷公、扁鹊、吴普都说它无毒；唯独《名医别录》说中焦有热的人服用防葵，使人神态恍惚，梦见鬼。陈延之《小品方》说：经常服用防葵，使人迷惑恍惚如狂。考查《难经》说：防葵能使重阳的病人狂，使阳脱的病人神志恍惚见鬼，这难道是上品养性药应该起到的作用吗？这难道是性寒而无毒的药所能起到的作用吗？如果不是这样，

那么《神农本草经》和苏恭所列述的主治病症，就是防葵的功用；而《名医别录》所说的"使人恍惚见鬼"，就是与防葵相似的狼毒的功用，不是防葵的功用。狼毒乱防葵的现象，由来已经久远了，不能不辨。古方在治疗蛇瘕鳖瘕的大方中，大多使用防葵，那些都是狼毒。

[附方] 旧收附方一条，新收附方二条，书三条。

1. 肿满洪大。《肘后方》：将防葵研末，用温酒送服一钱匕，服到二至三付，以出现肌肉缩动和稍有麻木的感觉为显效。

2. 癫狂邪疾。同上方。

3. 伤寒动气。云岐子《保命集》：伤寒汗下后，肾阳更虚，使阴寒内盛，水邪上冲，脐旁有动气，如小豚奔闯。防葵散：用一两防葵，半两木香，半两黄芩，半两柴胡，研成末。每付半两，一杯半水，煎八分，趁热服。

# 狼　牙
## （见《神农本草经》下品）

[释名] 牙子（见《神农本草经》）　狼齿（见《名医别录》）　狼子（见《名医别录》）　犬牙（见《吴普本草》）　抱牙（见《吴普本草》）　支兰（见李当之《药录》）

陶弘景说：它的根像兽的牙齿，所以有各种齿、牙的名称。

[集解] 《名医别录》说：狼牙生于淮南（今江苏安徽淮河以南，长江以北的地区）。山谷和宛句（今山东省菏泽市）。八月采根，晒干。受水湿之气侵蚀而腐烂发霉的，能伤人正气。

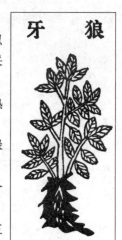

吴普说：叶子青色，根黄红色，六、七月开花，八月果实成熟变黑，正月、八月采根。

韩保昇说：各地都有狼牙。苗像晕莓苗，比蛇莓苗肥大，深绿色。根黑色，像兽牙。三月、八月采根，晒干。

苏颂说：现在江东（芜湖至南京的长江以南地区）、汴东（今河南省开封市以东）各州郡大多有狼牙。

李时珍说：范计然说：狼牙出于建康（今江苏省南京市）和三辅（今西安以西至扶风、以北至长陵的地区）。白色的好。

附狼牙根[气味]　味苦，性寒，有毒。《名医别录》说：味酸。吴普说：神农、黄帝说：味苦，有毒。桐君说：味辛。岐伯、雷公、扁鹊说：味苦，无毒。

徐之才说：芜荑是它的使药，恶地榆、枣肉。

[主治] 《神农本草经》：除邪热，疗疥瘙

甄权：治热风瘙痒，煎汁洗恶疮。

大明：杀腹脏一切虫，止赤白痢，煎汤服。

［附方］　旧收附方六条，新收附方四条，共十条。

1. 金疮出血。《肘后方》：将狼牙草茎叶煮熟，捣成糊，贴患处。

2. 小便尿血。《卫生易简方》：取等量的金粟狼牙草、蛤蚌粉、炒槐花，百药煎（五倍子同茶叶等经发酸制成的块状物），研成末。每次服三钱，早晨空腹时用米泔水调服。也治疗饮酒所致的疾病。

3. 寸白诸虫。《外台秘要》：取五两狼牙，捣盛开要，炼蜜抟成麻子大的丸。隔一夜下吃饭，第二天清晨用酸浆水送服一合，把所配制的药服完，就痊愈。

4. 虫疮瘙痒。杨炎《南行方》：六月以前采狼牙叶，六月以后采狼牙根，生羊捣碎，用大的树叶包裹捣碎的药，置糖火上烤热，放疮上熨，药凉就停止。

5. 小儿阴疮。《千金要方》：用狼牙草煮浓汁，洗患处。

6. 妇女阴痒。《外台秘要》：取二两狼牙草，三两蛇床子，用水煎汤，趁热洗患处。

7. 妇人阴蚀。张仲景《金匮玉函》：疮糜烂的。狼牙汤：用三两狼牙草，四升水，煎取半升，将筷子缠上绵帛，蘸汤淋洗，一天洗四至五遍。

8. 聍耳出汁。《圣惠方》：将狼牙草研成末，用丝绵药末，每天塞耳。

9. 毒蛇蜇伤。《崔氏方》：取独茎狼牙根或叶，捣成糊，用腊猪油调和，涂蜇伤处，立即愈。

10. 射工（见虫部溪鬼中）中人。《千金要方》：形成疮的。冬天取狼牙根，夏天取狼牙叶，捣汁喝四至五合，同时用渣滓敷患处。

# 茼　　茹
## （见《神农本草经》下品）

［释名］　离娄（见《名医别录》）　掘据（发结屈音）　白的叫草茼茹

李时珍说：茼茹本来写作蓲藘，是描述它的根相互牵拉的状态。掘据，应当写作拮据。《诗经·鸱》说：我辛劳操作，手已不灵活。是讲母鸟口手共作的劳苦状。

［集解］　《名医别录》说：茼茹生于代郡（今山西省代县、繁峙、五台、原平四县地）川谷。五月采根，阴干。以黑果的为好。

吴普说：茼茹草有四至五尺高，圆叶黄色，每四片叶子相对轮生。四月开黄花，五月果实变黑。根黄色，内有黄色汁液。三月采叶，四月、五月采根。

陶弘景说：现在主要出于高丽（今朝鲜），黄色。刚折断时，流出的汁液像漆一样乌黑，所以叫漆头。其次出于附近州郡，叫

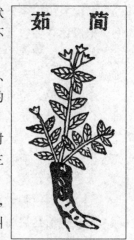

茹　茼

草蔺茹，白色，都是烧铁烁烤根头，使根变黑，用这当作漆头，不是真漆头。

苏颂说：河阳（今河南省盂县西）、淄（今山东淄博市）、齐州（今山东省秦山以北黄河流域和胶东半岛地区）也有蔺茹。二月出苗，叶子像大戟叶，而花是黄色的。根像萝卜，皮红黄色，肉质白色。刚折断时，流出的汁液像漆一样乌黑。三月开浅红色花，也有淡黄色的，不结子。陶隐居说出于高丽，这接近实际情况。还有一种草蔺茹，白色。市方中这两种都使用。所以姚僧坦治疗痈疽生恶肉，用白蔺茹散敷患处，看到恶肉退尽就停止敷用，只敷各种药膏。如果不生新肉，再敷黄芪散。恶肉仍然不能退尽的，可以用红皮黑头的茹研成粉，同三钱白茹粉混合撒敷患处。根据这段记载，那么红白蔺茹都能入药用。

李时珍说：范计然认为蔺茹出于武都（今甘肃省成县西）黄色的好。草蔺茹出于建康（今甘肃省高台县）白色的好。现在各地都有，生于山谷原野。初春出苗，茎秆有二至三尺高，长的粗根，像萝卜、蔓菁的根形，有的根有叉歧分出，皮黄红色，肉质白色，劈破有黄浆汁流出。茎叶像大戟的茎叶，但比大戟的叶子长而且稍宽，不太尖，折断有白汁渗出。有短叶相对抱茎生长，圆叶顶端出类。茎叶的态势，犹如茎从叶中穿出。从茎的中部发出二至三根小枝。二、三月开小紫花，结的果像大豆一样，一撮三枚聚合在一起，生着时青色，长熟黑色，果中有像续随子状的白仁。现在的人往往称它的根为狼毒，这是错误的。狼毒的叶子像商陆、大黄的叶子，根没有浆汁。

## 附　蔺茹根

[气味]　味辛，性寒，有小毒。

《名医别录》说：味酸。

吴普说：神农说：味辛。岐伯说：味酸、咸，有毒。李当之说：性大寒。

徐之才说：甘草是蔺茹的使药，恶麦门冬。

[主治]　《神农本草经》：蚀恶肉败疮死肌蔺杀疥虫，排脓恶血，除大风热毒，疗善忘不水。

《名医别录》：去热痹，破癥瘕，除息肉。

[发明]　寇宗奭说：治疗马疥的效果最好，内服方工用的极少。

李时珍说：《素问》治疗妇女血枯腹痛，用乌鲗骨、蔄茹二物丸成丸，内服，配方见乌鲗鱼条下。王冰说：用蔺茹，是取其能散恶血。还有《齐书》说：郡王的儿子隆二十岁时，身体过胖。徐嗣伯配蔄茹丸，服药以后，身体自然消瘦。那么蔄茹也能服食，只要是仔细斟酌罢了。孟冼《必效方》：治疗生于脚趾间肿烂的甲疽。取三两蔄茹，二两黄芪，用苦酒浸一夜，同五合猪油合煎，熬取三合经膏。一天三次涂抹患处，肿即消。再有《圣惠方》治疗头风眩晕，鸱头丸中也用蔺茹根。

[附方]　旧收附方二条，新收附方二条，共四条。

1. 缓痈肿痛。《圣惠方》：取一两蔺茹，研成末，用温开水送服四十大豆粒量。

2. 伤寒咽痛。张文仲《备急方》：毒邪上冲，咽喉疼痛。取爪甲大的真蔺茹，放入口中，嚼汁吞咽，以微觉疼痛为好。

3. 中焦热瘀。《圣惠方》：善忘不止。取三分蔺茹，二两炙甘草，用消石研成末。每次服一钱，半夜一点到三点用温酒送下，以愈为准。

4. 疥疮瘙痒。《多能鄙事》：将蔺茹研末，加主轻粉，用香油调和，敷患处。

# 大　戟
## （见《神农本草经》下品）

[释名]　邛巨（见《尔雅》）　下马仙（见《本草纲目》）

李时珍说：大戟根味辛、苦，戟人咽喉，所以叫大戟。少数民族的人称它为下马仙，是说它疏利人体内的水邪非常神速。郭璞《注·尔雅》说：荞是邛巨，就是在戟。

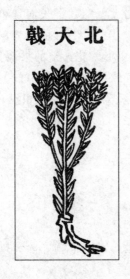
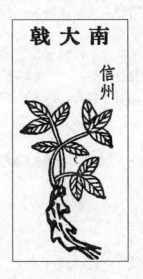

[集解]　《名医别录》说：大戟生于常山（今山西省浑源县）。十二月采根，阴干。

韩保昇说：大戟苗像甘遂苗，比甘遂高大，叶子有白汁，花黄色。根像细苦参，外皮黄黑，根肉黄白色。五月采苗，二月、八月采根用。

苏颂说：路边常有大戟。春天出红芽，逐渐长成丛，有一尺左右高。叶子像杨树、柳树刚长出的小叶团。三月、四月开黄紫色花，圆团状，像杏花，又像芜荑花。根像细的苦参根，秋天或冬天采根，阴干。淮甸（指淮河流域）生长的，茎秆呈圆形，一般三至四尺高，花黄色，刚长出的茎叶也像百合苗。长江以南生长的大戟。叶子像芍芭叶。

李时珍说：大戟生于平原原沼泽的也很多。茎秆直立，有二至三尺高，中心空，折断有白浆。叶子像柳叶一样长狭而不圆，茎梢叶子蜜集地向上攒生。杭州（今杭州市）产的紫色大戟为上等，江南产的土大戟次之。北方产的绵大戟，白色，根皮柔韧得像丝绵，药力骏蚝，能伤人正气。体弱的人服大戟，有的造成吐血，对此不能不知道。

## 附　大戟根

[修治]　凡是使用大戟，不要用附生的根，误服了使人泄利不止，立即煎服荠世纪汤解毒。采得大戟根以后，在槐砧上锉成细末，同海芋叶拌和蒸，从上午九时蒸到次日三时，去芋叶，晒干备用。

李时珍说：采到大戟根，用浆水煮软，去除根基部的茎秆，晒干备用。海芋叶味麻有毒，恐怕不能用它蒸大戟根。

[气味]　味苦，性寒，有小毒。

《名医别录》说：味甘，性大寒。

甄权说：味苦、辛，有大毒。

张元素说：味苦、甘、辛，是阴中微偏阳的药物。能泻肺气，伤真气。

李时珍说：配枣用，就不损伤脾气。

徐之才说：反甘草。用草蒲解大戟毒。

苏恭（即苏敬）说：畏草蒲、芦苇、鼠屎。

大明说：赤小豆是大戟的使药，恶薯蓣。

[主治]　《神农本草经》：治蛊毒，十二经水邪，腹满积聚剧痛，中风皮肤疼痛，吐逆。

《名医别录》：治疗颈、腋痈肿，头痛，能发汗，利大小便。

大明：解药毒，除时疫黄病温疟，破癥结。

甄权：下恶血癖块，腹内肠鸣，通调月经，堕胎孕。

苏颂：治隐疹风疹，以及风毒脚肿，都煮大戟水，每天趁热熏洗，以愈为准。

[发明]　成无已说：用大戟、甘遂的苦，泄水邪。是二药入肾经，肾主水的原因。

王好古说：大戟和甘遂都是泄水邪的药，湿邪盛理当用味苦性燥的药物祛除。

李时珍说：痰涎这种病邪，随气升降，没有它不能侵入的地方。侵入心，蒙蔽心窍而成为癫痫，呈现狂言乱语，梦见幻觉；侵入肺，阻塞肺窍而造成咳唾黏稠，喘急背冷；侵入肝，就潜伏积聚，形成胁下疼痛干呕，寒热往来；侵入经络，出现麻痹疼痛；侵入筋骨，那么颈项胸背、腰胁手足拘急隐痛。陈无择《三因方》都用控涎丹主治，有非常突出的疗效。这是治痰的本源。痰的本源是水，是湿。遇到寒气热邪，就凝滞成为痰、饮、涎、涕、癖。大戟能泄脏腑的水湿，甘遂能行经脉的水湿，白芥子能散皮里膜外的痰邪，只有善于使用它们，才能收到奇效。再者钱仲阳说肾藏真水，

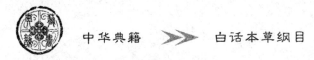

只能补不能泻，但是又说痘疮为黑归肾一证，用百祥圆逐下邪气来泻肾实，不是泻肾实，是泻它的腑——膀胱，那么肾脏自然不实。我考查百祥只用大戟一味芭，大戟能行水，所以说泻脏的腑，脏自然不实，肾的腑是膀胱。我说百祥圆不只是泻腑中的实邪，还是母实泻其子，肾邪实泻其子——肝。大戟味苦涩，浸泡的水青绿色，是属于肝胆经药。所以百祥丸还治疗咳嗽和吐青绿水。青绿色是少阳风木的颜色。张仲景也说：心下痞满，牵引胁下疼痛，干呕气短，十枣汤主治。那干呕胁痛，不是肝胆引起的病吗？那么百祥丸泻肝胆的道理就清楚了。肝属东方，宜泻不宜补。更何况泻青泻黄都是泻肾之子，同样是泻，怎能独入肾，只泻肾之腑——膀胱呢？洁古老人张元素治疗痘疮变黑归肾证，用宣风散代替百祥圆，也是泻子的意思。由于痘疮毒盛火炽，肾水更加枯涸，肝风挟火热使脾土亏损。所以津血内竭，不能化生脓汁，导致痘疮转为青黑干陷证。泻肝风热毒，就是来救肾扶脾。有人说是由于脾虚肾旺，所以泻肾扶脾，这是不对的。肾的真水不能泻，是泻陷伏的邪毒。

[附方] 旧收附方一条，新收附方十条，共十一条。

1. 百祥圆。治疗咳嗽同时吐青绿水，还治疗痘疮归肾，紫黑干陷，不恶寒的，用百祥圆。没有变黑的，千万不要用。不限量地采红芽大戟，阴干，用浆水煮极软，去除根基部残留的茎秆，晒干，现纳入原浆水汁中煮，等到煮尽浆汁，焙干，研成末，用水抟成粟米大的丸。每次服十至二十丸，研红芝麻煎汤送下。洁古《活法机要》：枣变百祥丸：治疗斑疮干陷变黑，大便秘结。用一两大戟，三枚枣，一碗水同煮，待水煮尽，晒干，去大戟，焙枣肉，将枣肉丸成丸服，服量从少到多，以大便通利为准。

2. 控涎丸。《三因方》：治疗痰涎伏留在胸膈上下，变生的各种疾病，经常颈项、胸背、腰胁、手足、胯髀隐痛难忍，筋骨牵引拘急，疼痛走窜，以及皮肤麻痹，似乎瘫痪，不能错误地当作风邪毒气和疮疽施治。还治疗头痛不能抬举，或者睡觉流涎水，或者咳唾喘息，或者痰迷心窍，都适宜于用这种药。服几付以后，痰涎自然消失，各种疾病不久痊愈。分别取一两紫大戟、白甘遂、白芥子，微炒，研成末，用姜汁和，丸成二大豆粒大的丸。每次服七丸，或者二十丸，用唾液咽下。如果有效，就服五十至六十丸。

3. 水肿喘急。《圣济总录》：小便涩滞和水臌肿胀。取二两炒大戟，半两炮干姜，研成末。每次服三钱，用姜汤送下。以小便通利为准。

4. 水病肿满。李绛《兵部手集》：不论时间长短。分别取一两大戟、当归、橘皮，切成片，用二升水，煮取七合，一次服完。如果利下二至三斗尿水，不要惊怕。非常严重的病人，只两付就愈。禁食一年油赋厚味，永远不再复发。这个方子出自张尚客。

5. 水气肿胀。取一两大戟，半两广木香，共研末。天将明时用酒送服一钱半，等到便下绿水以后，用粥补。忌吃咸的东西。

《简便方》：将大戟烧炭存性，研成末，每天早晨空腹时，用酒送服二十大豆粒量。

6. 水肿腹大。张洁古《活法机要》：腹大如鼓，或者遍身浮肿。取一斗枣，放在锅里用水浸过，用大戟根，苗覆盖枣，再用瓦盆扣合，煮熟，取出枣，不定时地吃枣，吃完枣一定愈。还有大戟散：分别取等量的大戟、白牵牛、木香，研成末。每付一钱，将一对猪腰子劈开，向猪腰子里撒药末，用湿纸包裹煨热，早晨空腹时吃药。左侧的猪腰子塌在左肾区，右侧的猪腰子塌在右肾区。

7. 牙齿摇痛。《生生篇》：牙齿松动疼痛。将大戟放在疼处咬住，效果好。

8. 中风发热。《千金要方》：分别取四两大戟，四两苦参，加一斗白醋浆水，煮热擦发洗，发热就停止。（白醋浆水：就是酸浆水，见"水部·第五卷·浆水"。）

# 泽　　漆
## （见《神农本草经》下品）

［释名］　漆苦（见《名医别录》）　猫儿眼草（见《本草纲目》）　绿叶绿花草（见《本草纲目》）　五凤草

陶弘景说：这是大戟苗。摘取生长着的大戟叶，有白汁渗出，所以叫泽漆，能粘咬人肉。其余见下述。

［集解］　《名医别录》说：泽漆是大戟苗。生于泰山（山东省中部）川谷沼泽间。三月三日、七月七日采集茎、叶，阴干。

大明说：这是大戟花。川谷沼泽间有。茎秆细小，花黄色，叶子像嫩菜，四、五月采集。

苏颂说：冀州（今山西省全省、河北省西北部、河南省北部、辽宁省西部）、鼎州（今湖北省常德市）、明州（今浙江省宁波鄞县市）和临近州府（以苏颂所在地区而言）都有泽漆。

李时珍说：《名医别录》：陶弘景都说泽漆是大戟苗，日华子又说是大戟花，泽漆苗能吃。但是，大戟苗能泄损人的正气，不能做菜吃。考查《土宿本草》和《宝藏论》等书，都说泽漆是猫儿眼睛草，也叫绿叶绿花草，也叫五凤草。各地荒原、池泽、平

地大都有生长。奏出苗，每棵都分枝丛生，茎秆像马齿苋那样柔软，绿叶像苜蓿叶那样绿，叶子圆形，黄绿色，很像猫眼，所以叫猫儿眼。茎端总是五个叶片绕中轴分生，中间抽出五枝小茎，每根枝条都开青绿色小花，还有小叶承花生长，整齐得像一个枝条一样，所以又叫五凤草、绿叶绿花草。掐断茎秆有粘人的白汁，它的根白色，中间有硬梗。有人把这当作大戟苗，是错误的。五月采取白汁，用它煮雄黄，伏钟乳，结草砂。根据这些，漆泽是猫儿眼睛草，不是大戟苗。当代的方术家用它治水臌、脚气有效，更与《神农本草经》的原文相吻合。自从汉代陶弘景撰集《名医别录》以来，错误地把它当作大戟苗，所以许多医药学家沿袭了这一错误。使用的时候应当详细

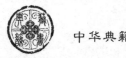
察辨。

## 附　泽漆茎叶

[气味]　味苦，性微寒，无毒。

《名医别录》说：味辛。

大明说：性冷，有小毒。

徐之才说：小豆是泽漆的使药，恶薯蓣。

[主治]　《神农本草经》：治皮肤热，腹大水肿，四肢面目浮肿，男子阳气不足。

《名医别录》：利大小肠，使身体轻健，眼睛视物明晰。

苏恭（即苏敬）：治蛊毒。

[发明]　李时珍说：泽漆利水，与大戟的功用相似，所以有人看到它的茎秆有白汁，就错误地把它当作大戟。但是大戟的根苗都有毒，能泄损人的正气，而泽漆的根硬，不能入药用，苗也没有毒，能做菜吃，益男子阳气，二者极不相同。

[附方]　旧收附方二条，新收附方六条，共八条。

1. 肺咳逆气。张仲景《金匮要略方》：脉沉的，泽漆汤主治。取三斤泽漆，五斗东流水，煮得一斗五升，去渣滓。加入半升半夏，五两紫参，五两白前，五两生姜，三两甘草，三两黄芩，三两人参，三两桂心，煎取五升。每次服五合，一天服三次。

2. 胃脘伏痕。葛洪《肘后方》：胃脘下潜伏像杯口大的块，不能吃饭。取四两泽漆，三两大黄，三两葶苈捣末过筛，用蜜丸成二大豆粒大的丸。每次服二丸，一天服三次。

3. 十种水肿。《圣惠方》：夏天采集十斤泽漆嫩茎叶，加一斗酒，研磨大红二斗的汁液，倒入银锅内，用慢火熬成糖稀状，装入瓶内收藏。每天早晨空腹时，用温酒调服一匙，以愈为准。

4. 水邪臌病。《乾坤秘韫》：采集鲜猫儿眼睛草，晒干，研成末，用枣肉丸成鸡子黄大的丸。每次服二丸，用白开水化服，一天服两次。以感觉腹中暖，小便利为准。

5. 脚气赤肿。《卫生易简方》：行走脚痛。取等量的猫儿眼睛草、鹭鸶藤、蜂窠。每付一两，加五碗水，煎取三碗，熏洗患脚。

6. 牙齿疼痛。《卫生易简方》：取一握猫儿眼睛草，研烂，用开水泡取汁液，含嗽吐涎。

7. 男妇瘰疬。《便民图纂方》：五月五日正中午，取一至二捆猫儿眼睛草，二桶井水，放锅内熬得一桶，滤去渣滓，澄清再熬至一碗，用瓶收存。每次用花椒、葱、槐枝煎汤，把疮洗净，而后搽药膏，搽几次就痊愈。

8. 癣疮有虫。《卫生易简方》：将猫儿眼睛草晒干，研成末，用香油调和，搽患处。

# 甘　遂
## （见《神农本草经》下品）

[释名]　甘荽（见《名医别录》）　陵藁（见《吴普本草》）　陵泽（见《名医别录》）　甘泽（见《吴普本草》）　重泽（见《名医别录》）　苦泽（见《吴普本草》）　白泽（见《吴普本草》）　主田（见《神农本草经》）　鬼丑（见《吴普本草》）

李时珍说：各种名称的含义大多不详。

[集解]　《名医别录》说：甘遂生于中山山谷。二月采根、阴干。

吴普说：二月、八月采。

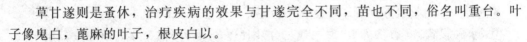

陶弘景说：中山在代郡（今山西省代县，繁峙、五台、原平等地）。甘遂本出于泰山，江东（芜湖至南京及其以下长江以南地带）。近来用亦口（今江苏省镇江市）出的，质量大不相同。红皮的好，白皮的亦城也有，叫草甘遂，质量非常劣，大概是伪造的假货。

苏恭（即苏敬）说：甘遂像泽漆，它的根皮红色，肉质白色，成串珠状，质地重实的好。

草甘遂则是蚤休，治疗疾病的效果与甘遂完全不同，苗也不同，俗名叫重台。叶子像鬼白，蓖麻的叶子，根皮白以。

大明说：西京（今西安）出的是上等品，汴京（今开封）、沧（今河北省盐山县与山东省乐陵且之间）、吴（今江苏省大部、安徽、浙江的一部分）地出的次之，形状像连皮的甘草。

苏颂说：现在陕西（河南省陕西同西）江东也有甘遂。苗像泽漆，矮小的茎和叶子有汁液，根皮红色，肉质白色，成串珠形，像指头那么大。

## 附　甘遂根

[修治]　雷敩说：凡是采到甘遂根，要去掉茎秆，放在槐砧上锉成细末，用生甘草汤，荠苨自然汁二味药搅浸三天，水液像墨汁那样黑，滤出汁液，用东流水淘六至七次，以使水清为准。滤出水液，放土器中熬成软膏备用。

李时珍说：现在的人大多用面糊裹，煨熟用，以去除它的毒性。

[气味]　味苦，性寒，有毒。

《名医别录》说：味甘，性大寒。

吴普说：神农、桐君说：味苦，有毒。岐伯、雷公说：味甘，有毒。

张元素说：属纯阳药。

徐之才说：瓜蒂是它的使药，恶远志，反甘草。

[主治]　《神农本草经》：治腹大疝瘕、腹胀满，面目浮肿，留饮宿食，破癥坚积聚，利大小便。

《名医别录》：消五种水肿，散膀胱积热，皮中痞满，热邪肿胀。

甄权：能泻十两种水病，去痰湿。

李时珍：泻痛经及隧道的水湿，治脚气，阴囊肿坠，痰迷癫痫，噎膈痞塞。

[发明]　寇宗奭说：甘遂这种药专于行水，以攻下为用。

张元素说：甘遂味苦性寒。苦的特点是泄下，寒的特点是胜热，药力直达水邪所聚结的部位，是泄水的圣药。水邪结聚胸中，没有甘遂就不能将其祛除，所以张仲景在大陷胸汤中用甘遂。只是甘遂有毒，不能轻易使用。

李时珍说：肾主一身水液的代词，肾失水的气传功能，水凝成为痰饮，外溢成为肿胀。甘遂能泄肾经湿气，是治疗痰的根。只是不能过多的服用，只要中（zhōng）病就停止才行。张仲景治胃脘留饮，将甘遂与甘蜡同用，是取其相反为用而获效。刘河间《保命集》说：凡是水肿病经服药治疗没有全消的，用甘遂末涂擦腹部，绕脐部将药填平凹陷，内服甘草水，肿胀就消失。再有王璆《百一选方》说：脚湿气上攻，结成肿核，以及一切肿毒。将甘遂研成末，用水调和敷肿处，立即浓煎甘草汁服，肿块就消散。甘遂、甘草二物相反，但是相感的效应却如此地好。清流韩泳患脚病，用这一方法治疗，用一付，病去七至八成，用二付，就痊愈了。

[附方]　旧收附方三条，新收附方十九条，共二十二条。

1. 水肿腹满。《普济方》：取二钱二分炒甘遂，一两半黑牵牛，研成末，用水煮，经常吸吮。

2. 膜外水邪。《圣济总录》：分别取半两甘遂末、大麦面、用水和作饼，烧熟吃，有效。

3. 身面洪肿。《肘后方》：实发重度水肿。取二钱半甘遂，生着研成末。取一枚公猪肾，分切成相连的七小块，将甘遂末撒入猪肾，用湿纸包裹，煨熟吃，一天一付。吃到四至五付，会发觉腹鸣，小便畅利，这就是甘遂的治疗效果。

4. 肾水流注。《御药院方传》：腿膝挛急，四肢肿痛。是上方加四钱木香。每付用二钱，煨熟，伴饮温酒嚼服。以利下黄水为有效。

5. 正水胀急。《普济方》：大小便严重不利，全身浮肿，腹部胀满，喘急。取五钱甘遂，一半生用，一半炒用，十钱币大的腽脂坯子，研磨均匀。每次用一钱甘遂腽脂膏，四两白面，用水调和，做成棋子大的药块，放水中煮熟吃，不用盐调。大小便道利后，用平胃散加熟附子，每次用二钱煎服。

6. 小儿疳积水肿。《总微论》：取等量的炒，珠子甘遂，青橘皮，研成末。三岁小孩用一钱，用麦芽汤送服，以大小便利为准。忌食酸咸三至五天。方名叫水宝散。

7. 水臌喘胀。《圣济总录》：分别取一两甘遂，大戟，用慢火烤炙，研盛开要。每付二分半，加半杯水，煎三至五沸服。不超过三付，就痊愈。

8. 水肿喘急。《三因方》：大小便不通。十枣丸：取等量的甘遂、大戟、芫花，研成末，用枣肉和，丸成二大豆粒大的丸，每付四十丸，拂晓时用热开水送服，以利下黄水为准。不然，第二天中午再服。

9. 妊娠肿满。《小品方》：气息喘急，少腹胀满，大小便不利，已经服用猪苓散不愈的。取二两泰山红皮甘遂，捣成末，过筛，用白蜜拌和药粉，丸成二大豆粒大的丸，每次服五十丸。取得大小便微利效果以后，仍然服用猪苓散。不利再服上药。猪苓散见猪苓条下。

10. 胃脘留饮。张仲景《金匮玉函经》：胃脘坚硬痞满，脉沉伏，病人感觉自己利下后畅快，用甘遂半夏汤，在较大的甘遂三枚，十二个半夏，一升水，煮取半升，去渣滓。加入五枚芍药，一切甘草，二升水，煮得半升，去渣滓。用半升蜜，一起煎得八合，一次服完，有效。

11. 脚气肿痛。《本事方》：肾阴亏损，内生虚火，攻注下部而成疮痒。用半两甘遂，四个木鳖仁，研成末。一个猪腰子，撕去皮膜，切成片，将四钱药末撒猪腰内，用湿纸包，煨熟，早晨空腹时吃，用米汤送下。服后伸展两足。待解大便后，吃二至三天白米粥效果好。

12. 二便不通。《圣惠方》：将甘遂研成末，用生面糊调和，敷脐中和丹田穴，再灸三壮艾炷，让病人喝甘草汤，以通利为准。再一方：取一两泰山红皮甘遂末，炼蜜和匀，分成四付，一天服一付，有效。

13. 妊娠小便不通。《笔峰杂兴方》：取一钱甘遂末，用猪苓汤调服，立即通利。

14. 疝气偏肿。《儒门事亲》：取等量的甘遂、茴香，研成末，用酒送服二钱。

15. 妇女血结。张仲景方：妇女少腹胀满得像盛黍稷的器具，小便稍有困难，不口渴，这是水和血都聚结在子宫。用二两大黄，一两甘遂，一两阿胶，一升半水，煮取半升，一次服完，结聚的血就会被排出。

16. 膈气哽噎。《怪病奇方》：取五钱用面煨的甘遂，一钱南木香，研成末。体质强壮的用一钱，体质瘦弱的用五分，以水酒调服。

17. 痞证发热。《普济方》：兼在盗汗、胸背疼痛。用面包甘遂，放浆水中煮十沸，去面，用细糖火炒黄，研成末。大人一付三钱，小儿一付一钱，睡觉时用冷蜜水送服。忌食油腻鱼肉。

18. 消渴引饮。《杨氏家藏方》：取半两用麦麸炒的甘遂，一两黄连，研成末，做成饼，蒸熟，丸成绿豆大的丸。每次用薄荷汤送下二丸。忌食甘草。

19. 癫痫心风。《济生方》：遂心丹：治风痰蒙蔽心窍，癫痫，以及妇女心风（多汗、恶风、津干焦噪、善怒吓、面色红赤）血滞。取二钱甘遂，研成末，用猪心里的血拌和药，再将和好的药装入猪心缚定，用湿纸包裹，煨熟，取出药末，加一钱辰砂末，丸成四丸。每次服一丸，用猪心煎汤送下。以大便下恶物为有效，不下恶物再服。

20. 马脾风病。《全幼心鉴》：小儿风热喘促，闷乱不安，叫做马脾风。取一钱半用面包裹煮熟的甘遂，二钱半水飞的辰砂，一角轻粉，研成末。每付二分半药末，少量浆水，滴一小滴油，将药放油上，待油药沉下，去浆水，灌小儿。方名叫无阶散。

21. 麻木疼痛。《摘玄方》：万灵膏：取二两甘遂，四两蓖麻仁，一两樟脑，捣作饼贴患处。内服甘草汤。

22. 耳猝聋闭。《永类方》：取半寸长的甘遂，用绵裹插入两耳内，口中嚼少量甘草，再聋自然通畅闻音。

# 续 随 子
## （见宋《开宝本草》）

[释名]　千金子（见《开宝本草》）　千两金（见《日华诸家本草》）　菩萨豆（见《日华诸家本草》）　拒冬（见《开宝本草》）　联步

苏颂说：续随子叶中出茎，迅速地相继生长，所以叫续随子。冬季开始生长，所以又叫拒冬。

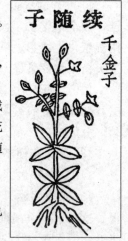

[集解]　马志说：续随子至要生于蜀郡（今四川省西北部），其他地区也有。苗像大戟苗。

苏颂说：南方大多数地区有生长，北方出产的少。苗像大戟苗，刚长出时独茎，茎端生叶，叶中又迅速出茎续接先前的茎。花也像六戟花，从叶中抽秆生长，青蛤有壳。人们常在庭院中种续随子作为装饰。秋天种子，冬天出生，春天茂盛，夏天结果。

李时珍说：茎中也有白计，可以烧结水银。

[修治]　李时珍说：凡是使用续随子，要去除外壳，取白色的仁，用纸包，压去油，取白粉备用。

[气味]　味辛，性温，有毒。

[主治]　《开宝本草》：治妇女血结经闭，淤血癥瘕疢癖，除蛊毒鬼病、脘腹痛，冷气胀满，利小大肠，下恶滞物。

《蜀本草》：治积聚痰饮，饮食停滞不下，呕吐呃逆，有及腹内多种疾病。将续随子研碎，用酒送服，只服三颗，就会泄下恶物。

《大明本草》：疏导多种积滞，治水邪壅塞，肺气不宣，一天服二粒续随子。经常泻泄，用酸浆水或淡醋煮续随子粥吃，立即停止。还除疥癣疮肿。

[发明]　苏颂说：续随子下利水邪的作用最快。但是有毒，能损伤人的正气，不能过多的使用。

李时珍说：续随子的茎叶同大戟、泽漆、甘遂的茎叶相似，主治的病症也相似，它们的功能都长于利水。只在于使用的得法，也都是利水的主要药物。

〔附方〕 旧收附方二条，新收附方四条，共六条。

1. 小便不通。《圣济总录》：脐腹胀痛难忍，用各种药物治疗无效的，只二付就愈。取一两去皮的续随子，半两铅丹，用少量蜂蜜捣成团，装瓶中蜜封，埋阴处，腊月至春末取出，研匀，用蜜制成二大豆粒大小的丸。每次服二十至三十丸，用木通汤送下。将药丸化开服，效果更好。病情紧急的，也可以临时配制。

2. 水气肿胀。《斗门方》：取一两联步，玄壳研成末，压去油，再研，分成七付。每治疗一个人用一付，男子用生饼子酒送服，妇女用荆芥汤送服，天将明时服药。服药后会下利，到天明自然停止。而后用厚朴汤补体。经常服用更好。忌食一百天盐、醋，就不会复发。联步就是续随子。

3. 阳水肿胀。《摘玄方》：治疗肺失宣降，水不政地而引起的呈热像水肿，取二两炒后去油的续随子，一两大黄，研成末，用水酒丸成绿豆大的丸。每次用白开水送服五十丸，以去积久的水邪。

4. 涎积癥块。《圣济总录》：取二十枚续随子，二钱腻粉，一钱炒青黛，研成均匀的末，用糯米饭丸成芡子大的丸。每一付一丸，打破，与一枚烧熟去此核的大枣同嚼，用冷茶水送下。半夜后，以便下积聚恶物为有效。

5. 蛇咬肿闷。崔元亮《海上方》：中毒严重将要死亡的。取六分玄参、七粒续随子仁，捣末过筛。用酒送服二十大豆粒的量，同时用唾液和少量药末，涂抹咬伤处，立即有效。

6. 黑子疣赘。《普济方》：用刚长熟的续随子涂患处，黑子疣赘自行脱落。

### 附 续随子叶和茎中白汁

〔主治〕 《开宝本草》：能剥蚀人面部的皮肤，去黑痣斑。

大明说：敷白癜疬疡。

李时珍说：捣叶，敷蝎螫，立愈。

# 莨菪 （发浪荡音）
## （见《神农本草经》下品）

〔释名〕 天仙子（见《图经本草》） 横唐（见《神农本草经》） 行唐（见《名医别录》）

李时珍说：莨菪，又写作蒗蓎。它的子被人服食了，使人狂狼（浪），所叫莨菪。按：狼，狼的意思。菪，放纵不受拘束。

〔集解〕 《名医别录》说：莨菪子生于海滨川谷和雍州（今山西省、陕西省至青海省、甘肃省一带）。五月采子。

陶弘景说：各地都有莨菪。子的形状很像五味子核，非常小。

韩保昇说：各地都有莨菪。叶子像菘蓝的叶子，茎叶都有细毛。花白色。子壳像

罂，结小扁实，像粟米那么大，青黄色。六月、七月采子，晒干。

苏颂说：各地都有莨菪。苗茎有二至三尺高。叶子像地黄，王不留行，红蓝等的

叶子，约有三指宽。四月开花，花紫色。茎秆有白毛。五月结果，

果有壳，壳成罂状，像小石榴。果中的子极小，青白色，像粟

米粒。

雷斅说：凡是使用莨菪子，不要用苍蓂子，它们的形状相似，

只是苍蓂子微红，服用它没有效果，有的人常用它混作莨菪子。

李时珍说：张仲景《金匮要略》说：菜中有一种水莨菪，叶子

圆而光滑，有毒。误吃了使人狂乱，像中风的样子，有的吐血，用

甘草汁解水莨菪毒。

## 附　莨菪子

[修治]　雷斅说：炮制十两莨菪子，用二十两头料醋煮，以

将醋煮尽为准。再用黄牛的乳汁浸一夜，到第二天乳汁变黑，就是真的。晒干，捣成

末，过筛，备用。

[气味]　味苦，性寒，有毒。

《名医别录》说：味甘。

甄权说：味苦、辛，性微热，有大毒。

陈藏器说：性温不寒。

大明说：性温，有毒。服了使了发热，而且发热严重，绿豆汁、甘草、升麻、犀

角都能解它的毒。

雷斅说：有大毒。误服莨菪子，毒气直冲心室，使人非常烦闷，眼生热火。

苏颂说：《神农本草经》说莨菪子性寒，后人多说它大热。而《史记》淳于意传

说：淄川（今山东省淄川县）王美人生子不下乳，让她喝了八个大豆粒大小量的莨菪

药，用酒送服，立刻下乳。不下乳怎能是热药所能治的病呢？还有古方猝然癫狂也常

单用莨菪，难道果真性寒吗？

[主治]　《神农本草经》：治齿痛出虫，肉痹拘急。长期服用使人身轻善行，跑步

能赶上马奔，强智力，增力气，通神气。多吃，使人狂跑。

《名医别录》：疗癫狂疯痫，筋脉拘急。

陈藏器：能安神定志，使人耳聪目明，除逐邪风，变白的头发返黑，治瘢痕。取

莨菪子洗净晒干，隔一天早晨空腹时，用水送下八大豆粒量。也能用小便浸，等小便

被吸尽，晒干，如上法服用。不要使莨菪子破了，破了的莨菪子使人发狂。

甄权说：将莨菪子炒焦研成末，治下部脱肛，止冷痢。治虫蛀牙痛，咬莨菪子，虫出。

大明：烧莨菪子出烟，熏牙中虫。煮莨菪子水，洗阴汗。

［发明］　陶弘景说：莨菪子能入治癫狂的方中使用，但是不能超过一定的剂量。长期服用，本来不需疑虑，能通神健行，多有补益，但是不被仙经采用。

甄权说：莨菪子，用石灰水煮十二小时，用两手捧出，去芽晒干，同附子、干姜、陈橘皮、桂心、厚朴制成丸服，能去各种冷病，多年的水痢，因为它的药性非常温热。不能生服，生服能伤人正气，使人幻影见鬼，持针器狂乱行为。

李时珍说：莨菪的功用，没有遇到像上面所说的功效，但是它的毒性比上面所说的更大。煮一至两天，芽才生，它的毒深藏于子内的情况就可以知道了。莨菪、云实、防葵、赤商陆都能使人狂乱迷惑。神幻见鬼，古人没有阐发其中的道理。这类药都有毒，能使痰弥漫心窍，蒙蔽人的神明，从而扰乱人的视听功能的缘故。唐朝安禄山诱骗奚、契丹人，让他们喝莨菪酒，等他们醉了，把他们活埋了。还有我朝嘉靖四十三上（公元1565年）二月，陕西（今河南省陕县以西）游僧武如香，挟妖术到昌黎县（在今河北省）张柱家，看见张柱的妻子美。摆饭的时候，喊张柱全家人与他同吃，将蒙药散入饭中。吃了，片刻功夫全家人都昏迷了，任武如香奸污。武如香又将妖法吹入张柱耳中。张柱惑乱发狂，看全家都是妖鬼，全部杀死，共十六人，都没有血迹。县府掌管法律人将张柱绢拿囚禁。十多天后张柱吐出二碗左右的痰，听了其中的缘同，才知道他所杀的是父母、兄嫂、妻子、姐侄。张柱和武如香都被处死。世宗肃皇帝命令将此案张榜通知全国。鉴定这妖药，也是莨菪之类。当人的痰蒙蔽心窍的时候，看人都是鬼怪。解莨菪毒的方法，能不知道吗？

［附方］　旧收附方二条，新收附方二十一条，共二十三条。

1. 猝发癫狂。陈延之《小品方》：将三升莨菪研成末，用一升酒浸渍几天，绞去渣滓，煎至能捧丸，丸三丸像小豆大的丸，一天三付。会觉得口面拘急，头上像有虫爬行，额和手脚出现红色，像这些都是病愈的征候。不愈，再服。服完，神志清醒。

2. 风痹厥痛。《圣济总录》：取三钱炒莨菪，半两大草乌头，半两甘草，一两五灵脂，研成末，用面糊丸成二大豆粒大的丸，再用螺青（一种近黑的青色颜料）作丸衣。每次服十丸，男子用菖蒲酒送下，妇女用芫花汤送下。

3. 久嗽不止。孟诜《必效方》：痰嗽有脓血。取五钱莨菪子，淘去漂浮的，煮到使它出芽，滤去水，炒，研成末，加一鸡子大的真酥油，七枚大枣，同煎，待酥油尽，取出大枣，一天吃三枚。再一方：取二十四大豆粒量的莨菪子，吞服，一天吞五至六次。光禄大夫李某按照这个方子服药，取得了神奇的效果。

4. 年久呷嗽。崔行功《纂要方》：长期咳喘痰鸣，以喉间有呷呀声响为特征，长达三十年的。取等量的莨菪子、木香、雄黄，一起研成末。将羊油涂在青纸上，把药末撒在油脂上，卷成筒状，燃烟，让病人在烟上熏吸。

5. 水肿膨胀。配方见"兽部·麢羊·肺·发明"项下。

6. 积冷痃癖。《圣济总录》：病人不想吃饭，身体瘦弱困乏。取三分莨菪子，用水淘去轻浮的，加四十九枚大枣，三升水，待水煮尽，只取枣，去皮核。每天早晨空腹时吃一个，用米汤送下，感觉身体发热就停服。

7. 水泻日久。《圣惠方》：取十枚青州（今山东省益都县一带）干枣，去核，放入莨菪子，填满扎定，烧存性，研成末。每天用粟米汤送服一钱。

8. 冷瘠痢下。孟诜《必效方》：将莨菪子研成末，用腊猪油和，丸成丸，用绵绸裹枣许，送入肛门内。由于解大便被排出，再纳入新的。只三次就痊愈。

9. 赤白下痢。《普济方》：腹痛，里急后重。取半两煨大黄，八大豆粒量炒黑的莨菪子，研成末。每次服一钱，用米汤送下。

10. 久痢不止。《圣惠方》：变生各种下痢，兼脱肛。莨菪丸：取一升莨菪子，淘去虚浮的，蒸，使子出芽，晒干，炒成黄黑色，取一升青州大枣，去皮核，用二升浓醋，放一起煮，捣成膏，丸成二大豆粒大的丸。每次服二十丸，饭前用米汤送下。

11. 肠风下血。《箧中方》：莨菪煎：一升莨菪实，晒干，捣成末，过筛，半斤生姜，榨取汁液，将上药置银锅中，再投入二升无灰酒，放火上煎成稠糖稀状，再迎即倒入无灰酒，酌用酒量能达到五升就停止。用文火煎，煎至药能挼丸，丸成像二大豆粒大的丸。每天天明时用酒连续送下三丸，待药量增加到五至七丸停止。如果挼丸时药膏粘手，就用菟丝粉衬陷。忌用紧火候，因为一旦药物焦枯，就丧失了药力。刚服时，如果感觉身体微微发热，不要惊怪。病情严重的，服药超过三天，会下痢。疾病痊愈了，下痢就停止。绝对有效。

12. 脱肛不收。《圣惠方》：将莨菪子炒，研成末，敷患处。

13. 风牙虫牙痛。《瑞竹堂方》：取八大豆粒量的莨菪子，放入小口瓶内烧烟，用竹筒吸烟，使烟入虫孔内，熏后虫就死，永远不复发。

《普济方》：将莨菪子放入小口瓶内，把热开水倒淋瓶中，口含瓶口，用热气熏牙。凉了再制作，熏完三合莨宽大子就痊愈。有涎液可以吐出，非常有效。

《备急方》：取几粒莨菪子纳牙孔中，用蜡封闭，也有效。

14. 牙齿床脱落。《必效方》：风热疼痛。将莨菪子研成末，用绵绸包裹，用牙咬住，有涎汁不要咽。

15. 风毒咽肿。《外台秘要》：咽喉肿痛得连水也不能下咽，以及瘰疬咽肿。用水送服四十大豆粒大小量的莨菪子末，有神效。

16. 乳痈坚硬。《外台秘要》：取十竹豆粒大小量的新产的莨菪子，用一杯清水送服，不能嚼破莨菪子。

17. 石痈坚硬。《千金要方》：没有化脓的。将莨菪子研成末，用醋调和，敷疮头，疮根就被拔出。

18. 恶疮似癞。《千金要方》：十年不愈的。将莨菪子烧存性，研成末，用水调和，敷患处。

19. 打扑折伤。《千金要方》：用羊油脂调和茛菪子末，敷患处。

20. 恶犬咬伤。《千金要方》：吞服七个茛菪子，一天三次。

### 附　茛菪根

[气味]　味苦，辛，有毒。

[主治]　李时珍：治邪疟，疥癣，杀虫。

[附方]　新收附方六条。

1. 疟疾不止。《千金要方》：将茛菪根烧炭存性，研成末，用水送服一合。注意根据病人身体的强弱确定用量。

2. 恶癣有虫。《千金翼方》：将茛菪根捣烂，用蜂蜜调和，敷患处。

3. 趾间肉刺。将茛菪根捣汁，涂患处。《雷公炮炙论·序》说：脚生肉刺，褪系着根。是说将茛菪系于裤带上。

4. 狂犬咬人。《外台秘要》：将茛菪根同盐捣烂，敷咬伤处，一天敷三次。

5. 恶刺伤人。《千金要方》：将茛菪根用水煮汁，浸伤处，药液凉了就更换。这是确有奇效的方子。

6. 箭头不出。张子和《儒门事亲》方：万圣神应丹：五月五日前的一天，不告知别人，寻见根茎枝叶花实全好的茛菪株棵。对着茛菪株说：先生！你竟在这里。说罢，用柴灰从东南起围了，用木权子挖出根下周围的土。第二天太阳未出的时候，依照前面的方法不说话，用钁头取出，洗净。不要让鸡犬妇女看见，在干净的屋里，用石臼捣如泥，制成鸡子黄大的丸用黄丹滚衣，用纸袋封存，悬吊在高处阴干。遇到有不能取出的箭头，先用象牙末贴疮口，后用红帛袋装前面配好的药，放肚脐中央，用绵兜肚包扎固定，箭头就被便出。

# 云　实
## （见《神农本草经》上品）

[释名]　员实（见《名医别录》）　云荚（见《名医别录》）　天豆（见《吴普本草》）　马豆（见《图经本草》）　羊石子（见《图经本草》）　苗名草云母（见《唐本草》）　臭草（见《图经本草》）　粘刺（见《本草纲目》）

李时珍说：员，也发云音，不知道其中的含义。豆，根据子的形状取名。羊石，应当作羊屎，因为它的子的形状像羊屎的缘故。

[集解]　《名医别录》说：云实生于河间（今河北小河间县）山谷。十月采集，晒干。

吴普说：茎有四至五尺高，茎粗，中间空。叶子像麻叶，两叶对生。六月开花，八月、九月结实，十月采集。

陶弘景说：各地都有云实。它的子像葶苈子，而比葶苈子稍黑小。它的实也像莨菪。烧云实能招来鬼怪，没有看到过那招鬼的法术。

苏恭（即苏敬）说：云实像黏米以及大麻子那么大，黄黑色，形状像豆子，所以叫天豆。在池泽边丛生，有五至六尺高。叶子像小槐叶，也像苜蓿叶。枝间有小刺。俗称苗为草云母。陶弘景说像葶苈，是不对的。

韩保昇说：各地平野池泽都有云实。叶子像小气像叶，花黄白色，它的荚像豆荚，它的实青黄色，像麻子那么大。五月、六月采实。

苏颂说：叶子像槐叶，而比槐叶狭长，枝上有刺。苗叫臭草，又叫羊石子草。实叫马豆。三月、四月采苗，十月采实，过了时间就枯落了。

李时珍说：这种草在山谷原野非常多，俗名叫粘刺。茎红色，中空，有刺，高的近于蔓生。它的叶子像槐叶。三月开黄花，满枝上下花朵累然重叠。荚长三寸左右，像皂荚的形状。荚内有五至六粒子，正像鹊豆，两头微尖，有黄黑色斑纹，壳厚，仁白色，用牙咬非常硬，有很浓的腥味。

## 附　云实实

[修治]　雷敩说：凡是采到云实实，略捣，与橡实颗以互相对应的量拌和，蒸一天，拣出云实，晒干。

[气味]　味辛，性温，无毒。

《名医别录》说：味苦。

吴普说：神农说：味辛，性小湿。黄帝说：味咸。雷公说：味苦。

[主治]　《神农本草经》：治泻痢肠癖，杀虫蛊毒，去邪恶结气，止痛，除寒热。

《名医别录》：治消渴。

苏颂：治疟常用云实。

李时珍：治下部蜃疮脓血。

[附方]　新收附方一条。

1. 蜃下不止。《肘后方》：下部蜃疮不愈。取一两云实，一两女萎，半两肉桂，二两川乌头，研成末，用蜜丸成二大豆粒大的丸。每次服五丸，用水送下，一天服三次。

## 附　云实花

[主治]　《神农本草经》：治幻见鬼怪精物。过多地吃，使人狂奔乱跑。长期服用使身体轻健，神志灵通。

《名医别录》：杀精怪异物，利下水邪。烧云实能招致鬼怪。

[发明] 李时珍说：既然云实花能使人幻见鬼怪发生狂奔，怎能有久服使身体轻健的道理，这是古书的错误。

## 附　云实根

[主治] 李时珍：治骨鲠和咽喉疼痛。研汁，含咽汁液。

# 蓖　麻（蓖发卑音）
## （见宋《唐本草》）

[释名] 苏颂说：叶子像大麻叶，子的形状犹如牛蜱，所以叫蓖麻。

李时珍说：蓖，也写作蝙。蝙是牛虱。它的子有麻点，所以叫蓖麻。

[集解] 苏恭（即苏敬）说：这是人们所种植的，叶子像大麻叶，但是特别大，结的子像牛蜱。现在从胡（印度、波斯、罗马等外国）地运来的，红色，有一丈多高，子像皂荚子那么大，效用也好。

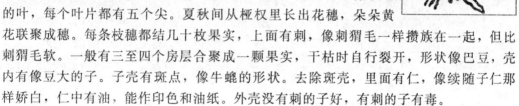

苏颂说：现在各地都有蓖麻。夏天出苗，叶子像葎草叶，而比葎草的叶子大、厚。红茎有像甘蔗那样的节，一丈多高。秋天开小花，随即结实，果壳上有刺，形状像巴豆，青黄色，有褐色斑点。夏天采茎叶，秋天采实，冬天采根，晒干用。

李时珍说：蓖麻茎有红的，有白的，中空。它的叶子像瓠蒌的叶，每个叶片都有五个尖。夏秋间从桠杈里长出花穗，朵朵黄花联聚成穗。每条枝穗都结几十枚果实，上面有刺，像刺猬毛一样攒族在一起，但比刺猬毛软。一般有三至四个房层合聚成一颗果实，干枯时自行裂开，形状像巴豆，壳内有像豆大的子。子壳有斑点，像牛蝙的形状。去除斑壳，里面有仁，像续随子仁那样娇白，仁中有油，能作印色和油纸。外壳没有刺的子好，有刺的子有毒。

## 附　蓖麻子

[修治] 凡是使用蓖麻，不要用乌黑和大红色的子，因为是在落地的叶子上生长，这样的籽两头尖，有毒。蓖麻子，每粒都有黄黑斑。凡是使用蓖麻子，用盐汤煮半天，去皮取子，研成末备用。

李时珍说：取蓖麻油法：取五升蓖麻仁捣烂，用一斗水煮，有沫就撇起，等到沫尽才停止。滤去水，煎撇起的沫，煎至点灯不炸，滴入水中不散为准。

[气味] 味甘、辛，性平，有小毒。

李时珍说：凡是服食蓖麻的人，终生不能吃炒豆，犯了禁忌，一定会胀死。蓖麻油能压伏丹砂、粉霜毒。

[主治]　《唐本草》：治水积。用水研二十枚蓖麻子，服药末，服后吐恶沫，将药量加到三十枚，三天一付，病愈就停服。还治疗风虚寒热，身体患疮痒浮肿，感染邪恶之气，榨取蓖麻油涂患处。

大明：研末敷疮痍疥癞。涂手足心，能催生。

寇宗奭：治瘰疬。将蓖麻子炒熟，去皮，每天睡觉时嚼服二至三枚，逐渐加到十几枚，有效。

李时珍：主治偏瘫不遂，口眼㖞斜，失音口噤，头痛耳聋，舌胀喉痹，䐗（有痰）喘脚气，肿毒丹瘤，烫伤烧伤，针、刺入肉，妇女胎衣不下，子宫脱出，能利大小便，疏导经络，止各种疼痛，消肿排脓拔毒。

[发明]　朱震亨说：蓖麻属阴，它的性是善于收敛，能排脓拔毒，是外科的主要药物。能使有形的留滞物排出，所以治疗难产、胞衣不下。死胎、凝血也用蓖麻子治疗。

李时珍说：蓖麻仁味甘、辛，有热毒，气、味很接近巴豆，也能使人的大小便通利，所以能去水邪。它的特性是善于走窜，能疏通各经络孔窍，所以治疗偏瘫，失音口噤、口眼歪斜、头风以及七窍的各种疾病，不只限于使有形的滞留物排出体外。鹈鹕（见禽部）油能引药气进入体内，蓖麻油能将病邪拔出体外，所以各种膏剂常用蓖麻。有个人患偏瘫，手足不能抬举。我用蓖麻油同羊脂、麝香、鲮鲤甲等药煎成膏剂，一天擦摩几次，治疗一月多，病情逐渐恢复。同时服用搜风化痰养血药，三个月就痊愈了。有位病人手臂有一块肿痛，也用蓖麻仁捣膏贴患处，过一夜就好了。有个人患气郁性偏头痛，用蓖麻仁同乳香、食盐捣贴太阳穴，过一夜疼痛就消失了。有位妇女产后子宫不收，捣蓖麻仁贴她的丹田穴，过一夜就缩上去了。蓖麻仁外用，屡屡取得奇效，只是不能轻率地让病人内服。有人说：将蓖麻仁捣膏，用筷子蘸滴在鹅、马等六畜的舌根下，畜生立即不能吃东西。有人说：将蓖麻膏滴入肛门内，就便血死亡。由此，就能知道它的毒性了。

[附方]　旧收附方九条，新收附方三十二条，共四十一条。

1. 半身不遂。《外台秘要》：失音不语。取一升蓖麻子油，一斗酒，用铜锅盛油，在酒中放一天，在酒上蒸，使油熟，慢慢服用。

2. 口眼歪斜。将蓖麻子仁捣成膏，向左偏贴右侧，向右偏贴左侧，立即端正。

《妇人良方》：取四十九粒蓖麻子仁，研成糊，作饼，向右歪贴在左手心，向左歪贴在右手心，再用铜器盛热水坐药饼上，冷了就换水，如此治疗五天六次就端正了。再一方：取四十九粒蓖麻子仁，十九粒巴豆，五分麝香，研成糊，作饼，照上述方法使用。

3. 风邪头痛。疼痛难忍的。取等量的乳香、蓖麻子仁，捣成糊，作饼，随疼痛部位在左在右，贴同侧太阳穴，自觉穴下散发出风气，非常灵验。

《德生堂方》：用蓖麻油纸剪花，贴太阳穴，也有效。再一方：取半两蓖麻子仁，十五枚刺肉，捣成泥糊涂纸上，卷成筒插入鼻中，一流清涕，头痛就停止。

4. 八种头风。《袖珍方》：治疗八种季节气候风邪引起的头风痛，分别取四十九粒去壳的蓖麻子仁，四十九粒巴豆，一大块雀脑芎，捣如泥糊，丸成鸡子黄大的丸，用线穿连，悬挂通风处阴干。使用时，先将好的茶末调成糊，涂在杯子内层上，然后用炭火燃烧关面加工好的丸药，使之起，用杯子覆盖烟气。持烟尽，用百沸汤冲杯内的茶药服。用棉被裹间睡，使之出汗，避风。

5. 鼻窒不通。《普济方》：取三百粒去皮的蓖麻子仁，十枚去皮核的大枣，捣成均匀的药粉，用绵绸包裹，塞鼻孔，一天换一次，经过三十多天就能闻出香臭了。

6. 天柱骨倒。《郑氏小儿方》：小儿疳疾，以及患各种病后，颈项软弱无力，头向下垂，不能抬起，是身体虚弱导致的，适宜于用生筋散贴脖项。取六枚去壳的木鳖子，六十粒去壳的蓖麻子，研成均匀的药粉。先用布包头，摩擦项部，使局部发热，用唾液调药，贴项部。

7. 五种疯痫。《卫生宝鉴》：不论病程时间长短。取二两蓖麻子仁，一两黄连，置银器或石器中，加一大碗水，用文武火煮。水尽就添水，煮三天两夜，取出黄连，只将蓖麻子仁放通风处阴干，不要让药见太阳光，每粒用竹刀切成四段。每次服二十段，饭后用荆芥汤送下，一天两次。终生忌吃豆子，犯忌一定腹胀死亡。

8. 舌上出血。《摘玄方》：点燃蓖麻子油纸，用烟熏鼻中，血出自然停止。

9. 舌胀塞口。《经验良方》：取四十粒蓖麻子仁，去壳，研出油，涂纸上，卷成筒燃烟熏舌。肿胀不消退，再熏，以愈为准。有个人的舌头肿出口外，一位同村人用此法治疗，痊愈。

10. 急喉痹塞。牙关拘急，紧闭不张，一用这个方法治疗，就能张开。将蓖麻子仁研成糊，摊在纸上，卷成筒，烧烟熏病人的口鼻，一吸烟就张开。如果只用蓖麻油作成油纸条，更好。叫圣烟筒。

11. 咽中疮肿。《杜壬方》：取一枚蓖麻子仁，一钱朴硝，一起研成末，用刚汲取的井水送服，连续服二至三付，有效。

《三因方》：取等量的蓖麻子仁，荆芥穗，研为细末，炼蜜丸成丸，用绵绸包裹，含口中，咽津液。

12. 水邪肿胀。《外台秘要》：将蓖麻子仁研成粉，用水溶得三合汁液。天明时一次服完，到中午就会便下青黄水。有人说，体壮的人也只能服五粒蓖麻子仁。

13. 脚气作痛。《外台秘要》：取七粒蓖麻子，去壳，把仁研成粉，同苏合香丸一起贴足心，疼痛就消失。

14. 小便不通。《摘玄方》：取三粒蓖麻子仁，研成细粉，放入纸捻内，插入阴茎中就通利。

15. 齁喘咳嗽。《卫生易简方》：将蓖麻子去壳，把仁炒熟，拣甜的吃。必须多吃才能有效。终生不能吃炒豆。

16. 催生下胞。崔元亮《海上集验方》：取土粒蓖麻子，剥去外壳，研成膏，涂脚心，一旦胞胎和胞衣产下，就迅速洗掉。不然，会使子宫脱出。如果子宫脱出，立即用这药膏涂头顶，子宫自然回复。

《肘后方》说：难产，取十四粒蓖麻子仁，每只手分别握七粒，片刻就产下。

17. 子宫脱出。《摘玄方》：取等量的蓖麻子仁、枯矾，研成末，置纸上将子宫托入。再取十四粒蓖麻子仁，研成膏，涂头顶心，子宫立即回入。

18. 催生下胎。《集验方》：不论活胎死胎。取二粒蓖麻子仁，一粒巴豆，一分麝香，研成膏，贴脐中和足心。再一方：下活胎，一月一粒蓖麻子仁，用温酒吞服。

20. 各种肿毒。《肘后方》：疼痛难忍。将蓖麻子仁研成泥糊，敷患处，肿痛立即消失。

21. 疠风鼻塌。《杜壬方》：手指挛屈，骨节疼痛难忍，逐渐发展到腐烂脱落。取一两去皮的蓖麻子仁，将一两黄连锉成豆大，把药装入小瓶，加一升水，同浸。春夏浸三天，秋冬浸五天后，取出一枚蓖麻子劈破，面向东方，用浸药的水吞服逐渐加服到四至五枚，如果轻微痢下，没有妨碍。瓶中的水喝完了，再添水，两个月后试着吃大蒜、猪肉，如果不复发，就是有效。如果复发，再服，直到不复发才停止服药。

22. 小儿丹瘤。《修真秘旨》：取五粒蓖麻子，去皮，研成末，加入二十大豆粒量的面粉，用水调和，涂患处，非常有效。

23. 瘰疬结核。《阮氏经验方》：炒蓖麻子，去皮，每天睡觉时服二至三粒，有效。一生不能吃炒豆。

24. 瘰疬恶疮。《儒门事亲》：以及软疖。将一两折胶香在瓦器中溶化，去渣滓，取六十四粒蓖麻子，去外壳，研成泥粉，投入溶化的白胶香中，搅匀，滴入十大豆粒量的油，用筷子蘸药，滴水中试软硬度，根据软硬度恰适地添减胶、油，根据疮疖的大小剪取红绸，摊药，贴患处，一付药膏能治愈三至五个疮疖。

25. 肺风面疮。吴端《扶寿方》：面部起白屑，或者有少量赤疮。取四十九粒蓖麻子仁，三枚白果，三枚蒸熟的刺，三钱瓦菘，一个皂荚，捣成末，团成丸。用药丸洗面，效果好。

26. 面上雀斑。《摘玄方》：取一钱蓖麻子仁，一钱密佗僧，一钱硫磺，研成末，用羊骨髓和匀，每夜敷患处。

27. 发黄不黑。《摘玄方》：取蓖麻子仁，用香油煎焦，去渣滓，三天后经常刷头发。

28. 耳猝聋闭。《千金要方》：取一百个蓖麻子，剥去外壳，同十五枚大枣一起捣烂，加入喂小孩的乳汁，拌和均匀，搓成药。每次用绵绸裹一枚塞耳，以感觉耳中发热为准。一天换一次，二十天在痊愈。

29. 汤火灼伤。《古今录验》：取等量的蓖麻子仁，蛤粉，研成膏。烫伤用油调，烧伤用水调，涂患处。

30. 针、刺入肉。《卫生易简方》：将蓖麻子去掉外壳，研成泥粉，先用帛衬垫伤口四周，再敷药。而后经常察看，发现刺被拔出，立即取刺去药，以免药物紧弩出好肉。如果加白梅肉同研，效果更好。

31. 竹木骨鲠。取一两蓖麻子仁，二两凝水石，研匀。每次取二十大豆粒量，放舌根嚼咽汁液，哽物自行消失。再一方：取等量的蓖麻油、红曲（曲霉科真菌紫色红曲霉寄生的粳米上形成的红曲米），研成细末，用砂糖丸成皂角子大的丸，用绵绸包裹，含咽汁液，能出痰涎最好。

33. 鸡鱼骨鲠。将蓖麻子仁研烂，加入百药煎（五倍子同茶叶等经发酸制成的块状物），再研，丸成鸡子黄大的丸。用早晨第一次从井中啄取的水，化半丸服，当即骨鲠下。

33. 恶犬咬伤。《袖珍方》：取五十粒蓖麻子，去外壳，用早晨第一次从井中汲取的水研成膏。先用盐水洗伤口，用嘴吹过痛处，再敷研磨的药膏。

## 附 蓖麻叶

[气味] 有毒。

[主治] 苏恭：治脚气风肿，麻木不仁，蒸熟蓖麻叶，捣烂，包裹患处，一天换药二至三次，症状便消失。还有：用蓖麻油涂叶子，烤热，熨敷囟门，止鼻衄，非常灵验。

李时珍：治痰喘咳嗽。

[附方] 新收附方二条。

1. 咳喘痰嗽。《儒门事亲》方：取三钱有九尖的蓖麻叶，研成末，加入二钱水飞过的白砚，将四两猪肉切成薄片，把药掺肉片中，用荷叶裹住，以文武火煨熟。慢慢咀嚼，用白开水送下，叫九仙散。

2. 《普济方》：治疗咳嗽涎喘，不论时间长短。取一两经霜的蓖麻叶，一两经霜的桑叶，一两蜜炒的罂粟壳，研成末，用蜜丸成鸡子黄大的丸。每次服一丸，用白开水化服，一天一付，叫无忧丸。

## 附 博落回
### （见《本草拾遗》）

陈藏器说：有大毒。治疗恶疮瘰根，瘤赘息肉，白癜风，蛊毒精魅，溪毒疮瘘。取等量的博落回、百丈青、鸡桑灰，研成末，敷患处。蛊毒精魅别有治法。博落回生于长江以南的山谷。

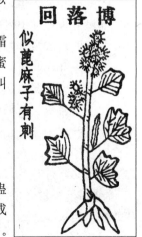

博落回
似蓖麻子有刺

茎叶明蓖麻的茎叶。茎中空，吹它能发出像博落回的声音。折断有黄色汁渗出，用它毒害人，人立即死亡。不能轻易将它内服。

# 常山蜀漆
## （见《神农本草经》下品）

[释名] 恒山（见《吴普本草》） 互草（见《神农本草经》）鸡屎草（见《日华诸家本草》） 鸭屎草（见《日华诸家本草》）

李时珍说：恒，也就是常的意思。恒山是北岳的名字，在现在的定州（今河北省定县）。常山是郡名，也就是现在的真定（河北省正定县）。难道种药始产于这里才得名的吗？蜀漆是常山苗，功用相同，现在合并在一起。

[集解] 《名医别录》说：常山生于益州（今四川、云南、甘肃、陕西、湖北、贵州之间的一带）山谷和汉中（今陕西省南郑县）。二月、八月采根，阴干。又说：蜀漆生于江林山川谷，以及蜀（今四川中部）发、以中，是常山的幼苗。五月采叶，阴干。

陶弘景说：常山出于宜都（今湖北省宜都县）、建平（今四川省巫山县）。小实黄色的，叫做鸡骨常山，功用最好。蜀漆是常山苗，但是所出产的地方又不同，江林山就是益州江阳山的名字，所以是出于同一地区。当地人采得盘结坚固的根，及时加工成丸经。以先择晴朗的天气采挖为好。

苏恭（即苏敬）说：常山生于山谷间。茎圆有节，高的不超过三至四尺。叶子像茶叶，而比茶树的叶子狭长，两叶对生。三月开白花，花萼青色。五月结青色的圆果，三个子聚于一个子房，常山叶晒干是青白色的能用。如果阴干，便黑烂霉坏。

韩保昇说：常山出金州（今陕西定康县）、房州（今湖北省房县）、梁州（今陕西省南部和四川省全部）中江县。树有三至四尺高，根像荆条根，黄色，常呈破裂状。五、六月采叶，叶子叫蜀漆。

李含光说：蜀漆是常山茎，八月、九月采集。苏颂说：汴（今河南省开封市）州以西、淮河流域、钱塘江流域，以及洞庭湖以南各州郡也有常山，都像前面说的。海州（今江苏灌云县）出的，叶子像楸叶，八月开花，红白色，子青绿色，像山楝子，而比山楝子小。现在天台山有一种草，叫土常山，苗叶极甜。人们用它做饮料，味甜得像蜜，又叫蜜香草，性凉，能补益人体，不是前文说的常山。

[修治] 雷敩说：采挖的时候连同根苗一起收。如果用茎叶，临用时去根。将甘草微折，用水拌湿蒸。临用时去甘草，将力量漆叶微折，再用甘草水拌匀，再蒸，晒干用。其中的常山，用酒浸一夜，漉出晒干，熬水或者捣成末用。

李时珍说：近来有用酒浸蒸熟的，或者用瓦器炒熟的，也不太使人吐。还有用醋制的，能使人吐。

## 附　常山

[气味]　味苦，性寒，有毒。

《名医别录》说：味辛，性微寒。

吴普说："神农、岐伯认为：味甘。桐君认为：味辛，有毒。李当之认为：性大寒。"

甄权说：味苦，有小毒。

萧炳说：配甘草，使患疟人得吐而愈。

徐之才说：畏玉札。

大明说：忌食葱和菘莱。伏砒石毒。

[主治]　《神农本草经》：治伤寒寒热，温疟发热鬼毒，胸中痰结吐逆。

《名医别录》：疗鬼蛊往来，水肿，洒淅恶寒，鼠瘘。

甄权：治各种疟疾，吐痰涎，治项下瘰瘤。

## 附　蜀漆

[气味]　味辛，性平，有毒。

《名医别录》说：性微温。

甄权说：味苦，有小毒。

张元素说：味辛，属纯阳药。

萧炳说：桔梗是蜀漆的使用药。

徐之才说：栝楼是蜀漆的使药。恶贯众。

[主治]　《神农本草经》：治疗疟疾及咳逆寒热，腹中癥积痞结，积聚邪气，蛊毒鬼疰。

《名医别录》：疗胸中邪气结聚，通过涌吐祛邪。

甄权：治瘴疟、鬼疟长期不愈，温疟寒热，下肥气（因肝气郁结、淤血停聚所致的：左胁下有肿块突起，状如覆杯……）。

张元素说：破血，除腥秽。与苦酸药同用，疏导胆经邪气。

[发明]　雷敩说：蜀漆，春夏用茎叶，秋冬用根。长期患病的老人，务必避免服用蜀漆。

苏颂说：常山、蜀漆是截疟最主要的药物。但是不能过多地服用，使人吐逆。

朱震亨说：常山性暴悍，善于驱逐邪气，又能损伤人的真元之气。病人稍有虚弱，就不能使用。《外台秘要》竟用三两作一次服，确实昧于雷公老人关于久病切忌服常山的告诫。

李时珍说：常山、蜀漆有祛痰截疟的功效，但是必须在发散表邪和邪被逐出到阳分以后，才能使用。用之得当，能立现神效；使用失去它的时机法度，必定损伤人的正气。疟疾有六经疟，五脏疟，痰湿、食积、瘴疫、鬼邪等各种疟疾，必须辨别属阴属阳，是虚是实，不能不作具体分析，笼统地同样对待，用一种的方法治疗。常山、蜀漆，生用药气止行，一定使人吐；酒蒸炒熟用，药气略有缓解，少量使用不会导致吐逆。遇甘草使人吐，配大黄能利下，配乌梅、鲮鲤甲入肝经，配小麦、竹叶入心经，配秫米、麻黄入肺经，配龙骨、附子入肾经，配草果、槟榔入脾经。没有痰就不会发生疟疾，常山、蜀漆二药的功用，就在于能祛痰逐水。杨士瀛《直指方》说：常山治疟的功用，人们都不重视。疟疾病人大多都蓄积有痰涎水邪，或者停聚于脾胃，或者结积胁间，而生寒热。治疗原则应当是化痰逐水，怎能容许不用常山呢？水邪在上停，常山能使人把它涌吐出去；水邪有胁下，常山能破其积聚使水邪下行。只是必须行血药辅佐它，若果有行血药辅助，一定能收到治十愈十的功效。如果是纯热发疟或蕴热内实的病症，给病人投服常山，大便少量零散地便下，好像泄下而又不泄，必须用北大黄进行辅佐，泄利几次，而后能获得痊愈。还有特制（官职名）李焘说：岭南人被瘴气寒热所侵犯，邪气大多居于营卫皮肉之间。要从根本上祛除皮肤毛孔中的瘴气，没有常山是不可能达到目的的。但是常山的特性是能使人吐，只有用七宝散冷服。如果将七宝散用冷水送服，既不吐，又灵验。

［附方］旧收附方三条，新收附方二十五条，共二十八条。

1. 截疟诸汤。《外台秘要》：取三两常山，用三升浆水浸一夜，煎取一升，将发前一次服完，取吐。

《肘后方》：取一两常山，一百粒秫米，八升水，煮取三升，分三次服。发病日的前一天夜晚，未发病的时候，临发病的时候服完。王隐君在《养生主论》驱疟汤中说：我使用这个方子四十年，获得的奇效说也说不完，一定不要再加减，绝无一例吐的。取一钱半用酒煮后晒干的常山，一钱半知母，一钱半贝母，一钱半草果，加九斛六斗水，煎至半熟，天将明服一付，过一会服第二付，临发前再服一付。或者加甘草，用酒煮后服。

2. 治疗间日疟。《宋侠经心录》：醇醇汤。支太医说：这是桂广州的配方，非常灵验。取一钱二分恒山（即常山），二钱半大黄，一钱二分炙甘草，加一杯半水，煎减半，叫醇汤，在发病那天天将明时温服；再向前面的药中加一杯水，煎减半，将发未发的时候温服。

虞抟《医学正传》：治疗长期发疟不止。取一钱半常山，一槟榔，五分丁香，一个乌梅，用一杯酒浸一夜，天将明时服。服一付就愈，永远不再复发，效果如神。

3. 截疟诸丸。《千金要方》：恒山丸。治疗多年不愈的疟疾，服二付，就能愈；治疗一月左右的疟疾，服一付就痊愈。取三两恒山，研成末，用鸡子白调和，丸成二大豆粒大的丸，用瓦器煮熟，除腥气，取出晒干收藏。每付二十丸，用竹叶汤送下，天将明时服一付，天明时服一付，临发前服一付，有的人服后吐，有的人服后不吐，都能痊愈了。

《肘后方》：丹砂丸，取三两恒山，捣烂研末，一两朱砂，研成末，用白蜂蜜调和，杵一百下，丸成两个大豆粒大的丸。在发病前服三丸，过一会再服三丸，这一次临发时服三丸，都用酒送下，没有不断根的。

曾世荣《活幼心书》：黄丹丸。治疗轻、重、久、短各种疟疾。取二两恒山，半两黄丹，一两用瓦焙的连核乌梅，研成末，用糯米粉和糊，丸成二大豆粒大的丸。每付三十至五十丸，用冷酒送下，发病日前一天晚上服一付，天明时服一付。午后才吃饭。

葛洪《肘后方》：取三两恒山，一两知母，半两甘草，捣研成末，炼蜜丸成两个大豆粒大的丸。第一次服十丸，第二次服七丸，第三次服五至六丸，以愈为准。

治疗各种疟疾。《和剂局方》：瞻仰丸。取四两常山（炒存性），二两草果（炒存性），研末待用，用稀面糊丸成两个大豆粒大的丸。每天睡觉时用冷酒服五十丸，天将明时再服。忌吃鹅、羊等热性食物。再有胜金丸：治疗各种疟疾，胸膈停痰，反复发作不愈。取八两常山，用酒浸，蒸熟，焙干，二两生槟榔，研成末，有面糊丸成两个大豆粒大的丸，按上面说的方法服用。

治疗各种疟疾，不分病情的轻重和时间的长短。《集简方》：二圣丸。取一两鸡骨恒山，一两鸡心槟榔，生研成末，一两半煨焦的鲮鲤甲，研成末，用糯米粉作糊，丸成绿豆大的丸，用黄丹滚衣。每付三十至五十丸，按上面说的方法服用。

4. 厥阴肝疟。赵真人《济急方》：恶寒多发热少，喘息微弱得像死状，或者少腹胀满，小便如脓，不论病程长短，不吐不泄，像神仙用药一样灵验。取一两恒山，用醋浸一夜，放瓦器中煮干。每次服二钱，加一杯水，煎半杯，天将明时冷服。

5. 太阴肺疟。《千金要方》：病人痰聚胸中，病热严重到使人担心害怕，严重恶寒后才发热，发热期间善惊，像有所遇一样。取三钱恒山，半钱甘草，三十五粒秫米，加十二斛八斗水，煎取六斛四斗，发病日的早晨分三次服用。

6. 少阴肾疟。《千金要方》：病人呈恶寒发冷貌，手足冰凉，腰脊痛，大便难，眼睛昏花，视物不清。取二钱半恒山，半两豆豉，一钱乌梅，一钱半竹叶，三根葱白，加一升半水，煎得一升，临发病前分三次服。

7. 牝疟独寒。张仲景《金匮要略》：病人只恶寒不发热。用蜀漆散：取二钱蜀漆、二钱煅三昼夜的云母，二钱龙骨，研成末。每付半钱，临发病的当天一明时服一付，临发前服一付，用酸浆水调服。如果是温疟，再加一钱蜀漆。

8. 牡疟独热。王焘《外台秘要》：病人只发热不恶寒。取一钱半蜀漆，一钱甘草，二钱麻黄，二钱牡蛎粉，十二斛八斗水，先煎麻黄、蜀漆，去沫，放入余下的药物，再煎得六斛四斗，未发病前温服，病人涌吐就愈。

9. 温疟热多。《药性论》：取一钱常山，三钱小麦，二钱淡竹叶，用水煎，天将明时服，效果非常好。

10. 三十年疟。《肘后方》：治疗三十年以上的老顽疟疾，以及多年的久疟。取一两常山，一两黄连，用三升酒浸一夜，用瓦锅煮取一升半。发病日的早晨服五合，临发病时服第二次。发热的会吐，不发热的会痢下，没有不痊愈的。

张文仲《备急方》：取一两半恒山，五钱龙骨，二钱半炮附子，一两大黄，研成末，用鸡子黄调和，丸成二大豆粒大的丸。没有发病的时候服五丸，将要发病的时候服五丸，用白开水送下。支太医说：这个方子非常灵验，没有不被它截止的疟疾。

11. 瘴疟寒热。刘长春《经验方》：取一寸常山，一枚草果，用一碗热酒浸一夜，天将明时面向东方服药，盖被睡觉，从醉酒中醒来，病已痊愈。

谈野翁《试验方》：取二钱常山，二钱槟榔，二钱甘草，一百粒黑豆，用水煎服。这是彭司寇所传的方。

葛稚川《肘后方》：取一两常山，一两黄连，一两香豉，七钱炮附子，捣成末，炼蜜丸成两个大大豆粒大的丸。早饭前空腹时服四丸，将要发病时服三丸。到中午以后才吃饭。

12. 妊娠疟疾。姚僧坦《集验方》：取一钱用酒蒸的常山，一钱煅石膏，五分炒乌梅，四分甘草，用一杯水和一杯酒浸一夜，天明时温服。

13. 百日儿疟。《水鉴仙人歌》说：疟疾，是由于寒热邪气侵犯引起的，只要用仙术治疗，就能避免出现空治一回的无效劳动。将常山刻成人的形状，固定在孩子的生气宫。比如金生人，金生在巳。就固定在巳上，木生人，固定在亥上，火生人，固定在寅生，水生人，固定在申上。

14. 小儿惊忤。《阮氏方》：小儿中恶毒邪气，突然惊悸猝死。用二钱炒蜀漆，一钱二分牡蛎，以浆水煎服，便吐痰痊愈。叫千金汤。

15. 胸中痰饮。《千金要方》：用一两恒山，一两甘草，加五升水，煮取一升，去渣滓，纳入二合蜂蜜。温服七合，取吐。如果不吐，再服。

# 附　杜茎山
## （见《图经本草》）

苏颂说：叶子味苦，性寒。治疗温疟、瘴疟、寒疟、热疟，发作歇止无定时，烦渴头痛躁乱。将杜茎山杵烂，用刚酿出的酒浸渍，绞取液服，能使病人吐出恶涎，效果非常好。杜茎山生于宜州（今广西壮族自治区宜山县）。茎有四至五尺高，叶子像苦荬菜的叶子。秋天开花，花紫色。果实像枸杞子，比枸杞子大而白。

# 附　土红山

苏颂说：土红山叶子味甘、苦，性微寒，无毒。治疗骨节疼痛，劳热（慢性消耗性疾病出现的发热现象）瘴疟。生于福州（今福建省福州市），南州（今四川省南川

县)、恩州（今广东省阳江县）山谷原野中。高大的七至八尺高。叶子像楷把叶，而比
楷把叶小，无毛。秋天开像粟粒大的白花，不结实。福州生的茎是细，叶子像芙蓉叶，
它的叶子正面青色，背面白色，根像葛根，当地人挖到根以后，用米泔水浸一液，再
用清水浸一夜，炒黄，研成末。每付一钱，加一杯水，一片生姜，同煎，内服。也治
疗劳热瘴疟，非常有效。

李时珍说：杜茎山就是土恒山，土红山又是杜茎山之类的植物，所以都附在常山
的后边。

# 藜　芦
## （见《神农本草经》下品）

[释名]　山葱（见《名医别录》）　葱苒（rǎn 见《神农本草经》）葱菼（tǎn，见
《名医别录》）　葱葵（见《吴普本草》）　丰芦（见《吴普本草》）　憨（hān）葱（见
《本草纲目》）　鹿葱

李时珍说：黑色称藜，它的芦有黑皮包裹，所以叫藜芦。茎的
基部像葱，俗名叫葱管藜芦变是因此得名。北方人叫它憨葱，南方
人叫它鹿葱。

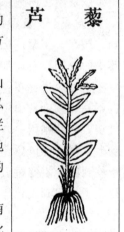

芦　藜

[集解]　《名医别录》说：藜芦生于泰山（在山东省中部）山
谷，三月采根，阴干。吴普说：叶子大，许多细根连聚生长。陶弘
景说：附近州郡各地都有藜芦。茎的基部很像葱，有许多叶鞘腐烂
后留下的毛状纤维。用藜芦只挖取根，微烤。韩保昇说：藜芦各地
山谷都有。叶子像郁金、秦艽、薄荷等的叶子，根像龙胆根，茎的
基部有许多毛。夏天出生，冬天凋枯，八月采根。

苏颂说：陕西（今河南省陕县以西）、山（华山、终南山）南
东西方各州郡都有藜芦，辽州（今辽宁省辽阳市）、均州（今湖北
省均县）、解（xiè）州（今河南省洛阳市西南）出的更好。三月生苗。叶子青绿色，像
刚长出的棕心，又像车前草。茎的基部像葱白，青紫色，有五至六寸高。上部有黑皮
裹茎，似棕皮。开肉红色的花。根像马肠根，有四至五寸左右和，黄白色。二月、三
月采根，阴干。藜芦有两种：一种是水藜芦，茎、叶与前文述说的大体相同，只是长
在靠近水溪的砂石上，有一百多条根须，不能入药用。现在人们使用的叫葱白藜芦，
根须很少，只有二十至三十根，长在高山上的好，均州人习惯上称它鹿葱。范计然说：
出产于河东（山西省境内黄河以东的地区），黄白色的好。

## 附　藜芦根

[修治]　雷敩说：凡是采到藜芦以后，去掉根头，用糯米泔水煮，从上午九时煮

到下午一时，捞出，晒干备用。

[气味]　味辛，性寒，有毒。

《名医别录》说：味苦，性微寒。

吴普说：神农、雷公说：味辛，有毒。岐伯说：味咸，有毒。李当之说：性大寒，有毒。扁鹊说：味苦，有毒。

徐之才说：黄连中藜芦的使药。反细辛、芍药、人参、沙参、紫参、丹参、苦参。恶大黄。

李时珍说：畏葱白。服藜芦使人呕吐不停，喝葱汤就停止。

[主治]　《神农本草经》：治蛊毒咳逆，泻痢肠澼，头疡疥瘙恶疮，杀各种虫毒，去死肌。

《名医别录》疗哕逆，喉痹不通，鼻中瘜肉，马刀烂疮。不入汤剂用。

甄权：治气逆，去积久的脓血泻痢。

苏颂：涌吐膈上风痰，疗暗风痫病小儿喘息痰疾。

寇宗奭：研成末，治马疥癣。

[发明]　苏颂说：服食像古钱上一字那样（约为一分）一点藜芦，就使人严重呕吐。还有，用藜芦配通顶散，病人一嗅吸就打喷嚏。但是，各本草都说藜芦治哕逆，其中的效用没有详细审察。

李时珍说：哕逆病用吐药治疗，是指胃气下行用吐法祛痰积的意思。吐药的作用也不一一致：常山用于吐疟痰，瓜蒂用于吐热痰，乌附尖用于吐湿痰，莱菔子用于吐气痰，藜芦则用一吐风痰。考查张子和《儒门事亲》说：有一位妇女患风痫病，从六到七岁得了惊风后，每过一至二年发作一次；到了五至七年，一年发作五至七次；三十岁到四十岁便每天发作，有时甚至一天发作十余次。于是就昏迷痴呆善忘，想求一死完了。遇到大荒年，采各种野草吃。在野地里看到像葱状的草，采回蒸熟饱吃，到了天将明的时候，突然感觉胃脘不适，吐像胶一样的涎水，连续几天不停，约有一至二斗，汗出得像水洗的一样，甚是昏沉困乏。三天后，便感到身体轻健，疾病痊愈。能进饮食，脉象平和。拿着他所吃的葱询问别人，有人告诉他憨葱苗，《神农本草经》中的藜芦就是这种草。《图经本草》说藜芦能吐治风病，这个病人是吃野草充饥，偶得吐法治疗而痊愈。我们当朝的荆和王妃刘氏，七十岁，患中风病，不省人事，牙关紧闭。许多医生都束手无策。太医令的父亲李月池老先生诊视时，已不能服药，从上午一时到夜里十一时。不得已，打扑一个牙齿。浓煎藜芦汤给病人灌服。过了一会，刘氏叹了一口气，便吐出痰涎苏醒了，又进一步调理，获得痊愈。《尚书·说命上》说：如果不是服后反应强烈的药，昏厥的疾病不能痊愈。确实就是这样。

[附方]　旧收附方六条，新收附方十三条，共十九条。

1. 诸风痰饮。《经验方》：取十分藜芦，一分郁金，研成末。每付二分半，用一杯热浆水调和服。用开水泡洗鹅（或鸭）毛，轻扫咽部呕吐。

2. 中风不省。《简要济众方》：牙关紧闭的。取一两去芦头的藜芦，用浓煎的防风汤烫洗后，焙干，切碎，炒成微褐色，研盛开要。每付半钱，小儿减半，用温开水调灌，以吐出痰涎为有效。不吐再灌。

3. 中风不语。《经验后方》：喉中如有拉锯声，口中流涎沫。取一分藜芦，一个天南星，将天南星去浮皮，在脐上挖上个坑，倒入二个橡斗（见"果部·橡实"）量的陈醋，四面用火逼烤，烤成黄色，一起研成末，用生面糊丸成小豆大的丸。每次服三丸，用温酒送下。

4. 诸风头痛。《圣惠方》：取一棵和州（今安徽省和县）藜芦，晒干，研成末，加入少星麝香，吹鼻。再一方：通顶散：取半两藜芦，三分黄连，研成末，用鼻嗅吸。

5. 久疟痰多。《保命集》：病人不能吃饭，想吐又吐不出。取半钱藜芦末，用煮黄齑菜的水调服。将鹅（或鸭）毛用开水洗过，探咽，使病人吐。

6. 痰疟积疟。《肘后方》：取一两藜芦，一两炙皂荚，二十五枚巴豆，炒黄，研成粉末，炼蜜丸成小豆大的丸。每天早晨空腹时服一丸，未发病的时候服一丸，临发病的时候再服一丸。这期间不要吃饭。

7. 黄胆肿疾。《百一选方》：将藜芦在灰中炮，研成末。用水送服十大豆粒的量，稍吐，只服几付就取效。

8. 胸中结聚。《肘后方》：如果风痰蒙蔽心窍，病人惊骇不停。取半两巴豆，去皮心，炒，捣如泥，研了一两炮炙的藜芦末，用蜂蜜调和捣匀，丸成麻子大的丸，每次吞一至二丸。

9. 身面黑痣。《圣惠方》：取五两藜芦灰，用一大碗水淋汁，把淋取的汁液倒铜器中，放热水中煮成黑膏。用针轻轻刺破黑痣，滴上黑膏，只点三次就取效。

10. 鼻中瘜肉。《圣济方》：取三分藜芦，一分雄黄，研末拌匀，用蜂蜜调和，滴瘜肉上。每天三次上药，自然消失，不要点瘜肉两边。

11. 牙齿虫痛。《千金翼方》：将藜芦研成末，纳入齿孔中，不要吞咽汁液，有神效。

12. 白秃虫疮。《肘后方》：将藜芦研成末，用猪油调和，涂患处。

13. 头生虮虱。《本事方》：非常痒。将藜芦研成末，洗头，撒藜芦末，用布紧紧地包两昼夜，避风，有效。

15. 翻花恶疮。《圣济总录》：翻出的恶肉像花粒一样。将藜芦研末拌匀，用猪油调和，敷患处，每天上三至五次药。

16. 疥癣虫疮。《斗门方》：将藜芦研成末，用生油调和，涂患处。

17. 羊疽疮痒。《陶隐居方》：取二分藜芦，八分附子，研成末，敷患处，虫自行爬出。

18. 误吞水蛭。《德生堂方》：取藜芦，炒，研成末。用水送服一钱，一定吐出水蛭。

## 附　山慈石

《名医别录·有名未用》说：味苦，性平，无毒。主治妇女带下。生于山的阳面。正月长叶，叶子像藜芦的叶子，茎秆有薄膜为衣。也叫爱韭。

## 附　参果根

《名医别录·有名未用》说：味苦，有毒。治鼠瘘。有许多条根，根有外膜包着茎基。三月三日采根。也叫百连，也叫乌蓼，也叫鼠茎，还叫鹿蒲。

## 附　马肠根
### （见宋《图经本草》）

苏颂说：味苦，辛，性寒，有毒。除风治蛊。叶：疗疮疥。生于秦州（今甘肃省东南部一带）。叶子像桑叶，三月采叶，五月、六月采根。

# 木　藜　芦
## （见《本草拾遗》）

［释名］　黄藜芦（见《本草纲目》）　鹿骊
［集解］　陈藏器说：陶弘景注漏卢说：也叫鹿骊。南方人用苗，北方人用根。考查鹿骊是木藜芦，非是漏卢。是树生，像茱萸树，有二至三尺高。有毒。
李时珍说：鹿骊，南方少数民族的人称它为黄藜芦，是小树。叶子像樱桃叶，狭而长，多皱纹。四月开小黄花，五月结小长角，像小豆角那么大。
［气味］　味苦、辛，性温，有毒。
［主治］　陈藏器：治疥癣，杀虫。

# 附　　子
## （见《神农本草经》下品）

［释名］　它的母根叫乌头。
李时珍说：当初种的根自己继续生长的是乌头，像乌鸦的头。附于乌头而生长的是附子，像孩子依附于母亲一样。乌头像芋魁，附子像芋子，原来是同一类植物。另外有草乌头、白附子，所以习惯上称这一种是黑附子、川乌头，以区别于草乌头、白附子。各医药学家不知道乌头有川乌、草乌两种，都混杂在一起注解，现在全部纠正过来。

［集解］　《名医别录》说：附子生于犍为（今四川省宜宾）山谷和广汉（今四川省广汉县）地区。冬天采的是附子，春天采的是乌头。

陶弘景说：乌头与附子同根。附子，八月采，呈八角形的好。乌头，四月采。春季茎初生时有脑样的头，像乌鸦的头，所以叫它乌头。有两个岐叉共蒂，形状像牛角的叫乌喙。取汁煎熬，就成为射罔。天雄像附子，比附子细而长，竟达三至四方。侧子是附子旁的大角，都是同一个根，《神农本草经》说附子出犍为，天雄出少室（河南省东封县北），乌头出朗陵（今河南省西南一带），分生三个地方，是各有适宜的品种，现在没有区别。

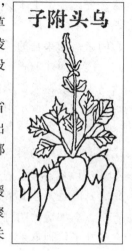

苏恭（即苏敬）说：天雄、附子、乌头，都以蜀郡（今四川省成都市及温江地区大部辖区）绵州（绵阳县）、龙州（平武县）出的好。都在八月采挖炮制。其他地方虽然有采得的，但是和弱，都不像绵州、龙州的质量那样好。江南产的，完全不能使用。

大明说：天雄大而长，角刺少，质地虚；附子大而短，有平缓的角，质地实。乌喙像天雄，乌头比附子小，侧子比乌头小，连聚在一起生长的叫虎掌，都是天雄周边的一个根，属于子母之类的关系，交力则有所不同，是老根和新根罢了。

雷敩说：乌头很少有茎苗，体长而乌黑，很少有旁生的尖然。乌喙皮一部苍色，有尖头，大的有八九个头，头的周围凹陷，黑得像黑铁。天雄整体短，没有尖角，周围四面有附子，包含十一个，皮苍色。侧子又是附子旁生的，有像枣核大的小颗附子，木鳖子是乌喙、附子、乌头、天雄、侧子中损伤生病的，不能入药使用。

韩保昇说：形状端正的是乌头，两权的是乌喙，细而有天至四寸长的是天雄，根旁像芋一样散生的是附子，附子旁连生的是侧子，这五种药同出一处，而名字不同。苗茎有二尺左右高，叶子像石龙芮和艾的叶子。

寇宗奭说：乌头、乌喙、天雄、附子、侧子这五种药是一种植物，只是依照它们的大小长短和形象而给它们起名罢了。

苏颂说：这五种药现在都出于蜀地，都是一种植物长出的，它们的物种出于龙州。冬至前，先将地耕五至七遍，用猪粪给地施肥，然后下种，每月除草培土，到第二年八月以后才成长。它的苗有三至四尺高，茎秆有四棱，叶子像艾叶，它的花青紫色，呈穗状，籽实细小，像桑椹状，黑色。原本只种附子一种，到长成以后才有另外四种。以二至三寸长的为一雄，削下的附子旁的尖角是侧子，特别小的附子叫侧子，原先种的是乌头。其余大的小的都是附子，以有八角的为一等品。绵州彰明县（今江油县）大多数乡村都种附子，只有赤水一个乡的最好。但是收采的时间与《神农本草经》说的不同。我考查《神农本草经》说：冬季采的为附子，春天采的为乌头。《博物志》说：附子、乌头、天雄是一种植物，春夏秋冬的分别不同。而《广雅》说：奚毒是附子。长一年的是侧子，长二年的是乌喙，长三年的是附子，长四年的是乌头，长五年的是天雄。现在种一年，就有这一种。难道今人种植物的方法是备至用力管理，所以这样繁茂旺盛吗？

李时珍说：乌头有两种：出于彰明的是附子的母种，现在人们称做川乌头的就是这一种。春末生子株，所以说春天采的是乌头。冬天，乌头新生的子株已长大，所以说冬天采的是附子。那天雄、乌喙、侧子，都是生的子不多的原因，根据它们的形诚起的名；如果长的子根少，以及独根的，就没有这几种。其中产于江左（长江下流以东地区，即江苏省一带）、山（华山、终南山）以南等地的，是《神农本草经》所列述的乌头，现在人们称的草乌头就是这一种。所以称它的汁液煎成射罔。陶弘景不知道乌头有两种，用生附子的乌头，注解制射罔的乌头于是导致各家疑惑不定，雷敩的说法更不切合乌头、附子的生长规律。宋朝人杨天惠著的《附子记》讲得很全面透彻，现在摘抄其中的要点，读了自然明白。其中说道：绵州是原来广汉郡的所在地，统领八县，只有彰明出附子。彰明管辖二十个乡，只有赤水、廉水、昌明、会昌四个乡产附子，而且赤水出产的多。每年将上等肥田耕作成垄。从龙安、龙州、齐归、木门、青霍、小坪等处购种。十一月播种，春天出苗。茎类似野艾的茎，比野艾的茎光泽，它的叶子像地麻的叶子，而比地麻的叶子厚。它的花，花瓣紫色，花蕊黄色，花苞长而圆。七月采的，叫做旱水，呈蜷缩状，块小，因为没有长成。九月采的才好。它的品类七种，主根相同而侧根不同。其中，当初种的体小的是乌头，附于乌头而旁生的是附子，还有，左右附于乌头而成对生长的是鬲子，附生而长的是天雄，附生而尖的是天椎，附生而上部长的是侧子、附生而散在生长的是漏篮子，它们都有脉络相连贯，像孩子附生于母体一样，由于附子贵，所以专门以附命名。凡是种一个母种，长六到七个以上子块的，块体都小；种一个母种长二至三个子块的，块体就稍大；各一个而只长一个子块的，那么块体特别大。附子的形状，以体短，整节角少的为上等；有节节，多尖角的是次一等的；形状不正规，有损缺皱折的为下等。《神农本草经》说附子有八角的好，它的角是侧子的说法，是非常错误的。附子的花色，以白花的为上等，黑铁色的次一等，青绿色的为下等。天雄、乌头、天锥，都以块体丰满充实的为好。漏篮、侧子，是种植的人用来送给服劳役的人的，不值得算在药物内称述。我考查这篇《附子记》所记载的漏篮，就是雷敩所说的木鳖子，大明所说的虎掌。那鬲子就是乌喙。天锥是天雄类，医方中没有这个名字，功用应当相同。

[修治] 韩保昇说：采到附子、乌头、天雄、侧子、乌喙以后，用等量的百沸汤和新汲取的井水浸半天，不要让水淹没药材，捞出和白色的炭灰揉拌，经过几次换灰使药干燥。再一种加工方法：用米粥和糟曲（见谷部·糟）等淹浸药材。后两种都赶不上前一种方法。

苏颂说：收采这五种药材的时候，放在一起酿造。酿造的方法如下：先在六月造制大小不等的面麹。在没有采收前的半个月，将大麦煮成粥，用面麹造醋，等醋成，去槽。醋不要太酸，如果太酸，就加水缓解它的酸叶。将附子去掉须根，在新麴中淹七天，每天搅一次，捞出后把附子摊在稀筛上，让它生白衣。再放风缓的地方在太阳光下晒一百一十天，以干透为准。如果在烈日下晒，就会出现皱折，使皮不能附于肉质。

李时珍说：考查《附子记》说：这种药的畏恶最多，不能经常保持好收成。有的母种好而苗长是不茂盛，有的苗长得很茂盛，而根不充实；有的在酿造中腐坏有的日晒中牵皱，像有鬼怪在暗中驱使它一样。所以种植的人常向神祈祷，视它的妖药。附子的酿造法：将醋酿放在蜜室中，遮蔽一月，再取出晾干。酿造才挖出的，那些像拳头大的，待酿造结束，形体固定后就不满一握了，所以达到一、二等的很难得到。当到人说：只要能达到半两以上的都是好的。蜀地人服食的人少，只有秦（今陕西省）、陕（今河南省陕县以西）、闽（今福建省一产）、浙（今浙江省一部）人把它当作补药。但是，秦地人只能买到它的下等品，闽浙人才能得到它的中品，它的上等品都被富贵权豪人家买去了。

陶弘景说：凡是挖到附子、乌头、天雄，都用热灰稍作炮制，使它裂开，不要使它过分干枯。只有姜附汤用生附子。习惯上方药中附子，需要与甘草、生姜、人生相配伍，正是制伏附子毒的缘故。

雷敩说：凡是使用乌头，宜在微火中炮，使它皱裂，擘破用。如果用附子，须用体短底平，有九个角，像黑铁色，一个重一两的，就是药力全的。不要用杂木火，只在柳木灰火中炮灸，使它皱裂，用刀削去上面的侧子，同时削去底尖，擘破，在屋檐下平地上挖一个土坑，将附子置坑中，经过一夜取出，焙干用。如果阴制（不用火制）的话，生着去皮和底尖，切成薄片，用江河或溪涧的流水和黑豆浸五昼夜，漉出水液，在太阳光下晒干备用。

朱震亨说：凡是乌头、附子、天雄必须用男孩子的小便浸透，煮过，以减小它们的毒性，同时提高它们下行的效力，浸泡时加入少量的盐更好。或者用小便浸二至七天，拣去坏的，每个都用竹刀切成四片，用井水淘净，每天换水，再浸七天，晒干备用。

李时珍说：附子生着用有发散作用，蒸熟用有骏补作用。生用，须用阴制的方法加工，去皮脐后入药。熟用，用水浸过，在灰火中炮灸，使它皱裂，去掉皮脐，趁热切片，再炒，伸内外都呈黄色，摊晾使出火毒后入药。再一种方法：每一个附子，用二钱甘草，半杯盐水，半杯姜汁，半杯男孩小便，一起煮熟，晾一夜出火毒后用，就没有毒了。

[气味] 味辛，性温，有大毒。

《名医别录》说：味甘，性大，热。

吴普说：神农说：味辛，岐伯、雷公说：味甘，有毒。李当之说：味苦，性大温，有大毒。

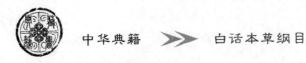

张元素说：附子味大辛，性大热，味淡力强，能升能降，属阳性药中的阴药，在升散中有沉降作用，没有它不能到达的部位，是各经的引药。

王好古说：附子是入手少阳三焦命门的药，它的特性是走窜而不留止，不像干姜能留止于一经而不窜行。

赵嗣真说：熟附子配麻黄，在发散中有补益，张仲景的麻黄附子细辛汤、麻黄附子甘草汤就是这样的。生附子配干姜，补益中有发散，张仲景的干姜附子汤、通脉四逆汤就是这样的。

戴原礼说：附子，没有干姜的配合性不热，配甘草以后药性变缓，配肉桂则补命门。

李杲说：附子得生姜能发散，是以热治热，还能导虚下行，而除寒病。

徐之才说：地胆是附子的使药。恶蜈蚣。畏防风、黑豆、甘草、人参、黄芪。

李时珍说：畏绿豆、乌韭、童便、犀角。忌食鼓汁，配以蜀椒、食盐，能下达命门。

[主治] 《神农本草经》：祛风寒咳逆邪气，温中，除寒湿，治手足折伤，拘挛膝痛，不能行走，破癥块积聚血瘕，疗金疮。

《名医别录》：治腰背风寒，脚疼冷弱，脘腹冷痛，霍乱转筋，下痢赤白，增强阴精功能，壮肌骨，还能堕胎，居各种药的首位。

张元素：温暖脾胃，除脾湿肾寒，补下焦阳虚。

李杲：除脏腑沉寒痼冷，三阳经厥冷，湿邪侵淫腹痛，胃寒蛔动，治经闭不通，补虚散壅。

王好古：治督脉生病，背柱强直厥冷。

李时珍：治三阴经伤于寒邪，阴盛寒疝，中焦虚寒复感风邪，痰厥气厥，柔痉癫痫，小儿慢惊风，风湿麻痹，肿满脚气，头风，肾虚头痛，暴泻脱阳，久痢脾泄，寒疟瘴气，久病呕哕，反胃噎膈，痈疽不敛，久漏冷疮。合和葱涕，塞耳治聋。

## 附 乌 头

乌头是附子的母根。

[主治] 张元素：祛诸邪风，疗风痹血痹，半身不遂，除寒邪，温养脏腑，去胃脘痞块，感寒腹痛。

李杲：除寒湿，行经脉，散风邪，破诸积冷毒。

王好古：补命门不足，肝阴亏损，虚风内动。

李时珍：助阳气退阴邪，功用与附子相同，而药力稍缓。

[发明] 寇宗奭说：补虚治寒必须使用附子，治风病就多用天雄，一般都是这样。如果是乌头、乌喙、附子，就要根据它们的质量来使用它们。

李时珍说：考查《王氏究原方》说：附子性沉滞，能温脾逐寒。川乌头药性轻疏，

温脾祛风。如果是寒病就用附子，是风疾就用川乌头。又说：凡是中风的人，不能先用

祛风药和乌头、附子。要先用入气分的药物，后用乌头、附子才管宜。再者，凡是用乌头、附子等药，都应当冷服，是因其性热而用其寒体。因为阴寒在下，虚阳上浮。用寒药治疗，就会阴气更甚而加重病情；用热药治疗，那么浮热格拒而不能受纳。热药冷喝，下咽以后，药液的寒凉已经消失，药物的热性开始发挥作用，疾病随之痊愈。不违反治疗原则而获得明显的效果，这是反治的妙用。从前张仲景治疗寒疝内结，用蜂蜜煎乌头。《近效方》治疗喉痹，用蜂蜜炙附子，口含咽汁，朱丹溪治疗疝气，用乌头、附子。都是因热寒用。李东垣治冯翰林小儿阴盛格阳伤于寒，面红目赤，口渴引饮，一息脉来七、八次，只是按之就散。用姜附汤加人参，让病人服到半斤的量，病人出汗而痊愈。这真是神方妙用了。

吴绶说：附子是治疗阴证的主要药物。凡是伤寒传变为三阴证，以及中寒夹阴，即使是身体大热而脉沉的，一定要用附子。如果厥冷腹痛，脉沉细，甚至于口唇发青，阴囊蜷缩，更须用附子，因为附子有退阴回阳、起死回生的功力。近代的医生，对阴证伤于寒的人，往往疑惑，不敢使用附子，直等到阴极盛，阳竭尽，才用附子，已经晚了。况且夹阴伤寒，内外都属阴，阳气全衰。必须急用人参，健脉以补其真元，用附子辅佐人参，温经散寒。舍弃这适宜的方药不用，还靠什么挽救病人垂危的生命呢？

刘元素说：俗方治疗麻痹常用乌头、附子，乌附药力强猛能冲开经络通路，由于药力的作用，病人感觉更麻；等到药力尽，正气畅行，麻病也就痊愈了。

张元素说：附子用白术作佐药，是除寒湿的圣药。因为除湿的药就当稍加引经的药。再者，这是益火源来消除阴盛，大小便就能正常，乌头、附子就是有这种作用的药。

虞抟说：附子禀成自然界的雄壮之气，有斩关夺隘，冲开受阻经络通路的力量。能引导补气药行入十二经，而复原散失的真阳；引导补血药进入血分，而滋补亏损的真阴；引导发散药开通腠理，而驱逐在表的风寒；引导温热药直达下焦，而祛除在里的寒湿。

朱震亨说：治疗气虚热甚的病人，应当使用少量的附子，来推动人参、黄芪补气药的运行。胖人多湿，也应该加用少量乌头、附子，来引导燥药入经。张仲景在人味丸中用附子作少阴经的向导，方中补药本是地黄，后世根据这个方子把附子当作补药，错了。附子喜走窜而不留止，张仲景取其下行力强的特性，来引行性滞的地黄，使它能到达下焦，乌头，天雄都是力强体大的药，能充当入下焦药的佐药。没有人表述它们是害人的祸根，但是，互相沿袭用做治风药和补药，害的人多了。

王履说：张仲景制八味丸，同时为阴火不足的人设立。钱仲阳制六味地黄丸，是为阴虚的人设立。附子是补阳药，不是行滞药。

王好古说：乌头、附子，不是身冷和四肢厥冷的人不能越用。服附子用以补火，

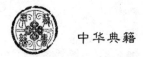

必须防止津液的枯竭。

李时珍说：乌头、附子是有毒的药物，不是危重的病不能使用，但是在补药中加用少量的附子作引导药，补药的功用能更快地发挥作用。有人才服微量的附子，就表现烦躁不堪，而古人在用补剂的时候，把附子、乌头作为常用药，难道古今五运六气不同吗？荆州府都昌王，身体瘦弱怕冷，同时嚼服硫磺，像这样饮服了几年。薪州卫张百户，经常服鹿茸、附子药，到八十多岁，健壮的身体倍超常人。宋张杲《医说》记载：赵知府沉溺于酒色，每天用干姜熟附子汤送服一百粒硫磺金液丹，才能食欲好，饭量大，保持正常地生活，不然就疲倦，软弱不支，活到九十岁。旁人服一粒就产生危害。像这几个人，是他们脏腑的禀赋有偏，服乌头、附子有益无害，不能当作常规一律看待。还有《琐碎录》说：滑台（今河南省滑县）的气候非常寒凉，百姓吃附子像吃芋栗一样。这是地理环境、气候条件造成的。

〔附方〕 旧收附方二十七条，新收附方九十二条，共一百一十九条。

1. 少阴伤寒。张仲景《伤寒论》：刚得病的二至三天，脉微细，只想睡，小便清白的，用麻黄附子甘草汤使病人微微发汗。取二两去节麻黄，二两炙去草，一枚炮去皮的附子，用七升水，先煮麻黄，去沫，再放入后二味药，煮取三升，分三次服，使病人微微出汗。

2. 少阴发热。《伤寒论》：刚得少阴病，反复发热脉沉的，用麻黄附子细辛汤给病人发汗。取二两去节麻黄，一枚炮去皮的附子，二两细辛，用一斗水，先煮麻黄，去沫，再加入后二味药，一起煮得三升，分三次服。

3. 少阴下痢。《伤寒论》：患少阴病，下痢清谷，里寒外热，手足厥冷，脉微欲绝，体征反而表现为不恶寒，病人面色红赤，或者腹痛，或者干呕，或者得咽痛，或者痢止而脉不现的。用通脉四逆汤主治：取一枚大的附子，去皮，生着切入片，配二两炙甘草，三两甘姜，加三升水，煮取一升二合，分两次温服，脉象立即显现的就能痊愈。面色红赤的加九根葱，腹痛的加二两芍药，干呕的加二两生姜，咽痛的加一两桔梗，痢止脉不现的加二两从参。

4. 阴病恶寒。《伤寒论》：伤寒已发汗而病不解，反恶寒的是虚证，用芍药甘草附子汤补虚体。三两芍药，三两炙甘草，一枚炮去皮的附子，五升水，煮得一升五合，分次服。

5. 伤寒发躁。《伤寒论》：伤寒下后，又给病人发汗，白烦躁不能入睡，夜间安静，不呕不喝，没有表证，脉沉而微，身无火热的，用干姜附子汤温阳。一两干姜，一枚生附子。将生附子去皮破作八片，加三升水，煮得一升，一次服完。

6. 阴盛格阳。《孙兆口诀》：伤寒阴盛格阳，病人必燥热而不欲饮水，脉沉手足厥冷的，属于这一病症。用霹雳散主治。取一枚块大的附子，烧存性，研成末，用蜜水调服。逼散寒气，然后热气上行而得以汗出，就痊愈。

7. 热病吐下。《经验后方》：以至下痢，身冷脉微，发躁不止。取一枚炮附子，去皮脐，分成八片，加一钱盐，一升水，煎得半升，趁热服，出汗愈。

8. 阴毒伤寒。《孙兆口诀》说：房事后受寒，少腹疼痛，头疼腰重，手足厥冷，脉象沉细，有的发生呃逆，都适宜于用退阴散。取等量的乌头、干姜，切片，炒，放冷研成粉末。每付一钱，用一杯水，八粒大豆量的盐，煎得半杯，趁热服，出汗愈。

《本事方》：玉女散：治疗严重的阴盛，脘腹疼痛，厥逆。将川乌头去皮脐，用冷水浸七天，切片晒干，纸包收藏。遇到有患这种病的，取出研得一钱末，加八分盐，一杯水，煎取八分服，便下像猪血一样的阴毒物，再服一付。济生回阳散：治阴毒伤寒，面青，四肢厥逆，腹痛身冷，各种寒邪。取三枚大块的附子，炮裂去皮脐，研成末。每会三钱，加半杯姜法，半杯冷酒，调和服。不一会儿，以脐下出现象火烤样的温热为准。

《续传信方》：治阴毒伤寒，烦躁迷闷，危重的。用一个半两重的附子，生着破成四片，一大块生姜切成三片，八大豆粒量的糯米，加一升水煎得六合，趁热服。服后睡在温暖的地方，或者出汗，或者不出汗。等到神志安定，就用水解散一类的药解附子热，不能给冷水。如果口渴，再煎渣滓服。多次使用，大多有效。

9. 中风痰厥。《和剂局方》：昏迷不知人事，口眼歪斜，以及体虚的人患疟疾寒多。用三生饮：分别取半两都去皮脐的生川乌头、生附子，一两生南星，二钱五分生木香，研成末。每付五钱，十片生姜，二杯水，煎得一杯，趁热服。

10. 中风气厥。《济生方》：痰壅，昏迷不知人事，六脉沉伏。取一枚去皮的生附子，一枚去皮的生南星，半两生木香，研成末。每付四钱，九片姜，二杯水，煎得七分，趁热服。

11. 中风偏废。《王氏简易方》：羌活汤：用一枚去皮脐的生附子，一两羌活，一两乌药，共研末。每付四钱，三片生姜，一杯水，煎得七分服。

12. 半身不遂。《延年秘录》：致成长期痹症。取一两生附子，用一升无灰酒浸一至七天，隔一天喝一合。

13. 风病瘫缓。《梅师方》：手足下垂，口眼歪斜，语言蹇涩：步履不正，适宜于用神验乌龙丹主治。五两去皮脐的川乌头，五两五灵脂，研成末。加入五分龙脑、五分麝香，滴水刃成像鸡子黄大的丸。每付一丸，先用生姜汁研化，再用温酒调服，一天服二付。服到五至七丸，便发觉手能抬动，脚能移步，服到十丸，能用梳子梳头。

14. 风寒湿痹。许学士《本事方》：麻木不会，或者手足不遂。将生川乌头研成末，每次用香白米煮一碗粥，放入四钱药末，慢慢熬到稀稠适宜，放入二十大豆粒量的姜汁，六十大豆料量的蜂蜜，早晨空腹时服用。或者加入二钱薏苡仁末。《左传》说：风邪太过产生末疾，是说四末。脾主四肢，风邪侵犯肝经，则克脾而四肢患病。这个方子非常有效，我每次给病人服用，都取得了好效果。

15. 体虚有风。《本事方》：外受寒湿，身体像在寒风中吹刮着一样。取二钱生附子，二钱生天南星，十片生姜，一杯半水，用慢火煎服。我曾经患这病，医学博士张发传给这个方，服三付痊愈。

16. 口眼㖞斜。《箧中秘宝方》：取等量的生乌头、青矾，研成末。每次用二分半，吸入鼻内，流泪吐涎，立即显出无与伦比的效果，方名叫通关散。

17. 口猝噤喑。《千金翼方》：突然客忤，昏厥不知人事。将附子研成末，吹入喉中即愈。

18. 产后中风。《圣惠方》：身如角弓反张，口噤不语。将五两川乌头，锉成碎块，与半升黑大豆同炒半黑，取三升酒，倒入锅内，急速搅动，用绢滤取酒，待微温，服一小杯，取出汗。如果嘴不能张开，拗开灌服。如果无效，将一合炒乌鸡粪，纳入酒中服，以愈为准。

19. 诸风血风。《和济局方》：乌荆丸。治诸风纵缓，语言蹇涩，遍身麻痛，皮肤瘙痒，以及妇女血痨，头痛目眩，肠风脏毒，下血不止，服乌荆丸更有效。有痛风挛缩，颐颔不收，服六至七付就痊愈。一两炮去脐的川乌头，二两荆芥穗，研成末，用醋拌和药粉，丸制成二大豆粒大的丸。每次用温酒或百沸汤送服二十丸。

20. 妇人血风。《梅师方》：身体虚冷，月经不调，或者手足心烦热，或者头面浮肿顽麻。用一斤川乌头，四两清油，四两盐，放锅里一起熬，以使乌头裂得像桑椹色为准，去皮脐，同四两五灵脂一起研成末，捣匀做成饼，蒸熟，制成像二大豆粒大的丸。早晨空腹时用温酒或盐汤送服二十丸。也治疗男子风疾。

21. 诸风痹疾。取二钱半去皮脐的生川乌头，半两五灵脂，研成末，用猪心血丸成二大豆粒大的丸。每次用姜汤化服一丸。

22. 小儿慢惊。杨氏《婴孩宝鉴》：抽搐，涎壅厥逆。一两去皮脐的生川乌头，十个去尾的全蝎，研成末，分作三付，每次用一杯水，七片姜，煎服。

23. 小儿项软。《全幼心鉴》：是肝肾虚，风邪袭人造成的。取二钱去皮脐的附子，二钱天南星，研成末，用姜汁调和，摊在预柱部。内服泻青丸。

24. 小儿囟陷。《全幼心鉴》：分别取二钱去皮脐的生绵乌头、附子，八分雄黄，研成末，用葱根捣和作饼，贴陷处。

25. 麻痹疼痛。《普济方》：仙桃丸：治疗手足麻痹，或者瘫痪疼痛。腰膝痹痛，或者打扑伤损闪挫，疼痛难忍。用四两不去皮的生川乌，四两五灵脂，五两威灵仙，洗净，焙干，研成末，用酒调糊，丸成二大豆粒大的丸。每次服七丸到十丸，用盐汤送下，忌茶。坚持经常服用，效果如神。

26. 风痹肢痛。《圣惠方》：营卫不行，气血受阻。取二两川乌头，炮去皮，同大豆一起炒，以炒出大豆汁为准，去豆，焙干，加半两焙全蝎，研成末。用浓醋熬成稠糊，丸成绿豆大的丸。每次用温酒送服七丸，一天服一次。

27. 腰脚冷痹。《圣惠方》：有风，疼痛游走无定处。取三枚生川乌，去皮脐，研成粉，用醋调糊摊绢帛上，贴患处。一会的功夫疼痛消失。

28. 脚气腿肿。《简要济众方》：长期不愈的。取一个生黑附子，去皮脐，研成粉，用生姜汁调成膏，涂患处。药干再涂，以肿消为准。

29. 十指疼痛。《王氏易简方》。十指甚疼，以至麻木不仁。取等量去皮脐的生附子和木香，五片生姜，用水煎，候温服。

30. 搜风顺气。《澹寮方》：乌附丸：身体健壮而患有风寒病的，应当经常服用乌附丸。取二十枚川乌头，半斤香附子，用姜汁淹一夜，炒干或焙干，研成末，用酒和面类搅和，丸成二大豆粒大的丸。每天用温酒送下十丸。

31. 头风头痛。《外台秘要》：取一升腊月采挖的乌头，炒黄，再将它研成末，用绢袋盛，浸入三斗酒中，每天温服。

《孙兆口诀》：取等量的炮附子、煅石膏，研成末，加入少量的龙脑冰片、麝香。每次服半钱，用茶水或酒送服。

《修真秘旨》：取一枚生附子，去皮脐，一合绿豆，一起放锅内煮，以豆熟为准，去附子，吃绿豆，立即痊愈。生一枚附子能煮五次，然后把附子研成末服。

32. 风毒头痛。《圣惠方》：治疗风毒流注头目，疼痛难忍。取一枚大块的附子，炮去皮，研成末。将一两生姜和一合大黑豆炒熟，用一杯酒煎，煎得七分，调一钱附子末，趁热服。再一方：治疗二十至三十年不愈的头风病，取四两去皮脐的大块的生川乌头，一两炮天南星，研成末。每付用二钱药末，加三钱细茶，七片薄荷叶，一个盐梅，一杯水，煎得七分，临睡时服用。

《朱氏集验方》：治疗头痛连及眼睛。取一钱生乌头，四钱白芷，研成末，用茶水送服二分半。同时用药粉放在鼻孔嗅吸，有人用这一方法治疗，获得痊愈。

33. 风寒头痛。《十便良方》：治疗风寒侵入头中，流清涕，项部盘腱拘急僵硬，胸中有寒痰，呕吐清水。取二枚大块的附子或者大块的川乌头，去皮蒸熟，同一两川芎䓖，一两生姜，一起焙干，研成末，用热茶水调服一钱。或者切成片，每次取五钱，用水煎服，隔三至四天服一次。或者加一两防风。

《三因方》：必效散：治疗风寒流注，偏正头痛，长年不愈，最有效。取一枚大块的生附子，切成四片，用一杯生姜汁浸，烤干，再浸再烤干，把姜汁用完才停，再取一等量的高良姜，研成末。每次服一钱，用陈茶煎汤调服。在短期内忌食热物。

34. 头风摩散。张仲景方：洗头中风，头面多汗恶风，倘若早上受风，过一天疼痛加重。取一枚炮煨的大块附子，等量的食盐，研成末。用二十大豆粒量的粉末在囟上摩，使药力入行于脑。如果用油润稀糊，也能涂摩，一天涂摩三次。

35. 年久头痛。《经验方》：取等量的川乌头、天南星，研成末。用葱汁调和，涂于太阳穴。

36. 头风斧劈。《集简方》：头风疼痛，如斧劈难忍。用川乌头末烧烟熏碗内，用熏过的碗泡热茶服。

37. 痰厥头痛。头痛得像要破裂一样，是由于痰邪阻塞胸膈，气逆上冲的缘故。

取三分炮附子，研成末，四钱锅底灰，用冷水调服二十大豆粒的量，如果吐出痰涩就痊愈。忌食猪肉、冷水。

38. 肾厥头痛。《指南方》：取一枚炮熟去皮的大块附子，半两生姜，用一升半水煎，分三次服。

《经验良方》：韭根丸：治疗元阳虚弱，头痛得像要破裂一样，眼痛得像用锥刺的一样。取等量的经过微炮去皮的大块川乌头，用糯米炒过去米的全蝎，一起研成末，用韭根汁丸成绿豆大的丸。每次用薄荷茶水送服十五丸，一天一付。

39. 气虚头痛。气虚上焦壅塞，偏正头痛，难以忍受的。取一枚大块的附子，去皮脐，研成末，用葱汁和面糊，丸成绿豆大的丸。每次服十丸，用清茶送下。

僧继洪《澹寮方》：蝎附丸：元气虚引起的头痛，只有这个方子最适合人体生理病理变化的奥妙。附子能助阳扶虚，钟乳石能补阳镇坠，全蝎取其有钻透之力。葱涎取其有通气之功。汤中使用花椒，以使药力达下焦，用盐作引药，使虚浮的元气回归肾脏。只要对证用方，没有不取得效果的。取一枚剜心的大块附子，将三枚去尾的全蝎放入剜心的附子内，用剜出的附子末用二钱半钟乳粉，少量白面，用水和成糊剂，包裹附子，煨熟，去皮，研成末，用葱涎和，丸成二大豆粒大的丸。每天用椒盐汤送下五十丸。

40. 肾气上攻。《本事方》：头项不能转移。用椒附丸治疗。取一枚大块的附子，研成末。每付用二钱，配二十枚花椒，用白面填满花椒裂口，加一杯半水，七片姜，煎得七分，去花，加入盐，早晨空腹时冲服。椒气直达下焦，以引上逆的元气回归足少阴肾经。

41. 鼻渊脑泄。《普济方》。将生附子研成末，用葱涎和如泥饼，贴于涌息穴。

42. 耳鸣不止。《杨氏产乳》：白天晚上始终耳朵鸣响不停。将乌头烧炭存性，再取与乌头等量的菖蒲，同研成末，用绵包裹塞耳，一天换两次，有效。

43. 耳猝聋闭。《本草拾遗》：将附子用醋浸，削尖塞耳孔。或者再在附子上灸二至七壮艾柱。

44. 聤耳脓血。《肘后方》：将生附子研成末，用葱涕调和，滴耳中。

45. 喉痹肿塞。《本草拾遗》：将附子炮皱裂，去皮脐，用蜂蜜涂附子，再炙使蜂蜜渗入附子，口含蜜炙的附子，不要咽唾汁。已经化脓的，脓被排出；没有化脓的，肿胀消散。

46. 久患口疮。《经验后方》：将生附子研成末，用醋调药粉，贴足心。男病人贴左足，女病人贴右足，一天换两次药。

47. 风虫牙痛。《普济方》，取一两附子，烧炭存性，一分枯矾，一起研成末，揩牙。再一方：取生川乌头、生川附子，研成末，用面糊，丸成小豆大的丸。每次用绵绸包一丸，放在患处咬定。

《删繁方》：将炮附子研成末，纳齿孔中，疼痛就停止。

48. 眼暴赤肿。张文仲《备急方》：眼内像有沙子一样，疼痛不能睁，流泪不止。

将红皮附子削成像蚕砂大的小碎粒，放目眦内，以愈为准。

49. 一切冷病。《经验方》：祛风痰，止周身疼痛，补益元气，固精益髓，强精力，使人少生病。一斤川乌头，放入五升大的瓷钵中，用童子小便浸七天，逐日添加童子小便，使之达到溢出的程度，拣去坏的不用。其余的用竹刀切成四片，用刚汲取的井水淘洗七次，再用新汲取的井水浸泡，每天换水，浸够七天时间，取出焙干，研成末，用酒煮面糊，拌药粉丸成绿豆大的丸。每付十丸，早晨空腹时用盐汤送下，吃少量的粥饭压药。

50. 升降诸气。《和剂局方》：体暖，气血就流畅。取一块大块的熟附子，分成二付，每次用二杯水，煎取一杯，放入沉香末，趁热服。

51. 中寒昏困。《和剂局方》：姜附汤：治疗体虚中寒，昏迷不知人事，以及脐腹冷痛，霍乱转筋等所有虚寒病。取一两去皮脐的生附子，一两炮干姜，研成末，每付三钱，加十二斛八斗，煎取六斛四斗，趁热服。

52. 脘腹冷痛。《王氏博济方》：治疗寒热气不和。取等量的生山栀子、生川乌头，研成末，用酒和面糊，丸成二大豆粒大的丸。每次服十五丸，用生姜汤送下。小肠气痛，加炒茴香，用葱汤酒送下二十丸。

53. 胃脘剧烈疼痛。《丹溪纂要》：湿热因寒郁而发。用栀子降湿热，用乌头破寒郁。乌头被栀子引行，它的药力急速下行，不在胃中留止。取一钱炮去皮脐的川乌头，一钱山栀子研成末，加入一匙姜汁，用溪涧清水调服。

54. 寒厥胃痛。《宣明方》：以及小肠膀胱疼痛不止。用神砂一粒丹治疗：取一两去皮的熟附子，一两郁金、一两橘红，研成末，用醋和面糊拌和，丸成像酸枣大的丸，用朱砂滚衣。每次服一丸，男子用酒送服，妇女用醋汤送服。

55. 寒疝腹痛。张仲景《金匮玉函方》：病人绕脐急剧疼痛，手足厥冷，出凉汗，脉弦而紧，用大乌头煎主治。取五枚大块的乌头，炮去皮脐，加三升水，煮取一升，去渣滓，倒入二升蜂蜜，煎至使水气尽。体质强壮的人服七合，体质虚弱的人服五合。不愈。第二天再服。

56. 寒疝身痛。《金匮玉函方》：病人腹痛，手足厥冷不仁，或者周身疼痛不能入眠，用乌头桂枝汤主治。一味乌头，用二斤蜂蜜煎，煎去一半，加入五合桂枝汤，搅和，煎得一升。第一次服二合，不愈再服，再不愈，服量加到五合。如果痊愈的话，病人像喝醉酒一样，发生呕吐是药中（zhòng）病症。

57. 寒疝引胁。《崔氏方》：如果病人胁肋胃脘腹部都痛，用各种药治疗都无效。取五枚大块的乌头，去角尖，切成四片，用一斤白蜜煎，使白蜜渗透乌头片，取出焙干，研成末，另外再用熟蜜拌和，丸成二大豆粒大的丸。每次服二十丸，用冷盐汤送下，永远除根。

58. 寒疝滑泄。《济生方》：腹痛肠鸣，自汗厥逆。取一两去皮脐的熟附子，一两炒玄胡索，半两生木香。每付四钱，用二杯水，七片姜，煎得七分，趁热服。

59. 小肠诸疝。《苏沈良方》：仓促散：治疗寒疝腹痛，小肠、膀胱、脾肾各种气虚腹痛，挛急难忍，汗出厥逆。取一枚大块的附子，炒，去皮脐，四两炒焦存性的山栀子，研成末。每次用三钱，加一杯水，半杯酒，煎取七分，加入一至二大豆粒量的盐，趁热服。

《宣明方》：治疗阴疝小腹肿痛，上方加等量的蒺藜子。体虚的，上方加等量的桂枝，研成末，用姜汁和面糊丸成丸，用酒送服五十丸。

60. 虚寒腰痛。取二两去毛酥炙微黄的鹿茸，二两炮去皮脐的附子，三分盐花，研成末，用枣肉捣和，丸成二大豆粒大的丸。每次服三十丸，早晨空腹时用温酒送下。《夷坚志》说：时康祖大夫，胸部生一漏疮，有几个孔窍向外流脓汁，已经二十年了。又患腰痛病，行走时腰背弯曲，神态憔悴，医生不能治愈。通判韩子温替他检索《圣惠方》，找到上面记述的这个药方，让时康祖服。服了十多天，腰痛减轻。坚持长期服用，腰痛痊愈，胸部的漏疮也痊愈了。精神、力量与往常大不相同，步履轻。此方子本来是治腰病的。可是效力竟然如此地好。

61. 肾气伤冷。《斗门方》：将附子炮去皮脐，研成末，用二杯水，加二钱药粉，同盐。葱、姜、枣煎得一杯，早晨空腹时服。能去冷积，暖下元，肥肠益气，不忌酒和各种食物。

《梅师方》：二虎丸：补益肾气，增加饮食，强健筋骨。分别取四两乌头、附子，用浓醋浸三夜，切成片。挖一个小坑，用炭火烧红，将三升醋和药一起倒入坑内，用盆盖封坑口。过夜，把药取出，去除砂土，加入四两青盐，一起炒成红黄色，研成末，用醋和面糊拌和，丸成二大豆粒大的丸。早晨空腹时用冷酒送服十五丸。也适宜于妇女服用。

62. 胃冷有痰。《奇效良方》：脾弱呕吐。取二钱生附子，二钱半夏，十片生姜，加二杯水，煎取七分，早晨空腹时热服。再一方：将上药都炮熟，加入五分水香。

63. 久冷反胃。《经验方》：取一枚大块的附子，一斤生姜，锉碎同煮熟，研成像面糊一样。每次用米汤化服一钱。

《卫生家宝方》：用生姜汁和面糊拌和附子末，丸成药丸，用大黄末滚衣。每次用温开水送服十丸。

《斗门方》：取一枚非常大的附子，放在砖上，四面置火烘烤，放在生姜自然汁中淬。依照前面的方法，再烤再淬，大致将姜汁炙尽半碗才停止，研成末。每次服一钱，用粟米汤送下，只服三付就痊愈。或者将猎腰子切成片，烤熟蘸药末吃。

《方便集》：取一枚大块的附子，切下尖头，挖一个孔，取四十九个丁香放入孔内，再盖定孔盖，用线扎定，放入砂锅内，用姜汁浸过，再用文火熬干，将药研成末。每次挑少许，放于掌心舔吃，一天吃十几次。忌毒物：生冷。

64. 脾寒疟疾。《济生方》说：五脏气虚，阴胜于阳，发为疟疾，寒多热少，或只恶寒不发热，应当用七枣汤主治。取一枚附子，炮七次，用盐汤浸七次，去皮脐，分成二付。用一碗水，七片生姜，七枚大枣，煎得七分，露一夜。在发病那天的早晨空腹热服，不一会再服一付。

王旻《百一选方》说：是寒痰应当用附子，是风痰应当用乌头。如果用乌头，属于寒多的病人，将乌头火炮七次，属于热多的病人，将乌头用开水泡七次，去皮焙干，其余如上法。因为乌头性热，多次用开水泡，热就有所散失。再一方：果附汤：用二钱半去皮的熟附子，二钱半草果仁，一杯水，七片姜，一枚枣，煎得七分，发病天的早晨热服。

《肘后方》：临近发病的时候，用醋调附子末涂在背上。

65. 寒热疟疾，庞安常《伤寒论》：一枚五钱重的附子，用面煨熟。一钱人参，一钱丹砂，一起研成末，炼蜜丸成二大豆粒大的丸。每付二十丸，在未发病前连续服三付。药物中病就吐，或者身体麻木。未中病，第二天发病前再服。

66. 瘴疟寒热。《岭南卫生方》：冷瘴。寒热往来，头痛身疼，呕痰，或者汗多，口渴引饮，或者自利烦躁，应当用姜附激发主治。取一枚大块的附子，切成四片。每付用一片，一杯水，一片生姜，煎得七分，趁热服。李待制说：这个方的效果非常好。章杰说：岭南（五岭以南，即广东、广西一带）人认为哑瘴是最危急的病，得病只一到二天就死亡。医生说是热极感受寒邪，用一味热性附子治疗，大多数都痊愈了。莫不是以热攻热而起到发散寒邪作用吧？真是能将垂死的病人挽回生命的药。

67. 小便虚门。《普济方》：两手尺部脉沉微，用利尿药治疗无效的，是虚寒证。取一枚附子，炮去皮脐，用盐水浸许久，一两泽泻，研成末。每付四钱药末，一杯半水，七根灯芯，煎汤，服后就愈。

68. 肿疾喘满。《朱氏集验方》：不论大人小孩男人妇女，肿病都是由于水邪积聚而得的，如果已经驱除了积聚，肿病再度发生，是小便不利。在这种情况下，如果再用性寒的利药，小便会更加不通。医生到此大多束手无策。因为中焦下焦气不升降，被寒痞塞阻隔，所以水凝滞不通。只要服用沉附汤，小便自然通利，喘息胀满自然痊愈。一枚生附子，去皮脐，切成片，十片生姜，再加入用水磨制的一钱沉香，用水煎，饭前冷服。即使用到三十至五十枚附子，也没有害处。小孩每付三钱，用水煎服。

69. 脾虚湿肿。《朱氏集验方》取五枚大块的附子，炮去皮脐，每枚切成四片，将附子片埋藏在半升赤小豆中，用慢火煮熟，去豆，焙干，研成末，用薏苡仁粉和面糊，丸成二大豆粒大的丸。每次服十丸，用萝卜汤送下。

70. 阴水肿满。《普济方》：脾肾虚弱，不能化水制水而成的水肿。取一升乌头，五升桑白皮，五升水，煮取一升，去渣滓，用铜器盛药液，反复煎汤，直至可以团丸，丸成小豆大的丸。每次服三至五丸，以小便通利为好。忌饮酒，禁吃油腻的面食鱼肉。再一方：取大块的附子，用男孩的小便浸三昼夜，每天换尿，用布擦去皮，捣成泥糊，用酒调和，丸成像小豆大的丸。每次服三十丸，用溪涧清流水煎汤送服。

71. 大肠冷秘。《圣济总录》：取一枚附子，炮去皮脐，切取像枣大的中心块，研成二钱粉末，早晨空腹时用蜜水送服。

72. 老人虚泄。《杨氏家藏方》：泄泻不能自控。取一两熟附子，一两赤石脂，研成末，用醋和面糊丸成二大豆粒大的丸。用米汤送服五十丸。

73. 冷气洞泄。《本事方》：取一两生川乌头，半两木香，研成末，用醋和面糊丸成二大豆粒大的丸。每次用陈皮汤送服二十丸。

74. 脏寒脾泄。以及老人中气不足，久泄不止。取二两煨熟的肉豆蔻，一两五钱去皮脐的大块附子，研成末，用米粥丸成二大豆粒大的丸。每次服八十丸，用连肉煎汤送下。

《十便良方》：治疗脾胃虚冷，大肠滑泄，米谷不化，困乏无力。取十两连皮的大块附子，和二升大枣，放石器内，用水煮一天，经常保持水面超过药面二指深。取出，将每个附子切成三片，再放入石器内一起煮关天，削去皮，切碎，焙干，研成末，只用枣肉捣和，丸成二大豆粒大的丸。每天早晨空腹时，用米汤送服三十至四十丸。

75. 小儿吐泻。《全幼心鉴》：注泄，小便少。用白龙丸：取五钱熟附子，二钱半煅白石脂；二钱半煅龙骨，研成末，用醋和面糊拌和，丸成黍米大的丸，每次用米汤送服，根据小儿年龄的大小确定服用剂量。

76. 霍乱吐泻。孙兆《秘宝方》：吐泻不停。用七钱重的附子，炮去皮脐，研成末。每付四钱药末，二杯水，半钱盐，煎得一杯，趁热服，吐泻立即停止。

77. 水泄久痢。《普济方》：取二枚川乌头，一枚生用，一枚用半合黑豆一起煮熟，捣研，丸成绿豆大的丸。每次服五丸，用黄连汤送下。

78. 久痢赤白。《经验后方》：独圣丸：取一枚川乌头，用灰火烧至烟将尽，取出置地上，用杯子盖封许久，研成末，用酒化蜂蜡拌和，丸成像大麻子大的丸。每次服三丸，如果是赤痢，用黄连、甘草、黑豆煎汤，放冷送服药丸；如果是白痢，用甘草、黑豆煎汤，放冷送服药丸；如果是泄泻肚痛，用冷水送服。都在早饭前空腹时服药。忌食热物。

79. 久痢休息。《圣济总录》：半两熟附子，研成末，用二枚鸡子白捣和，丸成二大豆粒大的丸。倒入沸开水中，煮几沸，滤出，分两次服，用米汤送下。

80. 下痢咳逆。脉沉阴盛的。用退阴散主治。陈自明说：有一个人患下痢咳逆不止，服两付退阴散就痊愈了。方见前文"阴毒伤寒"项下。

81. 下血虚寒。《圣惠方》：长期肠寒的。取一两去皮脐的熟附子，一两枯白矾，研成末。每次服三钱，用米汤送下。再一方：一枚去皮的熟附子，三钱半生姜，用水煎服。或者加一百粒黑豆。

82. 阳虚吐血。余居士《选奇方》：一斤生地黄，捣汁，加入少量的酒，将一两半熟附子，去皮脐，切片，放入药汁中，用石器煮成膏。取出附片，焙干，加入三两山药，研成末，用药膏捣和，丸成二大豆粒大的丸。每天早饭前空腹时，用米汤送下三十丸。从前葛察判的妻子患这种病，各种药都试用了，没有效果，服了这药就痊愈了，每次发作，都治愈了。

83. 溲数白浊。《普济方》：将熟附子研成末，每付二钱药末，三片姜，一杯水，煎得六分，趁热服。

84. 虚火背热。《摘玄方》：虚火上蹿，背内热得像用火炙烤的一样。取附子末，用唾液调和，涂涌泉穴。

85. 经血不调。《普济方》：胞宫冷痛，这个方药简单效捷。取等量去皮的熟附子和当归，研成末。每付三钱，用水煎服。

86. 断产下胎。《小品方》：将生附子研成末，用淳苦酒调和，涂右足心。胎下，就洗去。

87. 折腕损伤。《深师方》：卓氏膏：取四枚大块的生附子，切成片，用一斤猪油和三年的苦醋浸三夜，取油脂煎沸放凉，再煎沸，再放凉，像这样煎三遍，每天揩油摩涂患处。

88. 痈疽肿毒。《深师方》：取一两炒川乌头，一两炒黄檗，研成末，用唾液调和涂患处，留出疮头不涂药，药干用米泔水浸润。

89. 痈疽久漏。薛已《外科新法》：疮口冷，脓水不断，内无恶肉。取大块的附子用水浸透，切成三分厚的大片，放疮口上。用艾灸附片。隔几天灸一次，灸到五至七次。再服内托药，自然肌肉长满。将附子研成末，做饼放疮口上也可以。

90. 痈疽弩肉。《千金要方》：像眼睛不闭合一样，疮口不收。各种药物都不能治好，用这种方法治疗非常神妙。将附子削成像棋子大，用唾液粘贴疮上，然后用艾火灸附子，待附子焦干，又唾湿再灸，使药力透达疮内，就痊愈。

91. 痈疽肉突。《古今录验》：取五枚乌头，放三升浓醋中浸三天，用药醋洗患处，一昼夜洗三至四次。

92. 疔疮肿痛。《千金翼方》：用醋和附子末涂患处。药干再涂。

93. 久生疥癣。《圣惠方》：将生川乌头切片，用水煎汤洗患处，非常灵验。

94. 手足冻裂。谈野翁《试验方》：将附子去皮，研成末。用水、面调和，涂患处，效果好。

95. 足钉怪病。夏氏《奇疾方》：两足心凸肿，上面生黑豆疮，硬如钉，胫骨生细碎小孔，流髓汁，身发寒战，只想喝酒，这是肝肾寒热相搏的结果。用炮川乌头末敷患处，内服韭菜籽汤，有效。

## 附　附子乌头皮

[主治]　李时珍：将乌头附子尖研成末，用茶不送服半钱，能涌吐风痰癫痫。

[发明]　李时珍：用乌头附子的尖，也是取其性锐，药力能直达病处，没有别的含义。《保幼大全》说：小儿慢痸惊风，四脚厥逆。用一枚附子尖，一枚枣大的硫磺，七个蝎梢，研成末，用姜汁拌和药粉，丸成黄米大的丸。每次服十丸，用米汤送下。

也治疗久泻瘦弱。凡是用乌头附子，不能依据它们性热，发现病人手足冷，就轻易用汤剂，甚至于用丸剂，更甚用膏剂，等到手足热，阳气回复，就是好。考查这个方药，是《和剂局方》碧霞丹的变方，不是真慢脾风不能随意使用，所以初虞世有金虎碧霞的告诫。

[附方] 旧收附方一条，新增附方七条，共八条。

1. 风厥癫痫。《和剂局方》：凡是中风痰厥，癫痫惊风，痰涎上壅，牙关紧闭，上视搐搦，都适宜于用碧霞丹主治。取七十个乌头尖，七十个附子尖，七十个蝎梢，十两用水飞研磨九遍的石绿，一起研成末，用水拌和药粉，丸成芡子大的丸。每次用一丸，用半杯薄荷汁化服，再服半合温酒，过一会儿，吐出痰涎就愈。治小儿惊痫，加等量的白僵蚕。

2. 脐风撮口。《永类方》：取三个生川乌尖，半条金赤蜈蚣，用酒浸，炙干，加少量麝香，研成末。用少量的药粉吹入鼻中取喷嚏，再用薄荷汤灌服二分半。

3. 木舌肿胀。《集简方》：将川乌头尖、巴豆，研成细末，用醋调，涂刷舌体。

4. 牙痛难忍。《永类方》：取七个生附子尖，七个生天雄尖，七个生全蝎，研成末，涂撒患处。

5. 奔豚疝气。《澹寮方》：少腹疼痛，或阴囊肿痛。用去铃丸：取七枚生川乌尖，七枚去皮油的巴豆，研成末，用糕糊捣和，丸成二大豆粒大的丸，用朱砂、麝香末滚衣。每付二丸，早饭前空腹时，用冷酒或冷盐汤送下。三天或两天服一付，不能多服。

6. 割甲成疮。《古今录验》：连续多年不好。取等量的川乌头尖、黄檗，研成末。将疮冲洗后撒敷药末，以愈为准。

7. 老幼口疮：取一个乌头尖，一个天南星，研成末，用姜汁调和，涂脚心，男人涂左脚，妇女涂右脚，只涂二至三次就位愈。

# 天　雄
## （见《神农本草经》下品）

[释名]　白幕（见《神农本草经》）

李时珍说：天雄是附子种长出或变出的，体形长而不长子，所以叫天雄。其中长而实的，叫天锥，是它的形状像锥。

[集解]　《名医别录》说：天雄生于少室（在河南省登封县北）山谷。二月采根，阴干。

陶弘景说：今人在八月中旬采。天雄像细而长的附子，竟达三到四寸左右长。天雄、乌头、附子三种，本来出于建平（今四川省巫山县一带），所以人称它们三建。现在宜都（今湖北省宜都县）产出的质量最好，称为西建。钱塘江（在浙江省）流域出的称为东建，药力稍弱，与其他地方的天雄不相类似，所以称西冰还是胜于东白。如果用灰炮炙，时而有超过西冰出产的不好的。

苏恭（即苏敬）说：天雄、附子、乌头，都以蜀道（今四川省成都市及温江地区大部）、绵州（今绵阳县）、龙州（今平武县）出的好。其他地方纵使有，药力弱得不能相类比。陶弘景认为这三种药都出于建平，所以叫它们三建，是不对的。乌头苗叫堇，音靳jìn。《尔雅》说：茛，就是堇这种草。今人讹堇为建，于是用建平解释它。

陈承说：对天雄各方面的论述都有了。只是开始种的，不长附子、侧子，经过一年独自长大的是这种药。蜀地人种附子，尤其忌讳长天雄，认为这是不吉利，像养蚕而成了白僵的意思。

李时珍说：天雄有两种：一种是蜀地人种附子而长出的长的，或者是种附子而全变成长的，就像种形状不同类的芋一样。一种是别处长的草乌头这种植物，是自然长成的，所以《名医别录》注乌喙说，长（zhǎng）三寸以上长（zhǎng）的是天雄这种药。入药必须用蜀地产的，已经经过炮制的。有人说必须是一两半重，有像眼的才好。其余见附子项下。

[修治]　雷斅说：应该炮皱去皮、底、尖用，如果像附子那样采用阴制的方法也成。

大明说：凡是入丸、散剂，必须炮去皮使用，入汤药，则连皮生用更好。

李时珍说：熟用这一法：每十两附子，用酒浸七天。挖一个土坑，用七斤半炭火烧红。去火，用二升醋浇灌，等到醋干，趁热将天雄倒入坑内，用小盆封盖一夜，取出，去脐备用。

[主治]　《神农本草经》：治疠风，寒湿痹症，历节痛，拘挛缓急，破积聚邪气，疗金疮，使筋骨强健。

《名医别录》：疗头面部风吹疼痛，脘腹积聚，关节沉重，不能行走，除骨间痛，滋阴益气，强心志，使人武勇，奋力劳作而不知疲倦。还堕胎。

掌禹锡说：考查《淮南子》说：天雄配雄鸡，能补益人的心志气力。注释说：取一枚天雄，装入雄鸡肚中，蒸熟吃，使人志气勇。

甄权：治风痰冷痹，脚软风毒，能止气喘急促，杀禽虫毒。

大明：治各种风疾气病，益阳气，暖肾脏，补腰膝，益精明目，通九窍，润肌肤，调血脉，疗四肢不遂，下胸膈水邪，破疬癖癥结，排脓止痛，接骨散淤血，愈背脊弯曲，霍乱转筋，能发汗，又止阴汗。炮制后口含，治喉痹。

[发明]　寇宗奭说：补虚寒必须用附子。风病大多用天雄，也挑选块大的，因为大的尖角多，热性不易直达下焦，所以用它做外敷散剂。

张元素说：没有天雄就不能补上焦的阳虚。

朱震亨说：天雄、乌头，块大力强，能作治疗下焦病的佐药。

李时珍说：乌头、附子、天雄，都是补下焦命门阳虚的药，是通过补下焦来益上焦的。如果是上焦阳虚，就是属于心脾气虚，应当用人参、黄芪，不应当用天雄。况且乌头、附子、天雄的尖，都是向下生长的，它们的药气是下行。乌头、附子、天雄的脐是向上生苗的地方。寇宗奭说天雄"热性不肯就下"，张元素说天雄"不能补上焦阳虚"，都是错误地认为它们的尖在上部了。只有朱震亨认为它是治疗下焦的佐药，才发现了它的规律，但是没有阐发出这一意义。雷敩《炮炙论·序》说，频繁急迫地咳嗽气逆，用酒送服熟天雄，是将天雄炮研，用酒送服一钱。

[附方]　新收附方三条。

1. 三建汤。《肘后方》：扶元气，除固冷，治疗一向元气虚弱，寒邪外侵，手足厥冷，大小便滑数，小便白浑，六脉沉微，以及伤寒阴毒。取等量的乌头、附子、天雄，都炮裂去皮脐，研成末。每付四钱药末，二杯水，十五片姜，煎取八分，趁热服。

2. 男子失精。张仲景《金匮要略》：取三两炮天雄，八两白术，六两桂枝，三两龙骨，研成粉。每次用酒送服半钱。

3. 大风恶癞。三月、四月采挖天雄和乌头的苗和根，去土，不要用水洗，捣成汁液，浸小粒黑豆，搓去不脱落的皮，浸一夜取出，晒干再浸，像这样反复七次。初吞时吞三枚豆，逐渐增加到六至七枚。忌房事，禁食猪、鱼、鸡、蒜，违禁就死。

# 侧　子
## （见《名医别录》下品）

[释名]　侧子

李时珍说：生于附子的侧旁，所以叫侧子。许慎《说文解字》写作侧子。

[集解]　陶弘景说：这是附子的大的边角，从附子上削取。从前不用，近来医生用它治疗脚气大多有效。

苏恭（即苏敬）说：侧子、附子，都是乌头旁长出的。把小的叫做侧子，大的叫做附子。现在把附子角作侧子，根据事物的规律一定不是这样。比如当阳（属湖北省）以下（指沿长江向东）、江左（长江下游以东地区，今江苏省一带）、山南（陕西省终南山以南，湖北省长江以北）、嵩高（在河南省登封县北，即嵩山）、齐鲁（在今山东省）地区，附子时常有像豆子大的角。夔州（今四川省奉节县）以上剑南（四川省剑阁县等地区）所出的，附子的角只像黍、粟那么大，怎么能充当药用？近来京城都用小附子作侧子用，有效，没有用附子角的。

韩保昇说：附子旁确有像枣核及槟榔左右大的角，形状也自然是一个颗块，尚且不小。那么乌头旁生附子，附子旁生侧子，是非常明确的。

李时珍说：侧子是附子旁连生的小的，所以吴普、陶弘景都指为大的附子角。其中比侧子再小的，就是漏篮子。所以杨氏《附子记》说：侧子、漏篮，种的人都不重视它，将它们送给服劳役的人。

[修治]　同附子。

[气味]　味辛，性大热，有大毒。

吴普说：神农、岐伯说：有大毒。八月采。畏恶与附子相同。

[主治]　《名医别录》：治痈肿，风痹、历节，腰脚冷痛，鼠瘘寒热。还堕胎。

甄权：疗脚气，冷风湿痹，历风筋骨挛急。

雷敩：用冷酒调服，治遍身风疹，有神效。

[发明]　汪机说：乌头是所种的原乌头所长的头块，得母乌头之气，守原位不变，居于中心。侧子散生于旁侧，形体没有固定的部位，药气轻扬，能向四肢发散，充达皮毛，是治疗风病的药。天雄体长的尖。药气亲上，能补上焦阳虚。木鳖子是侧子余气所聚结的，形体毁损残缺，不能入汤剂内服。如果入汤剂内服，使人目盲。

李时珍说：唐·元希声侍郎治中风瘫痪有侧子汤，见《外台秘要》，药书大多没有收录。

# 漏　篮　子
## （见《本草纲目》）

[释名]　木鳖子（见《雷公炮炙论》）　虎掌（见《日华诸家本草》）

李时珍说：这是碎小未成的附子，小得能从篮中漏出，所以叫漏篮子。最小的南星称为虎掌，这种东西与虎掌相类似，所以也一样取名虎掌。《大明会典》记载：四川成都府，一年贡二十枚天雄，五十枚附子，五十枚乌头，二十斤漏篮。不知道干什么用？

[气味]　味苦、辛，有毒。

雷敩说：服漏篮子使人目盲。

[主治]　李时珍说：治恶痢漏疮，恶疮疗风。

[发明]　李时珍说：考查杨士瀛《直指方》说：凡是年久的漏疮，复原病人的肾阳，应当以漏篮子加减使用。如果不当使用而轻率使用，又担心热邪乘虚变移结聚，那么造成的危害更严重。又考查《类编》说：有个人两脚生疮，溃烂臭秽，使人难以接近。一天，夜宿在五夫人祠下，梦得神授方：用一枚漏篮子，生着研成末，加少量轻粉，用井水调和，涂患处。依法治疗，果然痊愈。这种药不能服食，只适宜于入疮科使用。

[附方]　新收附方一条。

1. 一切恶痢。罗天益《卫生宝鉴》：治疗大便杂下以及休息痢。百岁丸：用一个大块的漏篮子，半两阿胶，半两木香，半两黄连，半两罂粟壳，都炒焦存性，加入少量乳香，研成末，用面糊丸成二大豆粒大的丸。每年服一丸，用米汤送下。

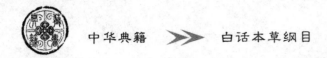

# 乌　头
## （见《神农本草经》下品）

［校正］　将《本草拾遗》中的独白草并入乌头。

［释名］　乌喙（见《神农本草经》　是因为它两头尖）草乌头（见《本草纲目》）土附子（见《日华诸家本草》）　奚毒（见《神农本草经》）　耿子（见《吴普本草》）　毒公（见《吴普本草》，又叫帝秋）　金鸦（见《本草纲目》）　苗叫莨芨堇（发艮及近音）　独白草（见《本草拾遗》）　鸳鸯菊（见《本草纲目》）　汁液煎成膏叫射罔

吴普说：乌头，它的形状像乌鸦的头。有两个歧叉相合像乌鸦嘴的，叫乌喙，喙就是乌鸦的嘴。

苏恭（即苏敬）说：乌喙是乌头的别名。这种药有三歧叉的，两歧丹的少。如果把两歧的乌头叫乌喙，那么两歧的天雄、附子，又用什么命名呢？

李时珍说：这是在其他地方野生的乌头，民俗名叫它草乌头，也叫竹节乌头，出于长江以北的叫淮乌头，日华子所说的土附子就是这种草乌头。乌喙是偶尔生有两歧的，俗名叫做两头尖，是根据形态命名，其实是一种植物。偶生两歧的附子、天雄，也叫做乌喙，与天雄的功用相同，不是这种乌头。苏恭不知道这其中的含义，所以反而怀疑这些名字。捣研草乌头取汁，晒成毒物，用来射禽兽，所以有射罔的名称。《后魏书》说辽东（今辽宁东南部，辽河以东地带）、塞外（我国北部边疆地区）秋天收乌头制乌药射禽兽，陈藏器所引的《续汉五行志》，说西国长一种独白草，煎成药膏，涂箭镞上射人，人立即死亡，都是这种乌头，不是川乌头。《菊谱》说的鸳鸯菊，是乌喙苗。

［集解］　《名医别录》说：乌头、乌喙生于朗陵（今河南省　山县西南）山谷。正月、二月采挖，阴干。三寸以上长的叫天雄。

吴普说：正月开始生苗，叶片肥厚，茎秆方形，可空，每片叶子都相当于四裂，同蒿的叶子相似。

陶弘景说：四月采，也在八月采。捣茎绞汁，晒成射罔。猎人用它涂箭，射中禽兽，禽兽跑不出十步就倒下，射中人也死亡，应当迅速解毒。朗陵属于汝南郡（今河南省汝南、正阳、信阳等地）。

大明说：取生土附子去皮，捣汁，滤汁澄清，旋即倒器皿中晒成干膏，起名叫射罔，用于做毒箭。

李时珍说：各地都有乌头，根、苗、花、实都与川乌头相同；只是这是野生，又没有炮炙的办法，它的根，皮黑肉白，皱而枯燥，是不同与川乌头的地方，但是毒性

很大。段成式《酉阳杂俎》说：雀芋的形状像雀头，放在干地上反而湿润，放在湿地上反而干燥，飞鸟琢食了它就堕落而死，走兽吃了它就变成僵尸。像是草乌头这类植物，而毒性更大。又说：建宁郡（今云南省靖县）乌勾山有牧靡草，鸟鹊误食乌喙中毒，一定迅速吃这种草来解毒。不知牧靡是什么药？

［修治］　李时珍说：草乌头，或者生用，或者炮制用，或者用黑大豆一起煮熟，去除它的毒性后使用。

## 附　乌头

［气味］　味辛，性温，有大毒。

《名医别录》说：味甘，性大热，有大毒。

吴普说：神农、雷公、桐君、黄帝说：味甘，有毒。

甄权说：味苦、辛，性大热，有大毒。

大明说：味苦、辛，大热，有毒。

徐之才说：莽草、远志是它的使药。反半夏、栝楼、贝母、白敛、白芨。恶藜芦。

李时珍说：能伏丹砂，砒石毒。忌食豉汁。畏饴糖、黑豆、冷水，它们能解乌头毒。

［主治］　《神农本草经》：能治中风恶风，洒淅畏寒出汗，除寒湿痹，咳嗽气逆，破积聚寒热。它的汁液煎成膏叫射罔，能毒杀禽兽。

《名医别录》：消胸中冷痰，饮食不下，脘腹冷疾，脐间痛，肩胛痛，不能俯仰，目中痛，不能久视。还能堕胎。甄权：治恶风憎寒，冷痰包心，肠腹绞痛，疝瘕气块，齿痛，益阳事，强心志。

李时珍：治头风喉痹，痈肿疔毒。

## 附　乌喙（也叫两头尖）

［气味］　味辛，性微温，有大毒。

吴普说：神农、雷公、桐君、黄帝说：有毒。

甄权说：味苦、辛，有大热。畏恶同乌头。

［主治］　《名医别录》：治风湿，男人阴囊湿痒，关节红肿热痛或寒冷疼痛，拘急腰痛，不能行走，痈肿脓结。还能堕胎。

甄权：男子肾气衰弱，阴部出汗，瘰疬终年不消。

李时珍：治风寒顽痹。

## 附　射罔

［气味］　味苦，有大毒。徐之才说：性温。大明说：人中射罔毒，用甘草、蓝汁、小豆叶、浮萍、冷水、荠　任选一味都能解射罔毒。

[主治] 《名医别录》：治尸厥癥积，以及头中风痹痛。

陈藏器：治瘰疬疮疮根，结核瘰疬肿毒，以及毒蛇咬伤。先将射罔涂在肉的四周，再逐渐靠近疮口，使药气入骨，慢慢逐邪外出。疮有热，脓和黄水，涂射罔有效；如果没有脓汁，有新生肉芽，以及刚伤破的，就不能涂射罔。涂了，会立即伤人性命。

射 罔

草乌头

[发明] 李时珍说：草乌头、射罔，是极毒的药物。不像人工栽种的川乌头、附子曾加以炮制，比它们原来的毒性小。如果不是顽痼的风寒邪气，危急的疾病，不能轻率地使用。甄权《药性论》说：乌头能益阳事，乌喙治男人肾气衰弱，不能禽猝赞同。这类药只能祛风胜湿，开涤顽痰，治顽疮，以毒攻毒而已，哪能有川乌头、附子补右肾命门的功效呢？我们蕲春县的郝知府自以为懂医，由于患风癣病，服用草乌头、木鳖子的药量过大，药才入腹就麻痹瘫痪了，最终发展到不能救治，能不慎重地对待吗？

汪机说：乌喙的形状像乌鸦嘴，药力骏猛，宜用它通经络，利关节，探寻通向邪气滞留部位的蹊径，使药力直达疾病所在的部位。煎成射罔，能毒杀禽兽。不是力量锐猛快捷的药物，能有像这样的作用吗？

杨清叟说：凡是风寒湿痹，骨内冷痛，以及损伤深达骨骼，长期疼痛，或者各种阴疽肿毒。都适宜于用等量的草乌头、天南星，稍加肉桂，研成末，以姜汁、热酒调和，涂患处。没有破头的，能入内消散肿毒疼痛，长期溃烂的能去黑腐烂肉。这两种药物性味辛烈，能破恶块，逐寒热，用它们治寒，使冷寒消散；治热，使热邪溃退。

[附方] 旧收附方四条，新增附方四十八条，共五十二条。

1. 阴毒伤寒。王海藏《阴证略例》：将生草乌头研成末，用葱头蘸末，纳入直肠中，名叫提盆散。

2. 二便不通。就用上方，叫霹雳箭。

3. 中风瘫痪。《简易方》：手足颤动，语言蹇涩。用左经丸，取四两炮去皮的草乌头，二两炮去皮的川乌头，一两乳香，一两没药，研成末。再取一升黑豆，用三至七个去头翅的斑蝥一起煮，将豆子煮熟后去斑蝥，用黑豆焙干，研成末。将两种药粉拌匀，用醋搅面糊，拌和药粉，丸成二大豆粒大的丸。每次服三十丸，用温酒送下。

4. 瘫痪顽风。孙天仁《集效方》：骨节疼痛，下元虚冷，诸风兰漏下血，各种风疮。取三钱草乌头，三钱川乌头，三钱乌喙，一钱硫磺，一钱麝香，一钱丁香，五个木鳖子，研成末。将熟蕲艾揉软，合药粉搓捻在一起，用钞纸包裹，烧熏病处。方名叫雷丸。

5. 诸风不遂。《朱氏集验方》：取等量的生草乌头、晚蚕沙，研成末。取生地龙捣和药末，加入少量的醋，用面糊丸成二大豆粒大的丸。每次服四至五丸，用白开水送下，效果非常好。不要多服，多服恐怕会使人感觉麻。方名叫鄂渚小金丹。

《经验济世方》：取四两去皮的草乌头，半升大豆，一两盐，将三药用沙瓶同煮三十六小时，去豆，将草乌头放在木臼中捣三百杵，作成药饼，焙干，研成末，用酒和面糊丸成二大豆粒大的丸。每天早晨空腹时，用盐汤送下十丸。方名叫至宝丹。

6. 一切顽风。《乾坤秘韫》。神应丹：取等量洗净的生草乌头、生天麻，倒盆中捣烂绞汁。砌一个小坑，在坑的下部烧火，将盆放在坑上。每天用竹片搅一次，夜晚将药裸露。晒至成膏，作成小饼子。每一个药饼分成三付，用葱、姜自然汁和好酒烧热、送服。

7. 一切风证。《乾坤秘韫》：不论头风痛风，黄鸦吊脚风痹。取一斤生淮乌头，一枚生川乌头，一枚生附子，一起研成末。取一斤葱，一斤姜，捣如泥浆，和药粉做成饼子。在盘底铺一层草，草上放楮叶，把药饼置楮叶上，再铺草和楮叶盖药饼。等到药饼出一昼夜黄汗，再把它晒干，捣成粉末，用生姜绞汁煮面糊和药粉，丸成二大豆粒大的丸。开始服的时候，一次服三十丸，一天服两次。服药以后，身体痹痛处出汗就痊愈。要避风。

8. 破伤风病。《寿域方》：将草乌头研成末，每次取一至二分用酒送服，使病人出汗。

《儒门事亲》方：取生草乌尖、生白芷，研成末。生付半钱，用一杯冷酒，一根白葱，一起煎服。过一会，让病人喝葱白热粥，出汗就痊愈。

9. 年久麻痹。《活人心统》：自感关节窜冷气，疼痛不仁，不论男女。用神授散：取半斤草乌头，去皮，研成末。用一个袋子盛半袋豆腐，将草乌头末倒入袋内，再将豆腐填满，压干，放入锅中煮一夜，那药末便坚硬得像石头一样，取出，晒干，研成末，每付五分。有风寒湿邪的，用生姜汤送下；麻木不仁的，用葱白汤送下。

10. 风湿痹木。《本事方》：黑神丸：将草乌头连皮生研，取等量的五灵脂，一起研成末，六月六日滴水调和，丸成鸡子黄大的丸。病程在四十年以下的，一丸分成六付；病情严重的，一丸分作二付。用薄荷汤化服，以感觉到轻微发麻为准。

11. 风湿走痛。《瑞竹堂方》：黑弩箭丸：取一两两头尖，一两五灵脂，三钱乳香，三钱没药三钱当归，研成末，用醋和面糊丸成二大豆料大的丸。每次服十丸至三十丸，临睡时用温酒送下。忌食油腻、受潮发霉的面。孕妇不要服。

12. 腰脚冷痛。《十便良方》：取三枚草乌头，去皮脐，研成末，用醋调和，贴患处，片刻之间疼痛停止。

13. 膝风作痛。《扶寿方》：取等量的草乌头、细辛、防风，研成末，撒鞋袜中，同时放护膝时，能去除风湿，使步履轻健。

14. 远行脚肿。《经验方》：取等量的草乌头、细辛、防风，研成末，撒鞋底内。如果是草鞋，用水微湿后撒药末。采用这种方法，能行千里不肿，非常有效。

15. 脚气掣痛。《永类方》：有的人胯部有像核的梗块。将生草乌头、大黄、木鳖子研成末，用姜汁煎茶调和，贴患处。再一种方法：将一味草乌头研成末，用姜汁或酒糟一起捣和，贴患处。

16. 湿滞脚肿。艾元英《如宜方》：病情早晨轻，晚上重。取一两草乌头，与一两生姜同研，使二药相互感应一夜。分别焙干研成末，一起拌匀，用酒和面糊丸成二大豆粒大的丸。每次服五十丸，用酒送下。

17. 除风去湿。《集简方》：治疗脾胃虚弱，寒邪长期留滞，饮食减少。取一斤草乌头，二斤苍术，半斤去络的陈皮，四两生甘草，三升黑豆，一石水，一起煮干，只拣取草乌头、苍术，晒干或焙干，研成末，用酒和面糊丸成二大豆粒大的丸，焙干收藏。每天清晨空腹时，用温酒送服二十至三十丸，如果感觉到发麻，就逐渐减少服药量。方名叫乌术丸。

18. 偏正头风。戴古渝《经验方》：取四两草乌头，四两川芎劳，半斤苍术，四两生姜，一把连须生葱，捣烂，一起装入瓷瓶，密封，埋土中。春天埋五天，夏天埋三天，秋天埋五天，冬天埋七天，取出，晒干。拣去葱、姜，研成末，用醋和面糊丸成二大豆粒大的丸。每次服九丸，临睡时用温酒送下，立即生效。

19. 久患头风。《指南方》：取一分生草乌头尖，三十五粒赤小豆，二分半麝香，研成末。每次服半钱，用凉薄荷汤送服。再依据病患是在左侧，还是在右侧。将药末放左或右鼻孔嗅吸。

20. 风痰头痛。陈言《三因方》：体虚伤风，痰饮停聚，上厥头痛，或者在偏旁，或者在正中。取半两去皮尖的草乌头，一两去皮尖的生川乌头，半两藿香，有三个皂子大的乳香，研成末。每次服二钱，用薄荷姜汤送下，饭后服。

21. 妇女头痛。《济生方》：这是血风证取等量的草乌头，栀子，研成末。用自然葱汁调和，依据病患在左侧还是在右侧，涂抹同侧的太阳穴和额上，不要超过眼角，避风。

22. 鼻渊臭秽。《圣济总录》：取半两去皮草乌头，一两苍术，三两川芎，不炮炙，研成末，用面糊，丸成绿豆大的丸。每次服十丸用茶水送下。忌食各种热性的食物。

23. 耳鸣耳痒。《千金要方》：自感耳鸣像风声，耳痒像流水，始终不停，不治疗就成为聋子。挖取生草乌头，趁湿削成像枣核大的块，塞耳。一天换两次，只三天就痊愈。

24. 喉痹口噤。如果不能开张，将窒息而死。取等量的草乌头、皂荚，研成末，加入少量麝香。用药末揩牙，同时吸入鼻内，牙齿自然张开。

《济生方》：取等量的草乌头尖、石胆，研成末。每次取一钱药粉，用醋煮取皂荚汁，将药粉调成稀糊，涂肿部，流几次涎水，肿毒就消，喉口就自然张开。

25. 虚壅口疮。《本事方》：满口生疮连舌的。取一枚草乌头，一枚天南星，一大块生姜。研成末，睡觉时用醋调和，涂手心脚心。或者取等量的草乌头、吴茱萸，研成末，用蜜调和，涂脚心。

26. 疳蚀口鼻。小儿疳疾遍身生疮，窜及口鼻的。将草乌头烧炭存性，加入等量的麝香、研成末。撒敷患处。

27. 风虫牙痛。《海上方》：取一两炒黑的草乌头，一钱细辛，研成末，揩牙，吐出涎唾。再一方：将草乌头与食盐一起炒黑，研成末，撒患处。

28. 寒气心疝。范汪《东阳方》：寒邪侵犯心经而致心暴痛等，延续三十年的。取等量的射罔，食茱萸，研成末，用蜜丸成麻子大的丸。每次用酒送服二丸，一天服三次。这是刘国英所秘藏的方。

29. 寒疟积疟。《肘后方》：取一枚去心皮的巴豆，像巴豆大的射罔，一枚去皮核的大枣，捣和，丸成二大豆粒大的丸。天明和临发病时分别服一丸，用白开水送下。

30. 脾寒厥疟。苏东坡《良方》：恶寒后发热，叫寒疟；只恶寒不发热，面色黑，叫厥疟；恶寒多发热少，面黄腹痛，叫脾疟；三种疟疾都适宜于服这个方药。栗耘老人使用这个方子二十年。屡次使用都有效。取没有虫蛀的草乌头削去皮，放沸开水中泡二至七次，用杯盖封许久，切片，焙干，研成末。用稀面糊拌和，丸成二大豆粒大的丸。每付三十丸，用十片姜，三枚枣，三根葱煎汤，在清早送服丸药，吃枣压药气。约过一小时左右，再服一付。当天一天不喝汤吃饭，就不复发。

31. 腹中痞结。《肘后方》：痞结影响吃饭，身体瘦弱。取二两射罔，三百粒花椒，研成末，用鸡子白调和，丸成麻子大的丸。每次服一丸，逐渐增至三丸，以愈为准。

32. 水泄寒痢。《十便良方》：取一两大草乌头，将一半生研，一半烧灰，用醋和面糊丸成绿豆大的丸。每次服七丸，用清早第一次汲取的井水送服。忌食生冷鱼肉。

33. 泻痢注下。《和剂局方》：三神丸：治清浊不分，泄泻注下，或者便红，或者便白，脐腹刺痛，里急后重。取三个去皮尖的草乌头，一个用火炮，一个用醋煮，一个烧炭研成末，用醋和面糊丸成绿豆大的丸。每次服二十丸，水泻的，用溪涧清流水送下，下赤痢的，用甘草汤送下，下白痢的，用姜汤送下。忌食鱼腥生冷。

34. 结阴下血。《圣济总录》：邪气结于阴经，便血腹痛。取一两草乌头，用蛤粉炒，去皮脐，切片，三两炒茴香。每次用三钱，添一杯水，放入少量的盐，煎得八分，去渣滓，放室外裸露一夜，天将明时冷服。

35. 老人遗尿。《普济方》：遗尿遗到不知尿已流出的程度。取一两草乌头，用男孩小便浸七天，去皮脐，同盐炒，研成末，用酒和面糊丸成绿豆大的丸。每次服二十丸，用盐汤送下。

36. 内痔不出。《外科集验方》：将草乌头研末，用唾液调和，滴入肛门内，痔核翻出，立即将枯痔药滴患处。

37. 疔毒初起。唐瑶《经验方》：取七枚草乌头，三枚川乌头，九个杏仁，一两飞罗面研成末。用刚汲取的井水调和，敷患处，中心留一个孔，用纸覆盖，药一干，就用水浸润。

38. 疔毒恶肿。《普济方》：将生草乌头切片，用醋熬成膏，摊贴患处。第二天就将毒根拔出。

再一方：取一两草乌喙，四个巴豆，捣烂贴患处。疗毒自然被拔出。

39. 疗疮发背。《乾坤秘韫》：将草乌头去皮，研成末，用连须葱白和捣，丸成豌豆大的丸，用雄黄滚衣。每次服一丸，先同一根葱慢慢咀嚼，然后用热酒送下。如果发生恶心，呕吐三、四口，含一口冷水压下。立即睡觉，和厚被蒙盖，以出汗为准。该书也用来治疗头风病。

40. 恶毒诸疮。《永类方》：恶毒诸疮，以及发背，疗疮。便毒等证。用二乌膏：取草乌头、川乌头，在瓦上用早晨刚汲取的井水搅汁，涂患处。如果有疮口，就涂四周。药干最涂。也可以单用草乌头磨醋，涂患处。

41. 疠风鲜疮。继洪《澹寮方》：遍身黑色，肢体麻木，痹痛无定处。取一斤草乌头，刮洗，将皮去得极净，摊开晒干。用四两清油、四两盐，一起放入锅内，将草乌头炒成深黄色。倾出剩余的油，只留盐和药再炒，以使药出黑烟为准。取一枚擘破，中心像一点白米的才好。如果白色的多，再炒。趁热杵碎，过筹，取末用醋和面糊丸成二大豆粒大的丸。每次服三十丸，早晨空腹时用温酒送下。草乌头的毒性难制，服药后的五至七天内，用黑豆煮粥吃，解草乌头的毒。

42. 遍身生疮。《澹寮方》：阴囊和两脚更甚的。取一两草乌头、用一两盐化水浸一夜，炒红研成末。将一对猪腰子去膜煨熟，用竹刀切片，捣成糊。以上药物，用醋和面糊丸成绿豆大的丸。每次服三十丸，早饭前空腹时用盐汤送服。

43. 一切诸疮。《普济方》：未破的。将草乌头研成末，加入少量的轻粉，用腊猪油调和，搽患处。

44. 瘰疬初起。《医林正宗》：瘰疬初起未破，发热恶寒。取半两草乌头，二个木鳖子用米醋磨成细末，加入少量捣烂的葱头、蚯蚓粪，调匀，敷患处，用纸条贴药外，中间留一个通气孔，效果好。45. 马汗入疮。《灵苑方》：疮口肿痛，应当急速治疗，延误治疗，毒气就深入。将生乌头研成末，敷疮口，过一会有黄水流出，立即痊愈。

46. 蛇蝎蜇人。《梅师方》：用射罔敷蜇处，频频换药，拔出毒血就痊愈。

47. 中沙虱毒。《千金要方》：用射罔敷患处，效果好。

# 白 附 子
## （见《名医别录》下品）

[释名] 见后文 [发明] 项下。

[集解] 《名医别录》说：白附子生于蜀郡（今四川省成都市及温江地区大部分县境）。三月采集。

陶弘景说：这种药很久就绝种了，再没有真的。

苏恭（即苏敬）说：本来出于高丽（今辽宁省新宝县东北），现在出于凉州（今甘肃、宁夏、青海、内蒙的一部分）以西，蜀郡不再有。生于沙碛下潮湿处，独茎像鼠尾草，小叶环生于重穗间周围，根的形状像天雄。

李珣说：徐表《南州异物记》说：白附子生于东海（今山东省郯城县）、新罗国（指朝鲜）以及辽东（今辽宁省南部辽河以东地区）。苗与附子苗相似。

李时珍说：根正像小的草乌头，一寸左右长，干的皱纹有节。

[气味]　味辛，甘，性大温，有小毒。

韩保昇说：味甘、辛，性温。

大明说：无毒。

李珣说：有小毒。入药须炮制后用。

李杲说：白附子是纯阳药。能引药势上行。

[主治]　《名医别录》：治血兽心痛，颜面上各种疾病，引药气顺势入经。

大明：治中风失音，除一切风寒邪气，面皮干瘢疵。

李珣：除各种风寒邪气，治脚软弱无力，疥癣风疮，阴部湿痒。入胭脂用，去头面瘢痕。

王好古：补肝气虚。

朱震亨：祛风痰。

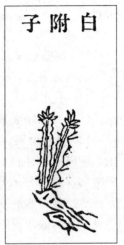

[发明]　李时珍说：白附子属阳明经药，由于同附子相似，所以得这白附子名，其实是附子类的药物。考查《楚国先贤传》说：孔休的的面颊被损伤，留下瘢痕。王莽赐玉屑白附子香，给他消瘢。

[附方]　新收附方十二条。

1. 中风嘴歪。《杨氏家藏方》：半身不遂。用牵正散：取等量的白附子、白僵蚕、全蝎，生着研成末。每次服二钱，用热酒调服。

2. 小儿暑风。《全幼心鉴》：暑毒入心，痰寒心窍，昏迷搐搦，这是危急证，没有这种未经炮制的力量峻猛的生料药丸，就不能克伐暑风痰邪。三生丸：取等量去皮的白附子、天南星、半夏，生着研成末，用猪胆汁拌和，丸成黍米大的丸。根据小儿年龄的大小确定用量，用薄荷汤送服。让小儿侧睡，呕出痰水就苏醒。

3. 风痰眩晕。《御药院方》：头痛气郁，胸膈不利。取半斤炮去皮脐的白附子，半斤煅红的石膏，二两二钱半朱砂，一钱龙脑，研成末，用粟米饭捣和药粉，丸成小豆大的丸。每次服三十丸，饭后用茶水或酒送下。

4. 偏正头风。《普济方》：取等量的白附子、白芷、猪牙皂角，研成末。每次服二钱，饭后用清茶调服。右侧痛，面向右侧睡；左侧痛，面向左侧睡；两侧都痛，仰睡片刻。

5. 痰厥头痛。《济生方》：取等量的白附子、天南星、半夏，生着研为末，用生姜自然汁浸，蒸饼，捣和，丸成绿豆大的丸。每次服四十丸，饭后用姜汤送下。

6. 赤白癜风。《简便方》：取等量的白附子，硫磺，研成末，用姜汁调成稀糊，以茄蒂蘸擦，一天擦几次。

7. 面上黡斑。《卫生易简方》：将白附子研成末，临睡前用浆水洗面，以白蜜和药末，涂纸上，贴患处。久而久之，斑、痣自然消失。

8. 耳出脓水。《圣济总录》：取一两炮去皮的白附子，一两羌活，研成末。取一个猪肾，一个羊肾，每个肾里放半钱药末，用湿纸包裹煨熟，天将明时吃，用湿酒送下。

9. 喉痹肿痛。《圣惠方》：取等量的白附子末、枯矾，研成末，涂舌上，有涎吐出。

10. 偏坠疝气。杨直《简便方》：将一枚白附子，研成末，用唾液调和填脐上，用艾灸三壮或五壮，立即痊愈。

11. 小儿吐逆。《保幼大全方》：吐无定时，体虚感受风寒，喘息气急。取等量的白附子，藿香，研成末。每次用米汤送服半钱。

12. 慢脾惊风。《杨氏家藏方》：取半两白附子，半两天南星，一钱黑附子，都炮去皮，研成末。每付二钱，五片生姜，用水煎服。也能治疗成人体虚受风，止吐化痰。宋徽宗宣和（公元1119年）年间，真州（今四川省期茂济羌族自治县）李博士用这个方药治疗吴内翰的孙女，效果非常好。康州（今西藏自治区昌都地区）陈侍郎患风虚昏极，吴内翰让他服三至四付，就痊愈了。

# 虎 掌　　　　　　天南星
## （见《神农本草经》下品）（见宋《开宝本草》）

［释名］　虎膏（见《本草纲目》）鬼蒟蒻（见《日华诸家本草》）

苏恭（即苏敬）说：虎掌根的四周有圆牙，看它的形状像虎掌，所以有此名称。

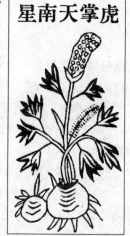

苏颂说：天南星就是《神农本草经》所记载的虎掌，小的叫由跋。古代的方书大多用虎掌，不讲天南星。天南星的名字，在时间上，最近也是出于唐朝人治疗中风痰毒的方中，是后人采用了它，另外确立了这个名称。

李时珍说：称它虎掌，是由于叶子的形状像老虎的脚掌，不是根像虎掌。称南星，是由于它的根圆而白，形状像老人星的形态，所以叫南星，就是虎掌。苏颂说得非常清楚。宋·《开宝本草》不应当重出南星条，现在将它并入虎掌条。

［集解］　《名医别录》说：虎掌生于汉中（今陕西省南郑县）山谷和冤句（今山东省菏泽市西南）。二月、八月采，阴干。

陶弘景说：虎掌，路旁也有。形状像半夏，可是比半夏大，四周有子牙，像老虎的掌。今人大多破成三至四片使用。方药不太使用。

苏恭说：这是由跋的宿根。它的苗只有一根茎，茎端长一片叶子，枝丫挟茎。大的根像拳头，小的像鸡卵，都像扁柿。四周有圆牙，看上去像老虎的掌。由跋是新根，大的赶得上二至三倍的半夏，四周泛有子牙。陶弘景说的像半夏的，是由跋。

韩保昇说：茎端有八至九片叶，花生于茎的中间部位。

陈藏器说：天南星出于安东（今辽宁省辽阳市一带）山谷，叶子像荷叶，独茎，入药用根。

苏颂说：虎掌，现在黄河以北的州郡都有。刚长的根像豆子，逐渐长到像半夏大，而比半夏扁，生长年数多的，圆根直径达一寸，像鸡卵大。周围生三至四枚或者五至六枚圆牙。三月、四月出苗，有一尺多高。独茎上端有像爪形的叶子，五至六出分布，尖而圆。一棵生七至八根茎，常是一根茎抽穗，穗的形状像老鼠尾巴，端直向上长。茎的中部生一片像汤匙的叶子，包裹着茎作房，侧旁开一上下尖的口。口中有花，花淡青褐色。结的实像麻子大，成熟了就变成白色，自然落撒在地上，一个子生一棵苗。九月苗枯时采根。现在冀州（包括今山西省全部、河北省西北部、河南省北部、辽宁省西部）人在菜园中种植，称它为天南星。还说：天南星，各地平原池泽都有生长。二月生苗，像荷梗，它的茎有一尺左右高。叶子像蒟蒻，叶茎和花茎相抱生长。五月开像蛇头状的黄花。七月长穗结子，子像石榴子，红色。二月、八月采根，根像芋根而扁圆形，同蒟蒻相类似，全然不能辨别，人们常误采。只是蒟蒻的茎有紫花斑，天南星的根小，肉质细腻柔软，炮煨易裂，是可以作为辨别的特征。南星就是《神农本草经》中记载的虎掌。大的四周有子牙，采集的时候把它削去。江州（今四川省重庆市）有一种草，叶子像手掌大，叶面青色，叶背紫色，四周有牙像虎掌，一茎长三至四个叶子，冬季青色，不开花结实，能治疗胃脘疼痛，寒热积聚，也与虎掌同名，所以附录在这里。

李时珍说：大的是虎掌、南星，小的是由跋，属一种植物。现在习惯上又说大的是鬼白，小的是南星，绝对是错误的。

［修治］　苏颂说：九月采虎掌根，去皮脐，放容器中用开水浸五至七天，一天换三至四遍，洗去涎沫，晒干备用。或者再用火炮裂用。

李时珍说：凡是天南星，须用一两以上的疗效才好。治疗风痰，有生用的，必须用热开水洗净，再用白矾汤，或者加入皂角汁，浸泡三昼夜，每天换水，晒干备用。如果熟用，须在黄土地上掘一个小坑，挖五至六寸深，用炭火烧红，用好酒浇。把南星放在坑内，用瓦盆盖定坑口，以泥封一夜，取出用。急需使用的，就用湿纸包裹，放热灰火中炮裂。再一法：治风热痰，放酒中浸一夜，用桑柴火蒸，经常向甑内洒酒，使气猛腾。蒸十二小时取出，用竹刀切开，以没有麻味为熟。不熟再蒸，直到不麻才停止。脾虚多痰，就用生姜渣和黄泥包南星，煨熟，去泥焙干用。造南星曲法：用姜汁、白矾汤，和南星末，做成小饼子，放篮中，用楮叶包盖，等到生出黄衣，才取出晒干，收藏备用。造胆星法：将生天南星研成末，腊月取黄公牛胆汁和药末，装入胆中，扎系胆口，挂通风处阴干。贮存年数多的更好。

[气味]　味苦，性温，有大毒。

《名医别录》说：味微寒。

吴普说：虎掌：神农、雷公说：味苦，有毒。岐伯、桐君说：味辛，有毒。

大明说：味辛烈，性平。

李果说：味辛、苦，有毒。属阴中的阳药，能升能降，是肺经的主要药物。

朱震亨说：想使虎掌的药力下行，用黄檗引它下行。

徐之才说：蜀漆是虎掌的使药。恶莽草。

大明说：畏附子、干姜、生姜。

李时珍说：遇防风就不再有麻味，得牛胆就不性燥，用火炮就没有毒了。生用能伏雄黄、丹砂、焰硝毒。

[主治]　《神农本草经》：治胃脘痛，寒热结气，积聚包块，损伤，筋痿拘缓，通利水道。

《名医别录》：除下阴部湿病，风眩。

甄权：治疝瘕肠痛，伤寒时疾，增强阴精的功能。

《开宝本草》：天南星治中风麻痹，除痰下气，利胸膈，攻坚积，消痈肿，散血堕胎。

陈藏器：治金疮折伤淤血，捣末敷患处。

大明：治蛇虫咬伤，疥癣恶疮。

张元素：去上焦痰和眩晕。

李果：治破伤风，口噤身强。

王好古：补肝风虚，治痰的功效与半夏同。

李时珍：治惊痫，口眼歪斜，喉痹，口舌糜疮，结核，解颅。

[发明]　李时珍说：虎掌、天南星，是手太阴肺经和足太阴脾经的药。味辛而麻，所以能治风疾散淤血；性温而燥，所以能胜湿除涎；力猛而有毒，所以能攻积拔毒，治口歪舌糜。杨士瀛《直指方》说：诸风口噤，应当用南星，再用人参、石菖蒲辅佐它。

[附方]　旧收附方八条，新收附方三十二条，共四十条。

1. 中风口噤。《经验方》：眼睛闭合不睁，没有办法用药的，用开关散，将天南星研成末，加入等量的白龙脑，五月五日正中午配制。每次用中指蘸药末，在牙齿上指摩二十至三十遍，等指到左右大牙，病人的嘴自然张开。又叫破棺散。

2. 诸风口噤。《仁斋直指方》：将天南星炮锉，大人用三钱，小儿用七分半，五片生姜一钱苏叶，加水煎，煎至水减一半，加入少量的雄猪胆汁，趁热服。

3. 小儿口噤。牙关不能张开。《谭氏方》：取一枚天南星，煨热，用纸斜着包裹，剪一个小孔，使药气由小孔透入口中，牙关自然张开。再一方。用生南星同姜汁擦牙，自然张开。

4. 小儿惊风。《经验方》：坠涎散：取一个一两重的天南星，经常换酒浸泡三天四夜，或四天三夜，取出放新瓦上，周围用炭火烤裂，埋湿土中使出火毒，研成末，加一分朱砂。每付半钱，用荆芥汤调服。每天早晨空腹时服一付，正中午服一付。

5. 吐泻慢惊。钱乙《小儿方》：天王散：治小儿吐泻，或者误服寒凉药，脾虚生风痰慢惊。取一枚八至九钱重的天南星，去脐。挖一个三寸深的黄土坑，放入五斤炭火，烧红，倒入半杯好酒。将南星放坑内，仍在坑上架三条炭火，等到四周裂开取出，挫，再炒熟，研成末，用五钱。将天麻煨熟，研成末，用一钱。再取二分半麝香。将三种药物和匀。三岁的小孩用半钱，以半姜，防风煎汤调服。也治疗久嗽恶心。

6. 风痫痰迷。《卫生宝鉴》：坠痰丸：将天南星九蒸九晒，研成末，用姜汁和面糊丸成二大豆粒大的丸。每次服二十丸，用人参汤送下。也可以用石菖蒲，麦门冬汤送服。

7. 小儿痫暗。《全幼心鉴》：小儿患痫病后，失音不能说话。将天南星用湿纸包裹煨熟，研成末。用雄猪胆汁调服五分。

8. 治痫利痰。《普济方》：取一两煨香的天南星，一钱朱砂，共研末，用猪心血丸成二大豆粒大的丸。每次用防风汤化服一丸。

9. 口眼歪斜。《仁存方》将天南星研成末，用自然姜汁调糊，向左歪贴右侧，向右歪贴左侧。

10. 角弓反张。《摘玄方》：取等量的天南星、半夏，研成末。用姜汁、竹沥灌服一钱。再灸印堂穴。

11. 破伤中风。《三因方》：胡氏夺命散，又叫玉真散。治疗打扑刀伤，以及破损伤风伤湿，出现象痫病的强直症状。取等量的天南星、防风，研成末。用水调，敷伤疮，以伤疮出水为好。再用热酒调服一钱。已经成为僵死状，但是心胸还有温热的，用热童便调和，灌服二钱。斗殴内伤坠压的，用酒和童便调和，连续灌三付，便很快苏醒。也能煎汤服。

12. 破伤风疮。《普济方》：取生南星，研成末，用水调和，涂疮的四周，疮中出水有效。

13. 妇人头风。《经验方》：邪攻眼目疼痛。取一枚天南星，挖一个小地坑，用炭火烧红，把药放坑中，用一杯醋浇药，盖合坑口，不要让它透气，候坑冷取药，研成末。每次服二分半，用酒调下。病情重的服半钱。

14. 风痰头痛。《经效济世方》：疼痛难以忍受。取一两天南星，一两荆芥叶，研成末，用姜汁和面糊丸成二大豆粒大的丸。取一的天南星和茴香，研成末，用盐醋煮面糊，丸成丸。按上法服用。

15. 风痰头晕。《惠民和剂局方》：目眩，吐逆烦闷，饮食不下。用玉壶丸：取一两生南星，一两生半夏，半两天麻，三两白面，研成末，用水丸成二大豆粒大的丸。每付三十丸，先把水煎沸，放入药煮五至七沸，将药漉出，放温，用姜汤送下。

16. 脑风流涕。《直指方》：邪风入脑，鼻内结硬，于是流髓涕。将块大质白的天南星切片，在沸开水中泡两次，焙干。每付用二钱天南星，七个枣，五分甘草，一起煎服。服三至四付，鼻中硬物自然被排出，脑气流转，髓涕自然敛收。用大蒜、荜茇末作饼，隔纱贴囟上，以熨斗熨药。或者用香附、荜茇末频吹鼻中。

17. 小儿风痰。《全幼心鉴》：如果热毒壅滞，应当凉血清热压惊。抱龙丸：取一两牛胆南星。加入十片金钱薄荷，一钱半丹砂，二分半龙脑，二分半麝香，研成末，炬蜜丸成芡子大的丸。每次服一丸，用竹叶汤化服。

18. 壮人风痰。王硕《易简方》：身体强壮的人患风痰病，以及猝然中风，中风初起。用星香饮：取四钱天南星，一钱木香，二杯水，十四片生姜，煎得六分，趁热服。

19. 痰迷心窍。《和剂局方》：寿星丸：治疗心、胆被惊，神不守舍，或者痰迷心窍，恍惚健忘，妄言妄见。取一斤天南星，先挖一个一尺见方的土坑，用三十斤炭火烧红，倒入五升酒，待酒渗干。把天南星放在坑内，用盆覆盖，用灰塞封疑隙，不使透气。第二天取出天南星，研成末。将一两琥珀，二两朱砂研成末。用生姜汁加面糊，丸成二大豆粒大的丸。每次服三十丸至五十丸，煎人参、石菖蒲汤送下。一天服三次。

20. 风痰注痛。处方用药，见草部·第十七卷·羊踯躅项下。

21. 痰湿臂痛。《摘云方》：疼痛在右侧的。取等量的制南星、苍术、三片生姜，用水煎服。

22. 风痰咳嗽。《十全博救》：取一枚大块的天南星，炮裂研成末。每付一钱，用一杯水，三片生姜，煎得五分，趁热送服。每天早晨、中午、晚上分别服一付。

23. 气痰咳嗽。李东垣《兰室秘藏》：玉粉丸：取一两南星曲，一两半夏曲，一两陈橘皮，研成末，用自然姜汁加面糊，丸成二大豆粒大的丸。每次服四十丸，用姜汤送下。如果是寒痰，去陈橘皮，加官桂。

24. 清气化痰。王玜《百一选方》：三仙丸：治疗胃脘气滞，痰涎烦闷，头目不清。取五两去皮的生天南星，五两半夏，都用开水泡洗七次，研成末，用自然姜汁捣和作饼，铺竹筛中，用楮叶覆盖，等到药饼长出黄毛成曲，晒干。每付用二两，加一两香附末，用面糊丸成二大豆粒大的丸。每次服四十丸，饭后用姜汤送下。

25. 温中散滞。《和剂局方》：消导饮食。取一两炮天南星，一两炮高良姜，二钱半砂仁，研成末，用姜汁和面糊，丸成二大豆粒大的丸。每次用姜汤送服五十丸。

26. 酒积酒毒。《杨氏家藏方》：内服下面的药物立即解毒。天南星丸：取一斤上等的天南星，先挖一个土坑，用炭火烧红，向坑内浇一斗酒，将天南星放坑内，用盆盖坑口，以泥密封一夜，取出用酒和水洗净，切成片，焙干，研成末，加一两朱砂末，用姜搅动和面糊，丸成二大豆粒大的丸。每次服五十丸，用姜汤送下。蔡丞相、吕丞相曾经试用，有效验。

27. 吐泻不止。《普济方》：《集效方》：四脚厥逆，体虚感受风邪，不省人事。服用这个方，能使阳气回复，方名叫回阳散。将天南昨研成末，每付三钱，三枚大枣，六石八斗水，煎取八分，趁热灌服。不苏醒，再灌服。再一方：用醋调南星末，贴足心。

28. 肠风泻血。《普济方》：用各种药物治疗无效。将天南星用石灰炒成焦黄色，研成末，用酒和面糊，丸成二大豆粒大的丸。每次用酒送服二十丸。

29. 吐血不止。《胜金方》：取一两天南星，锉成像豆大的块，用炉灰淋汁浸一夜，洗净，焙干，研成末。每次服一钱，用自然铜磨油调服。

30. 初生贴囟。《危氏得效方》：头热鼻塞。将天南星炮裂，研成末，用水调成糊状贴囟上，烤手熨药。

31. 小儿解颅。钱乙《小儿直诀》：小儿囟开不合，鼻塞不通。将天南星炮裂去皮，研成末，用淡醋调糊，摊红色绸帛上，贴囟门，烤手频频熨药，很快取效。

32. 解颐脱臼。《医说》：下颌脱臼不能收上。取天南星要，用姜汁调和，敷两颊，过一夜就自行复位。

33. 小儿口疮。阎孝忠《集效方》：小儿口内起白屑，舌上生疮，像鹅口，不必服药。将天南星去皮脐，研成末，用醋调糊，涂足心，男孩涂左足，女孩涂右足。

34. 走马疳蚀。《经验方》：牙疳像骏马飞奔一样急速发展，很快蚀透骨腮。取一枚生南星，将中间挖空，放入一块雄黄，用面包裹烧煨，候雄黄吸汁，用杯子盖合，使出火毒，去面，研成末，加入少量麝香，撒疮上几天，非常有效。

35. 风虫牙痛。《摘云方》：用南星末填齿孔，以白梅塞孔口，吐涎。

36. 喉风喉痹。《博济方》：取一个天南星，将中间挖空，放入七枚白僵蚕，用纸包裹煨熟，研成末。用姜汁调服一钱，严重的灌服，吐涎就愈。方名叫如圣散。

37. 痰瘤结核。严子礼《济生方》：南星膏：治疗人体肌肉皮肤，以至头面部长瘤和结核，大的像拳头，小的像栗果，有的硬，有的软，不疼不痒，适宜于这个方药。不能单用针灸。取一枚大块的天南星，研烂，滴五至七滴好醋。如果没有生的，取干的研成粉末，用醋调和。先用针刺入，使其透气，然后再贴药。有痒感就频贴，有效。

38. 身面疣子。《简易方》：用醋调天南星末，涂患处。

# 由 跋
## （见《名医别录》下品）

[释名]

[集解] 苏恭（即苏敬）说：由跋是虎掌的新根，比半夏大一至二倍，四周没有子牙，它的宿根就是虎掌。

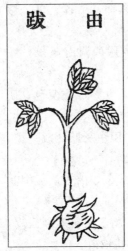

陈藏器说：由跋生于树林中，苗有一至二尺高，像蒟蒻，根像鸡卵。

韩宝昇说：春天长一根茎，茎端有八至九片叶子，根扁圆形，肉质白色。

李时珍说：这就是小天南星，它的药气不丰足，不能服用，所以医方很少使用，只有重量达八至八钱，以至一两多的，药气丰足了才长好。正好像附子的侧子，不如附子的道理一样。

[正误]　陶弘景说：由跋本来出于始兴（今广东省曲江县），现在人们也种植它。形状像乌头，伏布地面生长，花紫色，根像附子。摩苦酒涂肿处，有效。

苏恭说：陶弘景所说的，是鸢尾当作由跋，把由跋当作半夏，不只是不认识半夏，也不认识鸢尾和由跋。现在南方人还把由跋当作半夏。

李时珍说：陈延之《小品方》，也把东海（今山东省郯城且）出的鸢头当作由跋，这其中的讹误，时间已经很久了。

[气味]　味辛，苦，性温，有毒。

[主治]　《名医别录》：毒肿热结。

# 蒟 蒻
## （见宋《开宝本草》）

[释名]　蒻头（见《开宝本草》）　鬼芋（见《图经本草》）　鬼头

[集解]　马志说：蒻头出于吴（指蜀以外的长江南部以及部分北部和闽粤等地）、蜀（今四川省成都市及温江地区大部）。叶子像由跋、半夏的叶子，根像碗那么大，喜生阴湿地，雨滴叶下生子。还有一种斑杖，苗与蒟蒻相似，到秋天端直抽花，结红色果实，根像蒻头根，毒烈不能吃。虎杖也叫斑杖，跟这不一样。

苏颂说：长江以南吴地出白蒟蒻，也叫鬼芋，大多生于平原池泽。有的人把綜当作天南星采挖，全然不能分辨，药铺所收购的往往是这一种。可是天南星肉质细腻，蒟蒻茎上的斑点和花紫色，南星茎没有斑点，花黄色，这是不同之处。

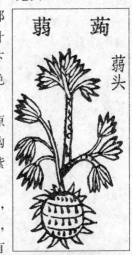

李时珍说：蒟蒻出于蜀地，施州（今湖北省恩施县）也有，叫做鬼头，闽中（今福建省）人也种植它。宜在树阴下挖坑积肥，春天生苗，到五月移栽。有一至二尺高，同南星苗相似，可是有许多斑点，宿根也能自己生苗。其中滴露生子的说法，是不对的。长二年的，根像碗那么大，赶得上芋魁，它外表纹理白，味道也使人舌麻。秋后采根，必须擦净，或者捣成碎片段块，用浓灰水煮十多沸，再用清水淘净，换水再煮五至六遍，就成了冻子，切成片，用苦酒，五味分淹吃，不用灰水煮是不行的。把蒟蒻切成细丝，用沸汤煮过，再用五味粉调食，形状像水母丝。马志说它的苗像半夏，杨慎《丹铅录》说蒟酱就是蒟蒻，都是错误的。王祯《农书》说，救灾荒的方法，山中有葛粉、蒟蒻、橡栗等对人有利的植物，那么这种植物对百姓也有益处。那斑杖，是有斑点的天南星之类的植物。

### 附　蒟蒻根

[气味]　味辛，性寒，有毒。

李廷飞说：蒟蒻根性冷，对人体甚是无益，素体偏寒的要少吃。生用能刺激喉咙出血。

[主治]　《开宝本草》：痈肿风毒，用蒟蒻在肿处摩涂。捣碎，用灰汁煮成饼，以五味分调食，主消渴。

[发明]　汪机说：考查李廷飞《延寿书》说：有人患劳瘵病，各种东西都不忌食，看到邻居家修治蒟蒻，向邻居索求，自感吃着香，就饱吃一顿，结果瘵病痊愈。还有患肋痛的几个人，饱吃蒟蒻，也都痊愈了。

### 附　菩萨草
### （见宋《图经本草》）

苏颂说：生于长江、浙水（钱塘江）流域各州郡。严冬也不凋落，秋冬季开花，花瓣直出，红果像蒻头。冬季采根用，味苦，无毒。治吃各种毒食中毒，用酒研汁服。治各种毒虫咬伤，捣汁服，同时用渣敷患处。妇女妊娠咳嗽，捣碎过筛取末，用蜜丸成丸服，有效。

# 半　夏
## （见《神农本草经》下品）

[释名]　守田（见《名医别录》）　水玉（见《神农本草经》）　地文（见《神农本草经》）　和姑（见《吴普本草》）

李时珍说：《礼记》、《月令》记载：五月半夏出苗，正当夏季的一半，所以叫半夏。守田，是由"会意"取名。水玉，因形取名。

[集解]　《名医别录》说：半夏生槐里（今陕西省兴平县）川谷。五月、八月采根，晒干。

吴普说，生于低矮的皇陵或原野中，二月开始生叶，三片叶子相互配连复生。白花圆形，直上顶端。

陶弘景说：槐里属扶风（今陕西省凤县、凤翔县一带）。现在主要出于青州（今山东省益都县），吴地（见"蒟蒻·集解"项下）也有，以肉质白的为好，不嫌陈久。

苏恭（即苏敬）说：各地都有。生子平原池泽的，叫羊眼半夏，以形圆质白的为好。而长江以南，块大的直径竟达一寸，南方人特别珍重这一种。近来二者互用，功效形状完全不同。它的苗像是由跋，被误认为是半夏。

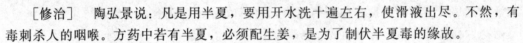

苏颂说：各地都有半夏，以齐州（今山东省泰山以北黄河流域和胶东半岛地区）的为好。二月生苗，一根独茎，茎端三核算叶片，浅绿色，很像竹叶，生于长江以南的像芍药叶，块根下部互相重合，上大下小，根皮黄色，肉质白色。五月、八月采根，用灰包埋二天，用开水洗净，晒干。《蜀图经》说：五月采，根虚小，八月采，块大充实。平原、池泽长得特别小，叫羊眼半夏。由跋十分像半夏，但是苗不同。

雷敩说：白傍葵子真像半夏，只是咬着微酸，不入药用。

［修治］ 陶弘景说：凡是用半夏，要用开水洗十遍左右，使滑液出尽。不然，有毒刺杀人的咽喉。方药中若有半夏，必须配生姜，是为了制伏半夏毒的缘故。

雷敩说：炮制四两半夏，用二两白芥子末，六两浓醋，将它们搅混，把半夏放入，洗三遍后使用。如果不把滑涎洗尽，使人胃气上逆，肝气郁满。

李时珍说：现在修治半夏，只洗去皮上的泥垢，用开水浸泡七天，每天换开水，捞出晾干，切成片，用姜汁拌，焙干，入药。或者铧半夏研成末，同姜汁倒入开水中浸澄三天，滤去涎水，晒干，备用，叫做半夏粉。或者将半夏研成末，用姜汁和，做成饼子，晒干备用，叫做半夏饼。或者将半夏研成末，用姜汁、白矾汤和，做成饼子，用楮叶包裹放篮中，等到生黄毛，晒干备用，叫做半夏曲。白飞霞《医通》说：治痰气病，半夏是主药，制成半夏曲效果更好。治湿痰用姜汁，白矾汤和半夏，治风痰用姜汁及皂荚煮汁配半夏，治火痰用姜汁、竹沥或荆沥配半夏，治寒痰用姜汁、白矾汤加入白芥子末配半夏，这些都是造半夏曲的妙法。

## 附　半夏根

［气味］ 味辛、性平，有毒。

《名医别录》说：生半夏性微寒，熟半夏性温。生半夏使人呕吐，熟半夏令人下泻。用开水洗尽滑涎后使用。

张元素说：半夏味辛、苦，性温，气味都薄，性沉而降，是阴中的阳药。

王好古说：半夏辛味浓厚，苦味轻淡，是阳中之阴药。入足阳明胃经，足太阴脾经，足少阳胆经。

徐之才说：射干是半夏的使药。恶皂荚。畏雄黄、生姜、干姜、秦皮、龟甲。反乌头。

甄权说：柴胡是半夏的使药。忌食羊血。海藻、饴糖。

张元素说：治热痰用黄芩作佐药，泊风痰用南星作佐药，治寒痰用干姜作佐药，治寒痞用陈皮。白术作佐药。过多地用半夏，能泻损脾胃正气。有各种血证和口渴现象的，禁用半夏，因为半夏能使津液燥枯。孕妇忌用半夏，如果配用生姜就没有危害了。

[主治]　《神农本草经》：治疗伤寒寒热，胃脘坚硬，胸胀咳逆，头眩，咽喉肿痛，肠鸣，降气止汗。

《名医别录》：消脘腹胸膈痰热结满，咳嗽气逆，胃脘坚痞剧痛，时疫呕逆，消痈肿，疗痿黄，使面目润泽，堕胎。

甄权：消痰，降肺气，升胃健脾，止呕吐，去胸中痰满。生半夏能摩涂痈肿，除瘤瘿气。

大明：治吐食反胃，霍乱转筋，肚腹寒凉，痰疟。

张元素，治寒痰，以及身体毒寒，饮泛伤肺而咳，消胸中痞满，膈上痰，除胸寒，和胃气，燥脾湿，治痰厥头痛，消肿散结。

朱震亨：治眉棱骨痛。

王好古：补肝风虚。

李时珍：除腹胀，目不能瞑，白浊梦遗带下。

[发明]　甄权说：半夏是使药，引药进入病位。体虚有痰，应当加用半夏。

苏颂说：治疗胃冷呕哕，半夏是方药中最主要的药物。

成无已说：辛，是散，是润的意思。半夏味辛，用综能散结逆气，除烦止呕，开发喉音，行水液，润肾燥。

王好古说：《内经》说：肾主五液的生化代谢，五液的代谢发生障碍，就转化成五湿。水液入肾形成唾液，入肝形成眼泪，入心化为汗液，入脾成为痰汁，入肺化生鼻涕。有痰叫嗽，无痰叫咳。痰，是由于咳嗽扰动脾气，脾失健运而成痰湿。半夏能泄壅塞于肺的可见的痰，不能泄积于下焦的生痰的湿邪。泄本，是泄肾。咳是无形的，痰是有形的，无形的须润滑，有形的须化燥，这就是治疗痰咳要润滑燥湿的原因。人们习惯上把半夏当作肺经的药，这是不对的。半夏止呕是入足阳明胃经，除痰是入足太阴脾经。柴胡是半夏的使药，所以柴胡汤中用半夏，既发挥止呕的作用，也协助柴胡，黄芩治疗寒热往来，这又属于足少阳胆经足阳明胃经。

寇宗奭说：今人只知半夏去痰，不知半夏益脾气，是能分流水流的缘故。脾恶温，湿盛则脾气被湿邪困遏，脾气被困就不能运化水湿。《内经》说：湿盛则泻。说的就是这个道理。有一个男子，一夜几次去大便，有人让他用一两生姜，三十枚半夏，三十枚大枣，一升水，装瓷瓶中用慢火烧沸，时时吸吮药液，大便泄泻停止。

赵继宗说：朱丹溪说二陈汤能治周身各处的痰邪，社会上的一些医生，拿着这个方子，凡是有痰病都用。那二陈汤中有半夏，半夏性燥烈，如果是风痰、寒痰、湿痰、食痰，就与病症相宜，至于虚劳痰，失血诸痰，用二陈汤反而燥伤阴血津液，加重疾病，不能不明白。

汪机说：习惯上，由于半夏性燥有毒，常用贝母代替它。贝母是入手太阴肺经的药，半夏是入足太阴脾经，足阳明胃经的药，怎么能代替呢？咳嗽吐痰，虚劳吐血，或者痰中出现血，各种郁积，咽痛喉痹，肺痈肺痿，痈疽，孕妇乳汁不足或乳汁不下，这些都用贝母作引经药，半夏是禁用的药物。至于涎，是脾之液，烧炸的鱼肉，精细油腻的厚味食品，都能使脾胃生湿热，所以涎可以化为痰，时间长了就会痰火上攻，使人昏聩口噤，偏废僵仆，蹇涩不语，生命危在旦夕，如果没有半夏，天南星，怎么能治愈呢？如果用贝母代半夏，就是翘首待毙，很快就会死亡。

李时珍说：脾无湿不生痰，所以脾为生痰之源，肺为贮痰之器，半夏能治痰饮和腹胀，是因为它体滑而味辛性温，涎滑能润，辛润能散也能润，所以能去湿而通利大便，利窍而泄小便。人们所说的辛行气，能化液，以辛润燥就是这个意思。张洁古说：用半夏，南星治病人的痰邪，咳嗽自然痊愈。朱丹溪说：二陈汤能使大便湿润小便清长。聊摄成说：半夏辛而散，行水气而润肾燥。再有《和剂局方》，用半硫丸治老人虚秘，都是取半夏滑润而用。人们习惯上都把南星、半夏当作性燥，错了。是湿去脾燥，脾燥就不生痰涎，不是这两种药性燥。古方治咽痛喉痹，吐血便血，常用这两种药物，不是禁用这两种药物。这两种药还能散血，所以对打扑破伤也主治。只有阴虚劳损，不是温热邪气引起的，如果用利窍行湿药，是再度使病人津液耗竭，属于医生的罪过，怎能是药的过错呢？《甲乙经》用半夏治疗夜不能眠，这果真是半夏性燥吗？岐伯说：卫气行于阳分，阳分气满，不能入于阴，阴气虚，所以眼睛不能闭合。治疗方法：让病人喝一剂半夏汤，阳阳互通，病人立好能入睡。处方是：取八升流水，把它扬许多遍，从中取五升清澈的，烧芦苇火煮，至大沸，加入一升秫米，五合半夏，煮得一升半，让病人喝一杯汤汁，一天三次，以愈为准。新发病，放下药杯就能入睡，出汗就愈。病程长的，喝三次痊愈。

[附方] 旧收附方十四条，新收附方五十四条，共六十八条。

1. 法制半夏。《御药院方》：清痰化饮，健脾利气。取大块的半夏，用开水洗七次，焙干，再洗，像这样洗七遍，用浓米泔水浸泡一昼夜。每一两半夏用一两半白矾，将白矾用热水冲化，放半夏浸五天。取出焙干，将一钱铅白霜用热水冲化，放入半夏，是浸七天，再放入浆水中，用慢火煮沸，取出焙干收藏。每次嚼一至二粒制好的半夏，用姜汤送下。

2. 红半夏法。《御药院方》：消散风热，清痰涎，降气利咽。取块大的半夏，用上面所说的方法浸泡焙制。每一两半夏，加入五分龙脑，以朱砂为衣染半夏。先铺一层大约一指厚的灯心草，把半夏排放在灯草上，再盖一指厚的灯草。用炒豆焙半夏，候干取出豆子。每次嚼一至二粒半夏，用温开水送下。

3. 化痰镇心。《袖珍方》：祛风利膈。辰砂半夏丸：取一斤半夏，用开水泡七次，研成末，过筛，用水浸三天，以生绢滤去渣滓，澄清去水，晒干，一两半夏末，加一钱辰砂，用姜汁和面糊丸成二大豆粒大的丸。每次服姜汤送服七十丸。此为周府的方。

4. 化痰利气。用三仙丸。方见虎掌〔附方〕 项下。

5. 消痰开胃。去胸膈壅滞。《丹门方》：将半夏洗净，焙干，研成末，用自然姜汁和做饼，用温纸包裹煨出香气。用二杯沸水，二钱饼，五分盐，一起煎得一杯，内服。这个方子压痰毒，以及治酒食伤，非常有效。

《经验后方》：取二两半夏，二两天南星，研成末，五升水，一起倒入坛中浸一夜，去清水，焙干，再次研磨。每付二钱，用二杯水，三片姜，煎汤送服。

6. 中焦痰涎。《和剂局方》：利咽，清头目，增饮食。取四两泡七遍的半夏，一两枯矾，矾成末，用姜汁和面糊，或者煮枣肉和面糊丸成二大豆粒大的丸。每次服姜汤送服十五丸。属于寒痰，加五钱丁香，属于热痰，加四两煅寒水石。方名叫玉液丸。

7. 老人风痰。《普济方》：大腹热结不知人事，以及肺热痰实，咽喉不利。取半两半夏泡七次，焙干。半两硝石，一起研成末，加入一两白面捣匀，用水调和，丸成绿豆大的丸。每次用姜汤送下五十丸。

8. 膈壅风痰。《御药院方》：不论多少半夏，都放酸浆水中浸一夜，用温开水洗五至七遍，去涎沫，晒干，研成末，用酸浆水搅拌，做饼，再研成末。每五两半夏末加入一钱生龙脑，用浆水浓脚和，丸成鸡子黄大的丸。用纱袋盛，悬通风处阴干。每次服一丸，咬嚼，用好茶或薄荷汤送下。

9. 搜风化痰。《和剂局方》：安神定志，清利头目。辰砂化痰丸：取三两半夏曲，一两炮天南星，半两辰砂，半两枯矾，研成末，用姜汁和面糊，丸成二大豆粒大的丸。每次服三十丸，饭后用姜汤送下。

10. 痰厥中风。《奇效方》：省风汤：取八两用开水泡的半夏，二两炙甘草，四两防风，研成末。每付半两，用二十片姜，二杯水，煎汤送服。

11. 风痰头晕。张洁古《活法机要》方：呕逆目眩，面色青黄，脉弦。水煮金花丸，取一两生半夏，一两生天南星，一两煅寒水石，半两天麻，二钱雄黄，三两小麦面，一起研成末，用水和成饼，放水中煮沸起，滤去水，捣和，制成二大豆粒大小的丸。每次服五十丸，用姜汤送下。

13. 风痰喘急。《活法机要》：病人自觉痰涎向上涌滚欲吐，眩晕欲倒。一两半夏，三钱雄黄，研成末，用姜汁浸，蒸饼，捣和丸成二大豆料大的丸。每次服三十丸，用姜汁送下。已呕吐的加槟榔。

14. 风痰喘急。《苏沈良方》：千缗（mín）汤：取七个用开水洗的半夏，一寸炙甘草，一寸炒皂荚，二片姜，一杯水，煎得七分，趁热服。

15. 上焦热痰。《袖珍方》：咳嗽。一两制半夏末，二钱片黄芩末，用姜汁和面糊，丸成绿豆大的丸。每次服七十丸，饭后用淡姜汤送服。这是周宪王亲自配制的方。

16. 肺热痰嗽。《济生方》：一两制半夏，一两括楼仁，研成末，用姜汁和面糊，丸成二大豆粒大的丸。每次服二十至三十丸，用白开水送下。或者用煮熟的括楼瓤丸成丸。

17. 热痰咳嗽。《活法机要》：烦热面赤，口燥胸痛，脉洪数。用小黄丸：一两半夏，一两天南星，一两半黄芩，研成末，用姜法浸，蒸饼，捣和丸成二大豆粒大的丸。每次服五十至七十丸，饭后用姜汤送下。

18. 小儿痰热。《摘玄方》：咳嗽惊悸。取等量的半夏、天南星，研成末，用牛胆汁调和，装入胆囊内，悬通处阴干，蒸饼，捣和丸成绿豆大的丸。每次用姜汤送服三至五丸。

19. 湿痰咳嗽。《活法机要》：病人面色萎黄，肢体沉重，嗜睡惊悸，兼饮食不消，脉象迟缓。用白术丸：一两半夏，一两天南星，一两半白术，研成末，用稀面糊丸成二大豆粒大的丸。每次服五十至七十丸，用姜汤送服。

20. 气痰咳嗽。《活法机要》：病人面色苍白，气喘急促，洒淅恶寒，忧愁不乐，脉象涩滞。用玉粉丸：一两半夏，一两天南星，半两官桂，研成末，用面糊丸成二大豆粒大的丸。每次服五十丸，用姜汤送服。

21. 小结胸痛。张仲景《伤寒论》：痰热互结，胃脘硬满，按压疼痛，脉象浮滑，小陷胸汤主治。半升半夏，一两黄连，一个大的括楼实，六升水，先煮括楼三升，去渣滓，放入半夏、黄连二味，煮得二和升，分三次服。

22. 湿痰心痛。《丹溪心法》：喘急的。半夏用油炒，研成末，用米粥面糊丸成绿豆大的丸。每次服二十丸，用姜汤送服。

23. 急伤寒病。胡洽居士《百病方》：四钱半夏，七片生姜，一杯油，煎服。

24. 结痰不出。《活法机要》：语音不清，病程年义的也适宜。玉粉丸：半两半夏，二分半桂心，一分五草乌头，研在末，用姜汁浸，蒸饼，捣和成芡子大的丸。每次服一丸，夜晚睡觉时含咽。

25. 停痰冷饮。《和剂局方》：呕吐呃逆。用橘皮半夏汤：取一两用水煮熟的半夏，一两陈橘皮，研成末。每付四钱，用七片生姜，二杯水，煎得一杯，趁热送服。

26. 停痰留饮。《和剂局方》：胸膈满闷，气短恶心，饮食不下，或吐痰水，用茯苓半夏汤：五两泡半夏，三两茯苓，研成末。每付四钱，用七片姜，九斛六斗水，煎得七分，去渣滓，早晨饭前空腹时送服，效果非常快捷。

27. 支饮作呕。张仲景。《金匮要略》：病人呕吐，本应口渴。不渴的，是胸膈胃脘有痰饮水气停留。或者似喘不喘，似哕不哕，自觉胸膈胃脘有物上下涌动不定，都适宜于小半夏汤。取一升泡七次的半夏，半斤生姜，七升水，煮得一升五合，分次服。

28. 哕逆欲死。半夏生姜汤主治，就是上文所记述的药方。

29. 痘疮哕气。同上方。

30. 呕哕眩悸。《金匮要略》：不能下咽水谷。用小半夏汤加茯苓汤：一升半夏，半斤生姜，三两茯苓，切片，七升水，剪得一升半，分次服用。

31. 目不得眠。见"发明"项下。

32. 心下悸忡（zhōng·惊）。《金匮要略》：用半夏麻黄丸：取等量的半夏、麻黄，研成末，用蜜丸成小豆大的丸。每次服三十丸一天三次。

33. 伤寒干哕。《深师方》：将半夏煮熟洗净滑涎，研成末。用生姜汤送服二十大豆粒的量。

34. 呕逆厥逆。《外台秘要》：这是内有寒痰。取一升半夏洗净滑涎，焙干，研成末，加一升小麦面，用水和，做成鸡子黄大的丸，放水中煮熟。开始吞服四至五丸，一天服三次。逐渐增加到十一丸，一边煮一边吞服。感觉病状减轻，再服。忌羊肉，饴糖。这是许仁则的方子。

35. 呕吐反胃。《金匮要略》：用大半夏汤：三升半夏，三两人参，一升白蜜，加一斗二升水搅和，将混合液扬一百二十遍。煮取三升半，趁热服一升，一天服两次。也治疗膈间支饮。

36. 胃寒哕逆。《和剂局方》：由胃脘停痰留饮所致。用藿香半夏汤：取二两开水泡洗炒黄的半夏，一两藿香味，半两丁香皮，研成末。每付四钱，用一杯水，七片姜，煎汤送服。

37. 小儿吐泻。钱乙《小儿药证直诀》：脾胃虚塞所致。一钱半泡洗的齐州（山东泰山以北黄河流域和胶东半岛地区）半夏，一钱半陈粟米，十片姜，半杯水，煎得八分，趁热服。

38. 小儿痰吐。《活幼口议》：有的是风寒壅塞所致，有的咳嗽发热，吃喝后就呕吐。取半两泡洗七次的半夏，一钱丁香，将半夏末用水调和，包丁香，外面再用面重包，煨熟，去面，研成末，用生姜自然汁捣和，制成麻子大的丸。每次服二十至三十丸，用陈皮汤送服。

39. 妊娠呕吐。《金匮要略》：二两半夏，一两人参，一两干姜，三研末，用姜汁和面糊，制成二大豆粒大的丸。每次用汤送服十丸，一天服三次。

40. 小儿腹胀。《子母秘录》：取少量的半夏末，用酒和，丸成粟米大的丸。每次服二丸，用姜汤送下。不愈，加量服用。或者用火炮裂，研成末，用姜汁调和，贴脐上，效果也好。

42. 黄疸喘满。张仲景方：同时小便自利，又不能除热。用半斤半夏，半斤生姜，七升水，煮得一升五合，分两次服。曾经有个人已气闭而死，但是胃脘部还温热，用少量的这药灌入，就复活了。

43. 伏暑引饮。《和剂局方》：伏天中暑，烦渴引饮，脾胃不和。消暑丸：取一斤用醋煮的半夏，半斤茯苓，半斤生甘草，研成末，用姜汁和面糊，制成二大豆粒大的丸。每次服五十丸用温开水送下。

44. 老人虚秘。《和剂局方》：属冷秘，以及疝癖冷气。半硫丸：取等量的泡炒的半夏、生硫磺，研成末，用姜汁和面糊制成二大豆粒大的丸。每天早饭前空腹时，用温酒送服五十丸。

45. 失血喘急。《直指方》吐血下血，崩中带下，喘急痰呕，中满宿瘀。将半夏捶扁，用夹杂汁和面包裹，煨黄，研成末，用米糊丸成二大豆粒大的丸。每次服三十丸，用白开水送下。

46. 白浊梦遗。许学士《本事方》：取一两半夏，泡洗十次，切破，取二两木猪苓，一起炒黄，置土坑中出火毒，去猎等，加一两煅过的牡蛎，用山药糊制成二大豆粒大的丸。每次服三十丸，用茯苓汤送下。肾气闭，一身精气无所管摄，妄行而遗的，适宜于这个方子。因为半夏有利性，猪苓导水，使肾气通畅。这与肾阳严重虚弱不同。

47. 八般头痛。《卫生宝鉴》：用下述方药，三次见效。取半夏末，加入少量而草霜，做成纸药捻烧烟，用鼻孔嗅吸药烟。口中含水，有涎，吐去再含。

48. 少阴咽痛。《伤寒论》生疮肿痛，不能说话，不能出声的，苦酒主治。打碎七枚半夏，取一枚鸡子，在尖头开一个孔，去黄，倒入苦酒，使鸡子壳稍满，将半夏装入壳内，把小铁镮子置炭火上，将鸡子置铁镮上，煎三沸，去渣滓，倒杯中，时时呧咽，非常有效。不愈再作。

49. 喉痹肿塞。《集简方》：用生半夏末放鼻内嗅吸，如果口流涎水，就有效。

50. 骨刺在咽。《外台秘要》：取等量的半夏、白芷，研成末。用水送服二十大豆粒的量，就会呕吐出骨刺。忌食羊肉。

51. 重舌木舌。舌胀大塞满口腔。用醋煎半夏，含漱药汁。再一方：取二十枚半夏，用水煮过，再浸泡一会儿，趁热用一升酒浸半夏，封闭许久，趁热含漱药酒，凉了吐出。

52. 小儿囟陷。属寒证。用水调半夏末，涂足心。

53. 面上黑点。《摘玄方》：将半夏焙干，研成末，用米醋调敷三天，用皂角汤洗去药膏末，颜面洁净如玉。

54. 癞风眉落。《圣济总录》：取等量的生半夏、烧焦的羊屎，研成末，用自然姜汁调和，每天涂患处。

55. 盘肠生产。《妇人良方》：生产时子肠先出，产后不收的，叫盘肠产。频繁地将半夏末嗅吸鼻中，子肠就能缩回。

56. 产后晕厥。《肘后方》：取半夏末，用冷水捣和，丸成大豆大的丸，放鼻中立即痊愈。这是扁鹊的治法。

57. 小儿惊风。《直指方》：取一钱生半夏，半钱皂角，研成末。取少许吹入鼻中，即刻苏醒，叫嚏惊散。

58. 猝死不瘩。用半夏末吹鼻中，即刻苏醒。这是南岳夫人紫灵魏元君的方。

59. 五绝急病。《子母秘录》：第一是自缢，第二是墙压，第三是溺水，第四是魇魅，第五是产乳（临产时忽然患晕厥）。都用半夏末吹鼻中，再取一丸大豆纳入鼻中。胃脘还温热的，能一在一天内复活。

60. 痈疽发背。《肘后方》：以及乳疮。取半夏末，用鸡子白调和，涂患处。

61. 吹奶肿痛。刘长春《经验方》：取一个半夏，煨熟，研成末，用酒送服，立即痊愈。再一方：用半夏末，随乳疮在左在右放鼻孔嗅吸有效。

62. 打扑瘀痕。《永类铃方》：用水调半夏末涂患处，过一夜就消散。

63. 远行足趼（脚茧）（jiǎn）：《集简方》：同上方。

64. 金刃不出。李签《太白经》：入于骨脉中。取等量的半夏、白敛，研成末。用酒送服二十大豆粒的量，一天服三次。服到二十天，金刃自行退出。

65. 飞虫入耳。《本事方》：用麻油调和生半夏末，涂耳门处。

66. 蝎虿螫人。钱相公《箧中方》：用水调半夏末，涂患处，疼痛立止。

67. 蝎瘘五孔。《圣惠方》：许多孔相通的。用水调半夏末，涂患处，一天两次。

68. 咽喉骨鲠。《外台秘要》：取等量的半夏、白花，研成末。用水送服二十大豆粒的量，会呕吐出骨鲠。忌食羊肉。

## 附　半夏茎涎

[主治] 雷敩：将泡洗半夏时捞取的涎沫，用慢火熬成膏，在秃顶秃眉处涂抹，脱落发眉的地方，会重新生出头发、眉毛。

# 蚤　休
## （见《神农本草经》下品）

[释名] 蚩休（见《神农本草经》）　蟊休（见《日华诸家本草》）　紫河东（见《图经本草》）　重台（见《唐本草》）　重楼金线（见《图经本草》）　三层草（见《本草纲目》）七叶一枝花（见《本草蒙签》）草甘遂（见《唐本草》）　白甘遂

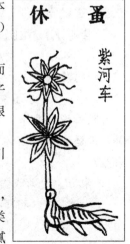

李时珍说：虫蛇毒，用这种药治疗，毒气就停止扩散，继而消退，所以有蚤休，蟊休等名称。重台、三层，是依据它的叶子的形状起名的。金钱重楼，是根据它的花的形状起名。甘遂是根据它的根的形状起名。紫河车，是根据它的功能起名。

[集解] 《名医别录》：蚤休生于山阳（今河南省修武县）川谷和冤句（今山东省菏泽市）。

苏恭（即苏敬）说：现在叫做重楼的就是这蚤休。也叫重台，南方人叫草甘遂。一根茎生六至七片叶，像王孙，鬼臼、蓖麻类的叶子，叶子有二至三层。根像肥大的菖蒲，肉质白色，细腻脆嫩。

韩保昇曰：叶子像鬼臼，牡蒙的叶子，生长年数多的有二至三层。根像紫参根，外皮黄色，肉质白色。五月采根，晒干。

大明说：根像二寸长的蜈蚣，又像肥大的紫菖蒲。

苏颂说：蚤休就是紫河东。现在河中、河阴（河南省孟县）、华（指中原地区）、凤（今陕西凤县）、文州（今甘肃省文县）以及长江淮河流域也有。叶子像王孙、鬼臼等，有二至三层。六月开黄紫色花，花蕊红黄色，上面有金丝下垂。秋天结红子，根像肥厚的姜块。外皮红色。四月、五月采。

寇宗奭说：蚤休没有旁生的侧枝，只有一根茎独立生长，有一尺的高，顶端有四至五枚叶子，叶子有歧杈，像苦杖叶。叶子中心又抽茎，也像是又生的叶子。只有根入药用。

李时珍说：重楼金丝各地都有，生于深山阴湿地。其根茎孤立地向上长，茎秆处于叶子的中心。叶子绿色，像芍药叶，共二至三层，每层七枚叶片。茎顶夏天开花，一朵花七个瓣，有三至四寸的金丝蕊。王屋山（在山西省阳城，垣曲两县间）产的达到五至七层叶。根像鬼臼，苍术的根状，外皮紫色，内里白色，质地有像粳米和糯米那样硬度和粉性不同的两种。外科医生采蚤休制三黄丹砂，汞粉的毒性。入药须洗净、切片，焙干用。民间有谚语说：七叶一枝花，生长在深山，如果用七叶一枝花治疗痈疽，就像手拈拿东西一样容易。说的就是蚤休。

## 附　蚤休根

[气味]　味苦、性微寒，有毒。

大明说：性冷，无毒。能压伏雄黄，丹砂、蓬砂和盐毒。

[主治]　《神农本草经》：治惊痫，摇头弄舌，热气在腹中，癫疾，痈疮阴蚀，杀三虫，去蛇毒。

《唐本草》：生吃一升蚤休，利水。

大明：治脚风手足搐，能吐泻瘰疬。

李时珍说：去疟疾寒热。

[发明]　苏恭说：用蚤休摩醋，涂敷痈肿蛇毒，非常有效。

时珍说：蚤休，是入足厥阴肝经的药物。凡由肝经引起的惊痫、疟疾、瘰疬、痈肿，都适宜于用蚤休治疗。而且道家有服食蚤休法，不知对身体是真有益，还是没有益？

[附方]　新收附方五条。

1. 服食法。将蚤休根用竹刀刮去皮，切成像骰子大的块，用面滚裹，放瓷瓶中，用水煮，等蚤休块浮起，滤去水，把药放冷水中，等到冷却了，装入新布袋中，悬挂通风处，阴干。每次服三丸，天将明的时候面向东方念咒，用井水送服。连续服三服，就能不吃饭。如果想要恢复吃饭，先用黑豆煎汤饮。接着用药丸煮稀粥吃，以后逐渐增加吃的饭量。念咒说：天气晴朗，空气清新，金鸡鸣叫，我现在服药想长生。我现在不饥不渴，赖得神仙草有灵气。

2. 小儿胎风。《卫生易简方》：手足搐搦。将蚤休研成末，每次服半钱，用冷水送服。

3. 慢惊发搐。钱乙《小儿方》：带有阳证。取一钱蚤休末，二线栝楼根末，一直放慢火上炒成焦黄色，研成均匀的细末，每次服二分半，煎麝香薄荷汤送服。

4. 中鼠莽毒。《集简方》：用金线重楼根磨汁，让病人内服，立即痊愈。

5. 咽喉谷贼。《圣惠方》：肿痛。取半两红色的重台，半两炒川大黄，半两木鳖子仁，半两马牙硝，一分泡半夏，研成末，用蜂蜜丸成芡子大的丸，用绢帛包裹，含于口中。

# 鬼　臼
## （见《神农本草经》下品）

[释名]　九臼（见《神农本草经》）　　天臼（见《名医别录》）　　鬼药（见《本草纲目》）　　解毒（见《名医别录》）　　爵犀（见《神农本草经》）　　马目毒公（见《神农本草经》）　　害母草（见《图经本草》）　　羞天花（见《本草纲目》）　　术律草（见《本草纲目》）　　琼田草（见《本草纲目》）　　独脚莲（见《土宿本草》）　　独荷草（见《土宿真君造化指南》）　　山荷叶（见《本草纲目》）　　旱荷（见《本草纲目》）　　八角盘（见《本草纲目》）　　唐婆镜

陶弘景说：鬼臼根像射干的根，肉质白色，味甜，有九个臼相连，有毛的质量好，所以叫鬼臼。

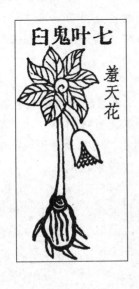

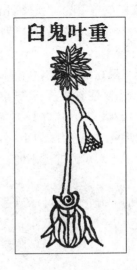

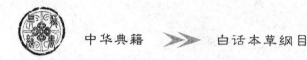

李时珍说：这种药有毒，而且根上的白像马的眼睛，所以叫马目毒公。能杀蛊解毒，所以有爵犀的名字。它的叶像镜子、像盘子、像荷叶那样圆而有光泽，而且新苗一生出，旧苗就枯死，所以有与镜、盘、荷、莲、害母等有关的各种名字。《苏东坡诗集》说：琼田草俗名唐婆镜，就是《神农本草经》中记载的鬼臼。一年生一个臼，像黄精的根，而比黄精根细，硬，能用来代替粮食。宋祁剑南《方物赞》说：羞天花，蜀地（今四川省成都市及温江地区大部）各处都有。花倚靠着茎开放，像用茎秆连缀起来的一样，自己的自己隐蔽在叶子的下方，叶子又像专为花遮蔽日光的一样，所以俗名叫羞天，我改为羞寒花，就是《神农本草经》中的鬼臼。有人赞颂它说：虽然冒着严寒生长，却能枝叶繁茂。茎秆修长，叶子宽大。花朵紧紧附茎开放，叶子遮蔽于花瓣上。自己把自己的花遮蔽起来，像害羞避藏之状。另外还有一种羞天草，与这种药不同，是海芋。

[集解]　《名医别录》说：鬼臼生于九真（所在的今址不详）山谷和冤句（今山东省菏泽市西南）。二月、八月采根。

陶弘景说：鬼臼生于山谷中。八月采，阴干。像射干，苍术，又像钩吻。鬼臼有两种：出于钱塘（今杭州市）、近道（陶弘景家乡镇江附近各州郡）的，味甜，茎叶上有丛生的毛的最好。出于会稽（今浙江省绍兴市）、吴兴（今浙江省湖州市）的，根大而味苦，茎叶没有丛毛，药力差。马目毒公的形状像黄精根，根的白处像马的眼睛，而且柔润。现在医生大多用鬼臼，秀少用马目毒公，不知道他们彼此间为什么差距如此大？

苏恭（即苏敬）说：鬼臼生于深山岩石的阴侧。叶子像蓖麻、重楼的叶子。只长一根茎，茎端生一片叶，也有分生两叶的。一年长一根茎，茎枯就成为一个臼。假使说生长了二十年，就有二十个臼，怎么能只有九个臼呢？根肉、皮、须都像射干，现在民间用的大多是射干。而长江以南另外呈送上来的一种，不是真的。现在荆州（今湖南省常德县）当阳县（今属阳北省）、硖州（今湖北省宜昌市）远安县（今属湖北省）、襄州（今湖北省襄阳县）荆山县（今湖北省南漳县西）山中都贡鬼臼，也非常难得。

苏颂说：现在江宁府（今南京市）、滁州（今安徽省滁县）、舒州（今安徽省安庆市）、商州（今陕西省商县）、齐州（今山东省泰山以北黄河流域和胶东半岛地区）、杭州（今同）、襄州、峡州（同前文硖州）、荆门军（今湖北省荆门县）也有鬼臼，都像苏恭所说的那样。花生于茎间，红色，三月开花后结实。还有一种说法：鬼臼生于深山阴地，叶子有六出或五出不同，像雁蹼。茎端生一枚像伞状的叶，天明的时候伞口向东，到了黄昏时就倾向西方，随着日光的出没发生变化。花红紫得像荔枝花一样，正居于叶子的下方，常被叶子遮蔽，不能经常暴露在日光下。一年生一根茎，干枯以后，就成为一个臼，长到八年到九年，就有八至九个臼。但是一年长一个新臼就腐败一个旧臼，这是它以新换旧，陈新相易的代谢规律。所以俗名叫害母草。比如，荆魁、乌头类也是这样，新苗出生，旧苗死亡，前年的块根就腐败了。但是，各本草的注释都说：鬼臼完全像射干。射干的体状虽然与鬼臼体状相似，但是射干的臼形浅薄，与鬼臼大不相同。鬼臼根像八至九个南星根横着互相重叠比连，而颜色的纹理正像射干的。用的人应当让人找到苗采，药店里不再有真的。

李时珍说：鬼臼根像天南星相互迭生的状态，所以卖药的人全说小的是天南星，大的是鬼臼，这完全是错误的。考查《黄山谷集》说：唐婆镜在叶子底下开花，俗名叫羞天花，就是鬼臼。一年生一个臼，长满十二年的才能作药用。现在的医生竟把鬼灯檠当做鬼臼，错了。还有郑樵《通志》说：鬼臼叶像小荷叶，形状像鸟掌，一年长一根茎，茎柘后根形成一个臼，也叫八角盘，因为它的叶像八角盘的形状。根据这两种说法，像是今人所说的独脚莲。也叫山荷叶、独荷叶、旱荷叶、八角镜。南方各地深山阴密的地方有鬼臼，北方只有龙门山（在渤海洛阳市西南）、王屋山（在山西省阳城、垣曲两县间）有。一茎独立上长，茎贯穿叶子的中心生长，中空。一根茎有七枚叶子。圆得像刚长出的小荷叶，正面青绿色，背面紫色，搓揉它的叶子，放散出瓜、李的香气。在叶下开花，也有无花的。它的根全然像苍术、紫河车（蚤休）的根。炼丹家采鬼臼根制三黄、丹砂、水银毒。有人说八角叶的鬼臼效用更灵验。有人说鬼臼的根与紫河车的根一样，认为白色的是紫河车，红色的是鬼臼，恐怕也不是这样。《庚辛玉册》说：蚤休是阳草，旱荷是阴草，也认为鬼臼与紫河车有区别。陶弘景认为马目毒公与鬼臼是两种植物，竟不知道它们正是一种植物，有二个种的差别。唐朝独孤滔《丹房镜源》说：术律草有两种，根都像南星，红色的茎秆端直向上，茎顶生叶。一种叶子共七枚，一种叶子成几层生长。叶子像蓖麻叶，正面青绿色，背面显紫色，有细毛。叶子下方倚附于茎秆开一朵花，形状像倒垂的铎铃，青白色，花蕊黄色，中空，结黄子。全株显出一种"风吹不动，无风自摇"的特殊结构状态。能制丹砂、水银毒。经过考查，这就是鬼臼的两个种。文中阐述的形态非常清楚。

## 附 鬼臼根

［气味］ 味辛，性温，有毒。

《名医别录》说：性微温。

陶弘景说：味甘，性温，有毒。

甄权说：味苦。

徐之才说：畏垣衣（见草部第二十一卷）。

［主治］ 《神农本草经》：杀蛊毒鬼疰精物，辟恶气不祥，逐邪，解百毒。

《名医别录》：杀大毒，疗咳嗽喉结，风邪烦惑，失魄妄见，去目中薄翳。不入汤剂使用。

甄权：治瘰疬缠绵不去，骨蒸劳疾瘦弱。

李时珍：下死胎，治邪疟痈疽，蛇毒射工毒。

[发明]　苏颂说：古方治疗藏于五脏中的鬼魅精怪、各种毒恶邪气，大多使用鬼臼。还说：现在福州（今福建省福州市）人三月采琼田草的根、叶，焙干，捣研成末，用蜜丸成丸服，治疗风疾。

[附方]　新收附方三条。

1. 子死腹中。《妇人良方》：产妇胎衣已破，胎儿不能出生，使用这个方子屡屡有效，一年救治上万人。鬼臼的数量不限多少，取黄色的，去毛，研成细末，不过筛，以研得像面粉一样为准。每次服一钱，用一杯无灰酒同煎，煎得八分，一口气服完。立即生产，效果如神。方名叫一字神散。

2. 射工中人。《千金要方》：寒热发疮。取一把鬼臼叶，用苦酒浸渍，捣取法液。一次服一升，一天服两次。

3. 黑黄急病。《三十六黄方》：黑黄，指面色黑黄，身体像土色，不影响吃饭，脉沉，如果出现青脉入口的现象，就死亡。应该先烙口中黑脉、百会、玉泉、绝骨、章门、心俞等穴。然后用生鬼臼捣取一小杯药液，内服。如果是干鬼臼，研成末，用水送服。

# 射　干
## （见《神农本草经》下品）

[释名]　乌扇（见《神农本草经》）　乌翣（见《名医别录》）　乌吹（见《名医别录》）　乌蒲（见《神农本草经》）　凤翼（见《本草拾遗》）　鬼扇（见《土宿本草》）　扁竹（见《本草纲目》）　紫金牛（见《土宿本草》）　野萱花（见《本草纲目》）　草姜（见《名医别录》）　黄远（见《吴普本草》）

陶弘景说：射干的射，方书多发夜音。

苏颂说：射干的形状，茎秆有稀疏的长节，正像射人的长竿的形状，名字就是由此而得。陶弘景以夜音为疑，是由于古字发音多通直呼音，比如汉代的仆射官，主射事，亦发夜音，不是有另外的含义。

李时珍说：射干的叶子基部包茎，互相嵌迭，成丛状聚生，横斜着向一个方向斜生，像乌翅和扇的形状，所以有乌扇、乌翣、凤翼、鬼扇、仙人掌等各种名字。俗名叫扁竹，是谓它的叶子呈纵扁平状生长，而根像竹根。根、叶又像蛮姜，所以叫草姜。翣，音由所甲二字切得，是扇的意思。

[集解]　《名医别录》说：射干生于南阳（今河南省济源嘉县地）山谷、田野。三月三日采根，阴干。

陶弘景说：这是乌翣根，黄色，人们常在庭院种植。有人说它的叶是鸢尾，而又

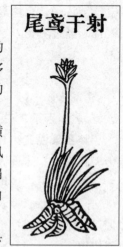

射干鸢尾

有鸢头的称呼，这是与它们的形状相像，恐怕不是乌翣。另外还有一种形状与射干相似，但是白花工茎，像射箭人拿的长竿。所以，阮公做诗说：射干一排排地临城生长，犹如哨兵。这种植物不入药用。

苏恭（即苏敬）说：鸢尾叶像射干的叶，但是花紫蓝色，茎秆长不高，根像高良姜，肉质白色，名字叫鸢头。

韩保𢍆说：射干有二至三尺高，花黄色，实黑色。根有许多须根，根皮黄黑色，肉质黄红色。各地都有，二月、八月采根，去皮，晒干。

陈藏器说：射干、鸢尾两种植物相似，人们大多不能分辨。射干是人们所种植的，名字叫凤翼的花卉，叶子像乌翅，秋天开红花，有深红色的斑点。鸢尾也是人们所种植的，苗比射干低矮，形状像鸢尾，夏天开紫蓝色花的就是这一种。

大明说：射干的根，质地润泽，形状像大小不同的高良姜，淡红黄色，质硬，五、六、七、八月采。

苏颂说：射干到处都有。人们在庭院中栽种它，春天生苗，有一至二尺高。叶子的大小像蛮姜叶，而比蛮姜叶狭长肥厚，像翅羽状排列，所以叫乌翣。叶子抱茎生长，犹如叶中抽茎，像萱草茎而比萱草茎强韧硬挺。六月开花，花黄红色，花瓣上有细纹。秋天结实作房，房壳中有黑子。还有一种说法：射干大多生在山崖之间，它的茎秆虽然细小，也像木类。所以《荀子》说，西方有一种树木，名字叫射干，茎有四寸高，生于高山之上，指的就是这一种。

陶弘景所说的开白花的，自然是射干类植物。

朱震亨说：根是射干，叶是乌翣，开紫花的是，开红花的不是。

汪机说：考查各家注释，射干不只一种，有白花的，黄花的，紫花的，红花的。朱丹溪独取紫花的，一定是曾经试用有效。

李时珍说：射干就是今人说的扁竹。现在人们所种植的，大多是紫花的，叫做紫蝴蝶。它的花三、四月开，六瓣，像萱草花那么大。结的果像拇指大，很像泡桐子，硕果有四个房间隔，一个房间隔中有十多个子。子像胡椒大。紫色，极硬，用牙咬不破。七月开始干枯。陶弘景说射干。鸢尾是一种。苏恭、陈藏器说开兰紫花的是鸢尾，开红花的是射干。韩保昇说开黄花的射干。苏颂说开红黄花的是射干，开白花的也是射干类。朱震亨说开紫花的是射干，开红花的不是。诸家各持一种观点，怎么依凭？我考查张揖《广雅》说：鸢尾是射干。《易通封验》说：冬至时射干开始生长。《土宿真君本草》说：射干就是扁竹，叶扁生，像侧立的手掌形，茎也像扁竹，青绿色。一种紫花，一种黄花，一种兰花。大多生长于长江以南、洞庭湖周围广大地区、四川、浙江的平地间。八月榨取射干汁，可以用来煮雄黄，伏雌黄，制丹砂，压伏它们的火毒。根据这些记载，那么鸢尾、射干原本是一类植物，只是花色不同罢了。正像牡丹、芍药、菊花之类，它们的颜色各异，但都是同属。一般而言，入药使用，功效差别不大。

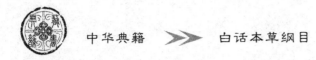

陈藏器说：射干的名字有三个：《佛经》中的射干是貂貁（jiù），这是一种恶兽，像青黄狗，吃人，能攀援树木；阮公说：临城一排排生长的射干，是树，没有高大的；本草说的射干，是草，就是现在人们所种植的。

## 附 射干根

[修治] 雷敩说：凡是采得射干根，先用米泔水浸一夜，滤出，然后用竹叶煮，从上午十一时煮到晚上十一时，晒干备用。

[气味] 味苦，性平，有毒。

《名医别录》说：性微温。长期服用使人正气虚。

韩保昇说：性微寒。

甄权说：有小毒。

张元素说：味苦，是阳药中的阴药。

李时珍说：性寒。过多地服用能使人泻泄。

[主治] 《神农本草经》：治咳逆上气，喉痹咽痛，呼吸困难，不能进行吐故纳新。散结气，治腹中邪逆，肠胃热甚。

《名医别录》：疗积血在脾胃间，咳唾，口气臭，散胸中热邪。

陶弘景：摩苦酒涂毒肿。

甄权：治鬼疰邪气，消淤血，使妇女月经通调。

大明：消痰，破癥结，胸膈满腹胀，气喘疰癖，开胃下食，镇肝明目。

寇宗奭：治肺气喉痹的效果好。

张元素：疗胃中痈疮。

朱震亨：疏利积痰疝毒，消结核。

李时珍：降实火，利大肠，治疟母。

[发明] 朱震亨说：射干属金，金克木，肝木有热，射干行消太阴、厥阴经的积聚痰涎，使结气痰核很快地自行消散。还治疗便毒，这是足厥阴湿气流注，又加疲劳而发。取三寸射干，与生姜一起煎，饭前服，下痢二、三愈，非常有效。

李时珍说：射干能降火，所以古方治疗喉痹咽痛，把射干作为主要药物。孙思邈《千金要方》，治疗喉痹有乌翣膏。张仲景《金匮玉函方》，治疗咳嗽上气，喉中作水鸣声，用射干麻黄汤。治疟母的鳖甲煎丸，也用烧过存性的乌翣。这些都是用射干降厥阴相火的作用，热邪退，血散肿消，那么痰结自然散解，癥瘕自然消除。

[附方] 旧收附方二条，新收附方八条，共十条。

1. 咽喉肿痛。《袖珍方》：取射干花根，山豆根，阴干，研成末，吹撒喉部，效果如神。

2. 伤寒咽闭。庞安常《伤寒论》：肿痛。用四两生射干，四两猪油，合煎使微焦，去渣滓，每次含噙枣许，获愈。

3. 喉痹不通，浆水不入。《外台秘要》：用一斤射干，含咽汁液，效果好。

《医方大成》：取扁竹的新根，擂取汁液，内服，大腹的胃肠一动，喉痹就立即解除。或者用醋研射干汁噙含，引涎外出，效果也好。

《便民方》：取一钱紫射干根，五分黄芩，五分生甘草，五分桔梗，研成末，用水调和，一镒服完，立即痊愈。方名叫夺命散。

4. 二便不通。《普济方》：服用各种药物无效。取紫花扁竹根，以生于水边的为好，研取一杯汁液，内服，二便就通畅。

5. 水蛊腹大。《肘后方》：动摇肚腹，有水声，皮肤黑。用乌扇根捣取汁液，内服一杯，水邪就被排出。

6. 阴疝肿刺。《肘后方》：病发时，肿痛得像针刺的一样。取生射干捣取汁液，给病人服了就有效。也可以制成丸剂服用。

7. 乳痈初肿。《永类方》：取像僵蚕样的扁竹根，同萱草根一起研成末，用蜂蜜调和，敷患处，有神效。

8. 中射工毒。姚僧坦《集验方》：生疮者。取二两乌翣，二两升麻，三升水，煎得二升，趁热服。用渣滓敷疮上。

# 鸢　尾
## （见《神农本草经》下品）

[释名] 乌园（见《神农本草经》下品）　根名鸢头

李时珍说：都是因形命名。乌园应当写作乌鸢。

[集解] 《名医别录》说：鸢尾生于九嶷（山在湖南省宁远县南）山谷。五月采。

陶弘景说：方术家说鸢尾是射干苗，但是二者主闻的疾病不同，应当另是一种。方药用鸢头，应当是它的根，主治的疾病与射干大体相似，但是《神农本草经》没有论述。

苏恭（即苏敬）说：这种草到处都有，人们在庭院中也种。叶子像射干叶，但比射干叶宽短，不抽长茎，花蓝紫色。根像高良姜，根皮黄色，肉质白色，咀嚼它，刺激人的咽喉，与射干完全不同。射干开红花、抽长茎，根黄色，有臼。

韩保昇说·这种草的叶子叫鸢尾，根叫鸢头。也叫鸢根。叶子像射干的叶子，而伏地生长。黑色的根像高良姜，而比高良姜的节大，几个相连。九月、十月采根，晒干。

李时珍说：这就是射干的苗，不是另外的一种。肥沃土地长的，茎长根粗；贫瘠瘠土地长的，茎短根瘦。它的花本来就有几种颜色。各本草家都是强求区分。陈延之《小品方》，说东海（今山东省郯城县）出的鸢头是由跋，也是错误的。是东海的土质长出的缘故。

［气味］　味苦，性平，有毒。

苏恭说：有小毒。

［主治］　《神农本草经》：治蛊毒邪气，鬼疰诸毒，破癥瘕积聚腹大有水，杀三虫。

《名医别录》：杀鬼魅，疗头眩。

［附方］　旧收附方一条，新收附方一条，共二条。

1. 飞尸游蛊。陈藏器《本草拾遗》：袭居喉中，气息将绝的。将鸢尾根削去皮，纳喉中，在病处摩擦，以使局部出血为好。

2. 鬼魅邪气。陈延之《小品方》：四物鸢头散：一分东海鸢头，一分黄牙（即金牙），一分莨菪子，一分防葵，研成末，用酒送服二十大豆粒量。想让病人见到鬼魅，增加一分防葵，想让病人知道鬼魅，再增加一分，立即灵验取效。不能多服。

# 玉　簪
## （见《本草纲目》）

［释名］　白鹤仙

李时珍说：都是根据花的形态像它们的形状而命名。

［集解］　李时珍说：玉簪是各地人们在庭院中栽种的花草。二月生苗，成丛生长，有一尺左右高，柔软的茎像白菘茎。它的叶像手掌大，圆而有尖，叶上的纹理像车前叶的纹理，青白色，非常娇柔晶莹。六、七月抽茎，茎上生小叶。从叶丛中抽出十几枚花朵，一朵花有二至三寸长，靠近花柄的基部小，末端大。花没有开放的时候，正像白玉簪插在头上的形状，又像羊肚蘑菇的形状；开放的时候，微向四周绽开，从中间吐出黄色的花蕊，非常香，不结子。它的根互相连缀生长，像鬼臼、射干、生姜类，有须毛。老茎枯死，根一个臼，等到发出新根，老根就腐朽，也有开紫花的。开紫花的叶子稍窄。都是鬼臼、射干类的植物。

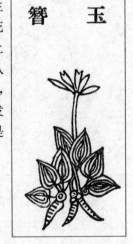

## 附　玉簪根

［气味］　味甘、辛，性寒，有毒。

［主治］　李时珍：捣成汁服，解各种毒，下骨，涂痈肿。

［附方］　新收附方五条。

1. 乳痈初起。《海上方》：内消花就是玉簪花，擂取根汁，用酒调服，将渣滓敷患处。

2. 妇女断产。《摘玄方》：即绝育。取一钱半白鹤仙根，一钱半白凤仙子，二钱紫威，二钱辰砂，捣研成末，用密和，丸成二大豆粒大的丸。生产后的三十天内，用半杯酒送服。不能使药着牙，它能损坏牙齿。

3. 解斑蝥毒。赵真人《济急方》：用玉簪根搞取汁液服，能立即解毒。

4. 下鱼骨鲠。腥仙《乾坤生意》：取玉簪花根，山里红果根，一起捣取自然汁，用竹筒灌入咽中，那骨鲠自然下行。不能粘着牙齿。

5. 刮骨取牙。余居士《选奇方》：取一钱干玉簪根，三分白矾，七分白硇，二分蓬砂，三分妻威灵仙，一分半草乌头，一起研成末。用少量药粉点疼痛处，牙齿自行脱落。

## 附　玉簪叶

[气味]　同根。

[主治]　李时珍：蛇虺蜇伤，捣取玉簪叶汁液，用酒调和，内服，用渣滓敷患处，中心留一小孔，以使毒气外泄。

# 凤　仙
## （见《本草纲目》）

[释名]　急性子（见《救荒本草》）　旱珍珠（见《本草纲目》）　金凤花（见《本草纲目》）　小桃红（见《救荒本草》）　夹竹桃（见《救荒本草》）　海纳（发纳音）染指甲草（见《救荒本草》）　菊婢

李时珍说：它的花，头向尾足方向翘，都呈一头向上翘起，像凤鸟的姿态，所以给它起名凤仙，妇女采凤仙花和叶包染指甲，籽实的形状像小桃，成熟了自行迸裂，所以有指甲、急性、小桃等名。宋光宗李后讳凤，宫中呼作好女儿花。张宛皇称它为菊婢。韦君叫它羽客。

[集解]　李时珍说：凤仙，人们常在庭院中种植，极易生长。二月撒子，五月能再次种植。苗有二至三尺高，茎有红、白两种颜色，茎像指头粗的，中心空，质脆易折。叶子长而尖，像桃树、柳树叶，但是周边有锯齿。桠间开花，有时黄色有时白色，有时红色有时紫色，有时蓝色有时杂色，是它自己变换颜色，像飞禽变色的情形、状态，从夏初到秋尽，开放与凋谢相续进行。结实累然聚集，像樱桃大，形状略呈长形，像毛桃的颜色，生着的时候是青色，成熟后是黄色，触动了它就自行裂开，壳皮像握拳一样向内缩卷，苞实中有像萝卜子样的子，而比萝卜子小，褐色。有人采肥厚的凤仙茎，用水洗了以后，冒充莴笋。将嫩花用酒浸一夜，也能吃。只是这种草不生蠹虫，蜂蝶也不接近，恐怕也不能没有毒。

## 附 凤仙子

[气味] 味微苦，性温，有小毒。

[主治] 李时珍：治难产，积极块噎膈，下骨鲠，透骨通窍。

[发明] 李时珍说：凤仙子，它的气性急速，所以能透骨软坚，厨师烹任性硬的鱼肉，投放几粒凤仙子，就容易软烂，这就是对它的气性的验证。因为它能透骨，最易损齿，与玉簪根相同，凡是服用的话，不能粘着牙齿。过量的使用，也刺激人的咽喉。

[附方] 新收附方五条。

1. 难产催生。《集简方》：取二钱凤仙子，研成末。用水送服，不要接近牙齿。另外，根据疾病的年数取蓖麻子，捣末，涂足心。

2. 噎食不下。《摘玄方》：将凤仙花子用酒浸三夜，晒干，研成末，用酒丸成绿豆大的丸。每次服八丸，用温酒送服，不能多用，因为是急性子。

3. 咽中骨鲠。《普济方》：将死的。用一大口水研白凤仙子，用竹筒灌入咽，哽物立即变软。不能接近牙齿。或者将凤仙子研成末，吹入患处。

4. 欲取牙齿。《摘玄方》：将金凤花子研成末，加入少量的砒，在疼痛的牙根处点药，就能取掉牙齿。

5. 小儿痞积。孙天仁《集效方》：取一两急性子，一两水荭花子，一两大黄，都生着研成末。每味药取五钱，另外用一两皮硝拌匀。将一只白鸽，或者白鸭，去毛屎，剖腹，不要接触水，用布擦拭净，将药末装入肚内，用绸布扎定，放砂锅内，加入三碗水，一层一层地用纸封固，用小火煮干，翻动调制鸽鸭，焙成黄色，等到冷定了，早晨吃。太阳偏西的时候积块变软，三天后大便下血，病愈。忌食一百天冷物。

## 附 凤仙花

[气味] 味甘、滑，性温，无毒。

[主治] 李时珍：治蛇伤，捣取凤仙花汁，用酒送服，能立即解毒。治疗腰胁拘急，疼痛难以忍受，将凤仙花研成糊，做饼，晒干，研成末，早晨空腹时用酒送服三钱，能活血消积。

[附方] 新收附方一条。

风温卧床。吴旻《扶寿精方》：疼痛难忍，卧床不起。用金凤仙花、柏子仁、朴硝、木瓜煎汤浴洗，每天洗二至三次。同时内服独活寄生汤。

## 附 凤仙根、叶

[气味] 味苦、甘、辛，有小毒。

[主治] 李时珍：治鸡鱼骨鲠，误吞铜铁，杖扑肿痛，能散血通经，软蛏透骨。

[附方] 新收附方三条。

1.咽喉物哽。《危氏得效方》：将金凤仙花根嚼烂噙咽，骨鲠自然下行，对鸡骨鲠尤其有效。立即用温水漱口，避免损伤牙齿。也治疗误吞铜铁。

2.杖打肿痛。叶廷器《通变要法》：将凤仙花叶捣如泥糊，涂敷肿破处，药干再上，一夜间淤血消散，随即痊愈。秋季，收取干叶，研成末，用水调和，涂患处。

3.马患诸病。《卫生易简方》：用白凤仙花，连同根叶一起熬膏。遇到马有病，将药膏抹马眼睛的四角上，立即出汗痊愈。

# 坐拿草
## （见宋《图经本草》）

[集解] 苏颂说：生于江西（长江在安徽省境内向北斜流，江北岩淮河以南称江西）和滁州（今安徽省滁县）。六月开紫花、结实。采集坐拿草苗入药，很容易采得。由于人们使用它有效，现在还很贵重。

李时珍说：考查《一统志》说：出于吉安、永丰县（属江西省）。

[气味] 味辛，性热，有毒。

[主治] 苏颂：除风痹，壮筋骨，兼治打扑伤损。

[发明] 苏颂说：《神医普救方》治风的药中已有使用。

李时珍说：《危氏得效方》用酒煮麻醉药的方中用坐拿草。《圣济总录》治疗膈上虚热，咽喉噎寒，小便赤涩，神困多睡，用坐拿丸。取等量的坐拿草、大黄、赤芍药、木香、升麻、麦门冬、黄芪、木通、酸枣仁、薏苡仁、枳壳，一起研成末，用蜜丸成二大豆粒大的丸。每次服二十丸，用麦门冬汤送服。

### 附 押不芦

李时珍说：考查周密《癸辛杂志》说：漠北（古代泛指蒙古高原大沙漠以北地区）回族等少数民族民族生活的地方有一种草叫押不芦。当地人用少量的押不芦草磨酒渴，便全身麻醉，瘫软不知人事，用刀斧砍割也不知道。到了第三天，用少量的解药灌服，立即苏醒。御药院中也储存这种草。罪恶严重的贪官污吏，畏罪自杀服百日丹，都是用这种草配成的。古代华佗能剖腹治疗胃肠病，难道没有这类药吗？

# 曼陀罗花
## （见《本草纲目》）

[释名]　凤茄儿（见《本草纲目》）山茄子。

李时珍说：《法华经》讲佛说法时，正赶上漫天的曼陀罗花向下飘落。再就是道家泰斗中有位陀罗星使者，手拿曼陀罗花。所以，后人因此把它叫曼陀罗花。曼陀罗，梵语是杂色的意思。茄，是根据叶子的形状命名。姚伯声《花品》称它为恶客。

[集解]　李时珍说：曼陀罗生于北方，人们在庭院中也种植它。春天生苗，夏天藏茂盛，一根独茎直向上长，有四至五尺高，没有旁伸的侧枝，茎干青绿色，叶子深绿色，叶子的形状像茄叶。八月开白花，共六瓣，形状像牵牛花，而比牵牛花大。花瓣聚生为一体，中间张开成喇叭筒状，与花瓣相对应的花萼小叶，在花外包托着花瓣，早晨开放，夜晚闭合。结的果实，圆而有丁拐，实中有小子。八月采花，九月采实。

**花罗陀曼**

## 附　曼陀罗花、子

[气味]　味辛，性温，有毒。

[主治]　李时珍：治各种风疾和寒湿脚气，用花或子煎汤熏洗。还治疗惊痫和脱肛，并且入麻醉药。

[发明]　李时珍说：据传说：如果采花人笑着采这种花，酿出的酒让人喝了，就使人发笑，舞着采这种花，酿出的酒让人喝了，就使人舞蹈。我曾经就此做过试验，喝酒须要喝到半醉的状态，再让一个人或者笑着，或者舞着诱引半醉的人，才得到验证。八月采集曼陀罗花，七月采火麻子花，阴干，取等量的两种花，研成末。用热酒调服三钱，一会儿就昏昏沉沉，像喝醉了酒一样。切割疮痈，或者用艾火作瘢痕灸时，应该先让病人服用这种药，施治时就不感觉疼痛了。

[附方]　新收附方三条。

1. 面上生疮。《卫生易简方》：采易陀罗花，晒干，研成末。用火调和少许，贴敷患处。

2. 小儿慢惊。《御药院方》：取七朵二分半重的曼陀罗花，二钱半天麻，十枚炒全蝎，二钱半炮天南星，二钱半丹砂，二钱半乳香，研成末。每次服半钱，用薄荷汤调服。

3. 大肠脱肛。《儒门事亲》：取一对连壳的曼陀罗子，十六枚橡实，一起锉成碎末，用水煎三至五沸，加入少量的朴硝，洗患处。

# 羊 踯 躅
## （见《神农本草经》下品）

[释名]　黄踯躅（见《本草纲目》）　黄杜鹃（见《本草蒙鉴》）　羊不食草（见《本草拾遗》）　闹羊花（见《本草纲目》）　惊羊花（见《本草纲目》）　老虎花（见《本草纲目》）　玉枝（见《名医别录》）

陶弘景说：羊吃了它的叶子，就地跳蹦不宁而死，所以叫羊踯躅。闹应当用恼。恼是乱的意思。

[集解]　《名医别录》说：羊踯躅生于太行山（在山西高原和河北平原间）川谷和淮南（江苏、安徽二省淮河以南，长江以北地区）山区。三月采花，阴干。

陶弘景说：附近州郡各山都有羊踯躅。花苗像鹿葱（即藜芦）的花苗，不能让药接触眼睛。

苏恭（即苏敬）说：花亦像鹿葱的花，正像黄色的旋花（见草部第十八卷）。

韩保昇说：小株有二尽高，叶子像桃叶，黄花像瓜花。三月、四月采花，晒干。

苏颂说：各地都有羊踯躅。春天生像麝葱样的苗，叶子像红花的叶子，茎有三至四尺高。夏天开像凌霄花（见草部第十八卷·紫葳）、山石榴的花，纯黄色，羊吃了这种草就死。岭南（五岭以南，相当于广东、广西一带）、蜀郡（今成都市和温江地区大部分地区）山谷遍地都有生长，像锦绣深红色，但是有人说这一种不入药用。

李时珍说：韩保昇所说的像桃叶的，是最合羊踯躅叶子形态特点的。它的花五瓣，花蕊花瓣都是黄色，气味恶臭。苏颂所说的深红色的，是叫做红踯躅的山石榴，没有毒，是这种植物的另外一类。决光是决明。考查唐朝《李绅文集》说：络谷（今陕西省周至县）有许多山枇杷，有毒，能伤人，它的花润泽鲜艳，跟杜鹃花相似，砍柴的樵夫认识这种花。他描述的像羊踯躅花，不知道是不是这一种。大概也是羊踯躅类。

## 附　羊踯躅花

[气味]　味辛，性温，有大毒。

甄权说：恶各种石类药和面粉，不入汤剂使用，能压伏丹砂，硇砂，雌黄毒，畏栀子。

[主治]　《神农本草经》：治疗贼风在肌肤中窜行，疼痛游走不定。温疟恶毒诸痹。

《名医别录》：疗邪气鬼疰蛊毒。

[发明] 苏颂说：古代的大方中大多使用踯躅。比如胡洽治疗时疫气的赤散，以及治疗五脏咳嗽的四满丸这类药，而且治疗风病的各种酒方，都配合使用羊踯躅。还有治疗各种风温病等，鲁王的酒中也用踯躅花。现在的医生，在洗脚的汤剂中大多使用羊踯躅。南方人治疗蛊毒下血，有踯躅花散，说效果非常好。

李时珍说：这种药物有大毒，曾有人用它的根放入酒中喝，于是就导致死亡。《和剂局方》治疗中风瘫痪的伏虎丹中也用踯躅，只是不能多服啊。

[附方] 新收附方四条。

1. 风痰注痛。《续传信方》：取羊踯躅、天南星，都生着捣碎，作饼，放甑笼中蒸四至五遍，用稀麻布囊盛放，阴干，临用的时候，取出焙干，研成末，用蒸饼丸成二大豆粒大的丸。每次服三丸，用温酒送下。如果是腰脚骨痛，早饭前空腹时服；如果是手臂痛，饭后服，效果甚好。

2. 痛风走注。《医学集成》：用一把黄踯躅根，一杯糯米，半杯黑豆，一碗酒，一碗水，煎汤，慢慢饮服。能出现大吐大泄，一会就驱逐病邪。

3. 风温痹痛。《圣惠方》：手足躯体不能随意收缩伸展，自如活动，肢节疼痛，语言蹇涩。取羊踯躅花，用酒拌和，蒸二小时，晒干，研成末。每次用一合牛奶，二合酒，调服五分。

4. 风虫牙痛。《海上仙方》：取一钱踯躅二钱半草乌头，研成末，化蜂蜡丸成豆大的丸。用绸绢包一丸，用牙咬定，吐涎。

## 附　山踯躅

李时珍说：各地山谷中有山踯躅。高的有四至五尺高，低的有一至二尺高。春天生苗叶，浅绿色。枝条稀少，开花繁盛，一枝有几条。二月开始开花，像羊踯躅花，而花蒂像石榴花蒂，有红花的，有紫花的，有五瓣的，有多层花瓣的。小儿吃山踯躅花，味酸无毒。也叫红踯躅，也叫山石榴，也叫映山红，也中杜鹃花。其中黄色的，就是有毒的羊踯躅。

# 羊不吃草
## （见《本草拾遗》）

陈藏器说：羊不吃草生地蜀川山谷，叶子细长，在各种草中，羊不吃的是这种草。味苦、辛，性温，无毒。治疗各种风病，补益气血，攻除各种疾病。煮汤喝，也用酒浸服。

李时珍说：这种草像羊踯躅，而又说它没有毒，大概是别类还有这种草。

# 芫 花
## （见《神农本草经》下品）

[校正]　从木部移入这里。

[释名]　杜芫（见《名医别录》）　赤芫（见《吴普本草》）　去水（见《神农本草经》）毒鱼（见《名医别录》）　头痛花（见《本草纲目》）　儿草（见《吴普本草》）　败花（见《吴普本草》）　根名黄大戟（见《吴普本草》）　蜀桑（见《名医别录》）

李时珍说：芫，有人写作杬，不知晓其中的今义。去水，是讲明它的功效；毒鱼是强调它的特性有毒；大戟，是说它的形状像大戟。民间因为它有一种恶气，喊它为头痛花。《山海经》说：首山（在山西省永济县南），那里的草多芫，说的就是这芫花。

[集解]　《名医别录》说：芫花生于淮源山谷。三月三日采花，阴干。

吴普说：芫花生于邯郸（属河北省）。二月生叶，叶青色，肥厚的呈青黑色。花有紫的，有红的，有白的。三月籽实落尽以后，叶子才萌生。三月采花，五月采叶，八九月采根，阴干。

韩保昇说：附近卅郡的各地都有芫花，苗有二至三尺高，叶子像白前的叶，根皮黄色，像桑根。正月二月开花，花蓝紫色，叶子没有长出的时候收采，果干，叶子一长出，花即凋落，便不能用了。

苏颂说：各地都有芫花。宿根和旧枝茎紫色，有一至二尺高。根入土三至五寸深，白色，似榆树根。春天生苗叶，叶小而尖，像杨柳枝的叶。二月开紫花，很像紫荆（见木部·第三十六卷）重申状花序，又像紫藤（草部·第十八卷）但是比紫藤花小。绛州（今山西省新绛县）出的开黄花，叫做黄芫花。

李时珍说：顾野王《玉篇》说：杬木出于豫章（今江西省南昌市），煎杬木汁贮藏果实和鸡蛋不坏。洪迈《容斋随笔》说：饶卅（约为江西省上饶地区）到处都有杬木。茎干完全是木质。同人争斗的小人，取杬木叶在皮肤上搓揉，就出现象被打伤的红肿现象，用来诬陷别人。用芫花和盐擦鸡蛋，就在鸡蛋表面染上像赭石的颜色。

[修治]　陶弘景说：用芫花，要用微火煎熬。不能接触眼睛。

李时珍说：保留几年的陈久的芫花好。用的时候，用好醋煮十几沸，去醋，用水浸一夜，晒干用，就没有毒性了。

有的人用醋炒，质量就差一些。

[气味]　根的气味与花相同。

味辛，性温有毒。

《名医别录》：味苦，性微寒。

吴普说：神农、黄帝、雷公说：味苦，有毒。扁鹊、岐伯说：味苦。李当之说：有大毒，过多的服用使人泻泄。

徐之才说：决明是芫花的使药。反甘草。

[主治] 《神农本草经》：治咳逆上气，喉鸣喘息，咽肿短气，蛊毒色疟，疝瘕痈肿。杀虫，毒鱼。

《名医别录》：消胸中痰水，喜唾，水肿，五水在五脏。肌肤，以及腰痛，去寒盛肉痹。根：疗疥疮。能用来毒鱼。

甄权：治脘腹胀满，去水气寒痰，涕唾如胶，通利血脉，治恶疮风痹温气，各种毒风，四肢挛急，不能行走。

大明：治疗咳嗽瘴疟。

李时珍：治水饮痰澼，痰饮提于胸胁的病症胁下痛。

[发明] 李时珍说：张仲景治疗伤过时太阳证，表邪没有被解除，胃脘有水汽，干呕发热而且咳嗽，或者兼有喘息，或者兼有下痢，用小青龙汤主治。如果表邪已解，有时头痛出汗，不恶寒，胃脘有水饮停留，干呕，痛引两胁，或者喘息，或者咳嗽，用十枣汤主治。小青龙汤治疗没有发散的表邪，使水邪从孔窍散出，这是《内经》所说的开鬼门的方法。十枣汤驱逐里邪，使水气从大小便泄出，这是《内经》所说的洁净腑。去陈腐的方法。水饮有五种，都是由于喝浆水，外受湿气，郁积而成为留饮。流注于肺就成为支饮，使人喘咳，恶寒发热，吐涎背寒；流注于胁下，就成为悬饮，使人咳唾，疼痛牵引缺盆两胁；流注于胃脘，就成为伏饮，使人胸满呕吐，寒热眩晕；流注于肠胃，就成为痰饮，使有肠鸣吐水，胸胁支满，或者发生泄泻，忽胖忽瘦；流注于经络，就构成为溢饮，或者发生泄泻，忽胖者发生浮肿。芫花、大戟、甘遂的性能，是逐水泄湿，而且直达留蓄水饮的窠囊所隐蔽的地方。只能缓缓地使用它们，可是取效甚快。不能超过剂量，如果过量使用，泄伤人的真元之气。陈言《三因方》把十枣汤的各味药研成末，用枣肉和丸，用来治疗水邪所致的喘急浮肿证，是善于变通使用的表现。杨士瀛《直指方》说：破积块需要使用芫花，行利水邪后就养胃，能愈。

王好古说：水，是由肺、肾、二脾三经所主，有五脏六腑十二经的地方都能达到。向上焦能达头部，在中焦能注四肢，在下焦能处腰脚，在体表能润泽皮毛，在中能滋润肌肉，向内能渗养筋骨。脉既有寸关尺各部不同，以及浮沉弦紧的差别。不能轻易泄利。必须知道病邪在哪条经脉，哪个脏腑，才能使用药物。如果误投芫花、大戟、甘遂等，危害就大了。芫花与甘草相反，而《胡洽居士方》治疗痰饮积聚，将甘遂、大戟、芫花、大黄、甘草同用。原来是要让病人大吐，以泄湿邪，由相反为用，而达到迅速泄利水邪的目的。

[正误] 唐慎微说：《三国志》说：魏刚平定中原的时候，有位青牛先生，经常

服用芫花。已一百多岁的年寿，还经常显得像五十至六十岁的人。

李时珍说：芫花是下品毒药，怎能久服？这是方药以外的迂腐之言，不值得相信。

〔附方〕 旧收附方五条，新收附方二十一条，共二十六条。

1. 卒得咳嗽。《肘后方》：用一升芫花，三升水，煮得一升汁液，加十四枚枣，煮到汁干。一天吃五枚枣，一定痊愈。

2. 卒嗽有痰。张文中《备急方》：取一两芫花炒，加一升水，煮四沸，去渣滓，放入半斤白糖。每次服枣许。不要吃酸咸的食物。

3. 喘嗽失音。《古今灵验》：突然伤于寒冷，喘嗽失音，连根芫花，切碎，晒干。让病人用席裹住自己。春捣切碎的芫花，使其尘末飞扬，侵入病人口鼻等七孔窍中，当病人流出眼泪，口鼻有辣感，芫末飞尽才停止。病人能立即痊愈。

4. 干呕胁痛。张仲景《伤寒论》：伤寒时有头痛，胃脘痞满，满引两胁，干呕短气，汗出不恶寒的，是表邪解而里未和，用十枣汤主治。取等量的炒芫花、甘遂、大戟，研成末。再取十枚大枣，一升半水，煮取八合，去渣滓，纳入药粉。身体强壮的人服一钱，瘦弱的人服半钱，天明时服药，理当下痢而病愈。如果病未除，第二天清早再服。

5. 水肿支饮。胡洽《百病方》：以及癖饮。用十枣汤加大黄、甘草，五种药物各一两，十枚大枣一起煮，像上述方法一样服用。再一方，加一两芒硝。

6. 天行烦乱。《千金要方》：凝雪汤：治疗时疫流行毒病七至八天，热积腹中，烦乱得非常厉害。取一斤芫花，三升水，煮取一升半浸旧布敷贴胸部。只敷贴二至三次，发热就会痊愈。能温通四肢，而治疗厥逆。

7. 久疟结癖。《直指方》：有腹胁坚硬疼痛的，取二两炒芫花，五钱朱砂，研成末，用蜜制成二大豆粒大小的丸。每次服十丸，用枣汤送下。

8. 水盅胀满。《普济方》：取等量的芫花，枳壳、用醋将芫花煮烂后，再放入枳壳，等到枳壳煮烂，捣和，制成二大豆粒大的丸。每次服三十丸。用白开水送下。

9. 酒疸尿黄。《肘后方》：肤色发黄，胸脘烦乱疼痛，是胫肿胀。取等量的芫花、椒目（见果部·蜀椒·集解），烧炭存性，研成末。用水送服半钱，一天服两次。

10. 背腿间痛。《袖珍方》：在一定的部位疼痛，疼得难以忍受。将芫花根研成末，用米醋调和，敷患处。如果疼痛不止，用绢制束定痛处。妇女产后患这种病，尤其适宜。

11. 诸般气痛。《仁存方》：取半两刀醋煮的芫花，一两半炒玄胡索，研成末。每次服一钱。男子腰部肾区痛，用葱酒送服。疟疾，用乌梅汤送服。妇女淤血气滞痛，用当归酒送服。其余各种气痛，用香附汤送服。小肠气痛，用茴香汤送服。

12. 鬼胎癥瘕。《圣惠方》：经闭不通。取三两芫花根锉碎，炒大黄，研成末。每次服一钱，用桃仁煎汤调服，会便出恶物而痊愈。

13. 催生去胎。《摄生妙用方》：取芫花根剥取外皮，用绵绸包裹，蘸麝香，送入阴道三寸深，立即产下。

14. 产后恶物。《保命集》：恶物不下。取等量的芫花、当归，炒，研成末。调一钱内服。

15. 心痛有虫。《乾坤生意》：用醋炒一两芫花，一钱雄黄，研成末。每次服二发半，用温醋汤送服。

16. 牙痛难忍。《永类方》：各种药物治疗无效。用芫花研成末，擦患处，等热痛停止。用温水漱去药物。

17. 白秃头疮。《集效方》：将芫花研成末，用猪油调和，敷患处。

18. 痈肿初起。《千金要方》：将芫花研成末，用胶调和，涂患处。

19. 痈疖已溃。《集简方》：用芫花根皮搓成捻子，插入已溃的痈疖中，使痈口不能黏合，引浓汁流尽。

20. 痔疮乳核。《经验方》：取一握芫花根，洗净，放木臼中捣烂，加入少量的水，绞取汁液，在石器中用慢火煎成膏。将丝线放入膏内浸过，用线扎系痔核，会出现轻微疼痛。等到痔核干落，用纸捻蘸膏，纳入窍内，去除痔根，能永除病根。再一方，只捣取芫花根汁液，将丝线浸一夜后使用。不能用水。

21. 瘰疬初起。《频湖集简方》：气血素体健壮的人，用芫花根捣取一杯汁液，内服，取大吐大下，瘰疬就平复。这是黄州（今湖北省黄州县）陈大用所传的方。

22. 便毒初起。《频湖集简方》：腹股沟处出现如杏核大，渐发至鹅卵大，红肿灼热的坚硬肿块。用芫花根擂取汁液，内服，用渣滓敷患处。大便下痢，肿毒就消散，这是黄州熊珍所传的方。

23. 赘瘤焦法。《危氏得效方》：将甘草煎成膏，用笔将药膏涂于瘤的四周，涂三次。再取等量的芫花、大戟、甘草，研成末，用醋调和。另外用一支笔蘸药涂赘瘤中央，不要接近甘草膏。第二天，赘瘤缩小，再用甘草膏在瘤外涂小圈，涂三次，再调药粉涂赘瘤上。如此反复治疗，赘瘤自然焦缩。

24. 一切菌毒。《危氏得效方》：由蛇虫毒气熏蒸所致。取芫花，不炮制，生着研成末，用刚汲取的井水送服一钱，以愈为准。

# 荛 花（荛发饶音）
## （见《神农本草经》下品）

[释名] 李时珍说：荛是饶的意思。因为它的花繁多。

[集解] 《名医别录》说：荛花生于咸阳（今陕西省咸阳市）地区山谷，以及河南（今河南省洛阳市）中牟（洛阳中牟县）。六月采花、阴干。

陶弘景说：中牟，出产于黄河两岸，形状像芫花而非常小，白色。

苏恭（即苏敬）说：苗像胡荽苗，茎没有刺。花小，黄色、四月、五月采收，与芫花完全不相似。

韩保昇说：各地都有莞花，以雍州（今陕西省、甘肃省和表海的额济纳）出的为好。生于比较低而平的山原上，苗有二尺左右高。

寇宗奭说：京洛（河南洛阳市）地区非常多。

李时珍说：考查苏颂《图经本草》说：绛州（今山西省新绛县）所出的芫花黄色，叫黄芫花。它的形状是小株，花浅簇生长，可能就是这莞花。花在枝株上生长着时是黄色，干了近似白色，所以陶弘景说花小、白色。有人说：没有莞花，用桃花代莞花，是取它们都有通利作用。

花 莞

黄芫花

［气味］ 味苦，性寒，有毒。

《名医别录》说：味辛，性微寒，有毒。

［主治］ 《神农本草经》：治伤寒温疟，利下十二经水，破积聚症瘕，荡涤肠胃中留积，饮食寒热邪气，利水道。

《名医别录》：治痰饮咳嗽。

甄权：治咳逆上气，喉中肿满，痃气蛊毒，痃癖气块。

［发明］ 寇宗奭说：张仲景《伤寒论》：用莞花治痢，是取其有行水的作用。水去，痢就止，其中的含义就是这样。使用它应当仔细甚酌不能过量使用，也不能使剂量达不到行不的作用。必须做到有这种证，才使用这种药。

王好古说：张仲景在小青龙汤中说：如果只须微利，去麻黄，加像鸡子大的莞花，熬成红色。是用莞花有利水的作用。

李时珍说：莞花是芫花这类植物，气味，主治与芫花大致相似。

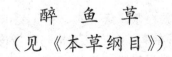

# 醉 鱼 草
## （见《本草纲目》）

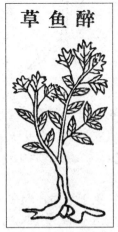

草鱼醉

［释名］ 闹鱼花（见《本草纲目》） 鱼尾草（见《本草纲目》） 樃木

［集解］ 李时珍说：醉鱼草，南方各地都有。大多生长在堑岸边，成小 木状，有三至四尺高。根的形状像枸杞根。茎像黄荆的茎，有小棱，表面有一层薄黄皮。枝条容易繁衍。叶子像水杨的叶子，对节而生，严冬也不凋落。七、八月开花抽穗，花红紫色，俨然像芫花一样，结小子。渔夫采集它的花或叶用来毒鱼，鱼就昏醉漂浮而成死态，所以称它为醉鱼儿草。在池沼边不可栽种它。这种植物的花色、形状、气味都与芫花相似，毒鱼的作用也相同，只是以花不在同一时期开放为不同。考查《山海经·中山经》说：熊耳山（在河南省宜阳县）有一种草，它的形状像苏（草部，第十四

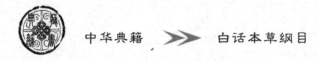

卷），而且红花，名字叫荨荨，能用来毒鱼。大概是这种草类的植物！

## 附　醉鱼草花、叶

[气味]　味辛、苦，性温，有小毒。

[主治]　李时珍说：治疗痰饮成齁（即痰喘），遇寒便发，取醉鱼草花，研成末，用米粉捣和，作成果脯状，煨熟吃，立即有效。还治疗误食石斑鱼子中毒，呕吐不停，以及各种鱼骨鲠塞，取醉鱼儿草花、叶，捣取汁液，用少量冷水和，含咽，呕吐随即停止，鲠骨立即软化。久疟成癖，醉鱼儿草填鲫鱼肚中，用湿纸包裹煨熟，早饭前空腹吃鱼，同时用醉鱼儿草花和海粉（蛤蜊粉）捣成糊，贴积块处，癖积就消散。

# 莽　草
## （见《神农本草经》下品）

[释名]　惹草（发罔音）　芒草（见《山海经》）　鼠莽

陶弘景说：莽字，本应写作惹字，习俗论乎为莽。

李时珍说：这种植物有毒，吃莽草，使人神志迷惘，所以叫莽草。山里人用它毒杀老鼠，把它叫鼠莽。

[正误]　《名医别录》说：莽草也叫蓂草，也叫春草。

掌禹锡说：考查《尔雅》说：蓂是春草。孙炎注说：这是药草，俗名叫做罔草。郭璞注说：也叫芒草。是他们所见到的，具体的草株有所不同的原因。

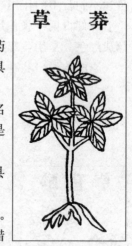

李时珍说：蓂，发尾音，是白薇。薇、蓂二字的音相近。《名医别录》在白薇条下说：也叫春草，而这里又把它叫做罔草，是由于孙炎的错写，现在把他的错误纠正过来。

[集解]　《名医别录》说：莽草生于上谷（今河北省怀来县东南）和冤句（今山东省菏泽市面南）。五月采叶，阴干。

陶弘景说：东方各地都有莽草，叶子青绿色，辛味浓烈的好。人们将莽草捣成末，同陈粟采拌和，放入水中，鱼吞食了，就错错漂浮水面，人捞鱼煮食，对身体没有危害。

苏颂说：南中（泛指国土南部，即今四川，贵州、云南一带）各州郡以及蜀（四川成都市和温江大部地区）地川谷都有莽草。像石南（木部第三十六卷）木，而叶子比石南木的叶子稀、不开花结实。五月、七月采叶、阴干。另一种说法：莽草藤生，缠绕木石间生长。已经说它是草，却又蔓生的就是这种草。

寇宗奭说：莽草，各本草学家都称它草，而《神农本草经》将它置于木部，现在社会上使用的，都是像石南叶的树叶，桔梗干皱，揉搓枝叶，枝叶发散出像椒的气味。

雷敩说：凡是用莽草叶，不要用叶尖和卷曲生长的。

李时珍说：范计然说：莽草出于京城附近，青色的为好。

## 附　莽草叶

[修治] 雷敩说：凡是使用莽草，采叶锉成碎片，同生甘草、水蓼二味药一起，装入生稀绢袋中，放甑笼中蒸一天，去除甘草。水蓼二味药，晒干备用。

[气味] 味辛，性温，有毒。

吴普说：神农说：味辛。雷公、桐君说：味苦，有毒。

李时珍说：莽草用来制雌黄、雄黄毒，自身也有了毒，误食了能伤人性命。只有用蚤休磨水服，以及用黑豆煮汁服，才能解。用豆汁浇莽草根，根就烂，这是物性相制的结果。

[主治] 《神农本草经》：治头风痈肿，乳痈疝瘕，除结气疥瘙，杀虫毒鱼。

《名医别录》：治疗喉痹不通，难产。头风痒，可以用莽草煎水洗，不要让水流入眼睛。

甄权：治风疸，疝气肿坠凝血，治瘰疬，除风湿，不入汤剂内服。治头疮白秃杀虫。同白敛，赤小豆一起研成末，用鸡子白调成糊，敷肿毒。药干了，再换药敷。

大明：治皮肤麻痹，煎浓汤淋洗。疗风虫牙痛。

[发明] 苏颂说：古方治疗风毒痹厥的各种酒剂，都用莽草。当今的医家用叶煎汤，趁热含嗽片刻吐出，治疗牙齿风虫和喉痹非常有效。

寇宗奭说：煎浓汤，淋洗皮肤麻痹。《周礼》翦氏掌除蠹物，用莽草烧烟熏，蠹虫死。

李时珍说：古方治疗小儿伤寒，有莽草汤。还有《琐碎录》说：思村王氏的儿子，出生七天，两睾丸缩入腹中。来诊的二位医生都说这是受寒气侵袭而成为这样的。取硫磺、茱萸、大蒜，研成糊，涂小儿腹部，用莽草、蛇床子烧烟，熏小儿的阴部，痊愈。

[附方] 旧收附方四条，新收附方十条，共十四条。

1. 贼风肿痹。《肘后方》：风邪侵入五脏，神志恍惚，适宜于用莽草膏主治。取一斤莽草，二两乌头，二两附子，二两羊踯躅，切碎，用水和一斤醋浸一夜。滤去水醋，再用一斤猪油煎沸，冷却，再煎沸。再冷却，如此煎三上三下，绞去渣滓。在火炉旁，用手粘油涂病痛处，反复摩揉三百次，随着手的治疗而痊愈。如果有耳鼻病，可以用织制裹药塞耳或鼻孔。疥癣杂疮，都适宜于用这一药油擦摩。

2. 小儿风痫。《外台秘要》：眼睛上翻，角弓反张，严重的一天发作几十次，还治疗大人风病。取一鸡子黄大的莽草，一鸡子黄大的雷丸，一斤熔化的猪油，煎七沸，去渣滓，在痛处反复涂摩，不要接近眼睛和阴部，一天涂摩三至四次。

3. 头风久痛。《圣惠方》：用莽草煎汤洗头，不能浸入眼睛。

4. 风虫牙痛。《肘后方》：煎莽草汤，趁热漱口，冷了吐出。一方在上方中加入山椒皮。一方加独活，一方加郁李仁（见《梅师方》）。一方加芫花。一方加入等量的川椒、细辛，煎汤，趁热漱口，冷了吐出。

《圣惠方》：取半两莽草，三根去皮子的皂角，七粒蜀椒，研成末，用枣肉丸成芥子大的丸。每次在鼻孔中塞一丸，吐出涎水愈。

5. 瘰疬结核。《圣惠方》：取一两莽草，研成末，用鸡子白调和，涂绢帛上，贴患处，一天换两次，一痊愈就停止治疗。

6. 痈疮未溃。《肘后方》：同上方。用药后出现疼痛，是病变向好的方向发展的好现象。

7. 乳肿不消。《卫生易简方》：取等量的莽草、小豆，研成末，用苦酒调和，敷患处。

8. 狗咬昏闷。《便民图纂》：浸泡椒水，调和莽草末，敷患处。

# 茵芋
## （见《神农本草经》下品）

[释名]　莞草（见《名医别录》）　卑共（见《名医别录》）

李时珍：茵芋本当写作因预，不知晓取名的含义。莞草与莆莞的名字相同。

[集解]　《名医别录》说：茵芋生于泰山（在山东省中部）山谷。三月三日采叶，阴干。

陶弘景说：质量好的出于彭城（今江苏省铜川县一带），附近的各州郡也有。茎叶的形状像莽草的形状，比莽草细软，采用时连同细茎采。方药中用的很少，唯在治疗风病的酒剂中配用。

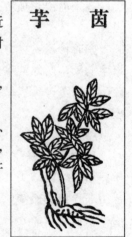

大明说：长在出产海盐的地区。形状像石南，属于木生类，叶子厚，五、六、七月采。

苏颂说：雍州（今山西省新绛县）、华州（今陕西省华县）、杭州（今浙江省杭州市）也有茵荆。春天生茵，有三至四尺高，茎红色。叶子像石榴叶，而比石榴叶短厚，还像石南叶。四月开小白花，五月结实。三月、四月、七月采茎叶，晒干。

## 附　茵芋茎、叶

[气味]　味苦，性温，有毒。

《名医别录》说：性微温，有毒。

甄权说：味苦、辛，有小毒。

[主治]　《神农本草经》：祛五脏邪气，疗脘腹寒热，形体羸瘦，如疟状，发作有

时，诸关节风湿痹痛。

《名医别录》：治疗日久风温，流注四肢脚弱。

甄权：治男子妇女脚弱毒风，拘急挛痛。

大明：治疗所有的风寒，筋骨怯弱羸颤。入炙药使用。

[发明]　李时珍：《千金要方》：《外台秘要》各书中的古方，治风痫有茵芋丸，治风痹有茵芋酒，治妇女产后中风有茵芋膏，治风湿的各种方剂常用茵芋。茵芋、石南、莽草都是古人治风病的妙药，但是近人很少知晓，这也是医家的疏漏。

[附方]　旧收附方一条，新收附方二要，共三条。

1. 茵芋酒。《图经本草》：治疗贼风入体，手足枯痹拘挛。茵芋、附子、天雄、乌头、秦艽、女萎、防风、防己、石南叶。踯躅花。细辛，桂心，各取一两，将十二味药发碎，用绸袋盛，放一斗清酒中浸泡。冬天浸七天，夏天浸三天，春秋浸五天，等药酒泡成。每次服一合，一天服两次。以出现微痛为准。这个方子出于胡洽居士《百病方》。

2. 茵芋丸。《本事方》：治风气积滞成脚气，病发就疼痛。取半两茵芋叶，半两炒薏苡仁，一两郁李仁，三两牵牛子，半两朱砂末，将上药一直研成末，捣蜜丸成二大豆粒大的丸。每次服二十丸，天明前用姜枣汤送服，取下痢。不下痢，再服，痊愈。

3. 产后中风。《千金要方》：取五两茵芋，半斤木防己，九升苦酒，浸一夜，捞出二药。再取四斤猪油，将药放油中煎沸，冷却，再煎沸，再冷却，如此煎三上三下，滤出渣滓，熬成膏。涂擦药膏烤手，摩、揉、搓千遍。

# 石　龙　芮
## （见《神农本草经》中品）

[校正]　将菜部中的水堇并入本条。

[释名]　地椹（见《神农本草经》）　天豆（见《名医别录》）　石能（见《名医别录》）鲁果能（见《神农本草经》）　水堇（见《吴普本草》堇，发谨音，又发芹音）　苦堇（见《尔雅》）　堇葵（见郭璞《尔雅·注》）　胡椒菜（见《救荒本草》）　彭根（见《名医别录》）

陶弘景说：石龙芮生于石上，它的叶子芮芮短小，所以叫石龙芮。

苏恭（即苏敬）说：果实像桑椹，所以叫地椹。

掌禹锡说：《尔雅》说：啮是苦堇。郭璞说，就是堇葵。《神农本草经》说石龙芮味甘，这里说苦，这是古人将其倒说的结果，就像把甘草叫做大苦一样。

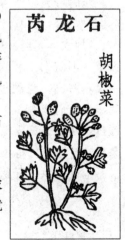

石龙芮

胡椒菜

李时珍说：芮芮，小貌。它那椹里的子细小，所以叫石龙芮。地椹以下的名字，都是根据子命名。水堇以下，都是根据茵命名。茵作蔬菜吃，味辛而滑，所以有椒、葵的有关名称。《唐本草·菜部》的堇条属于重复出现。现在依据《吴普本草》将它合并在一起。

[集解]　《名医别录》：石龙芮生于泰山（在山东省中部）山谷池泽石边。五月五日采子，二月、八日采皮，阴干。

陶弘景说：现在出于附近州郡。子的形状略像蛇床子，而比蛇床子扁，不是真正好的品种，有人说这是蓄菜籽（见草部第十九卷羊蹄）。东山（在浙江省上虞县西南）石头上长的，叶子芮芮短小，子的形状像葶苈子，黄色，味稍辛，这才是真石龙芮。

苏恭说：现在使用的，俗名叫水堇。苗像附子苗，实像桑椹，喜生于低下潮湿的地方，五月成熟，叶、子都是辛味。山南（在湖北省长江以北，陕西省终南山以南，河南省篙山以南，四川省剑阁以东和长江以南的地区）出的籽粒大，像葵子（草部第十六卷）。关中（相当于今陕西省）、黄河以北出的子小，像葶苈子，药的气力比山南生的差劣。陶弘景以小的为真，不能作为通论。还说：堇菜野生，不是人工种植的。叶子像戢菜叶，花紫色。

陈藏器说：《尔雅》说：芨产堇草。注说：是乌头苗。苏恭注天雄也说：石龙芮的叶子像堇草叶，所以叫水堇。根据这些，那么堇草是乌头苗，水堇一定是石龙芮，而不是别的草。

苏颂说：只出于兖州（今山东省兖州市）。一丛有几根茎，茎青绿色，一根茎三枚叶片，叶子短小多缺齿，子像葶苈子，而黄色。苏恭所说的是水堇，不是石龙芮。

寇宗奭说：石龙芮有两种：水中生的叶子光滑，末端是圆的；陆地生的叶子有毛，末端尖锐。入药须用水中生的。陆地生的又叫做天灸。补阴气不足，阴茎冷寒失精。

李时珍说：苏恭说水堇就是石龙芮，苏颂认为他说的不对，是不对的。考查魏《吴普本草》：石龙芮也叫水堇，说的很明确。《唐本草·菜部》所列的水堇，是说它的苗。《神农本草经》中的石龙芮，是说它的子。寇宗奭所说的陆地生的，则是毛堇，有大毒，不能吃。水堇就是民间称胡椒菜的，各地都有，大多生子靠近水的低湿地。有一尺左右高，它的根像芹根。二月生苗，丛生。茎秆圆形，有分枝，一枝三枚叶片。叶子青色而光滑，有三个尖，多细缺齿。长江淮河流域的人，三、四月采苗，用开水煮过，晒干，蒸成黑色做菜吃。四、五月开小黄花，结像豆大的小实，形状像初生的桑椹，青绿色。将小实搓破，子极小，像葶苈子。这就是石龙芮。适宜于长到半熟时采。范计然说，石龙芮出于京城附近，黄色的好。

## 附　石龙芮子（根、皮相同）

[气味]　味苦，性平，无毒。

吴普说：神农说：味苦，性平。岐伯说：味酸。扁鹊说：性大寒。雷公说：味咸，无毒。

徐之才说：大戟是石龙芮的使药。畏吴茱萸、蛇蜕皮。

[主治]　《神农本草经》：治风寒湿痹，脘腹邪气，利关节，止烦满。长期服用，使身体轻健，眼睛视物明晰，长寿不老。

《名医别录》说：益肾气胃气，补阳气不足，治失精茎冷。使人皮肤光泽，增强生育能力。

大明：逐各各风邪，除胃热烦躁。

[发明]　李时珍说：石龙芮是平补药，古方常用。它的功效与枸杞、覆盆子相同，可是医生都不晓得使用，是什么原因呢？

## 附　水堇

[气味]　味甘，性寒，无毒。

李时珍说：味微辛，苦，涩。

[主治]　《唐本草》：将水堇捣汁，洗马毒疮，同时敷患处。还涂蛇蝎毒以及痈肿。

孟诜：长期服食，除胃脘热燥。治寒热鼠瘘，瘰疬生伴随，结块聚气，散淤血，止霍乱。生捣取半升汁液内服，能杀死鬼毒，立即吐出毒物。

[发明]　孟诜说：堇叶止霍乱，与香茇的功用相同。香茇就是香薷。

[附方]　旧收附方二条，新收附方一条，共三条。

1. 结块聚气。孟诜《食疗本草》采堇菜，晒干，研成末，用油煎成膏。涂摩患处，一天三至五次，很快痊愈。

2. 蛇咬伤疮。《万毕术》用征堇捣取汁液，涂患处。

3. 血疝初起。《集验方》：　胡椒菜叶，在患处摩揉。

# 毛茛（茛音艮）
## （见《本草拾遗》）

[校正]　将毛建草并入毛茛（gèn）条。

[释名]　毛建草（见《本草拾遗》）　水茛（见《本草纲目》）　毛堇（发芹音）天灸（见《本草衍义》）　自灸（见《本草纲目》）　猴蒜

李时珍说：茛是草乌头的苗，这种草的形态和毒气都与草乌头苗相似，所以叫它茛。《肘后方》叫它水茛。也叫毛建，也是茛字音的讹误。俗名叫毛堇，像水堇而弃叶有毛。山村人截疟，采毛茛叶，按搓后贴寸口，过一夜，贴处起泡，像火燎的一样烧痛。所以把它叫做天灸、自灸。

［集解］ 陈藏器说：陶弘景注钩吻说：或者是毛茛。苏恭（即苏敬）说：毛茛是有毛的石经龙芮。有毒，与钩吻无关。葛洪《百一选方》说：菜中有一种水茛，叶子圆而光滑，生于水旁，有毒，螃蟹常吃它。人误食了这种草，神志狂乱得像中风状，有的吐血，用甘草汁解它的毒。还说：毛建草生于江东（从安徽省芜湖市以下的长江南岸地区）的田野池泽边。叶子像芥（菜部第二十六卷）叶，而比芥叶大，叶上有毛。花黄色。子像蒺藜了。

李时珍说：毛建、毛茛就是今人说的毛堇，多生于低洼潮湿的地方。春天生苗，有一尺多高，一根枝条生三枚叶子，一片叶子有三个尖和细缺齿。与石龙芮的茎叶一样，只是有细毛这一点与石龙黄是不同的。四、五月开小黄花，五个花瓣，非常光洁鲜艳。果实的形状像将要绽开的青桑椹，像有尖峭，与石龙芮的子不同。有人认为它是鹅不食草，这是大错特错的。方术家榨取毛茛的汁液煮丹砂，伏硫磺。《沈存中笔谈》所说的石龙芮有两种：水生的叶子光滑，尖端圆；陆地生的叶子有毛，尖端锐。这就是有毛的叶子，应该辨别它们。

芋　茵

## 附　毛茛叶及子

［气味］ 味辛，性温，有毒。

［主治］ 陈藏器：治恶疮痈肿，疼痛未破头，将毛茛叶捣成糊敷患处，不能使药物进入疮中，入疮能使好肉腐烂。患疟疾的人，取一握毛茛切细碎，缚于臂上，男人缚于左臂，妇女缚于右臂，不要让药接触破皮处的肉，接触了，便立即成疮。和姜一起捣成糊，涂腹部，能破冷气。

## 附　海姜、阴命

陈藏器说：陶弘景注钩吻说：海姜生于海中，红色，形状像石龙芮，有大毒。又说：阴命生于海中，红色，它的子附着悬挂在水中木上，有大毒。今人没有确实认识它们的。

# 牛　扁
## （见《神农本草经》下品）

［释名］ 扁特（见《唐本草》）扁毒（见《唐本草》）

［集解］ 《名医别录》说：牛扁生于桂阳（今湖南省郴州地区）山谷。

陶弘景说：现在没有人再能认识这种药。

苏恭（即苏敬）说：这种药像堇草、石龙芮类，根像秦艽的根，而比秦艽的根细，生于平原、池泽边低下潮湿的地主。农民叫它牛扁，治疗牛虱非常有效。太常（掌宗庙礼仪的官）叫它扁特，有人叫它扁毒。

韩保昇说：牛扁出于宁州（今甘肃省宁县）。叶子像石龙芮、附子的叶。二月、八月采根，晒干。

苏颂说：潞州（今山西省长治县）有一种草叫便特。六月开花，八月结实。采集它的根苗，捣成末，用油调和，杀虮虱。主治大都与牛扁相似，怀疑就是扁特，只是由于读音相近，用字发生了错误罢了。

[气味] 味苦，性微寒，无毒。

[主治]《神农本草经》：治皮肤生疮，热邪不退，可以煎汤浴洗。杀牛虱小虫，还能治疗牛病。

扁 牛 潞州

附　虱建草<br>（见《本草拾遗》）

陈藏器：味苦，无毒。治虮虱。挼取汁液洗头，虮虱全部死亡。有人误吞虮虱成病，捣取牛扁汁，服一小合即愈。也治疗各种虫疮。生于山脚湿地。长的叶子像山丹叶，微红，有一至二尺高。还有一种水竹叶，生于水中。叶子像竹叶，而比竹叶短小，能生吃，也杀虮虱。

# 荨麻（荨发寻音）
## （见宋《图经本草》）

[释名] 毛蔵（qián）。

李时珍说：荨字，本写作蔵。杜子美有除蔵草诗，说的就是这种草。

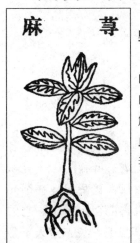

麻 荨

[集解] 苏颂说：荨麻生于江宁府（今南京市）周围山野中。

李时珍说：川（四川）黔（贵州省）各地生长的非常多。它的茎有刺，约二至三尺高。叶子像桑花（见草部第二十卷），有的青色，有的紫色，叶背紫色的入药。叶上有使人可畏的毛芒，触人像蜂虿蜇蔵（shì 同蜇），用人尿洗刺伤处，疼痛立即解除。此荨麻之花，不结实，严冬不凋落。将它搓揉后放水中，能毒鱼。

[气味] 味辛，苦，性寒，有大毒。使人吐痢不止。

[主治] 苏颂：蛇咬中毒，捣取汁液涂抹伤处。

李时珍：风疹初起，用荨麻涂擦患处，过一夜，风疹全部消失。

# 格 注 草
## （见《唐本草》）

[集解]　苏恭说：格注草出于齐（今山东省泰山以北黄河流域和胶东半岛地区）鲁（今山东省曲阜一带）山川池泽间。叶子像蕨叶。根紫色，像紫草根，一棵有二寸左右高。二月、八月采根，五月、六月采苗，晒干备用。

[气味]　味辛、苦，性温，有大毒。

[主治]　《唐本草》：治蛊痊各种肿毒疼痛等。

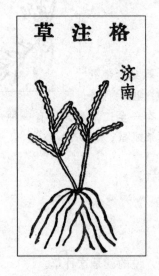

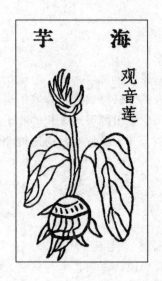

# 海 芋
## （见《本草纲目》）

[释名]　观音莲（见《本草纲目》）　羞天草（见《庚辛玉册》）天荷（见《本草纲目》）　隔河仙（见下）

[集解]　李时珍说：海芋生于蜀（今四川省成都市及温江地区大部）中，现在各地都有。春天生苗，有四至五尺高。大叶像芋（见菜部第二十七卷）叶而有干。夏秋间抽茎开花，像一个莲花瓣，青绿色。花中有长成穗状的蕊，像观音普萨像坐在圆光环中的状态，所以俗名叫做观音莲。方述家把它叫做隔河仙，说它能变生黄金。它的根像芋魁，大的像能容一升的碗，长六至七寸，是野芋类。《庚辛玉册》说：羞天草是阴草。生于江（今江西省全省向西延至湖北省武昌附近）、广（今广东、广西壮族自汉

区）深谷溪涧边。它的叶子非常大，能用来御雨，叶背紫色。花像莲花。根叶都有大毒，能煅制粉霜（水银粉。为轻粉的精制品）、朱砂。小的叫野芋。宋祁《海芋赞》说：木质的茎干，芋状的叶子。用叶子贴肿处，肿消痛止（直译为：使肿隐，使痛止）。《神农本草经》没有收载，还能用它治疗疬病。

［气味］ 味辛，有大毒。

［主治］ 李时珍：治瘴疟毒肿风癞。伏硇砂毒。

## 附　透山根

李时珍说：考查《峋嵝神书》说：透山根生于蜀郡中部山谷。草的形状像蘼芜（芎䓖苗见草部第十四卷），能用它点铁成金。从前有个人上山采药，误割了这种草，镰刀突然变成黄色，柔韧成金。还有《庚辛玉册》说：透山根出于武都（今四川省武都县，因有武都山得名）。榨取汁液滴铁上，立即变成黄金。有大毒，人误食透山根，化成紫色的水。还有一种金英草，也生于蜀郡中部。形状像马齿毒，入口杀人性命，片刻这间化成紫色的水。还有何远春《渚纪闻》说：刘均的父亲吏部辞官回家乡成都（今同）。带了一小箱水银，过山峡，小箱泄漏，急忙拔取渡口边的杂草塞洞，过了许久打开箱子看视，水银全变成黄金了。宋朝初年有兵士在泽州（今山西省晋城县）一处水汇聚的地方割马草，回营的路上镰刀全变成了黄金。割来的草烧锅，锅也变成了黄金。还有临安（今浙江省杭州市）僧法坚说：有一位侠客从潜山（在安徽省潜山县）路过，见一条蛇肚子膨胀，啮食一种草，用腹磨草，腹胀消。心想这种草一定能消胀，拔取放小箱中。夜晚住在旅馆里，听到隔壁房间有人患腹胀呻吟，用锅煎一杯药给他喝。一会的功夫，不再听到呻吟声了，想已痊愈。到天明去看视，那人的血肉都化成水了，只有骨骸在床上。看煎药的锅，整个锅变成了黄金。分析何氏所记载的，就是透山根和金英草一类的植物。名胜这样有毒的草，不能不知道，所以把它收载在这里，以备人用。

# 钩　吻
## （见《神农本草经》下品）

［释名］ 野葛（见《神农本草经》）　　毒根（见《吴普本草》）　　胡蔓草（见《图经本草》）　　断肠草（见《本草纲目》）　　黄藤（见《本草纲目》）　　火把花

陶弘景说：叫钩吻，是说它时入口中就钩住人的咽喉。有人说：吻应当作挽字，意为牵挽人的肠子而使人绝命。

李时珍说：这种草，虽然它的名字叫野葛，但是并不是野生的葛根。有人把它叫做治葛。王充《论衡》说：冶是地名，在东南（今湖北省江陵县东西）。这种说法很适当。广（今广东省、广西壮族自治区）地人叫它胡蔓草，也叫断肠草。人畜把它吃到肚子里，很快粘在肠子上，仅半天时间，就使肠子变黑腐烂，所以又叫烂肠草。云南人叫它火把花，是因为它的花呈红色，又像火一样性热。岳州（今湖北省岳阳县）人把叫做黄藤。

[集解]　《名医别录》说：钩吻生于傅高山谷和会稽（今浙江省绍兴市西南）东部的野外。把它折断后，有青烟冒出的，叫固活。二月、八月采集。

吴普说：秦朝时，钩吻也叫除辛，生于南越（在广东、广西一带）山区和寒石山，以及益州（在今四川、甘肃、陕西、湖北、贵州五省相接的大片地区）。钩吻的叶子像葛叶，红茎像箭杆那么粗，方形，根黄色，正月采集。

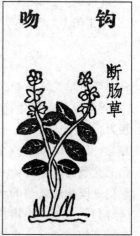

苏恭（即苏敬）说：野葛生于桂州（今广西、广东西南一带）以南，村落街巷间都有。那里的人都叫它钩吻，也有人说它的苗是钩吻，根叫野葛。茎蔓生。它的叶子像柿叶。新采的根，外皮白色，内里硬根（骨）黄色。宿根像地骨（见木部第三十六卷枸杞），嫩根像汉防己，皮一节一节地断脱的好。正与白花藤（见草部第十八卷）相类似，不仔细地辨别，很容易被白花藤的假货迷惑。新采的野葛根，将其折断，没有尘土气；经过一年以后的根，折断后，有尘土气从根的细孔中泛出。将枸杞根折断也是这样，有的本草说折断野葛根有青烟泛出的叫固活，是质量好的，这是不知晓它的根的变化特点的言述。人误食了它的叶会导致死亡，而羊吃了它的苗长得大而肥，事物间的相伏就是这样。《博物志》说：钩吻是蔓生植物，叶子像凫葵，是这样的。

李时珍说：嵇含《南方草木状》说：野葛是蔓生植物，叶子像罗勒（见菜部第二十六卷）的叶，表面光滑而肉质厚，也叫胡蔓草。人如果将它杂入其他菜中生吃，中毒后，保半天时间就死了。段成式《酉阳杂俎》说：胡蔓草生于邕州（今广西壮族自治区南宁市）和容州（在广西东南部邻接广东省）之间的地区。成丛生长，花小，像栀子花，而比栀子花稍大，不成朵状，黄白色。叶子稍带黑色。又考查《岭南卫生方》说：胡蔓草叶像茶叶，它的花黄色，比茶花小，吃一片胡蔓草叶，各孔窍都会出血，没有哪个人能复活的。我又到南方走访，南方人说：钩吻就是胡蔓草，现在人们叫做断肠草的，就是这种草。茎蔓生，叶子圆而光滑。春夏生长的嫩苗毒性非常大，秋冬季枯老后毒性稍缓。五、六月开花，花像榉柳花，向十朵聚集成穗状。生于岭南（五岭以南。即广东、广西一带）的，花黄色。生于滇南（云南省南部）的，花红色，叫做火把花。这几种说法都与吴普、苏恭说的相吻合。陶弘景等另生分说，都在下文纠正。

[正误]　陶弘景说：《五符经》也说钩吻是野葛。从考查实物说，像是两种植物。野葛是根，形状像牡丹根，所生长的地方也有毒，飞鸟不能集落，今人用它熬膏，内

服无妨。钩吻另是一种植物，叶子像黄精叶，茎紫色，中心开花，花黄色，刚出生的时候很像黄精，所以人们采集它们，时常发生混乱，导致治疗效果相反。有人说钩吻是毛茛，参差交错，各有不同，不知晓应当说谁的对！

雷敩说：凡是使用黄精，不要使用钩吻，它真是像黄精，只是叶子有二十毛钩子。黄精叶像竹叶。还说：凡是使用钩吻，不要用地精，二者的茎苗相同。钩吻治疗人体的恶毒疮，那地精则伤人正气。

苏恭说：钩吻蔓生，叶子像柿叶。陶弘景说：飞鸟不在钩吻生长的地方集落，是妄说。黄精，茎直产生长，叶子像柳树叶的和龙胆草叶，完全不能与钩吻相类比。毛茛是有毛的石龙芮，与钩吻有什么牵连呢？

苏颂说：长江以南的人说，黄精的茎苗略与钩吻的茎苗相类似。只是钩吻的叶端极尖，而且根细，与苏恭所说的不同，大概是南北产地的差异。

掌禹锡说：陶弘景说钩吻像黄精，应当属于正确的。苏恭说叶子像柿叶的，另是一种植物。又说苗叫钩吻，根叫野葛，也不能一概而论。

李时珍说：《神农本草经》说，钩吻也叫野葛，一句话已经说明了。嵇含《南方草木状》又叫它胡蔓草，显然是藤生。吴普、苏恭所说的正与《神农本草经》的文义相合。陶弘景把藤生的当作野葛，又把小草当作钩吻，又怀疑是毛茛，这是效法雷敩的说法。于是各本草家就没有定见，不辨别相差很大的蔓生的钩吻与小草。然而，陶弘景、雷敩所说的也是一种有毒的小草，只是不能当作钩吻。从前天姥（mǔ·在浙江省嵊山与新昌县之间）山神对黄帝说：黄精益寿，钩吻伤人。是从二草对人体的补益和伤害作用说的。陶弘景不说审文义，怀疑正确的，相信似是而非的，于是就产生了这些错误的说法。其余的见黄精条下。

[气味] 味辛，性温，甚有毒。

吴普说：神农说：味辛。雷公说：有毒，能伤人。

李时珍说：钩吻性大热。《神农本草经》在毒药类中，只说钩吻有大毒，这里单独变文说大有毒，可以看出钩吻异常有毒。

徐之才说：半夏是钩吻的使药，恶黄芩。

[主治] 《神农本草经》：治金疮乳恶，中恶风，咳逆上气，水肿，杀鬼疰蛊毒。

《名医别录》：破癥积，除脚膝痹痛，四肢拘挛，恶疮疥虫，毒杀鸟兽。捣取汁液入膏剂中外用，不入汤剂内服。

韩保昇：治喉痹咽塞，声音变异。

[发明] 陈藏器说：钩吻，吃了它的叶子以后，再饮冷水就死，冷水能使它的毒发作。当地把被钩吻毒死的人的尸首吊在树上，尸液滴在地上生一种菌子，把它收起来叫菌药，比野葛的毒性还猛烈。将蕹菜（见菜部第二十七卷）捣汁服，能解野葛毒。取蕹菜汁滴洒野葛苗，立即枯萎死亡。南方人先吃蕹菜，后吃野葛，二物相伏，自然没有危害，也不会中毒。魏武帝吃到一尺长的野葛无恙，是先吃了蕹菜。

李时珍说：考查李石《续博物志》说：胡蔓草出于二广（广东、广西）。广地人负债重，常吃这种草自尽，用来诬告别人。用急水（流水、井水和酸浆水）吞服药，死的就快；用慢水（指碱性水或含有某些重金属离子的水）吞服，死的就稍微缓慢些。有人捉杀毒蛇，用这种草覆盖，浇水生菌，制成毒药害人。葛洪《肘后方》说：凡是中野葛毒，口噤不能张的，取大竹筒截节，用竹筒头挂在病人的两胁和脐中。向筒中灌冷水，经过几次换水以后，会很快使口张开，而能服药解毒。只有多喝甘草汁，人屎汁。或者取白鸭或白鹅，砍断头，向口中渗滴生血。或者用羊血灌服。《岭南卫生方》说：及时取未成雏的难卵。研烂，和麻油灌服。吐出毒物才能得救，稍微迟缓耽搁，就死亡。

# 第十八卷 《本草纲目》草部

## 草之七
### （蔓草类七十三种附十九种）

菟丝子 《神农本草经》附难火兰

五味子 《神农本经》

蓬藟 《神农本草经》

覆盆子 《名医别录》

悬钩子 《本草拾遗》

蛇莓 《名医别录》

使君子 《开宝本草》

木鳖子 《开宝本草》

番木鳖 《本草纲目》

马兜铃 （即土青木香）《开宝本草》

榼藤子 《开宝本草》 附合子草

预知子 《开宝本草》

牵牛子 《名医别录》

旋花 （即鼓子花）《神农本草经》

紫葳（即凌霄花）《神农本草经》 附骨
路支

营实、墙蘼 《神农本草经》

月季花 《本草纲目》

栝楼 （即天花粉）《神农本草经》

王瓜 （即土瓜）《神农本草经》

葛 《神农本草经》 附铁葛

黄环 《神农本草经》

狼跋子 《名医别录》

天门冬 《神农本草经》

百部 《名医别录》 附白并

何首乌 《开宝本草》

萆薢 《神农本草经》

菝葜 《名医别录》

土茯苓 《本草纲目》

白敛 《神农本草经》

女萎 《李当之本草》

赭魁 《名医别录》

鹅抱 《图经本草》

伏鸡子根《本草拾遗》 附仰盆、人
肝藤

千金藤 《开宝本草》 附陈思岌

九仙子 《本草纲目》

山豆根 《开宝本草》

黄药子 《开宝本草》

解毒子 （即苦药子）《唐本草》 附奴
会子、药实根

白药子《唐本草》 附陈家白药、甘
家白
药、会州白药、冲洞根、突厥白

威灵仙 《开宝本草》

茜草 《神农本草经》 附血藤

剪草 《日华诸家本草》

防已 《神农本草经》

通草 《神农本草经》

通脱木 《用药法像》　　附天寿根

钓藤 《名医别录》　　附倒挂藤

黄藤 《本草纲目》

白兔藿 《神农本草经》

白花藤 《唐本草》

白英 （即鬼目、排风子）《神农本草经》

萝摩 《唐本草》

赤地利 《唐本草》

紫葛 《唐本草》

乌敛莓 （即五叶藤）《唐本草》

䕡草 《唐本草》

羊桃 《神农本草经》

络石 《神农本草经》

木莲 《本草拾遗》　　附地锦

扶芳藤 《本草拾遗》

常春藤 《本草拾遗》

千岁藟 《名医别录》

忍冬 （即金银花）《名医别录》

甘藤 《嘉祐补注本草》　　附甘露藤、甜藤

含水藤 《海药本草》　　附鼠藤

天仙藤 《图经本草》

紫金藤 《图经本草》

南藤 《开宝本草》　　附烈节

清风藤 《图经本草》

百棱藤 《图经本草》

省藤 《本草拾遗》

紫藤 《开宝本草》

落雁木 《海药本草》附折伤木、每始王木、风延母

千里及 （即千里光）《本草拾遗》

藤黄 《海药本草》

附录诸藤一十九种

上附古时常用方一百三十四首，新近常用方三百六十二首。

# 菟　丝　子
## （见《神农本草经》上品）

[释名]　菟缕（见《名医别录》）　菟累（见《名医别录》）　菟芦（见《神农本草经》）　菟丘（见《广雅》）　赤网（见《名医别录》）　玉女（见《尔雅》）　唐蒙（见《尔雅》）　火焰草（见《本草纲目》）　野狐丝　（见《本草纲目》）　金线草

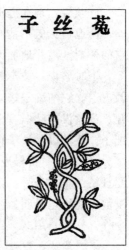

掌禹锡说：按《吕氏春秋》记载说：有人称菟丝子没有根，实际上茯苓是它的根，只是不直接入地下。

《抱朴子》说：菟丝子的根是生长于下的茯苓，没有生长于下的茯苓，则菟丝子不能生长于上。但实际上并非如此。如茯苓生长旺盛则菟丝子就会死亡。又说：菟丝子初生的根，形态像兔，如挖取割取其汁和丹药服，很快能有效。菟丝子的名字也因此而来。

陶弘景说：以前有"下有茯苓，上有菟丝"的说法，不必拘于此。

苏颂说：《抱朴子》所说的，现在并没见到，是否是另一类药物。

孙焱解释《尔雅》说：唐、蒙、女苏、菟丝，是一物四个名字。但在本草中唐蒙是一个名字。《诗·小雅·頍弁》有"茑与女萝"的诗句，茑（niǎo）是一个寄生的攀援植物，女萝也是一种寄生植物。毛苌（cháng）说女萝就是菟丝，但在本草中，菟丝没有女萝这个名字，只有松萝有另一名子叫女萝，且菟丝和松萝都是因寄生植物而命名，难道本草中脱漏了吗？

朱震亨说：菟丝与茯苓不是一类，女萝则附着松树而生长，与菟丝毫无关系。说菟丝即女萝，都是讹传。

李时珍说：毛苌的诗说女萝就是菟丝，而《吴普本草》说菟丝也称松萝。陆佃说木者为女萝，草者为菟丝，二物不同，都因《尔雅》解释诗句之义而错误地认为二者是同一物。张揖的《广雅》称菟丘即菟丝；女萝即松萝。陆玑的《诗疏》说菟丝蔓生攀援于草上，色黄赤如金；松萝寄生于松树上，成活的枝色为青色，没有杂蔓寄生的。这两种说法都比较正确。详细见木部松萝条下。又有菟丝茯苓的提法，详细见木部茯苓条下。

[集解]　《名医别录》记载说：菟丝子生长于朝阳的川泽田野，蔓延寄生于草木

之上。九月采集果实，暴干。色黄而细的称为赤网，色浅而大者称为菟累，二者功用相同。

陶弘景说：田野墟落中很多见菟丝，都蔓延寄生于蓼蓝、菘蓝、木蓝、马蓝、苎麻、大麻、亚麻及蒿上。仙经和俗方都认为是补药，但须用酒浸泡一宿后用，宜制丸药不宜入汤煎煮。

《大明本草》说：菟丝的苗茎像黄丝，没有根株，多数蔓延寄生于田埂，草被其缠死，或丛生面积如席面大，开花结子时间不分明，其子如黍米粒大小，八月、九月以前采集。

苏颂说：现在近道路边亦可见菟丝，以冤句处出产的为好。夏天生苗，开始像细丝，遍地可见但不能自己向上生长，蔓攀于其他植物梗上则攀缠环绕之而向上生长。它的根渐渐离开地面而寄生其他植物上。或有说它没有根，借气而生，可信。

李时珍说：按宁献王《庚辛玉册》说，火焰草就是菟丝子，属阳草，大多生于荒园古道。它的种子进入地下，开始生长时有根，待攀授上其他植物后，它的根自己断开。菟丝没有叶但有白色微红，香气袭人的花。结的果实色黄而像不饱满的谷粒那样细小。菟丝以生长于梗上的为佳，怀孟林中多有菟丝，入药更佳。

[修治]　雷斅说：凡入药者不可用天碧草子，两者外观极相似，但天碧草子味酸涩且粘。菟丝子采得后去壳，用苦酒（醋）浸泡二日，漉出，以黄精自然汁相兑，再浸泡一宿，至天明漉出，以微火煎烤至干，再入臼中，将铁杵烧热，一鼓作气杵三千余杵，杵成粉用。

李时珍说：以温水淘洗去沙泥，用酒浸泡一宿，漉出，曝干捣之。没完全捣成粉的，筛出后再以酒浸泡一宿，漉出曝干再捣，需细致小心。又一法是用酒浸泡四、五日，漉出蒸后曝晒，再蒸再曝晒，反复四至五次，研作饼状，焙干后再研成粉末。有人说在曝干时，加入纸条几枚同捣，能即刻成粉，非常省力。

[气味]　辛、甘、平，无毒。

徐之才说：得酒则疗效增强，薯蓣、松脂可配伍作它的使药。恶菅（guàn贯音）菌。

[主治]　《神农本草经》：续绝伤，补不足，益气力，肥健人。

《名医别录》：养肌强阴，强壮筋骨，主治阴茎寒冷，阴萎滑精，小便后余沥不尽，口苦燥渴，血寒淤积。久服能明目轻身延年。

甄权说：治男女虚冷，能添精益髓，去腰疼膝冷、消渴热中。久服能去面䵟、悦颜色。

《大明本草》：补五劳七伤，治疗一种如与鬼交媾状而射精的鬼交症及尿血等。能润心肺。

王好古说：能补肝脏风虚。

［发明］　雷敩说：菟丝子禀中和之气而凝正阳之气。茎从树感枝而发，从中春上阳而结果实，所以偏补人的卫气，助人的筋脉。

苏颂说：抱朴子有单服法的仙方：取菟丝子一斗，酒一斗，浸泡酒中后曝晒干，再浸再曝，直至酒尽为止。捣筛后每日服两次，每次以酒送服二钱。此药治腰膝而去风邪，兼能明目。久服则令人光泽，使人显得年轻。十日后食欲也可大增。

［附方］　收有古代附方六种，新近常用附方七种，共十三种。

1. 消渴不止。《事林广记》：菟丝子煎汁，任意饮服，以止为度。

2. 阳气虚损。《简便方》：用菟丝子、熟地黄各等分，为末，酒糊为丸如梧子大。每服五十丸。气虚者以人参汤送服；气逆者以沉香汤送服。

3. 阳气虚损。《经验后方》：用菟丝子二两，酒浸十日，水淘，杜仲焙研蜜炙一两，以薯蓣末酒煮糊为丸如梧桐子大，每服以酒送下五十丸，空腹服。

4. 茯苓丸。《和剂局方》：治白浊遗精　因思虑太过，心肾虚损，真阳不固，渐有遗精、小便白浊，梦寐频泄。菟丝子五两、白茯苓三两、石莲肉二两，上三味为末，酒糊丸如梧桐子大，每服三、五十丸，空心盐汤下。

5. 小便淋沥。范汪方：菟丝子煮汁饮。

6. 治小便赤浊：因心肾不足，精少血燥而见口干烦热，头晕怔忡。菟丝子、麦门冬各等分，研为末，炼蜜为丸如梧桐子大。每次服七十丸，盐汤送下。

7. 腰膝疼痛或顽麻无力。《经验后方》：菟丝子一两、牛膝一两，二味同入银器内，以酒浸没过药一寸，浸泡五日，漉出曝晒干，碾为末，与原酒合，煮糊为丸如梧桐子大。每服三二十丸，空腹以酒送服。

8. 肝伤目暗。《圣惠方》：菟丝子三两，酒浸三日，曝晒干碾为末，鸡蛋清和药末为丸如梧桐子大，每服二十丸，空腹温酒送服。

9. 身面卒肿。《肘后方》：用菟丝子一升、酒五升，浸泡二、三夜。每次饮酒一升，每日三次，不效则再服。

10. 妇人横生。《圣惠方》：菟丝子碾成末，用酒送服二钱。另有一方，再加车前子等量，二味碾为末，用酒送服二钱。

11. 眉练癣疮。《山居四要》：菟丝子炒后碾成末，用油调后敷患处。

12. 肛门赤痛。《肘后方》：菟丝子炒黄黑后碾成米，用鸡蛋清调和涂敷患处。

13. 痔如虫咬。《肘后方》：方同上。即治肛门赤痛方。

## 附　菟丝子苗

［气味］　甘、平，无毒。

《庚辛玉册》说：菟丝子苗的汁遇到三黄、硫磺和汞则可结析出草砂。

［主治］　《神农本草经》：用菟丝子苗研取汁涂于面上，可去面黯。

陶弘景说：取菟丝子苗捣碎煎汤，温凉后给小孩洗浴，可治小儿夏季痱子。

[附方]　收有古代附方两种，新近常用附方一种，共三种。

1. 面疮粉刺。《肘后方》：菟丝子苗绞汁涂于患处，不出三次即愈。

2. 治小儿头疮。《子母秘录》：用菟丝子苗煎汤，温凉后频频洗患处。

3. 目中赤痛。《圣愈方》：用菟丝子草捣取汁，点于患处。

## 附　难火兰
### （见《本草拾遗》）

陈藏器说：味酸、温，无毒。主治冷气风痹，能开胃下食，去腹胀。久服能明目。本品生长子巴西胡国，形状像菟丝子而较之长些。

# 五 味 子
## （见《神农本草经》上品）

[释名]　蔟羿（音为知除）（见《尔雅》）玄及　（见《名医别录》）会及

苏恭说：五味的皮、肉味甘、酸，核中味辛、苦，且都带有咸味，这样五味就俱全了。《神农本草经》中只说其味酸，是将"木"列为五行之首的缘故。

[集解]　《名医别录》上记载：五味子生长于齐山山谷及代郡地区，八月间收采果实，阴干备用。

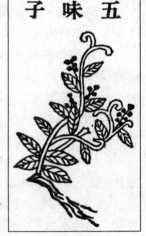

陶弘景说：现在最好的五味子生长在高丽，果肉多且味道酸甜；其次则生长于青州、冀州，味道过酸，其核形像猪肾。还有一种生长于建平地区的，果肉少，核形不相似，味道苦，也是较好的一种。五味子多油较滋润，晒干后才可捣碎、筛净备用。

苏恭说：五味子蔓生于树木上，其叶像杏树叶全较为大此地，子房像落日葵，如婴子大。五味子产于蒲州及蓝田山中，现在的河中府每年进贡此药。

韩保昇说：五味子为蔓生，茎色红，开黄、白花，种子生时色青熟时色紫，也俱备了五种颜色。此药以味甘者为最好。

苏颂说：现今河东、陕西州郡此药尤多，杭、越间也有。初春长苗，将其红茎引向高树，可长六、七尺高，其叶形尖圆像杏叶。三、四月间开黄白色花，很像莲花，七月果实

长成，聚集于茎头，每个果实像豌豆一般大小，生时色青熟时色红紫，入药用应晒干，生用不去子。现今有多个品种，大多相近。

雷斅说：五味子有种果粒小、皮皱泡皮外有层白霜的，其酸、甘、咸、苦、辛俱

全者才是真品。

李时珍说：五味子现有南、北之分，产于南方的色红，产于北方的色黑，入滋补剂中必用北产五味为好。五味子亦能取其根种之，当年即生长旺盛。如果二月间种下，则第二年就已生长得很旺盛，种时须设架引其蔓。

［修治］　雷敩说：凡用此药，均以铜刀将其劈作两半，用蜜浸泡后置蒸笼内蒸透，从巳时（上午 9 时至 11 时）蒸至申时（下午 3 时至 5 时），冷却后再用浆浸泡一夜，漉出后微火烘干备用。

李时珍说：入补剂中应熟用，入治嗽剂中应生用。

［气味］　酸、温、无毒。

王好古说：味酸，微苦、咸。味厚气轻，属阴中之微阳的药物，入手太阴肺经之血分及足少阴肾经之气分。

李时珍说：此药味酸、咸，入肝经而补肾，味辛、苦、入心经而补肺，味甘入中焦补益脾胃。

徐之才说：肉苁蓉与五味子相配伍，是五味子的使药。五味子恶萎蕤，胜乌头。

［主治］　《神农本草经》：可益气，治咳逆上气，劳倦羸瘦；补不足，可强阴益男子精。

《名医别录》：养五脏，除邪热，益阴生肌。

甄权说：可治中焦，下气消食，止呕吐，补虚劳，使人心情愉快，面色润泽。

《大明日华本草》：可明目、温肾壮筋骨，治风、消食，亦可治反胃、霍乱转筋、疝癖奔豚冷气，消水肿及心腹气胀，止渴，除烦热，解酒毒。

李杲说：可生津止渴，治泻痢，补元气不足，收耗散之气及瞳子散大。

王好古说：治肺燥咳喘，亦可补肾纳气。

［发明］　成无己说：肺气应收敛，急食酸则肺气收，可以酸味药补之。芍药、五味子之酸均可敛肺，使肺气安存。

李杲说：可收敛肺气，补气之不足，性升。酸味药可敛肺气。肺寒气逆者，则宜将五味子与干姜同用治疗。五味子味酸敛肺气，肺虚有热者亦必用，故五味子可称治咳嗽之主药。然有外邪者不可立即用此药，唯恐堵塞邪气外出的通道，应先发散邪气而后用之为好。有痰者，佐以半夏；喘促者，佐以阿胶。两药不同只在于佐药用量不同而已。

寇宗奭说：今华州以西至秦州多产此药，正当红熟时收采，蒸烂，研碎滤汁，熬成稀膏状，估量酸甜程度加入蜂蜜炼匀，待冷却后收入器皿中。肺虚寒者，可用之做汤，时常饮用。五味子阴干做成果子状还可远寄他乡。《神农本草经》上记载：五味子性温，多食可致虚热，小儿尤甚。《药性论》说：可除热气，而《日华子本草》上说：可暖肾脏，除烦热。后人学到这儿多有疑惑，现在既用以治肺虚寒，则不可再取其除热之说。

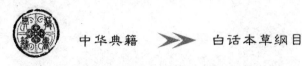

朱震亨说：五味甚能收敛肺气，且有补肾之功用。敛肺气，不就是除热吗？补肾，不就是暖肾脏吗？故肺之虚热咳嗽必用此药。寇宗奭所说的食之多致虚热，大概是收敛、温补太过太猛所致，有什么可疑惑的呢？还有一种黄昏咳嗽是火气上浮入肺而致，不适宜用凉药，宜用五味子、五倍子收剑且降其浮火。

孙思邈说：五、六月间宜常服五味子汤，以益肺气，在上以滋润水之上源肺，在下以温补水之下源肾脏。具体用法：五味子一大合，用木臼捣细，放入瓷瓶中，灌入百沸汤，再加少许蜂蜜，密封后，长时间放在火边做成汁，随时可饮用。

张元素说：孙真人《千金月令方》中记载：五月常服用五味，可以补五脏之气。每逢夏月、季夏，周身困乏，无力活动，可用五味子与黄芪、人参、麦门冬，加少量黄柏，煎汤服用，服后即精神倍增，腿脚逐渐有力。五味子味酸，辅以人参，可泻心而补肺，收敛耗散之气。

王好古说：张仲景的八味丸中用五味子补肾，也是因为其形与肾相像的缘故。

汪机说：五味治疗喘嗽，应分南北两种，用以生津止渴，润肺补肾，治劳嗽，宜选用北五味子；风寒在肺，则宜选用南五味子。

唐慎微说：《抱朴子》上记载：五味为五行之精华，它的种子具有酸、甘、苦、辛、咸五味。淮南公羡门之子服用十六年，面色如玉女，入水水不沾体，入火火不灼身。

[附方]　收有新近常用附方十一种。

1. 久咳肺胀。《卫生家宝方》五味二两，白糖炒过之粟壳半两，共研为末，以白糖做成丸药如弹子大小。每用一丸，用水煎后服用。

2. 久咳不止。《丹溪心法》用五味子五钱、甘草一钱半、五倍子、风化硝各二钱，共研为末，将粉末含在嘴里。

3. 久咳不止。《摄生妙用方》用五味子一两，真茶四钱，晒干共研为末。用甘草五钱煎成膏状，与上末做成绿豆大小的小丸。每次服用三十丸，开水送下，服用几日即可痊愈。

4. 痰嗽并喘。《普济方》五味子、白矾等分，共研为末，每次服用三钱，用生猪肺烤熟后蘸上末，细细嚼服，白水送下。汉阳库兵黄六得此病，许多药治疗无效，在岳阳巧遇一道人传给此方，服用两次，病愈不再复发。

5. 阳事不起。《千金方》新鲜五味子一斤研末，用酒送服五分，每日三次，忌食猪、鱼、蒜、醋。用完一剂，即有力，连服百日以上，即可精力旺盛。一年四季连续服用，其功效就显示出来了。

6. 肾虚遗精。刘松石《保寿堂经验方》用北五味子一斤，洗净，用水浸泡，去核，再用水洗核，直到将味道洗尽。用布滤过后置于砂锅中，加入好冬蜜二斤，用炭火慢慢熬成膏状，放入瓶中五天，使其火性散出。每次空腹服用一、二茶匙，百滚汤送下。

7. 肾虚白浊及两胁与背脊窜痛。《经验良方》用五味子一两，炒至色红，研末，用醋制糊丸如梧子大小。每次用醋汤送下三十丸。

8. 五更肾泄。许叔微《本事方》凡人每至五更即溏泄一、两次，终年不止，名叫肾泄，是阴盛所致。脾恶湿，湿盛则困脾，脾受困则不能运化水谷，水湿下流则肾水不足。五味子可强肾水，养五脏；吴茱萸可除脾湿，两药合用则溏泄自止。具体用法是五味子去梗二两，吴茱萸热水泡七次用五钱，二药一起炒熟，研为末，每日用陈米汤送服二钱。

9. 女人阴冷。《近效方》：取五味子四两研为末，用唾液和丸成兔屎大小，连续数次将其纳入阴道中，可见效。

10. 烂弦风眼。谈野翁《种子方》：五味子、蔓荆子煎汤，连续数次用之洗眼。

11. 赤游风丹。《保幼大全》：赤游风丹是多发生于小儿的一种急性的以皮肤表现为主的风证，多发生于口唇、眼睑、耳垂或胸腹、背部、手背等处。常急骤发作，游走无定，患处皮肤红晕，浮肿形如云片，灼热搔痒。当皮渐渐红肿时，可用五味子微火烘干研末，用热酒一次送服一钱，风丹渐消，可见其神效。

# 蓬蘽（蘽音累）
## （见《神农本草经》上品）

[校正]　自果部移入。

[释名]　覆盆　（见《神农本草经》）陵蘽　（见《名医别录》）阴蘽　（见《名医别录》）　寒莓（见《本草会编》）　割田藨　音为苞

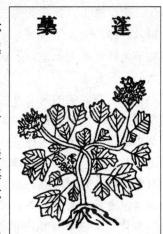

李时珍说：蓬蘽与覆盆同类，所以《神农本草经》中称蓬蘽为覆盆。其实蓬蘽生长于丘陵之间，藤叶繁衍，蓬蓬累累，与覆盆不同，故又名蓬蘽、陵蘽，即藤也。其果实八月间开始长熟，人又称其为割田藨（bì āo）。

[集解]　《名医别录》上说：蓬蘽产于荆山、平泽及冤句。

陶弘景说：蓬蘽是根名，处方中大多不用，多用以美容。覆盆是其果实的名字。李当之说：这就是人们所吃的莓子，核微细，其味都在津汁中。其说与现在药用覆盆有些不同，不知哪个正确。

苏恭说：覆盆与蓬蘽是同物异名，是指果实，不是指根。李当之所说的莓子，与其很相似，但是产地不同味道也就有异，生于肥沃之地的果实体大味甜，生于瘦瘠之地的果实细小且味酸。这就是果有酸味，根无酸味也。陶弘景以其根酸子甘，列入果部，太无边际了。

马志说：蓬蘽是覆盆的苗茎，覆盆是蓬蘽的种子。按《切韵》上说：莓读音为茂，它的种子就是覆盆。蘽即藤，故蓬蘽就是藤蔓。陶弘景说蓬蘽是根，苏恭说蓬蘽是种子，同物异名，这些说法都是错误的。

苏颂说：蓬蘽是覆盆的苗，到处都有，秦、吴地区尤为多见。其苗短，长不过尺，茎叶有刺，开白花，果实为赤黄色，像半个弹丸大小，果实下有蒂承之，像柿蒂一般，小孩多喜食。五月可收采果实，苗叶随时可摘。江南地区所说的莓，生长较晚，三月开始长苗，八九月开花，十月结果，用法亦相同。

陈士良说：观各家所说，认为蓬蘽像蚕莓子，色红体大，其味酸甘，叶子像野蔷薇，有刺。覆盆子体小，其苗亦与蓬蘽苗有别。诸家本草不识此药，所以就说蓬蘽是覆盆子的根。

《大明日华本草》上记载：莓子即蓬蘽子，树莓是覆盆子。

寇宗奭说：蓬蘽不是覆盆，是另外一种植物，虽然花、叶枯败了但枝梗不散，现在人们多不用它。

陈藏器说：此药有三种，只有四月长熟，形状像覆盆子，味道甘美的一种才是蓬蘽，其余的均不能入药。

汪机说：徽州地区人们称蓬蘽为寒莓。沿沟聚集蔓生，茎细叶密且多刺，果实四五十颗聚成一朵，每朵大小如小杯。霜降后果实开始变红。苏颂《图经本草》以此注覆盆是错的。江南的覆盆，也是四、五月长熟，凭什么说其生长的晚呢？覆盆的茎粗、叶疏，果实体大且疏散，故与寒莓不同。寒莓茎细、叶密，果实十而聚集成朵。另外，二药中一味夏季长熟，一味秋季长熟，怎么会是相同的呢？

李时珍说：此药共有五种。我曾亲自采集，并同《尔雅》所列条文逐一校对，才得其真谛。诸家所说皆不可信。其实蓬蘽为一种藤蔓植物，生长繁茂，茎上有倒刺，逐节生叶，叶大如掌，形状如小葵花叶，叶的正面色青背面色白，叶厚，上面有绒毛，六、七月开

小白花，结的果实有蒂承之，果实三四十颗聚成一族，生时色青黄，熟则色暗紫，果实上有些黑毛，形状扁圆像长熟的桑椹，冬季苗、叶不凋落，俗称割田藨，也就本草中的蓬蘽。另有一种蔓茎细于蓬蘽，茎上也有钩刺，一节枝上有五片叶子，叶子小，正、背面均色青，叶子薄而光滑无毛，开白花，四、五月结果实，果子小而稀疏，生时色青黄，熟时深红，每逢冬季苗、叶凋落，俗称插田藨，就是本草中所说的覆盆子，即《尔雅》中所说的茥，又名缺盆。以上两种植物均可入药。还有一种蔓茎细于蓬蘽，一节枝上有三叶，叶的正面色青，背面色淡白且有绒毛，开小白花，四月果实长熟，其色红如樱桃，俗称薅（hāo）田藨。即《尔雅》中所说的藨。所以郭璞注释《山海经》时说："藨就是莓。"其果子似覆盆子大小，色红，味甜酸可食，但此种植物不入药用。再有一种树生植物，树高四、五尽，叶狭长似樱桃叶，四月开小花，其果实与覆盆子一样，只是色红与它不同也，亦俗称藨，即《尔雅》中所说的山莓、陈藏器《本草拾遗》中所说的悬钩一物。细看本条，还有一种就地生长，蔓长数寸，开黄花，

结果实色红像覆盆子，但不可食用的，即是本草中所说的蛇莓。见本条。如此辨析，则蓬蘽、覆盆可分别确定矣。李当之、陈士良、陈藏器、寇宗奭、汪机五人的说法相近似，但欠明白。陶弘景将蓬蘽当根，覆盆当子；马志、苏颂以蓬蘽为苗，覆盆为子；苏恭认为蓬蘽、覆盆为同一物；《大明日华本草》认为覆盆为树生，皆为各自的主观推测，不可依据。

[气味] 酸、平，无毒。

《名医别录》上说：味咸。

陈士良说：味甘、酸，性微热。

[主治] 《神农本草经》：安五脏，益精气，使人精力倍增，可育子。久服可轻身不老。

《名医别录》：治疗突然中风，身热大惊。

苏恭说：可使面色润泽，长发，耐寒湿。

[发明] 见下面覆盆子中。

[附方] 收有新近常用方一种。

长发不落。《太平圣惠方》记载：方用蓬蘽子榨油，每日涂发。

### 附　蓬蘽苗　同覆盆

### 附　蓬蘽叶　同覆盆

# 覆　盆　子
## （见《名医别录》上品）

[释名]　菫（见《尔雅》音为奎）　藦菫（见《尔雅》）西国草（见《图经本草》）　毕楞茄（见《图经本草》）　大麦莓（音为母）　插田藨（音为苞）　乌藨子（见《本草纲目》）

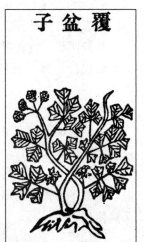

李当之说：其果子形似覆盆，故以之命名。寇宗奭说：可益肾脏，缩小便，服用后可覆扣其尿盆，如此而得覆盆子之名。李时珍说：五月果子长熟，其色黑红，故俗称乌藨、大麦莓、插田藨，也有称其为栽秧藨。

甄权《药性本草》：名马瘘、又名陆荆，均无特殊含义。

[集解]　《名医别录》记载：五月收采。

陈藏器说：佛书上说苏密那花可用以点灯，正是指本植物的花。此花有三种，其中一种四月长熟，形如覆盆子，味甘美

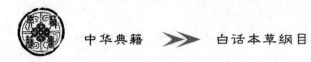

的即为上面所述。其余几种均不可入药用。如今有人将茅莓当作覆盆，错了。

寇宗奭说：此物处处皆有，秦州、永兴，华州尤多。果形长圆，四、五月长熟呈红色，山里人及时收采并拿出去卖，其味酸甜，外形如荔枝，大小如樱桃，色红质软，非常可爱。过时不摘，则易在枝上生蛆，再吃则多生内热。一般在果实长成五、六分熟时即可采摘，烈日下晒干后备用。今人取汁作煎为果。若采摘时果子接触到了水，则不能煎。

李时珍说：蓬蘽子八、九月长熟，所以称之为割田藨。覆盆子四、五月长熟，故称其为插田藨，这与《名医别录》中记载的五月采摘相符合。蓬蘽子与覆盆子长熟时均呈黑红色，故能补肾。四、五月长熟且色红的是藨田藨，不可入药用。陈藏器所说的将茅莓当作覆盆子，茅莓大概指的就是藨田藨。

［正误］　孟诜说：覆盆子在长江以东称为悬钩子，两物的大小、形状、气味、功用均相同。北方无悬钩子，南方无覆盆子，两物因地方差异而导致生长有先后，其实为同一种物。

李时珍说：覆盆于在南方很多见。悬钩是树生植物，覆盆为藤生，其果实形状相同，但覆盆子色黑红，而悬钩子色鲜红，且功用亦不相同，现作以更正。

［修治］　孟诜说：覆盆子五月采收，烈日下晒干后备用，不易腐烂。

雷敩说：果子采摘后都应用东流水洗净，淘去黄叶、果皮及果蒂，将果子与酒拌匀后蒸一夜，再用东流水洗两遍，晒干后方可备用。

李时珍说：采摘后即将之捣烂成薄饼样，晒干后密封贮存。待用时取出，用酒拌匀后蒸熟即可。

［气味］　甘、平，无毒。

甄权说：味甘、辛，性微热。

［主治］　《名医别录》上记载：可益气轻身，令发不白。

马志说：可补虚接骨，强阴健阳，悦泽肌肤，安和脏腑，温中益力，治疗各种虚损，补肝明目。宜将覆盆子捣碎后筛净，每天天亮时用水送服三钱。

甄权说：男子肾精虚竭、阳痿者，食之可益精，使精力旺盛。女子食之可怀孕生子。

陈藏器说：食之可使人面色红润有光泽，榨汁涂发可使发黑不白。

寇宗奭说：益肾脏、缩小便。取覆盆子汁与少量蜂蜜同煎成稀膏状，按时服用，还可治肺气虚寒证。

［发明］　李时珍说：覆盆与蓬蘽功用相似，虽是二物，但均属一类。覆盆子早熟，蓬蘽子晚熟，同用无妨，它们的补益作用与桑椹相同。然树莓则不可与它们混淆采摘使用。

［附方］　收有新近常用方一种。

治阳事不起。《濒湖集简方》：覆盆子用酒浸泡后，微火烘干，研为本。每早用酒送服三钱。

## 附　覆盆子叶

[气味]　微酸、咸，平，无毒。

[主治]　陈藏器说：将揉搓绞出的药汁滴入眼中。

李时珍说：可明目止泪，燥湿。

[发明]　苏颂说：按崔元亮《海上集方》记载：可治视物昏暗，多泪，视力逐渐减退直至失明，天行目暗等疾病。取西国草，又名毕楞茄、覆盆子，晒干后捣碎，用薄绵裹好，长时间浸泡于乳汁中，之后将汁点于目中，仰卧，不用三、四天，即视物清晰如少年。用药时需要禁酒、面、油物。

李时珍说：按洪迈《夷坚志》上说：潭州赵太尉的母亲患眼缘红赤溃烂二十余年，遇一老妪说：眼中有虫，我来除之。到山上取来草蔓叶，咀嚼后将汁留下于筒中，将皂纱蒙眼，随后滴入草蔓叶汁，先用药汁浸渍下眼缘，转眼见虫从纱中出，几日后下眼缘溃烂收口愈合。用同样的方法治上眼缘，亦愈。后来以此治眼疾多见效。其实草蔓叶即覆盆子叶，为治眼之妙药也。

[附方]　收有新近常用方两种。

1. 点眼治牙痛。《摘玄方》：用覆盆子嫩叶捣汁点眼角三、四次，即有虫随眼泪及眼眵流出。若无新鲜嫩叶，可用干叶浓煎，取汁点眼。此叶即指大麦莓也。

2. 小腿慢性溃破。《直指方》：用覆盆子叶捣碎并研末，用酸水洗后，将末敷于溃破处，每日一次，直至愈合。

## 附　覆盆子根

[主治]　李时珍及演山《活幼口议》均说：可治痘后目翳，取覆盆子根洗净、捣烂、澄粉，晒干，和少量蜂蜜，点于翳丁上，每日二至三次，翳丁自散，百日内可治愈，若再不愈则为难治矣。

# 悬　钩　子
## （见《本草拾遗》）

[校正]　自果部移入此。

[释名]　沿钩子　（见《日用本草》）藨（音为箭）（见《尔雅》）山莓（见《尔雅》）木莓　（见《尔雅》郭璞注）树莓（见《日华诸家本草》）

陈藏器说：茎上有刺像悬钩，因而得此名。

[集解]　陈藏器说：此药生于江淮林泽地带。茎上有钩刺，其果实像梅子，味道酸美，很多人吃它。

汪机说：树莓枝梗柔软有钩刺，很像金樱。同覆盆子一样，四、五月结果实，收采时果实饱满且带着果蒂，味酸；覆盆子与其不同之处为收采时果蒂脱落，果内空虚，味甘。

李时珍说：悬钩为树生植物，高四、五尺，茎色白，有倒刺，叶子周围有不规则锯齿，叶色青，上无绒毛，叶之背面是淡青色，叶形狭长，很像樱桃叶，也像棠花叶。此物四月开小白花。结实色红，今人也通称为蘼子。《尔雅》说：藨，为山莓。郭璞在注文中说：藨，即今天的本莓。这种果实与蘼莓相似而稍大，可以食用。孟诜、《大明日华本草》都将此药认为是覆盆，这是错误的。

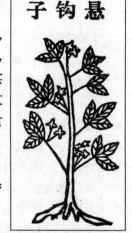

[气味]　酸，平，无毒。

[主治]　陈藏器说：醒酒止渴，除痰，去酒毒。李时珍说：捣汁服用，可解沙虱毒。

## 附　悬钩子茎

[主治]　陈藏器说：将茎烧干，研末，可治喉中阻塞。

## 附　悬钩子根、县钩子皮

[气味]　酸，平，无毒。

[主治]　陈藏器说：可醒酒止渴，除痰，去酒毒。

李时珍说：捣汁服用，可解弓箭所伤及沙虱咬伤之毒。每根四两，酒一碗，煎至七分热，空腹温服。

陈藏器说：浓煎取汁服用，可治子死腹中不下，能破血，治妇人赤带下及久患赤白痢疾脓血、腹痛，还可杀虫毒及突然下血不止。

[附方]　收有新近常用方两种。

1. 治血崩不止。曜仙《乾坤生意》：用木白花，结红色果实，今人都称之为蘼子。《尔雅》上说：藨，山莓也。《尔雅》郭璞注文说：悬钩子即今之木莓也，果实像蘼及莓，但较之大些，可以食用。孟诜及《大明日华本草》均认为悬钩子就是覆盆子，是错的。

2. 崩中痢下。《千金翼方》治疗妇女崩漏及下痢，日泻数十次，服用此药可愈。将悬钩根、蔷薇根、柿根、菝葜各五十升，切碎后倒入锅中，加水，使之淹过药面四、五寸，煎煮至水减少三分之一，去药滓留汁，再继续煎，直到可做成梧子大小的药丸。每次温酒送服十丸，每日三次。

# 蛇 莓
## （见《名医别录》下品）

[释名] 蛇蓐（音苞）地莓 （见《本草会编》）蚕莓

汪机说：枝叶接近地面生长，故名地莓。

吴瑞说：待蚕老的时节，此物的果实亦长熟，色红且落满于地，其中果实空虚的即为蚕莓，果实饱满的为蛇残莓，人们不吃此果，恐怕里面有残蛇。

[集解] 陶弘景说：蛇莓于原野多见，果实色红，极像莓子，但蛇莓不能吃，也没有将此物入药用的。

韩保昇说：此物到处都有，多生于潮湿之地，茎端有三叶，开黄花，结红色果实，其果很像覆盆子，其根与败酱相似。四、五月收采果实，二月或八月可采其根。

寇宗奭说：田野、道旁处处可见此物，枝叶近地而生，其叶形像覆盆子叶，但叶上光洁无绒毛且较覆盆子叶小一些。另外，叶上还可见一些细小皱纹。其花色黄，与蒺藜花比相差较大。春末夏初结果实，色红像荔枝色。

汪机说：蛇莓的茎长不足一尺，茎端只结一颗果实，果实小而光洁，然食后可使人腹胀。它不像覆盆，苗长得高大且结数颗果实，果上有些黑毛。

李时珍说：此物近地生长，有许多纤细的匍匐枝，其枝节节生长，枝节入地则长成根。每枝上长三叶，叶子边缘有锯齿。四、五月开小黄花，五月开始结果，果实色鲜红，形如覆盆子，但果面与果蒂与覆盆子有所不同。蛇莓的根很细，入药用其汁，即取其根及茎叶的汁。《仇远稗史》中将蛇莓误作为蛇缪草，说其有五叶或七叶，且民间传说误食此物必丧命，其实不然也。

## 附 蛇莓汁

[气味] 甘、酸、大寒，有毒。

[主治] 《名医别录》记载：可治胸腹大热不止。

陶弘景说：治伤寒大热，以及水毒、弓箭所伤，无不见效。

《大明日华本草》记载：可通月经，治燎疮肿痛，外敷可治蛇虫咬伤。

孟诜说：治小儿牙关紧闭，可用蛇莓捣汁灌入。

李时珍说：外敷可治烫伤、烧伤，即可止痛。

[附方] 收有古代附方两种，新近常用附方一种。共三种。

1. 口中生疮。《伤寒类要》。即感受疫疠之气后热甚所致，用蛇莓的汁半升，慢慢咽下。

2. 伤寒、虫咬病，虫咬生疮。《肘后方》：服蛇莓汁二合，每日三次。再以水浸乌梅至很浓后，到崖上加蜜饮下。

3. 水毒病方。《肘后方》：水毒病即接触疫水后引起的一种流行性疾病，类似血吸虫病。可将蛇莓根捣成粉末后服用，同时可将药末放入前后二阴，亦可饮其根汁一、二升。夏月入水前，可将少许药末投入水中以作消毒，这样入水就无所畏了。还可用治弓箭所伤。家中用水缸贮存的水及洗澡用水中，均可放入少许药末以作消毒用。

# 使 君 子
## （见《开宝本草》）

[释名] 留求子

马志说：俗传潘州的郭使君治疗小儿病多独用此药，后世医家因此而称此药为使君子。

李时珍说：按《嵇含南方草木状》上称之为留求子，专用治小儿疾病。自魏晋时代已用此药，只是各时期、各地区的名称不同罢了。

[集解] 马志说：生于交、广等州，形如盛酒器，两头略尖，外有较深的棱瓣，很像诃梨勒，但较之小些。

苏颂说：现在岭南州郡到处都有此物，生长于山野中及水边，为藤生，其茎如手指粗，其叶色青，宽如二个手指，长约二寸。三月开淡红色花，日久则呈深红色，花有五瓣。七、八月结果实如拇指大小，长约一寸，很像栀子，果实上有五条纵棱，果壳黑褐或紫黑色，内有白色果仁，七月可收采果实。

寇宗奭说：果仁味道如椰子。医家多壳、仁俱用。

李时珍说：此物原出于海南、交趾。现今闽之邵武，蜀之眉州都有栽种，且很容易生长。其茎蔓生长同葛（gé）一样，茎绕树向上生长，叶色青如五加叶。五月开花，花簇生，一族有一、二十朵，色红，形体轻盈如海棠花。其果实长约一寸，有五瓣组成，且有纵棱。则结出的果实色淡黄，久则呈紫黑色。果仁形长如榧子仁，颜色及味道同栗子，久则果仁变质，不可使用。

[气味] 甘，温，无毒。

[主治] 《开宝本草》记载：治小儿五脏疳证及小便白浊，亦可杀虫，疗泻痢。

李时珍说：可健脾胃，除虚热，治小儿百病及疮癣。

[发明] 李时珍说：凡杀虫药多味辛、苦，只有使君子和榧子味甘且能杀虫，与它们不同。凡大人、小孩患了虫病，只要在每月上旬的一天早晨空腹吃几枚使君子仁，或用其壳煎汤咽下，第二日虫即死虫随粪便排出。或者将七个生和七个微火烘熟的使群子一同吃下，亦有良效。服药时忌饮热茶，否则会致腹泻。此药味甘，性温，既能杀虫，又可益脾胃，故能敛虚热而止泻痢，为治小儿诸病的要药。俗医说如果把虫全杀尽，则不能消化食物了，这是极可笑的。树上有虫、屋里有蚂蚁、国家中有了强盗，这是福还是祸呢？凡修养者必去除三尸，这可依此类推的。

[附方] 收有新近常用方六种。

1. 小儿脾虚疳积。《儒门事亲》：使君子、芦荟等份，共研为末。每次用米汤水送服一钱。

2. 小儿痞块。杨起《简便方》：即小儿脾胃虚损，消化吸收功能长期障碍的一种慢性疾患，症见形体干瘦、毛发焦枯，面黄，腹部胀大且青筋暴露。可用使君子仁三钱，木鳖子仁五钱，共研为末，做成龙眼大的水丸，用时取鸡蛋一个，破一小口，放入水丸一颗，将鸡蛋放在饭锅内蒸熟，空腹食用。

3. 小儿蛔动腹痛。《全幼心鉴》：脾虚口流涎沫，用使君子仁研为末，五更时用米汤调服一钱送下。

4. 小儿虚肿方头面、阴囊俱肿。杨起《简便方》：用使君子一两，去壳，加蜜五钱，烤干后研末，每次用米汤送服一钱。

5. 酒渣鼻及面部粉刺。《普济方》：取三、五个使君子仁，以少量香油浸之。临睡前取使君子仁细细嚼服，香油送下，坚持服用则可治愈。

6. 虫牙疼痛。李濒湖《集简方》：用使君子煎汤，频频漱口。

# 木 鳖 子
## （见《开宝本草》）

[释名] 木蟹

马志说：其核像鳖、蟹的形状，故以它们为名。

[集解] 马志说：此物出于郎州及南中。七、八月可收采果实。

苏颂说：今湖、广诸州及杭、越、全、岳州均有此物。春天生苗。藤生，叶有五个桠（yǎ）杈，形状如山药的叶，色青，叶面光滑无绒毛。四月开黄花，六月结果实，果实像瓜蒌而较之大许多。生果色青，长熟后侧呈红黄色，果肉上有软刺，每个果实有核三、四十枚，其形扁如鳖状，八、七月可采摘。岭南人取鲜嫩的果实及苗、叶当作食物，蒸熟后食用。

寇宗奭说：木鳖子蔓生，茎叶每年枯黄，但其根不死，春天一到即发芽生苗，叶子像葡萄叶。其种子一端尖者为雄，种植时应雌雄同植，且用麻绳将种子缠好固定住。

待根发芽，即除去雄株，则雌株长大后即可结果实。

李时珍说：木鳖子的核形像扁石头一样，大小同围棋子一样。其仁为青绿色，入药前先去油。

## 附 木鳖子仁

[气味] 甘、温，无毒。

李时珍说：苦、微甘，有小毒。

[主治] 《开宝本草》记载：治折伤，消结肿、恶疮，生肌，止腰痛，除粉刺及颜面黑斑，妇人乳痈，肛门肿痛。

《大明日华本草》记载：将木鳖子仁研末与醋调，外敷可消肿毒。

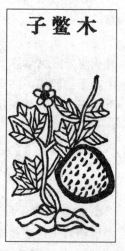

李时珍说：可治痔积、痞块，利大肠、止泻痢，亦可治痔疮、瘰疬。

[发明] 汪机说：按刘绩《霏雪录》上说：木鳖子有毒，不可食用。并记载以前蓟门有户人家有两个儿子，暴饮暴食而致痞满不适，其父得一处方，即用木鳖子与猪肉同煮后食用，结果食后幼子当夜、长子第二天均丧命。另《马文诚方书》中也记载上方。所以我也在此写一笔，希望后人以此为戒。

李时珍说：南方人吃其苗及鲜嫩的果实而安然无恙，放其毒性不在木鳖，可能与猪肉或其他东西不相合。同煮后产生毒性的缘故，所以不能将毒性完全责之于木鳖。

[附方] 收有古代附方一种，新近常用方十九种。共二十种。

1. 酒疸脾黄。刘长春《济急方》：即长期饮酒致脾虚且湿热郁蒸，胆液外泄所致的黄疸。将木鳖子磨碎后与醋拌匀，服用一、二酒杯，即可见效。

2. 脚气肿痛。《永类方》：将木鳖子仁切成二半与麸子同炒后，捡出木鳖子仁再切碎再炒，直至将其油炒尽。每两中加厚桂半两，共研为末，以热酒送服二钱，至醉且汗出则可愈。此方是梦中秘密传授的。

3. 湿疮脚肿。杨拱《医方摘要》：步行困难，可用木鳖子去皮四两、甘遂半两，共研为末，用猪腰子一个，去外膜切成片，将药末四钱放入猪腰子，用湿纸包好，放于微火上烤熟；空腹用米汤送下，服药后伸直两腿，若泻下大便则吃米粥，二、三日即可。

4. 阴疝偏坠。《寿域神方》：即寒邪侵袭肝经而致睾丸急痛、肿胀或为一侧睾丸肿胀、疼痛下坠。用木鳖子一个蘸醋磨碎，与黄柏末、芙蓉末调匀后外敷阴部，即可止痛。

5. 疟疾日久不愈，顽痰挟瘀结于胁下而形成的痞块。《医方摘要》：木鳖子、炮穿山甲等分研末。每次空腹用温酒送服三钱。

6. 腹中痞块。《医方集成》：用木鳖子仁五两，猪腰子二付，从中切开后，将木鳖子仁放入，粗粗缝合后，放在微火上烤熟，熟后捣烂，再加黄连末三钱，用蒸饼和成绿豆大小的药丸，每次用白水送服三十丸。

7. 小儿疳疾。孙天仁《集效方》：木鳖子仁、使君子仁各等份、捣成泥状，米汤和丸如芥子大小。每次服用五分，米汤送下，每日服用两次。

8. 疳病目蒙。孙天仁《集效方》：视物不清，用木鳖子仁二钱，胡黄连一钱，共研为末，米饭糊丸成龙眼大小，并放入鸡蛋内蒸熟后，将鸡蛋与药丸一同服下，可取效。

9. 倒睫卷毛。方即风邪入脾经。孙天仁《集效方》：致目痒，不住用手擦，久则眼缘红赤、溃破，且睫毛内倒，触刺眼珠，涩痛流泪，羞明难睁。将木鳖了仁捣烂，用丝帛包裹后捏成长条形，左眼患病则将药条塞入右鼻孔，右眼患病则将药条塞入左鼻孔，按此治疗后睫毛自然上下分开，不再内倒，之后再服用祛风药，效果更好。

10. 肺虚久咳。《圣济总录》：用木鳖子、款冬花各一两，研末，每次取三钱，火烧药末，吸入其烟，良久吐出涎沫，并喝茶以润咽喉。这样五、六次后，再服补肺药。

11. 肺虚久咳。《圣济总录》：用木鳖子一个，雄黄一钱，共研末，烧后吸烟，吐出涎沫后，再喝茶以润咽喉。这样五、六次后，再服用补肺药。

12. 小儿咸酵。《摘玄方》：取大的木鳖子三到四个，水磨后饮服，再吃雪糕以压下，即可使患者吐出痰涎。病重者服三次以后即可有效。

13. 水泻不止。吴旻《扶寿精方》：木鳖仁五个，母丁香五个，麝香一分，共研末，米汤调成膏状，贴于脐上，然后再敷上药膏。

14. 痢疾口噤。邵真人《经验方》：木鳖子仁六个研成泥状，分作二份，再用面做一个烧饼，亦分成两半，然后将一份药放入面饼内，并趁热敷于脐上，一个时辰后换另半个热饼敷脐，这样即可止痢疾，且欲进饮食。

15. 肠风泻血。《普济方》：即大便下鲜血，血在粪前，多因外风入客或内风下乘所致。将木鳖子置桑柴上烧而存其性，待冷却后研末，每次用煨热的葱白酒空腹送下一钱，此方名为乌金散。

16. 肛门痔痛。孙用和《秘宝方》：用木鳖子仁三枚，在砂盆内捣成泥，加入百沸汤一碗，趁热先熏肛门，而后用药水外洗肛门，再将少许药涂于肛门处，每日三次。

17. 肛门痔痛。《濒湖集解方》：用新鲜木鳖子仁雌雄各五枚，研成细末加乳汁糊成七个丸药，置湿处用碗盖住以防干燥，每次使用，先用唾液将药丸化开，贴于痔上，则疼痛即止，每夜用一丸，七日可愈。江夏铁佛寺蔡和尚有痔疮，痛不可忍，用上法治疗后痊愈。此法治数例痔痛皆有效。

18. 长年患瘰疬。取木鳖子仁二个，榨去油后再碾为末，用鸡蛋清调和装入瓶内再蒸熟，饭后服用，每日服一次，半个月后即取效。

19. 小儿丹瘤。《外科精义》：将木鳖子仁研成泥，醋调后敷于病处，每天敷三、五次即见效。

20. 耳卒热肿。《圣惠方》：用木鳖子仁一两，赤小豆、大黄各半两、共研为末，每次用生油调后涂于患处。

21. 风牙肿痛。《普济方》：将木鳖子仁磨碎，醋调后搽在病牙处。

# 番 木 鳖
## （见《本草纲目》）

[释名] 马钱子 （见《本草纲目》）苦实把豆 （见《本草纲目》）火失刻把都

李时珍说：其形状似马脖子上挂的铜钱，故名马钱子。

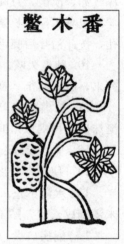

[集解] 李时珍说：番木鳖生于回回国，现今西土邛州到处都有。蔓生，夏天开黄花，七、八月结果实，很像瓜蒌，果实生时色青，熟时色红，与木鳖相同。番木鳖的核小于木鳖且色白。别人说此药可治一百二十种病，治各证的汤药中均引此药。有的人用豆腐炮制此药，用时效果更好。还有的人说此药有毒，能致狗死。

## 附 番木鳖仁

[气味] 苦，寒，无毒。

[主治] 李时珍说：治伤寒热病，咽喉痹痛，亦可消痞块。将番木鳖仁含在嘴里咽下其汁，或加水磨碎，含在嘴里慢慢咽下。

[附方] 收有新近常用方四种。

1. 喉痹作痛。杨拱《医方摘要》：用番木鳖、青木香、山豆根等分研末，将药末吹入咽喉部即可。

2. 缠喉风肿。唐瑶《经验方》：用番木鳖仁一个，木香三分，一同加水磨碎，再加熊胆三分，胆矾五分。用鸡毛蘸药扫患处即可取效。

3. 瘢疮入目。田日华《飞鸿集》：马钱子半个，轻粉、水花、银朱各五分，片脑、麝香、枯矾各少许，共研为末，左目患病即将药末吹入右耳，右目患病即将药末吹入左耳，每日两次。

4. 病欲去胎。《集简方》：将苦实把豆儿研成膏状后，放入阴道内三、四寸。

# 马 兜 铃
## （见《开宝本草》）

[释名] 都淋藤（见《肘后方》） 独行根（见《唐本草》） 土青木香（见《唐

本草》） 云南根（见《本草纲目》）三百两银药

寇宗奭说：蔓生于其他树木之上，叶子脱落时其果实下垂，形状像马脖子上系的铃铛，故得此名。

李时珍说：其根服用后可使人呕吐、下痢，且此药微有香气，故有独行、木香的名称。岭南人用以治疗毒虫聚结，隐其名而称为三百两银药。《肘后方》将此药当作都淋，是误传。

［集解］ 马志说：独行根多生于古河堤及城墙根边，平泽丛林到处可见此药。山南称其为土青木香，又名兜铃根。其叶很像萝藦的叶，为三角状阔卵形，上有细毛，开青白色花。其果实很像桃、李而较之略长，十月以后茎叶枯黄，茎端开四朵花如囊状，中有果实扁圆如揄夹。其根扁而长一尺左右，气味同葛根，又很像汉防己。二月、八月可采其根。

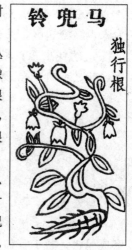

苏颂说：马兜铃于现今的关中、河东、河北、江、淮、夔、浙等州郡到处可见。春天长苗，其茎蔓缠绕于其他树木之上。叶似山蓣叶，厚而大，叶之背面色淡。六月开黄紫色花，很像枸杞花。七月结果实如枣一般大小，形状如铃铛，开裂成四、五瓣。其根名云"南根"，有点像木香，粗细像小指，色赤黄。七、八月可收采果实，阴干后备用。

## 附　马兜铃实

［修治］ 雷敩说：凡采得果实，需除去叶和蔓，用生绢口袋装好放于东屋屋角边，待干燥后劈开，除去隔膜，将干净的果实微火烘干后备用。

［气味］ 苦、寒，无毒。

甄权说：性平。

李时珍说：微苦、辛。

李杲说：味厚气薄，属阴中之微阳，入手太阴肺径。

［主治］ 《开宝本草》上说：治肺热咳嗽，痰结喘促，痔瘘肿痛。

甄权说：治肺气上急，坐息不得，咳逆连连不止。

张元素说：可清肺气，补肺，去肺中湿热。

［发明］ 李时珍说：马兜铃体轻而中空，熟则果实倒悬且裂开，像肺之形状，故取类比像说其功效入肺。其气寒味苦微辛，寒可清肺热，苦辛可降肺气。钱乙的补肺阿胶散中用此药，不是取其补肺之义，而是取其清热降肺气的作用，邪热去则肺自安。方中所用的阿胶、糯米，则是补肺之药也。入汤药剂量大则可催吐，崔氏方用此以吐虫毒，故其不可补肺，可由此推断。

［附方］ 收有古代附方三种，新近常用方两种，共五种。

1. 水肿腹大、喘息不止。孙思邈《千金方》：用马兜铃煎汤，每日服用。

2. 肺气喘急。周应《简要济众方》：用马兜铃二两、去壳及隔膜，油酥半两，在碗内拌匀，用文火炒干，炙甘草一两，共研为末，每服一钱，加水一小杯，煎至六分，温服喝下或含在嘴里。

3. 一切心痛。《摘玄方》：不拘男女大小，取大马兜铃一个，油灯上烧干存性，研为末，温酒送服，玄刻见效。

4. 解蛇虫毒。崔行《功纂要方》：即由饮食不洁引起，自觉咽中有异物，咽之不下，吐之不出，心下燥热烦闷。用马兜铃一两，加水煎服，服后即吐。

5. 痔瘘肿痛。《日华诸家本草》：用马兜铃子放于瓶中，烧熏病处，效果良好。

## 附　独行根

[气味]　辛、苦、冷，有毒。

《大明日华本草》记载：无毒。

马志说：有毒，不可多服，多服则吐痢不止。

[主治]　《唐本草》记载：可治鬼疰积聚，诸毒热肿，蛇毒咬伤，将独行根加水磨成泥状，敷于肿痛处，每天三、四次，即可愈。取独行根一、二两，水煎服，可吐出虫毒，若捣成碎末，加水调匀，涂于疔肿止，亦效佳。

《大明本草》记载：可治气血。

《外科精义》记载：李时珍说此药可利大肠，治头风瘙痒秃疮。

[附方]　收有古代附方一种，新近附方五种，共六种。

1. 五种虫毒。《肘后方》：《席辨刺五史》上说：岭南地区人，多病于食物中毒，中毒后，人逐渐不能进饮食，胸腹逐渐胀大，恶寒似感受了邪气，用都淋藤十两，加水一斗、酒二升，煎煮取药汁三升，分三次服用，则邪毒可由小便排出，十天内慎食毒物，若不愈可再次服用，当地人称此药为三百两银药。

2. 五种虫毒。《肘后方》：载支太医一方，马兜铃根一两三菜，水煎煮后一次服下，即可吐出虫毒，若未吐尽可再服。或研末，水调后服下，亦效验。

3. 中草虫毒。《圣惠方》：此物在西凉以西及岭南多见，误服此物，入咽则将死。用马兜铃苗一两，研为末，取一钱以温水调服，即可杀虫并排出毒虫，可见神效。

4. 肠风漏血。《普济方》：马兜铃藤、谷精草、荆三棱等分，用乌头炒过后，水煎，先熏肛门，后用之外洗。

5. 治疔肿复发。《肘后方》：将马兜铃根捣烂，用蜘蛛网裹好，外敷于疔肿处，不久脓血出而愈。

6. 治恶蛇所伤。《袖珍方》：用青木香半两，煎汤内服。

# 榼 藤 子
## （见《开宝本草》）

[校正]　自木部移入此。

[释名]　像豆（见《开宝本草》）　榼子（见《日华诸家本草》）　合子（见《本草拾遗》）

李时珍说：其果子像榼之外形，故以此命名。

[集解]　陈藏器说：按《广州记》上说：榼藤子产于广南山林间。藤生依附于树，像通草藤。其果实三年后才长熟，果壳的角如弓袋状，子像鸡蛋，呈紫黑色，其果壳可用以贮存丹药，贮存一年都不会变质。取其果仁入药，烤干后备用。

李时珍说：子呈紫黑色，略有光泽。形扁圆，直径有一、二寸左右。人们多将果肉剔去，将果壳垂于腰间当药瓢用。

### 附：榼藤子仁

[气味]　涩、甘，平，无毒。

[主治]　陈藏器说：可治五痔虫毒，飞尸喉痹。将仁研成粉，加水略煮成糊状，用水送服三、六分。亦可与大豆研末调和后洗脸，可去颜面黄褐色及黑色斑块。

《开宝本草》上记载：可治小儿脱肛、血痢、泻血，将其烧成灰后服用。或取一个榼藤子去瓢，研末，加水煮成糊状，每次空腹时用热酒送服二钱，照此法服用不过三次，必显效。

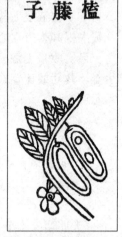

李时珍说：此药可解诸药之毒。

《嵇含南方草木状》亦载：可解诸药毒。

[附方]　收有古代附方一种，新近常用方三种，共四种。

1. 喉痹肿痛。《太平圣惠方》：用榼藤子烧后研末，酒送服一钱。

2. 五痔下血。寇宗奭《本草衍义》：将榼藤子烧而存性，米汤送服二钱，显效。

3. 肠风下血。华佗《中藏经》：用榼藤子二个，好皂荚子四十九个，烧而存性并研末，每次温酒服二钱后，再饮酒一小杯，效果极好。

4. 肠风下血。《太平圣惠方》：用榼藤子三枚，应挑选肉厚重者，用七层湿纸包好，微火上烘熟后去壳，将肉研末，每次服用一钱，服药前，先饮黄芪汤，每日一次。

## 附　合子草
### （见《本草拾遗》）

陈藏器说：其子及叶有小毒。主治虫毒和蛇咬伤，捣烂后敷于疮口。此草于水边蔓生，叶尖花白，种子有二片叶包裹，似合子。

# 预 知 子
## （见《开宝本草》）

［释名］　圣知子（见《日华诸家本草》）　圣先子（见《日华诸家本草》）　盍合子（见《日华诸家本草》）　仙沼子（见《日华诸家本草》）

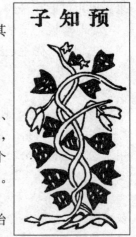

马志说：相传将预知子二枚缀于衣领上，若遇见毒虫，则其会发出声响，使人预先知道，所以才会有以上这些名字。

李时珍说：仙沼可能是仙枣的误传。

［集解］　马志说：预知子有皮和壳，其果实像皂荚子。

苏颂说：以前未注明此药出于何地，现今淮、蜀、汉、黔、壁各州皆有。蔓生，依附于大树，叶色绿，形似三角，叶面色深，背面色浅。八月结果实并作子房，生时色青，熟后色深红。每个子房有果实五至七枚，像皂荚子，呈褐色且有斑点，光润如飞蛾。今蜀人视其为贵重之物，并说此物很难得。

果实收采无固定时间。其根在冬季收采。阴干后备用，可治虫毒，其功效比预知子还好。山里人将其视为圣药，备而无忧矣。

## 附　预知子仁

［气味］　苦、寒，无毒。

《大明日华本草》记载：性温。双仁者不可用。

［主治］　《开宝本草》记载：可杀虫治疗虫毒，并治诸毒。去皮研末服用，可见效。

《大明诸家本草》记载：治一切风病，各种劳伤，预知子仁功效之多，不可完全记述下来。它还可治脐腹、胁肋部癖块，消宿食，止烦闷，利小便，催生，亦可治突受惊吓后出现的手足逆冷，面青、精神缺乱，头晕目眩，甚则昏厥等症状，对失音、脱发、或感染急性传染性疾病均有效。外涂还可治蛇虫咬伤，故此药可治一切疾病，每日吞服二至七粒，不过三千粒，诸病即可痊愈，永不复发。

［附方］　收有新近常用方三种。

1. 心气不足，精神恍惚。《和剂局方》：错言妄语，忧悉悲戚，喜怒多恐，健忘少睡，夜寐多奇异、怪梦，入睡则惊醒，或发狂，眩晕不知人事，皆可用预知子丸。将预知子去皮，白茯苓、枸杞子、石菖蒲、茯神、拍子仁、人参、地骨皮、远志、山药、黄精蒸熟、水飞朱砂等分，共研为末，炼蜜成丸如芡子大小。每次嚼服一丸，用人参汤送下。

2. 两耳突然失聪。《太平圣惠方》：八、九月采石榴一个，挖一小孔，灌入米醋，盖严小孔，面裹石榴于塘火中微火烘熟后取出，再从小孔加入少量仙沼子及黑李子末，然后取药汁滴入耳内，若滴耳后头痛，不用惊慌，如此二夜，再滴耳即可愈。

3. 麻风。《太平圣惠方》：症见患处麻木不仁，继而红斑，肿溃无脓，久之可蔓延全身肌肤，出现眉落、目损、鼻崩、唇裂、足底穿等症，预知子膏治之。用预知子、雄黄各二两，共研为末，乳香三两加水一斗，用银锅煮至五升，加入药末，熬至膏状，用瓶盛好。每次服用一匙，用温酒调匀后服下。服药后即可见马尾似的虫从大便排出。

### 附　预知子根

［气味］　苦、冷，无毒。

［主治］　苏颂说：可解虫毒，用石臼将根捣碎、筛净，每次用温水送服三钱，立刻见效。

# 牵 牛 子
## （见《名医别录》下品）

［释名］　黑丑（见《本草纲目》）　草金铃（见《雷公炮炙论》）　盆甑草（见《本草纲目》）　狗耳草（见《救荒本草》）

陶弘景说：此药始由田野种地之人牵牛卸药时发现，故以牵牛为名。

李时珍说：现在的人隐其真名，称其为黑丑，色白者称为白丑，因为丑属牛的缘故。金铃很像其子的外形，盆甑、狗耳像其叶形，因而得名。段成式《酉阳杂俎》上说：盆甑草之茎与薯蓣的茎很像，果实成熟后将藤割下，其形状像盆甑，故得此名。

［集解］　陶弘景说：牵牛为藤生植物，开花形状如扁豆，色黄，子在子房内，种子色黑，形状如棬子。

苏恭说：此花像旋覆花，开青绿色花，不黄，也不像扁豆。

苏颂说：处处皆有此物。二月播种，三月生苗，藤蔓绕篱墙生长，高者可长至二、三丈。其叶色青，为三角形，七月开花，

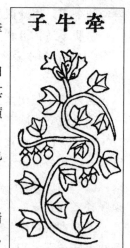

牵牛子

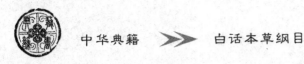

花色红且带有青绿色，很像鼓子花，但较其大些。八月结果实，外有白皮裹成球状，每球内有果实四、五枚，大小如荞麦，且有棱，果实有黑、白两种，九月后可收采。

寇宗奭说：牵牛子花如鼓子花，但其为青绿色，太阳东升后开花，太阳西落后花谢。

李时珍说：牵牛有黑、白两种：黑者野生，处处可见，其蔓上有白毛，折断后可见白汁。叶有三裂，像枫叶。花没有瓣，很像旋覆花，而较其略大。果实有蒂承之，生长时果蒂色青，枯萎时果蒂色白。其核与棠棣子核一般，只是颜色较其深，呈黑色，白丑多为人种，茎色微红，茎上无毛，但有软刺，折断后亦有浓汁流出。叶上有裂深，白丑的茎叶与山药很像。其花小于黑牵牛花，色浅青绿而带有红色，其果实下蒂长一寸左右，生长时色青，枯萎后色白。

## 附 牵牛子

[修治] 雷敩说：将采来的牵牛子，晒干，用水淘去漂浮的子，再晒干，与酒拌匀后蒸，从巳时（上午九至十一点）蒸至未时（下午一点至三点），晒干后收藏好备用。用时捣碎去黑皮。

李时珍说：现在多将牵牛子碾成末，去其皮及碎悄后使用。也有用半生半熟的牵牛子。

[气味] 苦、寒，有毒。

甄权说：味甘，有小毒。

孟诜说：多食则生寒。

李景说：辛热雄烈，入药易伤人之元气。

《大明日华本草》说：味涩，与青木香、干姜配伍则效佳。

[主治] 《名医别录》记载：可下气，治脚满水肿，可除风毒，利小便。

甄权说：可治气、血、痰、食积聚所致的脐腹、其核色白，略大。人们多采白丑鲜嫩的果实，用蜜煎后，当作果子吃，并叫其天茄，因为其果蒂像茄子的蒂。

胁肋不适，可利二便，除虚肿，亦治胎动不安。

《大明日华本草》记载：可治腰痛、肠痈，是泻虫毒的药，可治一切气机壅滞所致的疾患。

孟诜说：与山茱萸同用，可去水肿之病。

李杲说：可除气分湿热及三焦壅结。

李时珍说：可逐痰消饮，通大肠，治气滞、气虚或风邪犯肺所致的大便秘结，还可杀虫，药效可达命门。

[发明] 寇宗奭说：服用牵牛丸可治风邪犯肺，传于大肠所致的便秘，但因其亦损脾肾之气，故此药不可久服。

王好古说：牵牛子若用气药为引药则可入气分，若以大黄为引药则可入血分，它可利大肠，下水积。色白者即白丑可泻气分湿热，治肺胀喘满，且破血中之气。

朱震亨说：牵牛子属火，善走行，黑丑属水，白丑属金，若不是胀满，大便秘结等实证且病人体质耐攻，则不可妄用此药。否则会因攻伐太过而致虚，智者引此为戒。

李杲说：牵牛子不是神农时期的药。《名医续注》上说：其味苦性寒，能除湿气，利小便，治湿浊下注之脚气。上面所说牵牛子的气味、主治都是错误的，为什么呢？因为牵牛子为泄气之药，患者用后，轻者通大便，重则腹泻，甚则出现水样便，其味辛辣，久嚼则气味更猛烈雄壮，前面所说的气味苦寒体现在哪里呢？湿为水之别称，为有形之邪，若肺感受湿邪，使之不得宣发与肃降，致大小便不通，则宜用牵牛子。牵牛子生于南方，故感受南方火热之气，可平金泄肺，去湿邪，使肺之升降有序。苦五脏有邪，亦可以此治之。如今不问有无湿邪，只要是伤食或热证，都用牵牛子治之，这样是错误的。因为牵牛子只能泄气中之湿热，不能除血中之湿热。若湿邪由下受之，下焦主血，血中之湿，宜若寒之药治之，若以辛药泄之，则伤人之元气。况且牵牛子较一般辛味药伤气更甚，故用之不当，必伤人之元气。《内经》上说：辛味药可泄气、行气、泄肺，故气虚者不可多用此药。若饮食失节，劳役所伤，而致脾胃虚弱，升降失常，此时心火乘之，肠胃受此火邪，名曰热中。脾胃主血，故应泻血中之火，以黄芩之苦寒泻火，当归身之辛温和血，生地黄之苦寒凉血益血，加少量红花，以其辛温泻血络，再加少量桃仁，以其辛温除燥润肠。然不可单用一味牵牛子以泄热，可将它加在补中益气、泻阴火的药内使用。为什么呢？因为上焦元气已虚弱，若使用大辛大热，性味俱阳的牵牛子以泄水泄元气、利小便，则将耗竭其津液，这就使虚者更虚，情况较轻的将缩短其寿命，情况严重的则将丧其性命。所以张文懿说：不可过于迷恋使用牵牛子，因其易伤人之元气。曾见有的人因暴饮暴食而致痞满不适。多服用牵牛子散或丸，可暂时缓解症状，然过后仍诸症同前。随时服药。随时即可见效，然停药之后，仍痞满不适。此药久服，易伤人之元气，有的人至今还不知悔。张仲景治疗七种湿热病及小便不利症，均未使用牵牛子，难道是张仲景不知道牵牛子能泄湿热利小便吗？是因为湿病之根源在于下焦，为血分中的气病，不可用辛辣之药，以伤肺气。原为血分病，又误伤了气分，因而导致气血两虚。《内经》上说：毋盛盛，毋虚虚，毋绝人长命。即为上述这种情况，故使用牵牛子者应以此为戒。白牵牛子的使用同样需要注意上述情况。

李时珍说：自宋代以后，北方人多用牵牛子，以取得暂的疗效。到了刘守真、张子和的年代，又提倡将此药作为常用的泻下药。李明之目击此事，作此说极力驳斥上述说法。东汉时期，牵牛子尚未被诸家本草所记载，故张仲景不知使用。然而如果知道，必有他自己的用法，而不会舍弃不用。何况张仲景没用的药还有很多。就此而论，正确的说法应为：牵牛子可治水气在肺所致的喘满肿胀，下焦郁遏，腰背肿胀，以及大肠风秘、气秘，对于上述症状的治疗，牵牛子功效卓著。但是若病在血分，且脾胃虚弱，痞满不适，则不可用牵牛子以暂时缓解症状，若经常服用此药，将暗伤元气。有一宗室夫人，年近六十，一直苦于大便秘结，每十日一行，且排便比生产还困难，

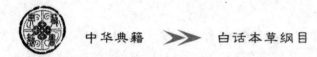

服用养血润燥药则排便粘滞不爽，服用硝黄之类的通利药，则毫无效果，这种状况持续了三十余年。我诊为：此人形体肥胖且性情忧郁，每日吐出酸水、痰涎一碗左右则舒；且多火，此为三焦之气壅滞，有升无降，津液皆化为痰饮，不能下润大肠面致便秘，不是血燥所致。服用润剂则留滞体内，服硝黄则入血分，皆不能通气，且被痰饮所阻滞，故用后皆无效。此时用牵牛子末与皂荚膏和丸，交于病人服用，即可通利大肠以排便。从此以后，每遇便秘，即服上药，均可使大便通畅，亦不妨碍饮食，且精神转佳。故牵牛子可走气分，畅三焦，气顺则痰逐饮消，上下通畅。我有一外生男名柳乔，平素好饮酒、美色，一次病于下腹胀痛，二便不通，不可坐卧，站立着呻吟了七天七夜，医生曾予通利药，服后不效，请人来叫我，我认为这是湿热之邪阻于精道，使这壅胀难忍，病在二阴之间，故见大、小便不通，而不是大肠膀胱的病变。故用川楝子、茴香、穿山甲等药，并加倍使用牵牛子，水煎服。服一剂则症状减轻，服至三剂则愈。因为牵牛子能达右肾命门，且入精隧。人们都不知这个道理，只有李明之明白，所以我治下焦阳虚所用的天真丹中，将牵牛子用水炒黑后，加入沉香、杜仲、补骨脂、宫桂等药，深得补泻兼施之妙用。此方见于《医学发明》。此外李东垣治脾虚湿浊太盛，症见通身浮肿，喘息不得卧，腹大如鼓，用海金炒散治之，方中以牵牛子为君药。可见李东垣没有舍弃牵牛子不用，其可贵之处在于用之得当。

[附方]　收有古代附方八种，新近常用方三十三种，共四十一种。

1. 搜风通滞。《斗门方》：治疗风邪内攻、脏腑积滞。将牵牛子浸于童尿中一夜，取出后长流水冲洗半日，再用生绢袋盛好，挂于当风处吹干备用。每天用盐汤水送服三十粒，可祛风，消虚肿。久服可使人感觉体内清新舒服。

2. 三焦壅塞。王兖《博济方》：三焦壅塞表现为胸膈不快，头昏目眩，多涕唾痰涎，精神萎靡不振。可用利膈丸治之，即牵牛子四两，其中二两为生用，二两为炒后再用，酥炙的皂荚二两，共研为末，取生姜汁，与药末煮为糊制丸如梧子大小。每次用荆芥汤送服二十丸。

3. 一切积气。《普济方》：宿食不消方将黑牵牛头捣为末，取四两倒入剜空的萝卜内，盖好并用纸封上，蒸熟后取出，再加入白豆蔻末一两，搅匀和丸如梧子大小。每次用白水送服一、二十丸。此药名为顺气丸。

4. 男女五积方。王兖《博济方》：即指五脏积气聚集，可用黑牵牛子一斤，捣碎后生用八两，将剩余的药末置于新瓦上炒香后，再捣碎取四两，加蜜炼丸如梧子大小。病重者可于睡前，用陈橘皮、生姜煎汤后送服三、五十丸，若至半夜，未见效果，可再服三十丸，即刻排出积聚之物。若用于一般行气，每次服用十丸即可取效。

5. 胸膈食积方。《儒门事亲》：用牵牛子末一两，巴豆三个制霜，共研为末，做成梧子大的水丸，每次服用二、三十丸。服药后可根据攻下的情况进饮食补之。

6. 奔豚气。牛郎丸方《普济方》：即阴寒之气上逆或肝经气火冲递所致，症见有气从少腹上冲胸咽，并伴有腹痛或往来寒热。用黑牵牛半两炒后待用。槟榔二钱半，共研为末，每次用紫苏汤送服一钱。

7. 虫积牛郎丸。《普济方》：即由于饮食不洁，生虫、成积所致面黄肌瘦，腹部胀大，腹痛或脐周痛，时痛时止，或可触及包块。取黑牵牛半两炒后待用，槟榔二钱半，共研为末，每次用酒送服一钱。此方亦可消水肿。

8. 肾气作痛。杨仁斋《直指方》：用黑白牵牛等分，炒后共研为末。用猪贤一个从中切开，倒入茴香一百粒，川椒五十粒，再将三钱药末倒入掺匀，缝合猪肾，用纸包后微火烘熟，每次空腹用酒送下，以排出浊物为效。

9. 伤寒结胸。《郑氏家传方》：即寒邪客里，心腹硬痛。用牵牛子头捣为末一钱，白糖水调和服下。

10. 大便不通。周应《简要济众方》：将牵牛子一半生用，一半炒熟，共研为末，每次用姜汤送服二钱，大便仍不通者，可再用茶送服少许。

11. 大便不通。周应《简要济众方》：即在第十方的基础上，加等份大黄。

12. 大便不通。周应《简要济众方》：即在第十方的基础上，加等份生槟榔。

13. 大肠风秘。《寇氏衍义》：即由风邪犯肺，传于大肠所引起的便秘。将牵牛子微炒后研末一两，桃仁去皮、尖，麸炒半两，共研为末，用熟蜜炼丸如梧子大小。每次用热水送服三十丸。

14. 水蛊胀满。刘河间《宣明方》：将白牵牛、黑牵牛头研末各二钱，与大麦面四两，做成饼状，卧前烙熟后吃下，并饮茶水。以得矢气为效。

15. 水饮病。张子和《儒门事亲》：张子和认为患水饮病的人，就像江河泛滥一样，必用神禹决水的方法治之，故名禹功散，即用黑牵牛头捣为末四两，茴香一两，炒后共研为末。每次用生姜汁调和一、二钱药末服下，服后则气可下行。

16. 阴水阳水。《医方捷径》：阴水即为脾肾阳虚，不能运化水湿所致水肿。阳水即为肺气失宣，三焦壅滞，不能通调水道下输膀胱所致的实热型水肿。用黑牵牛头捣为末三两，大黄末三两，陈米饭锅底一两，研末制糊丸如梧子大小。每次用姜汤送服五十丸。若欲达到利水的目的，则可服用一百丸。

17. 水肿尿涩。孙思邈《千金方》：牵牛子研末，每次服用五分，可根据尿量的多少控制药量。

18. 湿气中满。《普济方》：症见下肢轻度浮肿，小便不利，气急咳嗽。用黑牵牛末，再用乌牛尿一升浸泡一夜，早晨加入一把葱白，煎煮十余次，空腹分两次服完。即可见水邪自小便而出。

19. 水气浮肿。《太平圣惠方》：表现为气促，坐卧不宁。用牵牛子二两，微炒研末，一两，制厚朴半两，研为末，每次姜汤水送服二钱。或临打成水丸，用大枣汤送服三十丸。

20. 脾湿肿满。海金沙散。李东垣《兰室秘藏》：即脾气虚弱，运化失司，水湿内蕴而致胀满、喘促。用海金沙三钱，白术四两，甘草半两，黑牵牛头捣为末一两半，共为末，每次用煎好的倒流水调药末一钱服下，以小便通利为效。

21. 治风毒脚气。《肘后方》：症见脚趾肿胀，甚至糜烂。用牵牛子捣末，加蜜炼丸如小豆大小，每次用生姜汤送服五丸，见小便通利则停服。亦可直接吞下药丸，药丸色黑如枣子核大小。

22. 治小儿肿病。《圣济总录》：即因大、小便不利而致肢体浮肿。用黑、白牵牛各二两，炒后取头捣为末，用井华水和丸如绿豆大小。每次用萝卜子煎汤送服二十丸。

23. 小儿腹胀。《郑氏小儿方》：因水湿内蕴，膀胱实热而致腹胀水肿，小便赤涩。用生牵牛子研末一钱，空腹用青皮汤送服。

24. 小儿腹胀。《郑氏小儿方》：可用生牵牛子研末一钱，木香半钱，做成丸剂服用。

25. 疝气浮肿。《郑氏小儿方》：即脾虚疝积、浮肿。常服此药，浮肿、疝积自消。黑、白牵牛子等分，均为半生半炒，陈皮、青皮等分研末，糊丸如绿豆大小。三岁小孩每次用米汤送服二十丸。

26. 疝气耳聋。《郑氏小儿方》：即疝气攻肾而致耳聋、阴囊肿大。用牵牛子末一钱，猪肾半个，去膜切块，与药末掺匀，再加少量盐，湿纸包好，微火烤熟，空腹吃下。

27. 小儿雀目。《普济方》：即夜间或黑暗处视物不清。每一钱牵子牛末与羊肝一片及面做成饺子二个，烤熟后与米汤一同吃下。

28. 风热赤眼。《卫生家宝方》：用白牵牛子末，加葱白煮后，做成绿豆大小的丸药，每次用葱汤送服五丸，服后睡半个时辰。

29. 面上风刺（即痤疮）。《摘玄方》：用黑牵牛浸于酒中三夜，取出研末，先用姜汁擦面，后用药末涂面。

30. 面上粉刺。《太平圣惠方》：黑牵牛子末掺入面脂药内，每日以之洗面。

31. 面上雀斑。《摘玄方》：用黑牵牛子末与鸡蛋清调和，夜里用之敷面，白天用之洗面。

32. 马脾风病。《全幼心鉴》：症见小儿急惊，肺胀喘满，胸满气急，鼻张，闷乱咳嗽烦渴，痰涌声嘎，俗称马脾风，不及时治疗，则死在旦夕。白、黑牵牛子一半生用，一半炒用，煨大黄、槟榔，研末后各取一钱，每次用蜜汤送服五分。若痰盛则加轻粉一分，此药名牛黄夺命散。

33. 小儿夜啼。《生生编》：黑牵牛子末一钱，水调匀，敷于脐上，小儿啼哭即止。

34. 临月滑胎。王衮《博济方》：牵牛子一两，赤土少许，共研末。自觉胎动腹痛时，白榆皮煎汤送服药末一钱。

35. 小便血淋。《经验良方》：用牵牛子二两，一半生用，一半炒用，共研为末，每次用姜汤水送服二钱。过一段时间后再饮热茶。

36. 肠风泻血。许叔微《本事方》：用牵牛子五两，牙皂三两，水浸泡三天，捡去牙皂，加酒一升煮干后，微火烤干研末，炼蜜为丸如梧子大小。每次空腹用酒送服七丸，一日三次。若便出黄物，没有妨害。病情减轻后，每日用米汤送服五丸。

37. 痔漏有虫。张子和《儒门事亲》：黑白牵牛子各一两，炒干研末，斜四两猪肉切碎炒熟，肉蘸药末吃下后，再吃白米饭三匙。以排出白虫为效。

38. 痔漏有虫。张子和《儒门事亲》：用白牵牛子头捣为末四两，没药一钱，共为细末，欲服药，则白天不进饮食，次日早晨空腹服药，将猪肉烤熟切片，蘸药末细细嚼服。以排出脓血为效。可因人增减药量。服药期间，忌酒、色、油腻三天。

39. 漏疮水溢。即由肾虚所致。杨士瀛《仁斋直指方》：牵牛子末二钱半，放入切开的猪肾中，竹叶包好微火烤熟。每次空腹温酒送服。借猪肾入肾，两药材一纵一横，可通二便，恶水既出，不再流脓水。

40. 一切痈疽。张三丰《仙传方》：无名肿毒发于后背，少年气壮者，可用黑白牵牛子各一合，布包捶碎，加好醋一碗，熬至八分，露天放一夜，次日五更时温服。以大便排出脓血为效，此方名济世散。

41. 湿热头痛。《圣济总录》：用黑牵牛子七粒，砂仁一粒，共研末，井华不调药取汁，仰头将药汁灌入鼻中，待吐出涎沫则愈。

42. 气滞腰痛。许叔微《本事方》：牵牛子末不拘多少，放在烧红的新瓦上，不得拨动，使之下熟上生，取末一两，加硫磺末二钱半，研匀，分成三份，每份用白面三匙掺匀，加水捍开，切成棋子大小，五更时用水一杯煮熟后，连汤温服吃下，腰痛即止。若痛不止，隔日再同上服用一次。我经常腰痛，每次服用上药，腰痛即止。

# 旋 花
## （见《神农本草经》上品）

[释名] 旋𦰏（见苏恭《唐本草》） 筋根（见《神农本草经》） 续盘根（见《图经本草》） 鼓子花（见《图经本草》）豚肠草（见《图经本草》） 美草（见《名医别录》） 天剑草（见《本草纲目》）缠枝牡丹

苏恭说：旋花即平泽地带生长的旋𦰏。其根像筋，故又名筋根。

萧炳说：旋𦰏即为旋，音福旋，用其根入药。别有一药为旋覆，音璇伏，用其花入药，现在人们称此药为旋𦰏，是错误的。

苏颂说：《名医别录》记载此药的根有续盘骨的作用，故南方人称其为续盘根，另外，根据其外形又称之为豚肠草。

寇宗奭说：一般人称之为鼓子花，是说其花与鼓号相似。

李时珍说：其花不分瓣生长，花形像军队人吹用的喇叭，所以

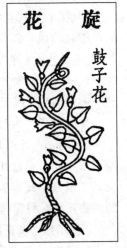

花 旋

鼓子花

有旋花、鼓子这些名称。还有一种枝叶繁茂，色如粉红牡丹的，俗称为缠枝牡丹。

[集解] 《名医别录》说：旋花生长于豫州平原湿润地带。五月收采，阴干备用。

韩保昇说：此为旋葍花。有河流的地方或湿润之地皆有此物。蔓生，叶像薯蓣叶而罗之狭长，花淡红色，根无根须，且不分节生长。其根蒸、煮后均可食用，叶道甜美，名盘根。二月、八月采根，晒干备用。

寇宗奭说：现在的河北、沣西、关陕的田野中多见此物，是最难锄去根的植物，锄后即生。四、五月开花，其根一寸一截，埋于地里经灌溉十天左右即发芽生长。韩保昇说的就是这种植物。

李时珍说：旋花在田埂、沟堑旁到处可生。逐节蔓延，叶形似菠菜而较之小些，到秋季开花，花似白牵牛花，色粉红。还有一种枝叶繁茂的，根色白，粗细像大筋一般，不结子。

苏颂说：黔南旋州出一种旋花，茎粗叶大无花，不蔓生，恐怕是另外一种植物。

[正误] 《神农本草经》上说：其花又名金沸。

陶弘景说：东方人称旋花为山姜，南方人称之为美草。根似杜芳，亦似高良美。若患腹中冷痛，煮根服用，非常见效。作成丸、散服用，可以充饥。现在有人从江南回来，用这种方法使人不进饮食，均使人半年或百日内无饥饿感，亦无消瘦。但这种东西不可久服，志浅嗜深者应予注意。其叶如良姜叶，花红色，味辛美，果实状如豆蔻，这里说的旋花即这种植物所开的花。现今山东很多见。陶氏又注释旋覆花说：另有一种旋葍根，出于河南，北方亦可见，形似芎䓖，只有与旋葍合而做成膏用，别无用处。

苏恭说：旋花就是旋覆花。陶弘景说是山姜。山姜味辛，与旋花不是一类。旋覆花又叫金沸，故将金沸作为旋覆花的别名，以上都不对。另外说北方的旋葍根似芎䓖，芎䓖与高良姜全无相似之处，故也是不正确的。

[气味] 其花叶甘，其根辛、温，无毒。

李时珍说：其花、根、茎、叶均甘滑微苦，可制雄黄。

[主治] 《神农本草经》记载：可去颜面黑斑，益气使之娇美。其根可主治腹中寒、热邪气，可利小便。久服可无饥饿感，且体内清净。

陈藏器说：捣汁服用，可治丹毒、小儿热毒。

李时珍说：可补虚劳损伤，益精气。

[发明] 李时珍说：凡属藤蔓的植物，因其形像人之筋，所以多治筋伤病，旋花的根细如筋，可食用，故《神农本草经》记载：久服可不觉饥饿。我从京师回来，看见北方车夫都载着旋花的根，晚上回来后用之煎汤饮用，可补虚劳损伤。其益气续筋的说法，由此可以得到证明。

[附方] 收有古代附方一种，新近常用方一种，共两种。

1. 刀斧砍伤、断筋。王焘《外台秘要》：用旋葍根捣汁，滴入伤口中，并将药滓外敷伤处，每天换药三次，如此半月可续断筋。此方为苏景中于家中医治仆人有效所得。

2. 益髓秘精太乙金锁丹。萨谦《斋瑞竹堂方》：用五色龙骨五两，覆盆子五两，未开的莲花蕊四两，阴干备用，五月五日采摘的鼓子花三两，鸡头子仁一百颗，共研为末。另将金樱子二百梗，去毛，用木臼捣烂，加水七升，浓煎至一升，去药渣后，用药汁和药末制成梧子大小的丸药。每次空腹用温盐酒送服三十粒。服用百日则不再滑精，若又要滑精，则可用冷水调车前子末半合服之，服药时忌葵菜。

# 紫 葳
## （见《神农本草经》中品）

[校正]　自木部移入此。

[释名]　凌霄（见苏恭《唐本草》）　　陵苕（见《名医别录》）　　陵时（见郭璞《尔雅注》）　　女葳（见甄权《药性本草》）　　茇华（见《名医别录》）　　武威（见吴普《吴氏本草》）　　瞿陵（见吴普《吴氏本草》）　　鬼目（见吴普《吴氏本草》）

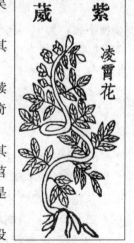

李时珍说：俗称赤艳，又叫紫葳藏，因其花颜色红艳所得。其茎依附树木而向上生长，高几丈，故又称其为凌霄。

[正误]　陶弘景说：此物即瞿麦根，古方中很少用。李石续《博物志》上说：郝晦行走到太行山北面得到紫葳华，将其当作奇异之物，然而现今瞿麦处处都有，不应只在太行山。

苏恭说：紫葳与瞿麦都是《神农本草经》中所记载的药物，其形态、性味不同寻常，但与生长之地没有关系。《尔雅》上说：苕又名陵苕。郭璞《尔雅注》上说：又名陵时、凌霄，这些都是对的。

苏颂说：孔颖达《诗疏》说：苕又称陵时。现今多种草药中没有叫陵时的，只有鼠尾草。然而所传不同，难道是陶弘景、苏恭的错误吗？

李时珍说：按《吴氏本草》说：紫葳又名瞿陵，陶弘景误将此作为瞿麦两字。鼠尾只叫陵翘，而无陵时之名，故苏颂也错了。现在一同纠正。

[集解]　《名医别录》说：紫葳生长于西海川谷及山阳一带。

苏恭说：紫葳即凌霄花，茎、叶均可药用。《诗经》上说：有苕之华，云其黄矣。《尔雅》上说：陵茹中开黄花的为揠，开白花的为茇。山中也有开白花的。

苏颂说：现今处处都有紫葳，多生长于山中，住家花园中也有种植的。此物蔓生，依附大树生长，可攀延至树之最高处。其花色黄赤，盛夏时花开最盛。今医家多采花，干燥后备用，入女科类药用。

李时珍说：凌霄为野生，蔓生数尺高，依树木向上生长可高达数丈，生长多年后茎粗如杯。初春生枝，一枝数叶，叶尖长周边有锯齿，色深青。花期由夏至秋，一枝上可开十余朵，其大小如牵牛花，只是花有五瓣，黄褐色，上有细点，深秋时节花色变得更红。八月结果实如豆荚，长约三寸左右，其种子如榆仁及马兜铃仁。其根为长形，也很像马兜铃根，秋后收采，阴干备用。

## 附　紫葳花（根同）

[气味]　酸、微寒，无毒。

吴普说：《神农本草经》、《雷公炮炙论》及岐伯都说：其味辛。扁鹊说其味苦、咸。黄帝说：味甘，无毒。

甄权说：此药畏卤碱。

李时珍说：此花不可靠近闻，可伤脑。花上的露珠进入眼内，可致视物不清。

[主治]　《神农本草经》说：可治妇女产乳余疾，崩中，癥瘕血闭，寒热羸瘦，亦可养胎。

甄权说：可治产后恶露不止，淋沥不断，并主治风热、风邪引起的抽搐，以及大小便不利，肠中结实等。

《大明日华本草》记载：可治酒渣鼻以及热毒所致的痤疮，亦可治妇人血膈游风，崩中带下。

## 附　紫葳茎　紫葳叶

[气味]　苦、平，无毒。

[主治]　《名医别录》上说：可益气，治双足痿软无力。

《大明日华本草》说：可治风热外邪所致身痒、风疹且游走不定，还可治淤血带下。其花与根功效相同。

李时珍说：治咽喉肿痛，亦可凉血生肌。

[发明]　李时珍说：凌霄花与根，均甘酸而寒，茎、叶带有苦味，为入手厥阴心包径和足厥阴肝经的药物。行于血分，可去血中之伏火，故可主治产乳、崩漏多种疾患，以及血热生风之证。

[附方]　收有古代附方一种，新近常用方十三种，共十四种。

1. 妇人血崩。《月溪纂要》：即月经过多或淋漓不断。用凌霄花研末，每次用酒送服二钱，随后再服用四物汤。

2. 便后下血。《普济方》：将凌霄花浸泡于酒中，频频饮酒。

3. 消渴多饮。《圣济总录》：用凌霄花一两，捣碎，加水一杯半，煎剩一杯，分两次服用。

4. 婴儿不饮乳。《普济方》：百日内的婴儿，无原因口唇发青，不欲饮乳，用凌霄花、大蓝叶、芒硝、大黄等分，共研为末，用羊脊髓和丸如梧子大小。每次服用先将药丸研碎，用乳汁送服，即欲饮乳。此药适于婴儿内热盛者服用，若体内寒盛则不可服用。过去有个人休官后到处游览，修得此方，并解救过很多危重病人。

5. 久近风痫。方贤《奇效方》：即风邪所致的抽搐，或久治不愈，或新近所得。用凌霄花或根或叶，研末，每次用温酒送服三钱，服后解发并用手梳头，口含凉水，转温后吐出，然后再含凉水，再梳头，再吐出，每日如此二十次。这样共做四十九天，可绝病根，且以后不用有所禁忌。

6. 治通身风痒。《医学正传》：凌霄花研末，酒送服一钱。

7. 感受疫疠之气所得的疾病。《洁古家珍》：用凌霄花五钱，焙地龙、炒僵蚕、炒全蝎各七个，共研为末，每次温酒送服二钱，先用药汤洗身，再服用，以身出臭汗为效。

8. 治麻风病。《儒门事亲》：以上方为基础，焙地龙、炒僵蚕、炒全蝎各用九个，加用蝉蜕九个，共研末，一次服下。

9. 酒渣鼻。王缪《百一选方》：用凌霄花、山栀子等分，共研末，每次用茶送服二钱，一日两次，治疗数日即可除根。临川曾子仁曾用此方，非常有效。

10. 酒渣鼻。《杨氏家藏方》：用凌霄花半两，硫磺一两，胡桃四个，腻粉一钱，研成膏状，生绢包后擦鼻。

11. 颜面疔疮。杨仁斋《直指方》：即满颊疔疮，糜烂流脓水，甚则延及两耳，瘙痒且流水，时发时止，无定时，人们称其为悲羊疮。用凌霄花与叶煎汤，每日洗面。

12. 妇人阴疮。《摘玄方》：紫葳研末，用鲤鱼脑或胆汁调匀后涂于阴部。

13. 两耳失聪。《斗门方》：凌霄叶，杵取汁，滴入耳内。

14. 妇女月经不行。《徐氏胎产方》：用凌霄花研末，每次于饭前温酒送服二钱。

## 附 骨路支
### (见《本草拾遗》)

陈藏器说：味辛、性平，无毒。主治上气浮肿，水气而致的呕逆及妇人崩中，淤血症瘕。此外本品还可以杀三种寄生虫。骨路支生长于昆仑国，其苗像凌霄藤，根像青木香。越南国也有骨路支。本品还有一名为"飞藤"。

# 营实、墙蘼（蘼音为眉）
## (见《神农本草经》上品)

[释名] 蔷薇（见《名医别录》） 山棘（见《名医别录》） 牛棘（见《神农本草经》） 牛勒（见《本草别录》） 刺花（见《本草纲目》）

李时珍说：此草蔓生，茎软顺风倒下，依墙攀援生长，故名为墙蘼。其茎上有尖刺，牛很喜欢吃它，所以又有山棘、牛勒等名字。其果实簇生，如聚集的星星，故又称之为营实。

[集解] 《名医别录》上说：营实生于零陵川谷及蜀郡。八、九月收采果实，阴干备用。

陶弘景说：营实即蔷薇子，以开白花者为优良品种。茎、叶可煮后饮用，其根煮后可酿酒。

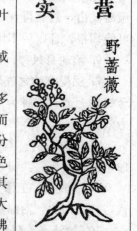

实 营
野蔷薇

韩保昇说：此物到处都有，茎上多尖刺，其花多瓣，八瓣或六瓣，色有白有红，果实像杜棠子。

李时珍说：蔷薇野生于林中及沟堑旁，春天长嫩茎，小孩多去其皮、刺后食用。一般聚集生长如蔓草向周围扩展，其茎硬而多刺。叶小而薄，前端较尖细，边缘有锯齿。四、五月开花，分为四瓣，花蕊色黄，花有白色、粉红色两种。果实簇生，生时色青，熟时色红。果核有白毛，如金樱子核，八月可收采果实。其根采无定时，种于家中的营实，一般茎粗叶大，长至数丈。花大瓣厚，有白色、黄色、红色、紫色等多种颜色。最大的花称为佛见笑，花小的称为木香，都是味香色艳，招人喜欢，然不入药用，南面的外族人有蔷薇露，即为本花的露水，芳香异常。

## 附 营实

[气味] 酸、温，无毒。

《名医别录》记载：微寒。

[主治] 《神农本草经》说：治痈疽恶疮，伤及肌肉劳损，可去热毒治疮疡以及外阴溃疡不愈，还可通利关节。

《名医别录》说：久服可益气，使人行动敏捷。李时珍说：可治上焦有热，好闭目。

[附方] 收有新近常用方一种。

1. 眼热，视物昏暗不清。《太平圣惠方》：营实、枸杞子、地肤子各二两，研为末，每次温酒送服三钱。

## 附 营实根

[气味] 苦、涩，冷，无毒。

[主治] 《名医别录》记载：可止泻痢、腹痛，去五脏邪热，除邪逆气，治痈疽、癞头等多种恶疮以及刀枪所伤，可生肌使疮口愈合。

《日华诸家本草》说：治热毒风，除邪气，止赤白下痢，肠风泻血，通淤结之血，亦可治牙痛，小儿疳虫肚痛，痈疽疥癣。

甄权：可治松皮癣。

李时珍：可除风热、湿热，缩小便，止消渴。

［发明］　李时珍说：营实、蔷薇根，能入阳明经，可除风热、温热，生肌杀虫，故古方中常用以治疗痈疽疮癣等病，同时还可以治疗泻痢、消渴、遗尿、好眠等阳明病。

［附方］　收有古代附方七种，新近常用方六种，共十三种。

1. 消渴多尿。《千金方》：蔷薇根一把，水煎后，每日服用。

2. 小便失禁。《太平圣惠方》：蔷薇根煮后取汁饮用，或研末，酒送服，蔷薇根以野生开白花者为更好。

3. 小儿遗尿。《外台秘要》：取蔷薇根五钱，用酒煎，夜间饮用。

4. 小儿脾虚疳积，频频下痢方。《千金方》：用生蔷薇根洗净切块，煎浓汁慢慢饮用，治愈则停服。

5. 尸咽疼痒。《普济方》：症见语音不出，咽喉痛痒方。用蔷薇根的皮及射干各一两、炙甘草半两，每次用二两，水煎后服用。

6. 口舌糜烂。《千金方》：用蔷薇根避风打去浮土，煎煮取浓汁，将温热的药汁含于口中，待冷却后吐去。冬用蔷薇之根皮，夏用其枝叶。凡口疮日久，甚至延及胸中生疮，三年以上其他方法医治无效者，用此法均有效。

7. 小儿阴部溃烂。《全幼心鉴》：用蔷薇根四两，地榆二钱，共研为末，用盐汤洗净患处后，将药末敷于阴部。

8. 痈肿疖痛。《千金方》：症见疼痛溃烂方。将蔷薇皮正反烤热后熨烫肿痛处。

9. 筋骨毒痛。即因患杨梅疮服用轻粉所致。用野蔷薇根白皮三斤，用水洗净，加水酒十斤，煎煮一炷香的功夫，每日饮用，直至治愈。

10. 治盘骨毒痛。邓笔峰《杂兴方》：用刺蔷薇根三钱，五加皮、木瓜、当归、茯苓各二钱，加酒二杯，煮至一杯，每日服用一次。

11. 刀枪所伤。《抱朴子》：肿痛不已方用蔷薇根烧成灰，每次用白汤送服五分，每日三次。

12. 箭刺入肉。《外台秘要》：症见伤口化脓，脓水不出。用蔷薇根研末，外涂十日即脓水流出。

13. 治骨鲠不出。《外台秘要》：蔷薇根末水送服五分，三日即效。

## 附　营实叶

［主治］　《摄生方》记载：可治下疳疮，即由梅毒螺旋体引起的传染性性病。将本品焙干研末，外洗患处后敷药末。以花黄者效佳。

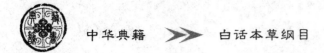

# 月 季 花
## （见《本草纲目》）

[释名]　月月红（见下）　胜春　瘦客　斗雪红

[集解]　李时珍说：此花处处有人栽种，为蔷薇类。茎色青上有硬刺，叶小于蔷薇，花色深红，花瓣多且厚，每月开花，不结果实。

[气味]　甘，温，无毒。

[主治]　李时珍说：可活血，消肿，外敷治疗痈疽肿毒。

[附方]　收有新近常用方一种。

瘰疬未破。谈野翁《试验方》：用月季花头二钱，沉香五钱，炒芫花三钱，杵碎，放入大鲫鱼腹中，以鱼肠封固，加酒，水各一杯，煮熟后吃下，即可治愈。鲫鱼必须是放在粪池水中游死的才有效，此方为家传方，救活很多人。

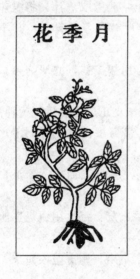

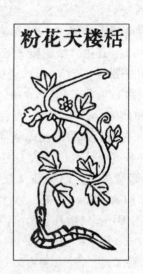

# 栝 蒌
## （见《神农本草经》中品）

[校正]　并入《图经本草》天花粉一条。

[释名]　果蠃（音为裸）　瓜蒌　（见《本草纲目》）　天瓜　（见《名医别录》）黄瓜　（见《名医别录》）地楼　（见《神农本草经》）泽姑　（见《名医别录》）　根名白药　（见《图经本草》）　天花粉　（见《图经本草》）　瑞雪

李时珍说：蠃与苽相同。许慎说：木上曰果，地下曰苽。此物蔓生，依附于其他树木而生长，所以有这些名字。栝楼即由果蠃二字的读音转化而来，又叫蟓数，后人又将其转为瓜蒌二字，离其本义越来越远。古代瓜、姑二字同音，故有泽姑这个名称。齐人称其为天花，因其外形相似。《雷敩炮炙论》上说：形圆者为栝，形长者为楼，以上说法较为牵强，以雌、雄来分比较合理。将其根研成粉，色白如雪，故称其为天花粉。苏颂的《图经本草》又有天花粉一条，是错误的。现今取消此条。

[集解] 《名医别录》上说：栝蒌生长于弘农川谷及山北一带。以根深者为好，生于碱性地中的则有毒。二月、八月采根后，暴晒三十日后备用。

陶弘景说：长于道路两旁，藤生，状如土瓜且叶有浅裂。根入土六、七尺深，向周围扩展二、三围左右，药用、食用均可。果实可入摩膏用。

苏恭说：生长于陕西的栝蒌，以结白色果实为好。

苏颂说：到处皆有此物，三四月长苗，引藤蔓生，叶子像甜瓜叶而较其窄，叶有浅裂，上有细绒毛。七月开花，似葫芦花，色浅黄，果实结于花下，大如拳头一般，生时色青，至九月果实成熟时，色为赤黄色。其形状有圆形的，亦有长圆且两头较尖者，然功效相同。栝蒌根又名白药，皮黄肉白。

李时珍说：其根向下生长，年久者根可长至数尺，秋后挖出的根饱满有白粉，夏季挖出的根有筋无粉，不能入药用。其果实长圆形，生时色青如瓜，熟时色黄如熟柿，山里的小孩多食用。果肉里有扁形的籽，如丝瓜籽大小，外壳呈褐色，仁呈绿色，多油脂，有清香气味。炒干后捣烂，水熬后取的油，可用于点灯。

## 附　栝楼实

[修治] 雷敩说：栝蒌的皮、子、茎、根药效各不相同。栝者形圆皮黄较厚蒂小；楼者长圆形皮红蒂粗。阴盛之人宜用楼，阳盛之人宜用栝。用时都应去壳皮、隔膜及油脂。用其根应选择根大二、三周者，去皮捣烂，用水澄粉后入药用。

李时珍说：栝楼于古方中全部药用，后世将其子、瓤分开使用。

[气味] 苦、寒，无毒。

李时珍说：味甘，不苦。

[主治] 《名医别录》说：治胸痹，亦可使面色润泽，心情愉快。

李时珍说：可润肺燥，降火，治咳嗽，涤痰，利咽喉，止消渴，利大肠，消痈肿疮毒。

《大明日华本草》记载：其子炒用，可补虚劳口干，润心肺，治吐血，肠风泻血，赤百痢疾以及手、面冻裂。

[发明] 朱震亨说：栝蒌实以其味甘性润治疗胸痹，甘能补肺，润能降气。胸中有痰者为肺受火邪，升降失常今得栝蒌甘缓润下之功效，则痰火自降，故栝蒌为治咳嗽的要药。且能荡涤胸膈郁热、浊腻之物，又为治消渴的神药。

李时珍说：张仲景治疗胸痹痛引心背，咳唾喘息，以及邪气结于胸中，按之硬满疼痛，均可用栝蒌实治之，取其甘寒不伤胃气，能降上焦之火，涤痰降气的功用，成无已不知此意，自己也没有亲自尝用此药，只是随文附会说其苦寒可以泻热。

〔附方〕 收有古代附方十两种，新近常用方二十八种，共四十种。

1. 痰咳不止。《摘玄方》：瓜蒌仁一两，文蛤七分，共研末，用姜汁澄药末后，做成弹子大丸药，含在嘴里。

2. 干咳无痰。杨起《简便方》：用熟瓜蒌捣烂绞出药汁，加入等分蜂蜜，加白矾一钱，熬成膏状，频含药膏并咽下。

3. 咳嗽有痰。《医方摘要》：熟瓜蒌十个，明矾二两，捣碎和成饼状，阴干研末，以糊制成梧子大的药丸，每次姜汤送服五十至七十丸。

4. 痰喘气急。《普济方》：瓜蒌二个，明矾一块如枣大小，烧煅存性，研末。用煮熟的萝卜蘸药末吃下，待药吃完则病愈。

5. 热咳不止。《摘玄方》：用浓茶一杯，蜂蜜一杯，大熟瓜蒌一个去皮，将瓤放于蜜茶水中洗去子，用碗盛好，放于饭上蒸，饭熟后取出。时时服用三、四匙。

6. 肺热痰咳。严用和《济生方》：症见胸膈堵满。取半夏一两煎汤，将瓜蒌仁一两放于半夏汤中七次，取出焙干研末，用姜汁打药末成糊制丸如梧子大小，每次服用五十丸，服药后再饮姜汤。

7. 肺痿咳血不止。《圣济总录》：将瓜蒌五十个，连瓤置于瓦上焙干，乌梅肉五十个焙干，去皮、尖的炒杏仁二十一个，共研末，每次取一捻药末，放入一薄片猪肺中烤熟，待冷却后，嚼而咽之，每日两次。

8. 酒痰咳嗽。《丹溪心法》：瓜蒌仁、青黛等分，研末，姜汁及蜜糊制为芡子大小的丸药，每次含一丸。

9. 饮酒发热。《摘玄方》：瓜蒌仁、青黛等分，研末与姜汁、蜂蜜做成膏药，每日服用数匙。有一男子得此病二十年，用上方治愈。

10. 饮酒痰澼。《太平圣惠方》：即饮酒过多，湿浊久停化痰，流移胁肋之间，症见两胁胀满，时有呕吐，腹中水声漉漉。栝楼实去壳焙干一两，炒神曲半两，共研末，每次用葱白汤送服二钱。

11. 小儿痰喘。刘河间《宣明方》：症见咳嗽，膈上有热久而不愈。瓜蒌实一枚，去子研末，用寒性食面和药做饼，烤黄后再研末，每次用温水送服一钱，每日三次，见效则停服。

12. 妇人夜热。《丹溪心法》：症见咳嗽有痰，月经不调，形体消瘦。用瓜蒌仁一两，青黛，香附各一两五钱，于童尿中浸泡后晒干，三药共研末，蜜调后，含化后咽下。

13. 胸痹咳嗽有痰。《杜壬方》：症见胸痛彻背，心腹痞满，气不得通，并嗽咳有痰。用大瓜蒌去瓤，取子炒熟，与壳一同研末，用面糊制丸如梧子大小，每次用米汤送服二、三十丸，每日服两次。

14. 胸中痹痛。症见痛引后背。张仲景《金匮玉函方》：喘息咳嗽，短气，寸脉沉迟，关脉紧数。用大瓜蒌实一枚切开，薤白半斤，加白酒七斤煎取二升，分两次服用。若上方中加半夏四两，效更佳。

15. 清痰利膈。杨文蔚方：此主可治咳嗽，用肥大栝楼洗净取子，切开焙干，半夏四十九个热水洗十次，捶碎焙干，二药等分研末，用洗瓜蒌的水及瓤与药末同熬成膏，和丸如梧子大小。每次姜汤送服三、五十丸，效佳。

16. 中风口眼㖞斜。《太平圣惠方》：用瓜蒌绞汁，和大麦面做饼，烤热后贴于面部病患处，口眼转正则可停止，不可太过。

17. 热病头痛。《太平圣惠方》：症见时有发热。用大瓜蒌一枚，取其瓤切细，放于瓷碗中，用一杯热汤倒入瓷碗中，盖好，过一段时间，去药渣，将药汤服下。

18. 时疾发黄。苏颂《图经本草》：即感受四时邪气而致身黄，狂闷烦热，不识人。用大瓜蒌实色黄者一枚，用新汲水九合浸泡、淘洗后取汁，加蜂蜜半合，朴硝八分，一同搅拌至朴硝化开，分两次服用，用后病愈。

19. 小儿黄疸。《普济方》：即脾热所致，可见目黄。用青瓜蒌焙干研末，每服一钱，用水半杯，煎至七分，睡前服用，五更泻下黄物，病即愈，此方名逐黄散。

20. 酒黄疸疾。《普济方》：治疗方法同第十九条。

21. 腹胀，小便不通。《太平圣惠方》：用瓜蒌焙干研末，每次用热酒送服二钱。频频服用，以利下小便为度。绍兴刘驻说：魏明州得此病，御医用此方治之，取得良效。

22. 燥渴肠秘。寇宗奭《本草衍义》：用九、十月的熟瓜蒌实，取其瓤与干葛粉拌匀，置于银石器中慢慢炒熟，研末。饭后、睡前用沸汤送服二钱。

23. 吐血不止。《圣济总录》：用瓜蒌捣成泥状，煅烧存性，研末取三钱，糯米汤送服，每日两次。

24. 肠风下血。《普济方》：瓜蒌一个烧成灰，赤小豆半两研末，每次空腹酒送服一钱。

25. 久痢，痢下赤白。许叔微《本事方》：大熟瓜蒌一个，煅而存性，出火毒，研末，温酒送服，一次服下。胡大卿有一仆人，患痢疾半年，杭州一道人传给此方，服后治愈。

26. 大肠脱肛。葛洪《肘后方》：生瓜蒌捣汁，温服，再以猪肉汁洗手，授外脱的直肠或直肠黏膜，直至温暖后，自然回缩。

27. 小儿脱肛。《摘玄方》：症见唇白齿枯，病久则两颊无光泽，眉赤唇燥，啼哭不止。黄瓜蒌一个，加入白矾五钱，封固后煅烧而存性，研为末，糊丸如梧子大小。每次用米汤送服二十丸。

28. 牙齿疼痛。《世医得效方》：将瓜蒌皮、露蜂房烧灰后擦牙。并用乌桕根、荆柴根、葱根煎汤漱口。

29. 咽喉肿痛发声散。《御药院方》：症见语声不出。《经进方》用瓜蒌皮、炒白僵蚕炒甘草各二钱半，研末，每次用姜汤送服三钱半，或用绵裹药末半钱，含于嘴中并咽下药液，一日两次，又名发声散。

30. 坚齿乌须。《普济方》：大瓜蒌一个，顶上挖小孔，加入青盐二两，去皮、尖的杏仁三至七粒，盖好小孔，将蚯蚓泥与盐和匀封固，置于炭火上煅而存性，研末，用之擦牙，直至牙齿发热，每日三次，百日见效。若有白须，拔去白须用此药治之，则生黑须。其坚齿之功，已有很久的历史了。

31. 面黑令白。《圣济总录》：瓜蒌瓤三两，杏仁一两，猪胰一具，共研成膏状，每夜用药膏涂面，可使皮肤光润，且冬季不会因受冻而裂开。

32. 胞衣不下。陈良甫《妇人良方》：即分娩后，胎盘半小时以上未排出。用瓜蒌实一个，取其子细细研碎，加酒与童子小便各半杯，煎至七分，温服。若没有瓜蒌实，可用其根。

33. 乳汁不下。姚僧坦《集验方》：将瓜蒌子淘洗后，控干炒香，在瓦上拍打至白色后研末，用酒送服五分后即用被盖住头身睡下，一夜即乳汁流出。

34. 乳痈初发。张杰《子母秘录》：将大熟瓜蒌一个捣碎，加白酒一斗，煮取四升，去药渣，温服一升，每日三次。

35. 诸痈发背。《梅师集验方》：症见痈疮初起于背，色微红。将瓜蒌捣末，并华水送服五分。

36. 便毒初发。李仲南《永类方》：生瓜蒌一、二个打碎，用酒浸泡一天一夜，加热后服用。

37. 风疮疥癞。瞿仙《乾坤秘韫》：黄瓜蒌一个，黄连五钱，水煎后连续服用则可见效。

38. 热游丹走。《杨氏产乳集验方》：即感受热毒之后出现皮肤局部红赤、疼痛，且患处游走不定。用瓜蒌子及仁研末二两，浓醋调药末，外敷患处。

39. 杨梅疮痘。《濒湖集简方》：症见全身出现疮痘大小如小指尖。先服用败毒散，然后将瓜蒌皮研末，每次用烧酒送服三钱，每日三次，以祛皮肤风热，照此治疗不过十次，即可痊愈。

## 附　栝楼根

[修治]　天花粉　周定王说：秋冬采根，去皮后切成一寸长，水浸泡，每日换水，四、五天后取出，捣成泥状，用绢袋盛之，滤汁澄粉，晒干后备用。

[气味]　苦、寒，无毒。

李时珍说：甘、微苦、酸、微寒。

王之才说：与枸杞配伍，枸杞子为其使药。恶干姜，畏牛膝、干漆。反乌头。

[主治]　《神农本草经》记载：治消渴身热，烦满大热，可补虚安中，续断骨。

《名医别录》：可除肠胃热疾日久，治疗八疸身面发黄，唇干口燥短气，止小便多，通月经。《大明日华本草》：治热极发狂，四时疾病，通小肠，消肿毒，治乳痈发热，痔瘘疮疖，可排脓生肌长肉，消跌扑损伤淤血不散。

[发明]　苏恭说：用根作成粉状，色洁白美丽，虚热之人食之尤为适宜。

李杲说：瓜蒌根为纯阴之品，可解烦热，行津液，心中枯涸者，非此药治之不可。与辛酸之品同用，可导肿气。

成无已说：津液不足则为渴，瓜蒌根苦而微寒，可润燥而通行津液，故治渴可用之。

李时珍说：瓜蒌根味甘微苦酸，其茎叶味酸，酸能生津，故可止渴润燥。微苦可降火，甘不伤胃。前人只说其味苦性寒，是没有深入观察的缘故。

[附方]　收有古代附方十两种，新近附方十三种，共二十五种。

1. 消渴多饮。孙思邈《千金方》：取大瓜蒌根去皮，切成寸长，水浸泡五天，每天换水，取出后捣碎研末，滤过澄粉，晒干备用。每次用水化而送下一钱，每日三次。也将药粉加入粥及乳酪中吃下。

2. 消渴多饮。《肘后方》：将瓜蒌根切成薄片烤熟，取五两，加水五升，煮剩四升，随意饮用。

3. 消渴多饮。《外台秘要》：用生瓜蒌根三十斤，加水一石，煮取一斗半，去药滓，再加牛脂五合，煎至水尽，先饮温酒再服药如鸡子大小，每日三次，这样治疗效果最佳。

4. 消渴多饮。《太平圣惠方》：用瓜蒌根、黄连各三两，共研为末，用蜜炼丸如梧子大小，每次服用三十丸，每日两次。

5. 消渴多饮。《太平圣惠方》：名玉壶丸：瓜蒌根、人参等分，共研为末，加蜜炼丸如梧子大小，每次用麦门冬汤送服三十丸。

6. 伤寒烦渴。《外台秘要》：症见烦渴思饮。瓜蒌根三四，加水五升，煮取一升，分两次服用，每次服此药前，将淡竹沥一升，水二升，煮好银二两，煎剩一半时去银，等冷却后服下。

7. 百合病渴。李仲南《永类方》：即因情志抑郁或大病之后，心肺阴虚而生内热的病症，症见神志不宁、口干苦、尿黄等症状。用瓜蒌根、牡蛎等分熬成散剂，每次送服一钱。

8. 黑疸危疾。杨起《简便方》：即因黄疸日久不愈，肝肾虚衰，瘀浊内阻所致，症见身黄不泽、目青、面额色黑等。用瓜蒌一斤，捣汁六合，一次服下。药后即有黄水从小便排出，若黄水不出，再服上药。

9. 小儿发黄。唐德宗《贞元广利方》：症见皮肉面目皆黄。用生瓜蒌根捣取汁二合，加蜜二大匙，调匀。每日一次，温服。

10. 小儿热病。《太平圣惠方》：症见肚热烦渴。用瓜蒌根末，乳汁调服半钱。

11. 虚热咳嗽。《濒湖集简方》：天花粉一两，人参三钱，共研为末，每次用米汤送服一钱。

12. 偏疝痛极。《本草蒙筌》：站立不动，用绵袋包住阴囊，使之温暖。取天花粉五钱，用醇酒一碗浸泡，浸泡时间为卯时（上午六至八点）至午时（中午十二点至十午二点），然后用文火煎至沸腾，露天放置一夜，第二日早晨坐于低凳，两手按膝，饮下汤药，即愈。若无效，上药上法再服一次。

13. 小儿阴囊胀大。《全幼心鉴》：天花粉一两，炙甘草一钱半，水煎后，加酒服用。

14. 耳卒烘烘。《肘后方》：将瓜蒌根削尖，加腊猪脂煎三沸，取药塞耳，如此三日即可痊愈。

15. 耳聋未久。《肘后方》：瓜蒌根三十斤切细，以水煎煮取汁，如平常酿酒一样，久服则效佳。

16. 产后吹乳。李仲南《永类方》：即产后乳痛，肿硬疼痛，轻则为乳汁积蓄过多，重则为乳房硬块，肿痛不已。用瓜蒌根研末一两，乳香一钱三末，每次温酒送服二钱。

17. 乳汁不下。《杨氏产乳集验方》：瓜蒌根烧而存性，研末，送服一钱。或取药末五钱，用酒水煎服。

18. 痈肿初起。孟洗《食疗本草》：瓜蒌根，加苦酒煎干后，捣碎筛净，再以苦酒和药，将药涂于纸上，贴于痈肿处。

19. 痈肿初起。杨起《简便方》：用瓜蒌根、赤小豆等分，研末，醋调后搽于患处。

20. 天泡湿疮。《普济方》：症见皮疹为水泡样，大小不一，界限清楚，根部红赤，成群发生，并伴有发热恶寒等全身症状。用天花粉、滑石等分，研末，水调匀后搽于患处。

21. 杨梅天泡。杨起《简便方》：即梅毒引起的皮肤损害。天花粉、川芎各四两，槐花一两，共研为末，用米糊丸成梧子大小。每次空腹淡姜汤送服七八十丸。

22. 折伤肿痛。葛洪《肘后方》：瓜蒌根捣烂外涂伤处，用厚布裹好，热除则痛止。

23. 箭头不出。崔元亮《海上方》：用瓜蒌根捣烂后外敷伤处，每日换药三次，则箭头自出。

24. 针刺入肉。崔元亮《海上方》：瓜蒌捣烂外敷伤处，每日换药三次，则针刺自出。

25. 痘后目障。《周密齐东野语》：用天花粉、蛇蜕洗后焙干等分研末，将羊肝切开，放入药末，用米泔汁将肝煮熟后，切开食用。我的二女儿得此病，服之十天即愈。

## 附　栝楼茎、栝楼叶

［气味］　酸、寒，无毒

［主治］ 《名医别录》记载：治中热伤暑。

# 王 瓜
## （见《神农本草经》中品）

［释名］ 土瓜（见《神农本草经》） 钩薿（见《尔雅》郭璞注） 老鸦瓜（见《图经本草》） 马爬瓜（爬音雹） 赤雹子（见《本草衍义》） 野甜瓜（见《本草纲目》） 师姑草（土宿）公公须

苏颂说：此物的月令为四月开始生长。均房间人称其为老鸦瓜，又叫菟瓜。按《尔雅》上说：莔即为菟瓜。《尔雅》郭璞注上说：与土瓜相似。而土瓜又名藈姑、钩薿。菟瓜则是别外一种植物。又说：芴、菲，也叫土瓜。然而这里说的土瓜与我们要说的土瓜不是一种植物，只不过是异物同名罢了，不可不辨别清楚。

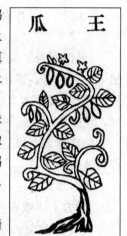

李时珍说：土瓜的根有土气，其果实很像瓜。有的人说其根味道与瓜相似，所以称为土瓜。"王"字不知有什么含义。其果实像雹子，熟则色红，乌鸦很喜欢吃这种果子，所以又俗称赤雹、老鸦瓜。这种植物，每叶下面有一须子，所以一般人又称其为公公须，这与地黄苗又名婆婆奶是一个道理。

［集解］ 《名医别录》说：生长于鲁地平泽、田野以及房屋墙边。三月可采根，阴干后备用。

陶弘景说：现在土瓜生于篱院内，果子长熟则色红。其根不入大方，只是有时单行用药而已。

郑玄注其月令为四月开始生长，并认为王瓜就是菝葜，这是错误的。

苏恭说：此物于四月长苗，茎叶蔓延生长，叶形似瓜蒌叶，圆而无叉缺，叶上有毛刺。五月开黄花，果子结于花下，生时色青，熟时色红。其根似葛根，细而多颗粒状物，称之为土瓜根。北方的王瓜，结果累累相连，大小如枣，表皮色黄，果肉色白，且苗、叶相似，根之形状有所不同。如果用以治疗黄疸破血，则南方的王瓜效果更胜一筹。

寇宗奭说：王瓜果壳直径一寸，长二寸左右，上部略圆，下部略尖长，七、八月长熟，呈红色。壳中的种子如螳螂头，现在人又称其为赤雹子。它的根就是土瓜根，其根细长，根又长出读黄色小根，三、五个相连生长，像大拇指大小。王瓜根与子均可入药用。

李时珍说：王瓜三月间开始生苗，其茎蔓生且多分枝，嫩时可以食用。其叶形似马蹄而有裂，正面色青，背面色较浅，叶的表面粗涩不光滑。六、七月间开小黄花，簇生，每簇五朵，待结果时，可见果实累累，果子长熟时可见红、黄两种颜色，果皮亦粗涩不光滑。其根不像葛根，但很像瓜蒌根中较小的那一种，澄粉后非常洁白细腻，若根长得深，则须挖至二、三尺才可得到正根。江西人种后经常灌溉它，并取其根当作蔬菜食用，其味道与山药相似。

## 附　王瓜根

[气味]　苦、寒，无毒。

甄权说：性平。

陈藏器说，有小毒，服后可使吐、下。取其汁可制雄黄及汞的毒性。

[主治]　《神农本草经》记载：可治消渴、痹证、淤血闭经，寒热酸痛，还可益气治耳聋。

《名医别录》说：可治疗诸多邪气，热结瘰疬，可散痈肿淤血，并治妇人带下不通，亦可通乳，缩小便，祛四肢、关节的水邪，还可治马骨刺人疮。

《大明日华本草》记载：可治天行热病、酒黄病、壮热心中烦闷、热劳，还可排脓，消跌打淤血，可破疟癖，治堕胎及胎动不安。

陈藏器说：可主治虫毒，治小儿闪伤，痞满病症。取其根、叶捣汁，服用少量，即可致吐、下。

李时珍说：可利大小便，治面黑及面疮。

[附方]　收有古代附方五种，收有新近常用方七种，共十两种。

1. 小儿发黄。苏颂《图经本草》生土瓜根捣汁三合服下，服用不过三次即可愈。

2. 黄疸变黑。《肘后方》：此病为一般医家不能治。用土瓜根捣汁，早晨空腹温服一小升，中午即可见黄水由小便排出。不出可再服。

3. 肾虚尿如米泔。《卫生宝鉴》：方名王瓜散，用王瓜根一两，白石脂二两，酒泡菟丝子二两，桂心一两，牡蛎粉二两，共研为末，每次用大麦粥送服二钱。

4. 小便不通。《肘后方》：土瓜根捣汁，加少许水，并将药液吹入尿道。

5. 大便不通。《肘后方》：将土瓜根捣汁，加少许水，并将药液纳入肛门。二便不通者，用上述方法治疗后，即可通畅。

6. 乳汁不下。《杨氏产乳集验方》：土瓜根研末，酒送服一钱，一日两次。

7. 月经不利。张仲景《金匮方》：症见带下，少腹满，或每月痛经。可用土瓜根散治之，土瓜根、芍药、桂枝、䗪虫各三两，研末，用酒送服一钱，每日三次。

8. 妇人阴癫。张仲景《金匮方》：亦用土瓜根散治之。取土瓜根、芍药、桂林、䗪虫各三两，研末，酒送服一钱，每日三次。

9. 一切漏疾。孙思邈《千金方》：用土瓜根捣碎外敷患处，干燥后另换药。

10. 一切虫毒。《外台秘要》：用拇指大小的土瓜根，长约三寸，切碎，用半升酒浸泡一夜，服后即吐出或泻下虫毒。

11. 面上痱痦。《肘后方》：用土瓜根捣末，用浆水将药末和匀，入夜先用浆水洗面，然后用药浆水涂于面部，反复使用，百日则使面部光彩照人，连夫妻都不相识了。我曾经使用，很有效。

12. 耳聋。《圣济总录》：用湿土瓜根削半寸塞入耳内，以艾灸七壮，每十天一次，直至治愈。

## 附　王瓜子

[气味]　酸、苦、平，无毒。

[主治]　《大明日华本草》记载：生用可润心肺，治黄病。炒用可治肺痿吐血、肠风泻血及赤白痢痰。

甄权说：可治虫毒。

李时珍说：可治反胃吐食。

[附方]　收有新近常用方八种。

1. 消渴多饮。《太平圣惠方》：王瓜子去皮，每顿饭后嚼服二、三两，五至七次即可治愈。

2. 传尸劳瘵。葛可久《十药神书》：用王瓜子焙干研末，每次用酒送服一钱。

3. 反胃吐食。卢和《丹溪纂要》：用王瓜子一两于灯上烧而存性，加枣肉、平胃散末各二钱，酒送服，食即可下。王瓜即野甜瓜、北方多见。

4. 痰热头痛。用悬瓜蒌一个，王瓜子七个焙干，牛蒡子四两焙干，共研为末，每次饭后用茶水或酒送服药末三钱。忌动风发热之物。

5. 筋骨疼痛等急。《濒湖集简方》：王瓜子炒至开口，研末，每次用酒送服一钱，每日两次。

6. 目赤痛涩。《卫生家宝方》：症见疼痛难忍。采篱上王瓜，形小圆如弹丸大小，色红，且果皮上有刺，九、十月采摘，晒干备用，炒槐花、赤芍等分，与王瓜共研末，每次临睡前温酒送服。

7. 淤血作痛。《濒湖集简方》：王瓜子烧而存性，研末，空腹时用无灰酒送服二钱。

8. 大肠下血。《指南方》：王瓜一两烧而存性，地黄二两，黄连半两，共研为末，用蜜炼丸如梧子大小。米汤送服三十丸。

# 葛
## （见《神农本草经》列为中品）

[校正]　并入《开宝本草》葛粉条下。

[释名]　鸡齐　（见《神农本草经》）　鹿藿　（见《名医别录》）　黄斤　（见《名医别录》）

李时珍说：葛音从曷，谐声。鹿吃九种草，葛为其中之一，故名鹿藿。黄斤之名含义不详。

[集解]　《名医别录》上说：葛根生于汶山川谷，五月采根，晒干备用。

陶弘景说：葛即现在的葛根，人们将它蒸熟后食用。应挖取那些生长较深且大的葛根，切开后晒干备用。葛根以南康、庐陵一带生长的为最好，那儿的葛根肉多筋少且味道甘美，但入药用则不是最好的。

苏恭说：葛根可以解毒，但是其根在地下，六寸以上者名葛脰，脰即颈的意思，服后可使人呕吐，因为葛谷有小毒的缘故。《神农本草经》记载的葛谷，即为葛根的果实。

苏颂说：现在葛根到处可见，江、浙一带尤为多见。春天生苗，引其藤蔓，可长至一、二丈高，茎色紫。其叶很像楸叶而较之小些，色青。七月开粉紫色花，很像豌豆花，不结果实。其根大如手臂，呈紫黑色，五月五日午时（中午十一点至下午一点）采根，晒干备用。其根以入土深者为佳。现在的人多将葛根作成粉后食用。

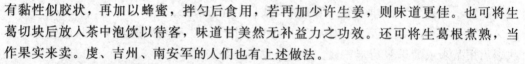

寇宗奭说：澧、鼎地区的人们多于冬季采收生葛，捣烂后浸于水中，并揉搓出粉状物，沉淀后将成垛的粉状物放入开水中，煮至有黏性似胶状，再加以蜂蜜，拌匀后食用，若再加少许生姜，则味道更佳。也可将生葛切块后放入茶中泡饮以待客，味道甘美然无补益力之功效。还可将生葛根煮熟，当作果实来卖。虔、吉州、南安军的人们也有上述做法。

李时珍说：葛有野生、家种两种。其茎蔓延生长，可用做粗葛布。其根皮为紫色，皮内色白，可长至七、八尺。叶有裂如枫叶状而较之略长，表面色青，背面色浅。其花呈穗状，相互连缀，色紫红。其果实小如黄豆，上有绒毛。其种子色绿，形状扁圆如盐梅子核，生嚼有腥气，八、九月可收采。《神农本草经》上说的葛谷就是指其种子。唐代苏恭也说葛谷即为其果实，而宋朝苏颂说葛花不结果实，是错误的。其花晒干、炸后可以食用。

## 附　葛根

[气味]　甘、辛、平，无毒。

《名医别录》说：生根取汁，性大寒。

王好古说：性平味甘，其药性升散，属阳，为阳明经药物。

[主治]　《神农本草经》记载：可治消渴、身大热、呕吐，各种痹证，起阳气，解诸毒。

《名医别录》记载：可治伤寒、中风、头痛，解肌发表出汗，可开腠理，治疗刀枪所杀，止胁风痛。

甄权说：治天行上气呕逆，可开胃下食，解酒毒。

《大明日华本草》上记载：治胸膈烦热发狂，止赤白痢疾，通小肠，可排脓破血。外敷可治蛇虫咬伤，署毒箭射伤。

徐之才说：可去野葛、巴豆、百药的毒性。

陈藏器说：生用可堕胎，蒸后食用可解酒毒，并可解饥，使人不食不饥。作成粉状效果尤佳。

《开宝本草》记载：将葛根作粉可止渴，利大小便，解酒醒神，去烦热。压丹石。外敷可治小儿热疮。捣汁饮用，保治小儿烦热痞满。

苏恭说：治狗咬伤，不必外敷伤处，只需将葛根捣汁饮用。

李时珍说：可散郁火。

［发明］ 陶弘景说：生葛根捣汁饮用，可解温病发热。五月五日中午十二时左右，将葛根捣成碎末，为治疗刀枪所伤的要药，也可治疗疟疾及疮疡，效果很好。

苏颂说：张仲景治疗伤寒曾用葛根汤，因葛根有主大热、解肌、发腠理的功效。

张元素说：葛根可升阳生津。脾虚口渴者必用此药治之。然不可多用，恐其损伤胃气。张仲景治太阳、阳明合病，用桂枝汤加麻黄、葛根，也用葛根黄芩黄连解肌汤，其目的是用葛根断外邪由太阳入阳明之路，并非因为葛根是太阳药。头痛欲裂，为阳明中风所致，可用葛根葱白汤治之，此为治阳明病的仙药。若太阳初病的头痛，邪气尚未传入阳明经，则不宜用升麻、葛根来发散邪气，若用升麻、葛根则反而会将邪气引入阳明经，即有引贼破家的意思。

朱震亨说：凡是瘢痘之类的病，若见皮肤上出现红点，则不可用葛根升麻汤，恐其表虚，用后反而导致溃烂。

李杲说：干葛根其气轻浮，可鼓舞胃气上行，生津液，还可解肌祛热，是治疗脾胃虚弱而致泄泻的圣药。

徐用诚说：葛根气、味俱薄，轻而上行，浮而微降，为阳中之阴药。它的功效可归纳为以下四点：止渴，解酒，发散表邪，透发疮疹。

李时珍说：《十剂》上说：轻可去实，麻黄、葛根皆属此类。麻黄为太阳经药，又可入肺经，肺主皮毛；葛根为阳明经药，又入脾经，脾主肌肉。以上二味药均有轻扬发散的性能，但其功效所入的经脉完全不同。

［附方］ 收有古代附方十七种，新近常用方四种，共二十一种。

1. 多种伤寒。《伤寒类要》：伤寒有很多种类，但一般人不能区别，现在用一药以治各类伤寒。感受天行时气，起初头痛，身热，脉洪大，可用葛根四两，水二升，再加入豆豉一升，煎煮取药汁半升服下。若捣生葛根取汁服用，效果更好。

2. 时气头痛。《太平圣惠方》：症见头痛、壮热。生葛根洗净后捣汁一大杯，加豆豉一合，煎至六分，去药滓，分次服用，若汗出则头痛痊愈，未见汗出的可继续服用上药。若感觉心中烦热，可加栀子仁十枚。

3. 伤寒头痛。梅师《集验方》：症见头痛，发热二、三日。用葛根五两，豆豉一升，加童子小便八升，煎煮取药汁三升，分三次服下。另外可吃葱豉粥以取汗。

4. 妊娠热病。《伤寒总病类要》：用葛根汁二升，分三次服用。

5. 预防热病。庞安常《伤寒论》：急黄贼风方：用葛根粉二升，生地黄一升，豆豉半升，共研末为散。每次饭后用米饮送服五分药末，每日三次。若已病则每日服用五次。

6. 辟瘴不染。《太平圣惠方》：用生葛根捣汁一小杯服下，可去热毒而不得病。

7. 烦躁热渴。《太平圣惠方》：用葛根粉四两，疳粟米半升浸于水中，一夜后捞出，与葛根粉拌匀，煮成粥后服下。

8. 小儿热渴。《太平圣惠方》：症见小儿烦热，口渴，久不愈。用葛根半两，水煎后服下。

9. 干呕不止。《肘后方》：用葛根捣汁一升，服后即愈。

10. 小儿呕吐。昝殷《食医心镜》：症见壮热、抽搐。葛根粉二钱，加水二合，调匀后倒器皿中，加热水烫熟，再和以粥吃下。

11. 心热吐血不止。唐德宗《贞元广利方》：用生葛根捣汁半升，一次服下，即可治愈。

12. 衄血不止。《太平圣惠方》：用生葛根捣汁，服一小杯，服用三次则血止。

13. 热毒下血。梅师《集验方》：因食用热物所致。用生葛根二斤，捣汁一升，加入藕汁一升，调和后服用。

14. 伤筋出血。《外台秘要》：将鲜葛根捣汁饮用，或用干葛根煎煮后服用，并将药渣外敷于患处。

15. 臀腰疼痛。《肘后方》：用生葛根嚼后咽汁，直至取效为止。

16. 金创中风。唐德宗《贞元广利方》：即破伤风，症见四肢抽搐，颈项强直。用生葛根四两，加水三升，煮取药汁一升，去药滓后，分四次服下。口噤者将药汁灌入。若用干葛根，则将之研末，取三指撮加水三升，煎煮取药汁三升，与竹沥水一同频频服用，可以取效。

17. 服药过剂。《肘后方》：用生葛根捣汁饮用。若用干葛根则加水煎服。

18. 酒醉不醒。孙思邈《千金方》：用鲜葛根捣汁二升，饮下即愈。

19. 诸药中毒。《肘后方》：症见发狂、烦闷、吐、下欲死。用葛根加水煎煮，取汁服下。

20. 解鸩毒。《太平圣惠方》：症见气将绝。用生葛粉三合，加水三杯，调和服用。口噤不开者，将药汁灌入。

21. 虎伤人疮。梅师《集验方》：用葛根煎成浓药汁，外洗患处。还可将葛根研末，白水送服药末五分，一天服用五至六次。

## 附　葛谷

[气味]　甘、平，无毒。

[主治] 《神农本草经》记载：可治下痢十余年。

李时珍说：可解酒毒。

### 附 葛花

[气味] 甘、平，无毒。

[主治] 《名医别录》记载：可解酒。

陶弘景说：葛花与小豆花晒干研末，用酒送服后，再饮酒则不会醉倒。

李时珍说：主治肠风下血。

### 附 葛叶

[主治] 《名医别录》记载：可治刀枪所伤而致出血。揉搓葛叶，外敷患处。

### 附 葛蔓

[主治] 苏恭说：可治咽喉肿痛。将葛蔓烧干研末，用水送服药末五分。

李时珍说：可消痈疡肿痛。

[附方] 收有新近常用方三种。

1. 妇女催乳方。胡滢《卫生易简方》将葛蔓烧成灰，用酒送服二钱，服用三次，即可见效。

2. 治疖子初起方。孙思邈《千金方》将葛蔓烧成灰，加水调和后，外敷于患处，疖子渐消。

3. 治小儿口噤方。《太平圣惠方》其病在咽中，见患儿吐涎沫，而不能进乳食。将葛蔓烧灰，取一分，与乳汁调和后点于咽中，立即痊愈。

### 附 钱葛 （见《本草拾遗》）

陈藏器说：其根味甘、温，无毒。主一切风病、气血虚弱，服后令人体健。久服可治风缓偏风。此物生于山南峡中，叶子很像枸杞的叶，其根像葛根，呈黑色。

# 黄环　　　　　狼跋子
## （见《神农本草经》）（见《名医别录》下品）

[释名] 凌泉（见《神农本草经》） 大就（见《神农本草经》） 就葛（见《唐本草》） 生刍（见《吴普本草》） 根韭（见《吴普本草》） 实名狼跋子（见《名医别录》） 度谷（见《唐本草》）

李时珍说：此物叶色黄，叶圆形，故得黄环这个名称。与萝藦又叫白环的含义相同。黄环属葛类，所以又名为就葛。跋是狼足的名称，因其果实像狼足，故得狼跋子的名称。

[集解]　《名医别录》上说：黄环生长于蜀郡山谷地带。三月采根，阴干后备用。

吴普说：蜀郡黄环又名生刍，二月开始长苗，色红，可长至二尺高。其叶色黄，圆形且叶端较大，其茎、叶内有黄白汁，至五月果实长成。三月可采根，应为黄色，像分开的车辐一般。

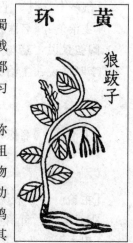

陶弘景说：黄环与防已相似，防已根也很像分开的车辐。《蜀都赋》中说：青珠黄环就是这里说的黄环。另外说黄环就是大戟花，肯定错误的。黄环很少被用，城里人很少有知道它的。《蜀都赋》中还说：狼跋子生于交广，形状扁扁的，将其捣碎与杂米拌匀倒入水中，无论大鱼小鱼皆被毒死而漂于水上。

苏恭说：黄环只在襄阳生长较多，别处均很少生长，巴西人称其为就葛，现在庭院中也有栽种的。黄环为藤生，大的黄环其茎粗六、七寸，其根与葛根属同类，陶弘景说其与防已相似，确实二物较近似。若误食葛根，将会吐痢不止，可用黄环汁解其毒，有此功效的黄环才是真黄环。现今太常收到由剑南运来的黄环，其实是鸡屎葛根，而并非黄环。由交广送给太常的黄环才是真正的黄环，其花呈紫色，其子名狼跋子，其角长似皂荚。黄环花与黄环的果实与葛基本相同。

李时珍说：吴普已经说的很详细了，但是《唐本草》并没有收入此药，不知什么缘故？范子计然是这么说的：黄环出于魏郡，以色黄者为好。

## 附　黄环根

[气味]　苦、平，有毒。

吴普说：神农、黄帝均说其有毒。桐君、扁鹊说其味苦。

甄权说：黄环根大寒，有小毒。

王之才说：鸢尾是黄根的使药。恶茯苓、防已、干姜。

[主治]　《神农本草经》记载：可治虫毒、鬼疰及鬼魅，亦可治邪气中脏，除肺气上逆所致的咳嗽，解寒热。

甄权说：可治气急，还可治百邪所致之病症。

李时珍说：可治咳嗽、咯痰，消除水肿，通利小便。

[附方]　收有新旧常用方一种。

水肿方。《儒门事亲》用黄环根晒干，每次取五钱，水煎后服下，以利小便为见效。

## 附　狼跋子

[气味]　苦、寒，有小毒。

[主治]　《名医别录》上说：可治恶疮、蜗疥。鱼、虫食之可中毒而死。

陶弘景说：黄环根蘸苦酒外涂，可使疥疮好转。

# 天 门 冬
## （见《神农本草经》上品）

[释名]　蔂冬（读音为音）　颠勒（见《神农本草经》）　颠棘（见《尔雅》）
天棘（见《本草纲目》）　万岁藤

掌禹锡说：《尔雅》说：蔷蘼就是蔂冬。《尔雅注》上说：门冬
又名满冬。《抱朴子》上说：一名颠棘，或称地门冬，或称筵门冬。
在东岳称为淫羊藿，在中岳称为天门冬，在西岳称管松，在北岳称
无不愈，在南岳称百部，在京陆山阜称颠棘，而越人称其为浣草。
此物虽到处都有，但各地名称不同，其实是一种东西。另外有一种
百部草，其根有多分枝，但其苗很小，且很像菝葜的苗，只可用以
治疗咳嗽，不适于多用，且用时要分辨清楚。

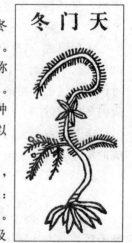
冬门天

李时珍说：茎叶生长茂盛的称为蔂，俗称门。此物茎叶繁茂，
功效与麦门冬相同，所以称为天门冬，或称其为天棘。《尔雅》说：
髦就是颠棘，因为它叶细如髦，且有细小倒刺。颠与天读音较近。
《救荒本草》上说：天门冬俗名万岁藤，又名娑萝树。其外形以及
治肺的功效均与百部相同，所以又名百部。蔷蘼是营实的苗，但《尔雅》称蔷蘼为蔂
冬，是错误的。

[集解]　《名医别录》上说：天门冬生长于奉高山谷地带。二月、三月、七月或
八月均可采根，晒干后备用。

陶弘景说：奉高是泰山角下的一个县名。在那儿天门冬到处可见，以长于高地，
根大味甘者为好。《桐君采药录》上说：此物蔓生，叶上有细刺，五月开白花，十月结
黑色果实，其根数十枚互相连接着。张华《博物志》上说：天门冬茎上有倒刺，若叶
光滑者，称为蔂体，又名颠棘。将其根揉搓后放入热水中，可用以洗细绢，洗后色白
如挐（属苎麻纤维织的布一类），现在越人称其为浣草，比水中加灰洗涤更为干净。但
此物并非天门冬，只是与它较为相似。张华所说与《桐吾采药录》所记载的有出入。
现在人们所采到的都有刺，其本名为颠勒，粗细与天门冬相似，用它洗衣也很干净，
可不再使用天门冬。恐怕天门冬是与它们不同的一种药物，或者就是上面所说的浣草。
又有一种叫百部的，它的根同天门冬的很相似，但它们的苗不相同。

苏恭说：这儿有两种天门冬：一种是苗上有刺且涩的，还有一种是苗上光滑无刺
的。俗称其为颠棘、浣草，均根据外形来命名的。虽有很多别名，但指的是同一物。
用上述二物洗污垢都很干净，天门冬与浣草可以互称，䇷字读音为命，是它们的分类

名称。

苏颂说：天门冬到处都有。春天藤蔓开始生长，粗的像钗股一般，可长一丈多高。其叶很像茴香叶，叶形尖细且生长得很稀疏，叶上有逆刺；还有一种叶如丝杉叶，但较其更细、更疏散，叶面涩但无刺，上两物均为天门冬。夏天开细小白花，也有开黄色及紫色花的。秋天结子，为黑色，果子多长于根枝旁。进入伏天后花谢开始结果。其根色白或为黄紫色，粗如手指，形圆中实，长二、三寸，根以大者为好，每颗天门冬可长出根块一、二十块，聚集在一起，与百部根非常相似。洛中出产的天门冬叶大茎粗，与其他地区出产的很不相同。岭南出产的天门冬，除不开花外，没有其他不同之处。

掌禹锡说：《抱朴子》上记载天门冬生长于高处，以根短味甜香气扑鼻者为上品。以生长在水旁地下，叶形狭长色微黄，根长味苦气臭者为次之，若服用这种天门冬，可使人下气，补益的作用很缓慢。取天门冬入山中蒸煮后吃下，可使不饥不食。或将天门冬作成散剂，用天冬门汁送服，效果尤好。

李时珍说：天门冬须在肥沃的田地栽种，也可用它的种子栽种，但这样天门冬长成的慢些。

## 附　天门冬根

[修治]　陶弘景说：采得天门冬，蒸熟后剥皮食用，味道非常甘美，并可充饥。晒干后，亦有油脂，很难捣碎，必须晒得非常干或用火烘干。现在人们称天门冬苗为棘刺，宜煮后饮用，但不是真正的棘刺。

苏颂说：二月、三月、七月、八月可采根，蒸后剥皮，切成四块去心，晒干后备用。

雷敩说：采得其根，去皮及心，用柳木甑及柳木柴蒸一时辰，洒上酒，再蒸。作一架子须离地二尺高，将蒸好的天门冬根摊在上面，晒干后备用。

[气味]　苦、平，无毒。

《名医别录》说：甘，大寒。

王好古说：气寒，味微苦而辛。气薄味厚，为阳中之阴药，为入手太阴、足少阴经气分之药。

徐之才说：垣衣、地黄、贝母为天门冬根的使药，畏曾青。

杨损之说：服用天门冬期间，须禁食鲤鱼。误食中毒的，可用浮萍汁解其毒。天门冬根捣汁服用可制雄黄、硇砂。

[主治]　《神农本草经》记载：可强骨髓，杀虫，去伏尸，治各种突发的风湿偏痹。久服此药可使人轻身，益气延年，且可充饥。

《名医别录》说：可保肺气，去寒热，养肌肤，利小便，性寒有补益作用。

甄权说：可治肺气咳逆，喘息促急，肺痿，肺痈吐脓，可除热，通肾气，止消渴，去热中风，治湿疥，适宜久服。煮后食用，令人肌体光滑白净，除身上一切恶气不洁的疾病。

《大明日华本草》记载：可清心安神，滋润五脏，补虚劳损伤，治吐血、咳嗽，可祛痰，祛风热烦闷。

王好古说：可治心病、心痛、咽喉疼痛干燥，还可治渴干欲饮，痿蹶嗜卧及足下生热、疼痛。

李时珍说：可滋阴润燥，清肺降火。

孙思邈说：可治阳痿，适宜经常服用。

[发明] 甄权说：天门冬性冷而补益，患者体虚有热可用此药，并用地黄做其使药，服后可使老人头发不白。

寇宗奭说：此药有治肺热的功效。其味苦，有发泄的功用，而无收敛的作用，寒盛之人禁服此药。

张元素说：苦可泄下滞血，甘可补肋元气，并可治血热妄行，以上均为天门冬的功效。若想保肺气，治血热侵肺、上气喘促，宜加用人参、黄芪为君药，用后可见神效。

陈嘉谟说：天门冬与麦门冬均为手太阴药，可除烦解渴，止咳消痰。然麦门冬兼入手少阴经，可清心降火，使肺不受邪，故麦门冬有较强的止咳作用。天门冬又入足少阴经，可滋肾壮阳，补肾气，所以有很强的消痰作用。肾主津液，肾阴不足，津液凝聚为痰，若得滋润则津液可化，故治肾为治痰之本。

王好古说：天门冬入手太阴及足少阴经。营卫枯涸，宜用湿剂润之，用二门冬、人参、五味子、枸杞子，此为生脉之剂，为上焦独取寸口之意。

赵继宗说：以上五药虽为生脉之剂，但生地黄、贝母为天门冬的使药，地黄、车前为麦门冬的使药，茯苓为人参的使药，有君无使，功效不佳。故张三丰赠与胡濙尚书的长生不老方中用天门冬三斤，地黄一斤，即君、使同用。

掌禹锡说：《抱朴子》记载入山中可得天门冬，蒸煮后食用可充饥。若有能力，可将天门冬作成糕饼状，或作成散剂，用酒服送，或捣其汁，熬成膏状服用。服用天门冬百日，可使人加倍强壮，其补益作用快于用白术和黄精。若服用天门冬二百日，可强筋髓，使青春长驻。将天门冬炼成松脂状加蜜炼丸药服用，效果更好。杜紫服用天门冬少许，即精力旺盛，纳妾八十人，活至一百四十岁，并且每日可行三百里路。

唐慎微说：《列仙传》上说：赤须子服用天门冬之后，落齿之处又长出新牙，脱落之发也重新长出。太原甘始服用天门冬，活了三百多岁。《八帝圣化经》上说：将天门冬、茯苓等分，共研为末，每天服用五分，则不怕寒冷，即使是大寒季节，穿着单衣也会出汗。

李时珍说：天门冬可清肺降火，补益水之上源，故能下通肾气，入滋补方中，与其他药一同服用，可见补益功效。脾胃虚寒的人将天门冬作成糕饼服用，即会出现腹

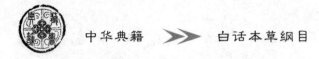

泻，反而病上加病。因天门冬性寒且滑润，可通利大肠的缘故。

[附方] 收有古代附方三种，新近常用方十五种。共十八种。

1. 服食法。孙真人《枕中记》：八、九月采得天门冬根，晒干后研末，每次服用五分，一日三次。上法久服可补中益气，治虚劳绝伤，年老衰损，偏枯不遂，风湿不仁，冷痹恶疮，痈疽癫疾。鼻柱败烂（麻风病）者，服上药可使皮脱虫出。将天门冬酿酒服用，可去癥瘕积聚，风痰所致癫狂，三虫伏尸，还可除湿痹，益气使身轻体健，且可充饥，令人无饥饿感，连续服用一百天，可延年益寿。酿酒初成时，酒微酸，放置日久则酒香宜人，其他任何酒都比不上它。服用此药期间，忌食鲤鱼。

2. 服食法。《臞仙神隐书》：用干天门冬十斤，杏仁一斤，共捣为末，加蜜浸泡。每次服用五分，名为仙人粮。

3. 辟谷不饥。用天门冬二斤，熟地黄一斤，共研为末，加蜜炼丸如弹子大小。每次用温酒化服三丸，一日三次。居住深山或跋涉远行者，用上方辟谷，效果很好。服用十天，身轻目明；服用二十天，百病均愈，面色红润如花；服至三十天，白发变黑，落齿再生；服至五十天，行速快如奔马；服至百日，可延年益寿。

4. 辟谷不饥。将天门冬捣汁，微火煎取五斗药汁，加白蜜一斗，炒胡麻末二升，一同煎至可做丸药时撒去火，加入大豆黄末调和做成饼状，直径三寸，厚半寸。一次服用一饼，每天三次，连续服用一百天以上，可收到补益功效。

5. 辟谷不饥。天门冬末一升、松脂末一升、蜡、蜜各一升，调和后煎煮，做成丸药如梧子大小。每天早、中、饭各服三十丸。

6. 天门冬酒。可补益五脏，调和六腑，服后令人无病。用天门冬三十斤，去心捣碎，加水二石，煮汁一石，加糯米一斗，细神曲十斤，酿法无异常，酒成后，每日饮用三杯。

7. 天门冬膏。杨拱《医方摘要》：可去积聚风痰，补肺，治咳嗽失血，润五脏，杀三虫伏尸，并可除瘟疫，益气使身轻体健，令人无饥饿感。用天门冬放于流水中浸泡过，去皮、心，捣烂后取汁，放于砂锅中用炭作燃料，武火煎煮，但勿使煮沸过度。一般用天门冬十斤，可熬取三斤，冷却后再加入蜜四两，熬至有黏性，盛于瓶中，并埋于地下，可去火毒。每天早、晚用白汤调服一匙。若服后出现大便次数增多，可用酒送服。

8. 治肺痿咳嗽。《肘后方》：症见吐涎沫，心中燥热，咽干而不欲饮。可用生天门冬捣汁一斗，加酒一斗，饴糖一升，紫菀四合，用铜器煎至可做成丸状。每次服用杏仁大小一丸，每日三次。

9. 阴虚火动。杨起《简便方》：症见有痰，但不能用燥剂治之。可用天门冬一斤，水浸泡后去心，取根肉十二两，在石臼内捣烂，五味子水洗后去核，取肉四两，一同晒干，捣碎，作成梧子大小的丸药，每次用茶送服二十丸，每日三次。

10. 滋阴养血。洁古《活法机要》：可温补下元，用天门冬去心、生地黄二两，将二药放于柳甑箅中，洒上酒，九蒸九晒，干燥后称取人参一两研末，再加蒸枣肉调和，作成梧子大小丸药。此药名为三才丸，每次饭前温酒送服三十丸，每天三次。

11. 虚劳体痛。孙真人《千金翼方》：方用天门冬研末，每次用酒送服五分，每日三次。服用期间忌鲤鱼。

12. 肺劳风热。孟诜《食疗本草》：可止渴去热。用天门冬去皮、心，煮后食用，或晒干研末，加蜜炼丸服用，功效尤佳。也可用以洗脸。

13. 妇人骨蒸。洁古《活法机要》：症见烦热盗汗，口干欲饮，气喘。可用天门冬十两，麦门冬八两，均去其心，研末备用。用生地黄三斤，取汁熬膏，调和二冬末作成梧子大小丸药。每次用逍遥散去甘草煎汤送服五十丸。

14. 风癫发作。《外台秘要》：症见发时呕吐，耳鸣如蝉叫，且痛引两胁。天门冬去心、皮，晒干后捣为末。每次用酒送服五分，每日三次，需长期服用，才可见效。

15. 小肠偏坠。吴球《活人心统》：用天门冬三钱，乌药五钱，加水煎服。

16. 面黑令白。《圣济总录》：将天门冬晒干，用蜜捣作丸状，每天用之洗脸。

17. 口疮连年。齐德之《外科精义》：用天门冬、麦门冬均去心，与玄参等分，共研为末，炼蜜丸如弹子大小。每次含服一丸。此方为僧居寮所传。

18. 各种痈肿。虞抟《医学正传》：方用新掘出的天门冬三、五两，洗净后于沙盆中擂细，再用好酒滤汁，一次服用。如果无效，再服必见效。

# 百 部
## （见《名医别录》 中品）

[释名] 婆妇草（见《日华诸家本草》） 野天门冬（见《本草纲目》）

李时珍说：根块多的可连属近一百块根块，就同受管辖一样，故名百部。

[集解] 陶弘景说：山地野外到处可见百部。其根有数十块根块相连，很像天门冬而较其更苦、更硬，但百部与天门冬的苗很不同。张华《博物志》上说：九真有一种草很像百部，但较百部长些，挂在火堆上烤干，夜里取四、五寸，切短后含于口中，咽下药汁，主治咳嗽不止，功效很好，故称它为治咳嗽良药，大概这种草就是指百部。百部生长之处必须土地肥沃滋润，这样百部才可长大。

陈藏器说：天门冬根有十多条根茎，根圆且短，根肉湿润味道甜美；百部根茎多的可达五、六十条，根形细长，根内空虚，味苦，与天门不同，而且二药的苗蔓也不相同。现在有人将天门冬当作百部，这种说法不太明白。

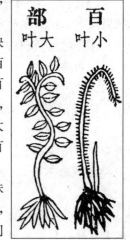

苏颂说：现在的江州、湖州、淮州、陕州、齐州、鲁州均有百部。春天开始生苗，作藤蔓生，叶大且尖长，很像竹叶，叶面色青光滑。根下可见五、六十枚根须相连，呈黄白色，二、三、八月采其根，晒干备用。

李时珍说：百部还有一种叶细像茴香叶的，其茎色青，新鲜肥嫩时也可煮熟食用。其根长的可达一尺左右，新鲜时根肉肥厚，但干燥后则干瘦空虚没有油脂。采后多批开根茎，去心，晒干备用。郑樵《通志》上说：百部叶很像薯蓣叶，这是错误的。

## 附　百部根

[修治]　雷敩说：凡是采得百部根，须用竹刀劈开根块，去其心、皮及花，并块成数十条，悬挂在屋檐下，风干备用。用时将百部根浸于酒中一夜，捞出沥干，锉细备用。有的一根有八十三条根茎相连，称为地仙苗。若稍加施肥，其根可长千年。

[气味]　甘，微温，无毒。

甄权说：甘，无毒。

《大明日华本草》上说：苦，无毒。

苏恭说：微寒，有小毒。

李时珍说：苦，微甘，无毒。

[主治]　《名医别录》上说：可治咳嗽上气。用火烤后浸于酒中饮用。

甄权说：可润肺，治肺热。

《大明日华本草》说：可治传尸、骨蒸劳热，疳积，还可杀蛔虫、寸白、蛲虫及一切树木上的蛀虫，燃烧百部根可将它们熏死。还可杀虱、蝇等小昆虫。

陶弘景说：用百部根煎汤后，洗牛、狗，可去它们身上的虱子。

陈藏器说：将百部根烤后置于酒中浸泡，空腹饮用，可治疥癣，去虫，蚕之毒。

[发明]　李时珍说：百部与天门冬同属一类，故可治肺病，亦可杀虫。但是百部气温而不寒，肺寒咳嗽宜用；天门冬性寒，肺热咳嗽宜用，这就是二药的不同之处。

[附方]　收有古代附方五种，新近常用方五种，共十种。

1. 咳嗽剧烈。张文仲《随身备急方》：用百部根浸于酒中，每次温服一升，每日三次。

2. 咳嗽剧烈。葛洪《肘后方》：用百部、生姜等分捣汁，煎服二合。

3. 咳嗽剧烈。《续十全方》：用百部藤、根捣汁，加等分蜜调和，用沸汤煎膏后含于口中，慢慢咽下。

4. 咳嗽不止。《普济方》：将百部根放于火上烤干，每次含后咽下药汁，勿让他人知道。

5. 小儿肺寒咳嗽。钱乙《小儿直诀》：用百部丸，即炒百部、去节麻黄各七钱半，研末。炒杏仁去皮及尖，用水煮三、五沸，研成杏仁泥，加熟蜜与药末一同和丸如皂子大小。每次温水送服二、三丸。

6. 咳嗽三十年。孙真人《千金翼方》：用百部根二十斤捣取汁，煎如饴糖状，每次服用五分，每日三次。深师多加蜜二斤，而《外台秘要》中多加饴糖一升。

7. 遍身黄肿。杨氏《经验方》：用新掘鲜百条根，洗净捣烂，敷于脐上，再以糯米饭半升，拌水、酒各半，揉匀盖在药上，再以帛包住。第一、二天后，口内出现酒味，则水湿将从小便排出，黄肿自消。百条根又名野天门冬，又名百奶，形状像葱头，苗、叶柔软细长，一枝根下可有百余个根茎相连。

8. 误吞铜钱。《外台秘要》：用百部根四两，酒一升，浸泡一夜，每次温服一升，每日两次。

9. 百虫入耳。《圣济总录》：百部炒后研末，加生油调和一分敷于耳门上。

10. 熏衣去虱。《经验方》：将百部、秦艽研末，放入竹笼中烧烟熏虱，虱子自落。也可煮汤洗衣去虱。

## 附 白并

《名医别录》上说：味苦，无毒。主治肺咳上气，可行五脏，令百病自愈。白并又名玉箫、箭杆。产出于山陵，其叶如小竹叶，根黄皮白。三、四月采根，晒干备用。

李时珍说：此物气味、主治均与百部相似，故将它附于百部之后。

# 何 首 乌
## （见《开宝本草》）

[释名] 交藤（见《何首乌录》）　夜合（见《何首乌录》）　地精（见《何首乌录》）　陈知白（见《开宝本草》）　马肝石（见《本草纲目》）　桃柳藤（见《日华诸家本草》）　九真藤（见《本草纲目》）　赤葛（见《斗门方》）　疮帚（见《本草纲目》）　红内消

《大明日华本草》上说：此药在本草书中无名，因其在藤夜交条中，采后食用有功效，故以采摘人的名字为其命名。

李时珍说：汉武时期，有种药叫马肝石，用后使人头发乌黑，故后人隐何首乌这个名字，称其为马肝石。色红的可消肿毒，外科医生称其为疮帚、红内清。《斗门方》上说：取其根，若同时获得九枚者，服后可成仙。故又名九真藤。

[集解] 苏颂说：何首乌原来产于顺州南河县，现在到处可见，岭外、江南诸州均有，以长于西洛、嵩山及河南柘城县的何首乌为上品。春季生苗，蔓生，攀延于竹林、树木及墙壁之上，茎色紫，叶子对生很像薯蓣叶，但不如薯蓣叶光滑润泽。夏、秋季节开黄白色花，如同葛勒花一般。所结的果实有棱，很像荞麦，较其更

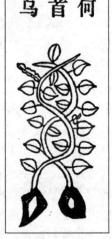

何首乌

细小些，与粟差不多。秋、冬季可采其根，大的像拳头一样，每根有五条棱瓣，与小甜瓜相似。何首乌有赤、白两种：赤者为雄株，白者为雌株。又说：春天采根，秋天采花。九蒸九晒，才可服用。何首乌本名为交藤，因何首乌这个人服用后才得此名。唐元和七年，僧人文像遇茅山老人，传得此事。李翔著《何首乌传》上说：何首乌为顺州南河县人，祖父名能嗣，父亲名延季。能嗣本名田儿，生后即被先天禀赋不足，身体屡弱，已经五十八岁，仍无妻子，经常羡慕道术，跟随师傅在山中修常。一日酒醉后卧于山野中，醒后忽然看见二株藤蔓，相隔三尺多远，但其苗蔓相互交融连接，田儿将二株解开分散，然解后二株又相互连接缠绕在一起，田儿非常惊讶，到天明时将二株挖出带回。询问他人，均不知是什么东西。后来有个老人来此地，田儿将它们拿给老人看，老人说：你既然没有后代，恐怕此藤为神仙之药，为何不服用呢？田儿遂将二株杵为细末，空腹用酒送服一钱，七日后即生七情六欲，数月后日逐强健，因而常服此药，且加量至二钱。服用一年后，旧病痊愈，容貌焕发，头发乌黑，且十年之内，生有数子，故改田儿为能嗣。之后又将此药予其子延秀服用，延秀寿命也很长，故将此事传于后代。何首乌味甘性温无毒，茯苓为其使药。可治五痔腰膝病症、冷气心痛、多年劳瘦痰癖、风虚败劣，可长筋力、益精髓、壮气驻颜、使发黑且延年益寿，还可治妇人恶血萎黄、产后诸疾、赤白带下、毒气入腹、久痢不止，何首乌的功效不可具体叙述，它一名野苗、二名藤、三名夜合、四名地精、五名何首乌。本来产于虔州，江南诸道皆有此物。其苗如木藁，叶子有光泽，叶形像桃柳，叶苗为单生。何首乌有雌雄之分，雄者苗呈黄白色，雌者色黄赤。其根长不过三尺，夜间雌雄苗蔓相交在一起，或隐化不见。春末、夏中、秋初三时，待阳光明媚之日，可将雌雄株同时采下。乘其鲜润之时，用帛布擦去泥土，但勿损伤表皮，擦干净之后烈日下晒干备用，并贮存于密封器皿中，每月取出晒一次。用时去皮，研末，用酒服送效果最好。若用以治病，可用茯苓汤作使药，送服药末。服药应选择双日，如二、四、六、八等日，服完后应覆盖衣被直至汗出，若服后做导引使汗出，效果更好。服药期间忌食猪肉血、羊血及无鳞鱼，因为药物遇到它们即失去功效。何首乌的根形、大小如拳头一般，并连有小根块，那些根形像鸟兽、山岳形状的为珍品。挖出其根，去根皮生吃，味道甘甜，可用之充饥，节省粮食。辇说：其神奇功效胜于道术，仙书上有记载。雌雄二株相交在一起，夜里合二为一，交融在一起，白天则疏远一些。服后可充饥，服用日久，可返老还童，驱病延年，有缘得到此物，最乐自如。明州刺史李远附录记载：何首乌以生长在南河县及岭南恩州、韶州、潮州、贺州、广州四会县、潘州的为上品，邕州晋兴县、桂州、康州、春州、高州、勤州、循州出产的何首乌次之，又名真仙草。何首乌长至五十年，大小如拳头的号山奴，服用一年，可使须发乌黑；长至一百年，如碗大小的号山哥，服用一年，可使面色红润；长至一百五十年，如盆大小的号山伯，服用一年，可使脱落的牙齿重新生长新牙；长至二百年，大如斗的号山翁，服用一年，可使气色如孩童，行速如奔马；长至三百年，如三斗大的号山精，为纯阳之品，久服可成地仙。

李时珍说：所有长于名山、深山的何首乌均体大而功效良好。

## 附 何首乌根

[修正] 马志说：春、夏、秋三季可采其根，雌雄同用。乘其新鲜湿润用布擦去根上泥土，然后晒干备用。入药时用苦竹刀切，用米泔水浸泡一宿，然后晒干，用木杵捣碎。忌用铁器。

许慎微说：方中所用的何首乌根为新近采收，去根皮，用铜刀将其切成薄片，放入甑内，用瓷锅蒸，之后再用热水从上面淋下，不要让水过满而溢出来，直到没有了气味，才取出晒干备用。

李时珍说：现在的治法是用何首乌赤、白两种各一斤，用竹刀刮去粗皮，用米泔水浸泡一夜，再切成薄片备用。取黑豆三斗，每次用三升三合三勺黑豆用水浸泡。在砂锅内铺一层黑豆，再铺一层何首乌，如此一层一层地铺，直到用完。铺后蒸用，待黑豆蒸熟后取出，再将何首乌晒干，并继续蒸黑豆。如此九蒸九晒，才可服用。

[气味] 苦、涩、微温，无毒。

李时珍说：茯苓为其使药。忌各种血、无鳞鱼、萝卜、蒜、葱、铁器。与地黄相同，可伏朱砂。

[主治] 《开宝本草》上记载：可消痈肿，治瘰疬、头面风疮，还可治五痔，止心痛，益血气，使须发乌黑，面色润泽。久服可长筋骨，益精髓，延年益寿。也可治妇女产后及带下等症。

《大明日华本草》记载：久服令人生育力旺盛，并可治一切腹脏宿疾及冷气肠风。

王好古说：可用之泻肝风。

[发明] 李时珍说：何首乌为足厥阴、足少阴经药。白者入气分，赤者入血分。肾主闭藏，肝主疏泄。何首乌根气温、味苦涩。苦可补肾，温可补肝，涩能收敛精气。所以此药可养血益肝，固精益肾，健筋骨，乌发，为滋补良药。其性不寒不燥，功效在地黄、天门冬之上。气血调和则风虚、痈肿、瘰疬等疾病均可治愈。何首乌虽在世上流传很久，但服用的人很少。嘉靖初年，邵应节真人将七宝美髯丹上进，世宗肃皇帝服用后有效，接连生了几个皇子，因此用何首乌的方药开始流行天下。宋代怀州知州李治与一武臣一同做官，很奇怪武臣七十多岁仍体态轻盈，行动矫健，面色红润，能饮能食。向他询问有何妙术，群臣告诉他服用的是何首乌丸，武臣传其方。李治以后多用此方治病，如盛暑天半身无汗已有二年，患者自感忧虑，李治作丸药使患者服用一年多，结果患者可周身出汗。从此可看到其活血治风的功效，且有很好的补益作用。具体用方为取赤白何首乌各半斤，用米泔浸泡三夜，再用竹刀刮去根皮，切片焙干，在石臼内捣为碎末，加蜜炼丸如梧子大小。每次空腹用温酒送服五十丸。亦可用温酒送服药末。

〔附方〕 收有古代附方四种，新近常用方十两种，共十六种。

1. 七宝美髯丹。万表《积善堂经验方》：服后可使须发乌黑，筋骨强壮，固精气，生子延年。用赤、白何首乌各一斤，米泔水浸泡三、四天，用瓷片刮去根皮，另将黑豆二升淘洗干净，用砂锅木甑将何首乌及黑豆重重铺好，蒸至豆熟，取出，捡去黑豆，将何首乌晒干，再选黑豆二升，如上层层铺好，再蒸。如上九蒸九晒，最后将何首乌晒干研末备用。赤、白茯苓各一斤，去皮研末，用以洗去筋膜及上浮者，取下沉的茯苓捻成小块，再以人乳十碗浸泡拌匀，晒干研末备用。牛膝八两去苗，用酒浸泡一天，同蒸过七次的何首乌一同蒸至第九次，然后晒干牛膝。当归、枸杞子各八两用酒浸泡后晒干。菟丝子八两用酒浸至发芽，研烂后晒干。补骨脂四两用黑芝麻炒香。以上炮制均忌用铁器，可将上药放于石臼内捣为碎末，加蜜炼丸药如弹子大小，共可作一百五十丸。每天服用三丸，早晨用温酒送服，中午用姜汤送服，睡前用盐水送服。剩余的药可做成梧子大小的丸药，每天空腹服用一百丸，久服极见效。所忌之物详见前面所述。

2. 服食滋补。《惠民和剂局方》：用何首乌丸可壮筋骨，长精髓，补气血。久服可使须发乌黑，精力旺盛，多子且身轻体健，延年益寿。服用数月不足发挥药效，服用数年方可见效。具体为用何首乌三斤，用铜刀切成片状，干何首乌用米泔水浸软后再切片。牛膝去苗一斤，亦切成片。将黑豆一斗淘洗干净，在木甑内铺豆一层，铺药一层，一层一层直至将药铺完，然后在瓦锅内蒸至豆熟。取出熟豆，将其余的药晒干，再取黑豆与上药用上法蒸，如此三次之后研末，与枣肉同蒸，和丸如梧子大小，每次空腹用温酒送服三、五十丸。所忌之物见前面所述。

3. 服食滋补。郑岩《山中丞方》：用赤、白何首乌各半斤，去粗皮后阴干备用，在石臼内杵成碎末。每天天亮时用无灰酒送服药末二钱。

4. 服食滋补。万表《积善堂经验方》：用赤白何首乌各半，须取用极大的何首乌，八月份采收，用竹刀刮去外皮，切成片，再用米泔水浸泡一夜后晒干。再用乳汁拌匀后，晒至三度，待干时在木臼内杵为药末，再用密云枣肉与药末和丸如梧子大小。每次服用二十丸，每十天加用十丸，直至每天服用一百丸为至，一般在空腹时用温酒、盐汤送服。

5. 服食滋补。邓笔峰《卫生杂兴》：用何首乌雌雄各半斤，分作四份：一份用当归汁浸泡，一份用生地黄汁浸泡，一份用旱莲汁浸泡，一份用人乳浸泡。三天后取出，晒干，在瓦上焙干，在石臼内杵为药末，将枣肉蒸烂，与药末和丸如梧子大。每次空腹用百沸汤送服四十丸。禁忌项目见前所述。

6. 骨软风疾。《经验方》：症见腰膝疼痛，步行艰难，遍身瘙痒。取个大有花纹的何首乌、牛膝各一斤，用好酒一升，浸泡七夜，晒干后在木臼内杵成药末，再用枣肉与药末和丸如梧子大。每次空腹用酒送服三、五十丸。

7. 宽筋治损。李仲南《永类钤方》：用何首乌十斤，生黑豆半斤，一同煎熟，将皂荑一斤烧而存性，牵牛子十两炒取头末，薄荷十两，木香、牛膝各五两，炮川乌头二两，共研为末，用酒糊丸如梧子大小。每次用茶汤送服三十丸。

8. 皮里作痛。《经验方》：用何首乌研末，加姜汁调成膏状涂于痛处，再用帛裹好，用烤热的鞋底敷在痛处。

9. 自汗不止。《濒湖集简方》：用何首乌研末，用水调和，敷于脐上。

10. 肠风脏毒。《太平圣惠方》：症见便血不止。可用何首乌二两，研末，可用米饮送服二钱。

11. 小儿龟背。用龟尿调红内消，点在背上骨节处，日久可愈。

12. 破伤出血。邓笔峰《卫生杂兴》：用何首乌研末，外敷患处，出血即可止，有神效。

13. 瘰疬结核。《斗门方》：症见或破或不破，大致胸前，均可治疗。用九真藤，又名赤葛，即何首乌，其叶像杏仁，其根像鸡蛋状，很像瘰疬形状。取其根洗净，每天生嚼，再取其叶捣烂外涂，如此数次即可见效。此药久服，可使须发乌黑，延年益寿，用之有神效。

14. 痈疽毒疮。陈自明《外科精要》：红内消不限多少，置于瓶中，用文武火熬煎，快熟时加入等量无灰酒，再煎使其多次煮沸，经常饮用。其药滓可焙干研为末，酒煮面糊丸药如梧子大小。每次空腹用温酒送服三十丸，痈疽消退后仍可经常服用。此药即何首乌，以产于建昌的为上品。

15. 大风疠疾。《太平圣惠方》：用个大且有花纹的何首乌一斤，用米泔水浸一天，然后九蒸九晒，研为末，每次用酒送服二钱，每日两次。

16. 疥癣满身。王衮《博济方》：用何首乌、艾叶等分，加水煎或浓药汁外洗，有止痛生肌的作用。

### 附　何首乌茎　何首乌叶

[主治]　李时珍说：可治风疮、疥、癣引起的瘙痒。煎汤外洗，效果甚佳。

# 草　薢
## （见《神农本草经》中品）

[释名]　赤节（见《名医别录》）　百枝（见《吴普本草》）　竹木（见《炮炙论》）　白菝葜

李时珍说：草薢这个药名含义不太清楚。《日华诸家本草》上记载：当时的人们称它为白菝葜，是因为它们形状相似的缘故。赤节、百枝的命名与狗脊命名的相同。

[集解]　《名医别录》上说：草薢生长在真定山谷一带。二月、八月可采根，晒干备用。

陶弘景说：现在到处有萆薢。其根很像菝葜，但稍有不同，萆薢根较大，没有很多的棱角及枝节，而且颜色比较浅。

苏恭说：萆薢有两种：一种为茎上有刺，根实色白，另一种为茎上无刺而根软中空，一般根柔软的为上品。萆薢蔓生，其叶很像薯蓣叶。

苏颂说：现在河、陕、汴东、荆、蜀等郡都有此物。蔓生，其苗、叶色青。叶有三裂，很像山薯的叶，也很像绿豆叶。其花有黄、白、红多个品种，也有不开花结白色种子的。其根呈黄白色，节节生长，有三个手指般粗细。春、秋季可采根，晒干后备用。现在生长在成德军的萆薢根也很像山薯，但较之更硬些，其苗引蔓生长，其叶很像荞麦叶，其种呈三棱形，其根随时可采，采后用利刀切成片，晒干备用。

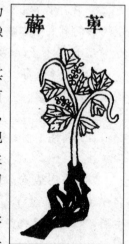

李时珍说：萆薢蔓生，其叶很像菝葜叶而较它大，与碗差不多大小，其根较长且硬，根大的与商陆差不多大而且较商陆更硬一些。现在人们多把土茯苓当作萆薢，是错误的。二者的茎、叶、根都不相同。《吴普本草》又将萆薢当作狗脊，这也是错误的。具体请参见狗脊条下。宋史曾以怀庆的萆薢充当狗脊上贡。

## 附　萆薢根

[气味]　苦、平，无毒。

《名医别录》上说：味甘。

徐之才说：薏苡仁是它的使药。畏葵根、大黄、柴胡、前胡、牡蛎。

[主治]　《神农本草经》记载：可治腰背疼痛强直，骨节风寒湿痹痛以及恶疮不愈、热气等病。

《名医别录》上记载：可治情志所伤致中焦脾胃不适、阴痿遗尿以及老人五缓、关节不利。

甄权说：可治风寒痹痛、腰脚瘫软不遂、手足抽搐，并可治男子腰痛，虚寒日久及膀胱宿水。

《大明日华本草》上记载：可治眩晕、癫痫，可补肾，强筋骨，益精气，明目，还可治中风、失音。

王好古说：可补肝血。

李时珍说：可治阴茎疼痛，小便白浊及痔瘘、恶疮。

[发明]　李时珍说：萆薢为足阴明、足厥阴经药。厥阴经主筋属风，阳明主肉属湿。萆薢善于去风湿，故可以用治缓、弱、痹痛、遗尿、尿浊、恶疮等属风湿之邪所致的疾病。萆薢、菝葜与土茯苓三物外形虽然不相同，但主治功效相差不远，难道这

三物同属一类吗？雷敩《炮炙论》的序中说：囊皱溺多，夜煎竹木。竹木即萆薢。溺多白浊均火湿气下流所致，萆凡可除阳明经的湿邪，且固涩下焦，故能分清去浊。杨倓《家藏方》中治真元不足，下焦虚寒，小便频数，白浊如膏，可用萆薢分清饮，正是此意。另外杨子建《万全护命方》上记载：凡是小便频数，尿时阴茎疼痛不可忍者，必先出现腑气不通，大便秘结，水液留于小肠，使大肠更失津液润泽，甚则出现周身发热，心烦欲冷饮，以上表现属重症。此病多因嗜酒好色，使热毒、腐物、淤血郁积体内，并入小肠，故尿时疼痛难忍。平素不饮酒的人，必是过食辛热、荤腻之物，且好色所致。故以上小便频数且痛与淋证所表现的尿涩痛不同，适宜用萆薢一两，用水浸泡一会儿，再用盐半两同炒，去盐后研末，每次服二钱，加水一杯，煎至八分，连同药渣一同服下，服后可使水入大肠。还可用葱汤外洗肛门，令腹气通畅，那么小便频数、尿痛等症可自行缓解。

〔附方〕　收有古代附方两种，新近常用方三种，共五种。

1. 唐德宗贞元《广利方》：治腰脚痹软方。症见步履不稳。可用萆薢二十四分，杜仲八分，捣碎筛选。每天清晨用酒送服九分。服药期间禁食牛肉。

2. 小便频数。《集玄方》：用川萆薢一斤，研为末，用酒糊如裙子大小。每次用盐酒送服七十丸。

3. 白浊频数。症见尿如膏脂，为真元不足，下焦虚寒所致。用萆薢分清饮治之，萆薢、石菖蒲、益智仁、乌药等分，每次取药四钱，加水一杯、盐一捻，煎至七分，空腹温服，每天一次，直至见效后停用。

4. 孙用和《家传秘宝方》：治肠风痔漏方。用如圣散治之，萆薢、贯众去土等分，研末，每次空腹温酒送服三钱。

5. 头痛发汗。《圣济总录》：用萆薢、旋覆花、酥炙虎头骨等分，作散剂。头痛欲发时，用温酒送服二钱，服后睡下取汗，立即可治愈。

# 菝葜（上蒲入切　下弃入切）
## （见《名医别录》中品）

〔释名〕　菝葀（音同葵）　金刚根（见《日华诸家本草》）　铁菱角（见《本草纲目》）　王瓜草（见《日华诸家本草》）

李时珍说：菝葜很像。较短，其茎蔓生，短小且坚硬，故名为菝葀。江浙人称其为菝葜根，又称金刚根，楚人称其为铁菱角，都因为菝葜坚硬且有尖刺的缘故。郑樵《通志》上说：其叶与王瓜叶很相似，故又称其为王瓜草。

〔集解〕　《名医别录》上说：此物生于山野中。二月、八月可采根，晒干后备用。

陶弘景说：此物有三种：其根、苗大多相似。菝葜茎为紫色且短小多细刺，小减萆薢茎色较深，人们多饮其茎汁。

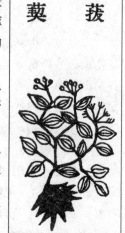

菝葜

苏恭说：陶弘景所说的三种为狗脊、菝葜、萆薢三物，并非菝葜有三种。茎上有刺的萆薢，叶子与菝葜相似，但根不相似。萆薢根多细长而色白，而菝葜根为块状，呈黄红色，也不是狗脊一类的东西。

苏颂说：现在道路旁及江浙州郡均有此物。苗茎蔓生，长二、三尺，茎上有刺。其叶很像冬青、乌药叶，但较它们小些。秋季开黄花，结黑色果子如樱桃大小。其根为块状，人们称其为金刚根。

李时珍说：菝葜于山野中很多见。其茎蔓生，但很坚硬，茎上有刺。其叶较大如马蹄形，叶上光泽很像柿叶，并不像冬青叶。秋天开黄花，结红色果实。其根很硬，呈块状，根须如刺。将其叶水煎后，味道酸涩。当地人采其根、叶，在家当染料用，名为铁菱角。《吴普本草》中将菝葜当狗脊，这是错误的。详见狗脊条目。

## 附　菝葜根

[气味]　甘、酸、平、温，无毒。

[主治]　《名医别录》记载：可治腰背寒痛、风痹，并可益气血，缩小便。

《大明日华本草》记载：可治时疾温瘴。

王好古说：可治阴虚肝风内动。

李时珍说：可治消渴、血崩及下痢。

[发明]　李时珍说：菝葜为足厥阴、足少阴经药。气温、味酸、性涩且收，这些与萆薢相似。孙真人元旦所饮用的辟邪屠苏酒中也用了菝葜根。

苏颂说：取根浸泡后的红汁，煮粉食用，可辟瘴疟。

[附方]　收有新近常用方五种。

1. 小便滑数。张子和《儒门事亲》：将金刚骨研末，每次睡前用温酒送服三钱。

2. 沙石淋病。《圣济总录》：可取菝葜二两，研为末，每次用米饮送服二钱。之后用地椒煎汤洗腰腹，一会儿小便即通畅。

3. 消渴不止。《普济方》：用菝葜咀嚼半两，加水三杯，乌梅一个，煎至一杯，温服。

4. 下痢赤白。胡濚《卫生易简方》：用金刚根、蜡茶等分，共研为末，用白梅肉捣烂和丸如芡子大小。每次成人服用五、七丸，小儿服用三丸。白痢者用甘草汤送服，赤痢者用乌梅汤送服。

5. 风毒脚弱。《肘后方》：症见痹满上气，田舍贫家多用此治疗，效果很好。菝葜洗后锉细一斛，加水三斛，煮取九斗，浸泡神曲去滓，再取一斛浸泡，如平常酿酒一般。酒成可任意饮用。

# 土 茯 苓

## （见《本草纲目》）

［校正］ 并入《本草拾遗》草禹余粮条目之下。

［释名］ 土萆薢（见《本草纲目》） 刺猪苓（见《图经本草》） 山猪粪（见《本草纲目》） 草禹余粮（见《本草拾遗》） 仙遗粮（见《本草纲目》） 冷饭团（见《本草纲目》） 硬饭（见《本草纲目》） 山地栗（见《本草纲目》）

李时珍说：陶弘景所注的石部禹余粮条下说：南中平泽地带有一种藤，其叶很像菝葜叶，其根为块状且有节，很像菝葜根，但较它色红，其味很像薯蓣。称其为禹余粮，是说从前禹行山缺粮食，采此物充饥，可不用再吃其他东西，故得此名。其实陶弘景所说的就是现在的土茯苓。故现在还有仙遗粮、冷饭团等名称，均有剩余的意思。陈藏器《本草拾遗》中有禹余粮，苏颂《图经本草》中猪苓条下有刺猪苓，均是指土茯苓。茯苓、猪苓、山地栗均外形相似，俗称过冈龙，是错误的。

［集解］ 陈藏器说：草禹余粮生于海边、山谷地带。其根如酒杯状，且相互连接在一起，一半生长在地面上，根皮如茯苓，肉色红，味涩。人们多食用以充饥。苏颂说：施州有一种刺猪苓，蔓生，春、夏季采根，削去根皮，焙干备用。一般人用之外敷，以治疮毒，很见效。

李时珍说：土茯苓在楚、蜀中很多见，蔓生，与莼很相似，茎上细小斑点。其叶不对生，形状很像大竹叶且较它更厚更光滑，与瑞香叶相似，但较其长五、六寸。其根与菝葜根相似而较之更圆，其根大小如鸡蛋、鸭蛋，相互连接着生长，最远的相距一尺左右，近者相距数寸，其根肉软且能食用。有赤、白两种，入药多选用白者为好。《中山经》上说：鼓镫的山上有一种草，名叫茇草，其叶很像柳叶，其根很像鸡蛋，食用此物已成为一种风气。恐怕指的就是土茯苓。过去人们不知此物，直至弘治、正德间，因盛行杨梅疮，用轻粉治疗以取得效果，但治后轻粉之毒留于筋骨，并致周身皮肤溃烂，至贤之人用此药治之，并将之列为要药。各医家无从考证此说，往往将此药当作萆薢或菝葜。但此二物的根、苗全然不同，只供参考。二物的功效很相近，故此物可能与萆薢、菝葜同属一类。

## 附 土茯苓根

［气味］ 甘、淡、平，无毒。

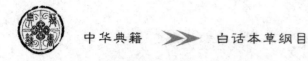

李时珍说：服此药期间，忌茶。

[主治]　　陈藏器说：土茯苓可代替粮食，食后可充饥，并可调中止泻，使行动矫健，体力旺盛。

李时珍说：可健脾胃、强筋骨、去风湿、利关节、止泄泻，治疗拘挛骨痛、恶疮痈肿。并可解汞粉、银朱之毒性。

[发明]　　汪机说：现在好色之徒，患杨梅毒疮，用轻粉治疗，痊愈后又复发，久治将致肢体拘挛，甚则出现痈漏，溃破不愈，久治不愈，将致残废。唯将土草薢三两锉细，或加皂荚、牵牛各一钱，加水六碗，煎至三碗，分三次服用，只需数剂，多可治愈。此病多因毒气侵犯阳明所致，用轻粉燥热之剂，久则阴衰，肝挟相火克脾土，土属湿，主肌肉，湿热郁蓄于肌腠，故发为痈肿，甚则出现拘挛，《内经》所说的"湿气害人皮肉筋骨"，指的就是这种情况。土草薢甘、淡、平，可健脾去湿，湿邪祛则营卫调和，筋脉柔顺，肌肉坚实，拘挛、痈漏等症随之痊愈。初病服用多不见效，因体内火盛而湿邪并无内郁。此药擅长去湿，但不能去热，多治久病热毒渐衰，邪气渐退而湿浊内郁之症。

李时珍说：杨梅疮于古方中并无记载，亦没有患此病的。现在此病起于岭表，传及四方。岭表地势低且气候炎热，瘴疟之气熏蒸日久，加上当地人喜食辛热之品，男女淫乱放荡，湿热之邪蓄积日久，发为疮毒，而且相互传染，由南向北蔓延，遍及四方，淫乱之人多得此病。此病有许多种类，但治疗原则是一致的。其证多属阳明、厥阴两经，但也倾及其他经脉。若感受这种毒邪，首先表现出厥阴经、阳明经的症状，若兼有太阴及少阴经脉的症候，则邪毒由咽喉所发；若兼有太阳、少阳经脉的症候，则邪毒发于头、耳等处。一般相火多寄于厥阴经，肌肉由阳明经所主。医家用轻粉、银朱治之，五、七日即可治愈，因水银性走而不守，加盐及矾使它成为轻粉、银朱，此二物性燥烈，善驱逐痰涎。涎为脾所生的津液，此物入胃后，其燥烈之性亦归阳明，痰涎将随其燥烈之性上行，自喉、面、齿缝等处排出，故疮毒立即干燥、萎缩并痊愈。若服用过度，或使用不得法，则疮毒将窜入经络、筋骨之间，不容易再出来，而致痰涎虽被驱逐，但血液被耗竭，筋脉失养，营卫不和。继而出现筋骨挛急、疼痛，并发痈毒、疳、漏等症。久则生癣、手足皲裂，终致残废。此时只可用土茯苓治之，因土茯苓气平，味甘且淡，为阳明经本药，可健脾胃、去风湿，脾胃功能正常则营卫调和，风湿之邪祛除则筋骨通利，诸症随之治愈。故土茯苓的奇妙功效由此可见。现医家有搜风解毒汤，可治杨梅疮，汤内无轻粉。病重者服用此方月余可愈，病轻者服用半月可见效。若用轻粉治疗而出现筋骨挛痛、四肢瘫痪者，服用此方亦有效。方中用土茯苓一两，薏苡仁、金银花、防风、木瓜、木通、白癣皮各五分，皂荚子四分，气虚者可加人参七分，血虚者可加当归七分，用水二大碗煎汤饮用，每天三次。服药期间忌饮茶及牛、羊、鸡、鹅、鱼肉、烧酒、法面等物，并忌房劳。此方为秘密所传。

[附方]　　收有新近常用方六种。

1. 杨梅毒疱。邓笔峰《卫生杂兴》：用冷饭团四两，皂角子七个，水煎后代茶饮。病轻者十四天见效，病重者二十八天可见效。

2. 杨梅毒疮。邓笔峰《卫生杂兴》：用冷饭团一两，五加皮、皂角子、苦参各三钱，金银花一钱，用好酒煎后服用，每天一次。

3. 小儿杨梅。薛己《外科发挥》：症见病起口腔，逐渐遍及全身。用土萆薢末，加乳汁调服，一月后可痊愈。

4. 筋骨挛痛、痈漏。薛己《外科发挥》：此为服轻粉治疗而伤脾胃气血，导致筋骨疼痛，久而破溃腐烂成为痈疮，多年不愈而见肢体残废。用土萆薢一两，有热者可加用黄芩、黄连，气虚者可另用四君子汤，血虚者加用四物汤，水煎后代茶饮，服用一月，症状可逐渐好转。

5. 筋骨疼痛、挛急及痈漏。朱瑞章《集验方》：用过山龙即硬饭四两，加四物汤一两，皂角子七个，川椒四十九粒，灯心草七根，水煎后每日服用。

6. 瘰疬溃烂。陆氏《积德堂经验方》：将冷饭团切片或研末，水煎服或加入粥中服用，以用量大为效果好。冷饭团以江西出产，色白的为上品。服药时忌用铁器，忌服发物。

# 白 敛
## （见《神农本草经》下品）

[释名] 白草（见《神农本草经》） 白根（见《名医别录》） 兔核（见《神农本草经》） 猫儿卵（见《本草纲目》） 昆仑（见《名医别录》）

寇宗奭说：白敛很少用来做糕饼，但在敛疮方药用很多用，故称白敛。

李时珍说：兔核、猫儿卵等名均因外形相像所得。昆仑为白敛外皮色黑所得。

[集解] 《名医别录》上说：白敛生长于衡山山谷地带。二月、八月采根，晒干后备用。

陶弘景说：道路旁到处可见白敛。作藤生，其根很像白芷，采后用竹片切开，晒干备用。

苏恭说：其根很像天门冬，每株下有十多枚根块，根皮色红黑，根肉色白很像芍药，与白芷并不相似。

韩保昇说：白敛蔓生，枝头有五片叶子，每枝都是这样。

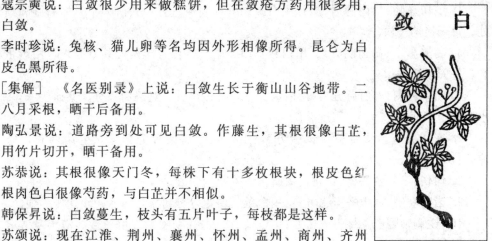

苏颂说：现在江淮、荆州、襄州、怀州、孟州、商州、齐州均有白敛。二月份开始长苗，多在林中蔓生，茎为红色，其叶很像幼小的桑叶，五月份开花，七月结果实。其根像鸡蛋、鸭蛋的形状，但较其长些。多三、五枚根块长在一起，根皮色黑，根内色白。还有一种赤敛，花、果实、功效与白敛均相同，只是根皮、根内都为红色。

## 附　白敛根

[气味]　苦、平，无毒。

《名医别录》上说：甘、微寒。

甄权说：有毒。

徐之才说：代赭石是它的使药。反乌头。

[主治]　《神农本草经》上记载：可散结气，止痛除热，治痈肿疽疮、目赤肿痛、小儿惊痫、温疟以及女阴中肿痛、带下赤白。

《名医别录》记载：可杀火毒。

《大明日华本草》上记载：可治发背瘰疬、面上疱疮、肠风痔漏、血痢以及刀箭所伤、跌打损伤，可生肌止痛。

李时珍说：可解狼毒。

[发明]　陶弘景说：取根捣烂，外敷痈肿处，可见效。

苏颂说：现在医家多用以治风邪致病及刀箭所伤。并多与白芨相配合使用。

[附方]　收有古代附方四种，新近常用方十种，共十四种。

1. 痈疽初起且发于背部。《肘后方》：用水调和白敛末，外涂患处。

2. 疔疮初起。《太平圣惠方》：用水调和白敛末，外涂患处。

3. 一切痈肿。甄权《药性本草》：用白敛、赤小豆、茵草共研为末，用鸡蛋清调和，外涂患处。

4. 一切痈肿。《陶隐居方》：用白敛二分，藜芦一分，共研为末，加酒调和贴敷患处。每天换药三次。

5. 酒渣鼻。《御药院方》：用白敛、白石脂、杏仁各半两，共研为末，用鸡蛋清调和，每天早晨洗患处。

6. 面生粉刺。《肘后方》：用白敛二分，杏仁半分，鸡屎白一分，共研为末，加蜜、水调和后擦面。

7. 冻耳成疮。谈野翁《试验方》：用白敛、黄檗等分研末，生油调和，搽于受凉处。

8. 灼伤。《外台秘要》：将白敛研末，外敷灼伤处。

9. 诸物哽咽。《太平圣惠方》：用白敛、白芷等分研末，每次用水送服二钱。

10. 铁刺哽咽。《太平圣惠方》：以及竹、木等刺哽咽。用白敛、泡半夏等分，研末，用酒送服半钱，每日两次。

11. 刺在肉中。《太平圣惠方》：用白敛、白芷等分研末，每次用水送服二钱。

12. 胎孕不下。《保命集》：用白敛、生半夏等分，共研为末，滴水糊丸如梧子大小。每次用榆皮汤送服五十丸。

13. 风痹筋急。孙真人《千金方》：症见关节处肿痛。用白敛二分、熟附子一分，共研为末，每次用酒送服半分，每天两次。服用十天便可感觉周身发热。服药期间忌食猪肉、冷水。

14. 诸疮不敛。《瑞竹堂方》：用白敛、赤敛、黄檗各三钱，炒后研末，加轻粉一钱，研为细末。先用葱白浆水洗净疮面，再外敷疮面。

# 女 萎
## （见《李氏药录》）

[集解] 苏恭说：女萎的叶很像白敛叶，蔓生，花色白，其子细小。荆、襄间称为女萎，又名蔓楚。女萎用苗而不用根，与萎蕤完全不同。今太常错将女萎当作白头翁。

李时珍说：各家误用女萎来解释藏蕤，其正误详见藏蕤条下。

[修治] 雷敩说：凡采得女萎，阴干备用，去除头部及白蕊部，放在槐树做的砧板上挫碎，加豆淋酒蒸，由巳时（上午九点至十一）至未时（下午一点至一点），然后再晒干备用。

[气味] 辛、温，无毒。

[主治] 李当之说：可止下痢，消食。

《唐本草》上说：可治外感风寒以及霍乱、泻痢肠鸣、气机上下不利，还可治惊痫，令汗出以治寒热百病。

[附方] 收有新近常用方三种。

1. 久痢脱肛。《杨氏产乳集验方》用女萎一升，火烧之，熏于肛门。

2. 虫咬不止。《肘后方》用女萎、云实各一两，川乌头二两，桂心五钱，共研为末，加蜜炼丸如梧子大小，每次用水送服五丸，每日三次。

3. 身体疬疡。《古今录验》用女葳膏治之，取鲁国女葳、白芷各一分，附子一枚，鸡舌香、木香各二分，共研为末，腊猪油七合加于药末中煎，再加麝香一钱，用浮石磨破患处后，外擦药液。

# 赭 魁
## （见《名医别录》下品）

[释名] 李时珍说：其根如魁，魁为酒器的名称。根中有汁为红褐色，故得赭魁这个名字。

[集解] 《名医别录》上说：此物生于山谷之中。二月收采。

陶弘景说：此物形状如小芋，皮色黄肉色白，可见于道路旁。

苏恭说：赭魁中大的像斗，小的如升。蔓生于其他草木之上，叶子很像杜衡叶。陶弘景所说的是土卵，土卵不可入药用，梁、汉人们多蒸而食之，且称其为黄独，此物并非赭魁。

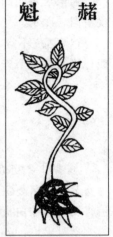

韩保昇说：赭魁的苗蔓延生长，其叶似萝摩，其根似菝葜，皮色紫黑，肉呈黄红色，大的像装一升米的谷仓一般，小的像拳头大小，此物到处可见。

李时珍说：闽人将赭魁放入染缸中，说这样容易上色。沈括《梦溪笔谈》中说：本草书中所载的赭魁，都没有做详细的审察，现在南中此物极多，皮黑肉红，与何首乌相似。切开后可以看见像槟榔似的红色纹理，并流出红褐色的汁，人们用之染皮革来做靴子，闽人称其为余粮，《本草纲目》中石部陶弘景所引的禹余粮，即为此物。沈氏所说的赭魁非常明白，但说赭魁是禹余粮是错误的。禹余粮是现在的土茯苓，可以食用，故有所谓粮的名称，赭魁不可食用，怎么能称粮的名字呢？前面所说的土卵即现在的土芋，见菜部。

### 附 赭魁根

[气味] 甘、平，无毒。

[主治] 《神农本草经》上说：可治心腹积聚，除虫。

## 鹅 抱
### （见《图经本草》）

[集解] 苏颂说：生于宜州山林间，在石边生长，蔓生，叶似大豆叶，其根形如莱菔的叶，根大的像三升器皿一般，小的像拳头大小。二月、八月采根，将根切成片，阴干后备用。

[气味] 苦、寒，无毒。

[主治] 苏颂《图经本草》上记载：可治风热上壅，咽喉肿痛。捣成药末后，用酒送服，可解毒箭所伤。用以治感受风邪毒邪而致皮肤赤肿，可用酒调药末，外敷患处，立即见效。

## 伏鸡子根
### （见《本草拾遗》）

[释名] 承露仙

[集解] 陈藏器说：此物生长于四明天台山。蔓延生长，叶形圆，薄如钱，以根

似鸟形的为好。

[气味]　苦、寒，无毒。

[主治]　陈藏器《本草拾遗》上说：可解百药的毒性，治诸热烦闷、急黄、天行黄疸、疟瘴中恶、寒热头痛、疮疮。还可治牛、马疫病。将伏鸡子根水磨后服下，以新鲜者效果更好。也可外敷痈肿处，此药与陈家的白药功效相同。

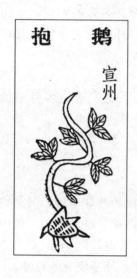

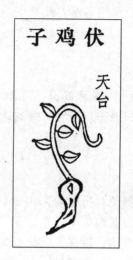

## 附　仰盆
（见《本草拾遗》）

陈藏器说：仰盆味辛、温，有小毒。水磨后服用少量，可治虫毒、飞尸、喉痹。也可将仰盆水磨后直接外敷于皮肤红肿处。此药主要生长于东阳山谷地带，其苗与承露仙相似，根大如鸡蛋，形似仰盆。

## 附　人肝藤（见《本草拾遗》）

陈藏器说：此药可解很多药的毒性，治游风、手脚痿软痹痛。可研末服下或外涂于患处。此药生长于岭南山石间，蔓生，叶有三裂，开紫色花，它与伏鸡子同称为承露仙，但其叶较伏鸡子叶圆。

李时珍说：将其根三两，磨后取汁或煎煮取浓汁服下均可治疗蛊毒。

## 千　金　藤
（见《开宝本草》）

[校正]　自本部移入此。

[集解] 陈藏器说：千金藤有几个品种，南主的与北方的千金藤名称，外形均有些不同，但其主治功效大致相同。生于北方的千金藤根如手指大小，颜色与漆树相似；生于南方的千金藤根色黄红，很像细辛。舒、庐一带有一种藤很像木蓼，又名乌虎藤，绕树生长，冬季也呈青色，又称之为千金藤。江西林间有种草，果实腋生，与鹤膝相同，其叶如柳叶，此物也称为千金藤。还有一种叶形很像荷叶，但叶大小如铜钱，也叫千金藤，又叫古藤，此物主治下痢及小儿大腹。千金即名贵的意思，上述这些只是同名异物，若只提其名称，并不知道指的是哪一种。另外岭南有个陈思岌，也称为千金藤。

[气味] 缺。

[主治] 陈藏器说：可治一切邪气血毒，如霍乱中恶、天行虚劳疟瘴、咯痰咳嗽、痈肿以及药石所发、癫痫均可用此药治疗。

## 附 陈思岌
### （见《本草拾遗》）

陈藏器说：出于岭南山野中。蔓生很像小豆，其根和叶味辛香，又名石黄香，又名千金藤。其根味辛、平，无毒。可解热毒及诸药的毒性，可治丹毒、痈肿，除天行壮热，治喉痹、蛊毒，可煎煮取汁服用。也可磨后外涂于疮处。

李珣说：味苦、平。将它浸于酒中服用，可治风病，补益使身体轻盈。

## 九仙子
### （见《本草纲目》）

[释名] 仙女娇

[集解] 李时珍说：九仙子生长于均州太和山，每根连缀着九枚根块，色白，大者如鸡蛋，小者如半夏大小。二月开始长苗，蔓生可高达六、七尺，茎细且光滑。其叶与乌桕叶相似，为扁圆形，桠杈处生有一至二个小枝叶，细柔下垂。六、七月开青黄色小花，花开后随即结果，其果实小而簇生，很像谷精草子的样子。九月份可以采根。

[气味] 苦、凉，无毒。

[主治] 李时珍说：可治咽痛喉痹，可散血。将本药与新汲水或醋磨汁，含后咽下，效果很好。

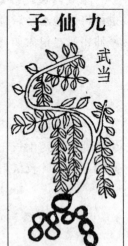

# 山 豆 根
## （见《开宝本草》）

［释名］ 解毒（见《本草纲目》）黄结（见《本草纲目》）　中药

苏颂说：山豆根的蔓像大豆的蔓，故得此名。

［集解］ 苏颂说：山豆根生长于剑南、宜州及果州的山谷地区，现在的广西也有此物，但以忠州、万州的为最好。其苗、蔓很像大豆的，叶色青，冬季也不凋谢，八月可采根。广南的山豆根很像小槐，高一尺左右，石鼠喜食它的根。所以岭南人捕鼠，取其肠胃，晒干备用，入药可解毒攻热。

［气味］ 甘、寒，无毒。

李时珍说：沈括《梦溪笔谈》上说山豆根味极苦，许多本草书上说其味甘，是个大错误。

［主治］ 《开宝本草》上说：可解诸药的毒性，并可止痛、消疗疮肿毒，治发热咳嗽、急黄，杀小虫。

苏颂说：含咽山豆根汁，可解咽喉肿毒，效果极妙。

李时珍说：山豆根研末，用热水送服五分，可治腹胀喘满。用酒送服三钱药末，可治妇人气血不和、腹胀不适，还可驱诸虫。做成丸剂服用，可止下痢。将山豆根磨汁服用，可治突发的热厥心腹痛及五种痔痛。研汁外涂可治疗热毒肿痛、秃疮及蛇、狗、蜘蛛咬伤。

［附方］ 收有古代附方十种，新旧常方三种，共十三种。

1.解虫毒。孙真人《千金备急方》：秘密取山豆根，加水研碎，取少量服下，无效可再服。若因中蛊毒而致不能出声的，服用此药也可见效。

2.五种急黄。孙真人《千金备急方》：将山豆根研末，用水送服二钱。若有毒蛊气味，则用酒送服药末。

3.霍乱吐利。孙真人《千金备急方》：将山豆根研末，橘皮汤送服药末三钱。

4.赤白下痢。孙真人《千金备急方》：将山豆根研末，加蜜炼丸如梧子大小，每次空腹用白汤送服二十丸，服用三次则下痢自止。

5.水蛊腹大。《太平圣惠方》。症见腹大可听见水声，并见皮色较深。用山豆根研末，酒送服二钱。

6.突然腹痛。孙真人《千金备急方》：用山豆根加水研碎，每次服用半杯，药入口腹痛即止。

7.头风热痛。孙真人《千金备急方》：将山豆根研末，加油调匀，涂于太阳穴处。

8. 头上白屑。孙真人《千金备急方》：将山豆根研末，放入油中浸泡后，每日用之涂发。

9. 牙龈肿痛。孙真人《千金备急方》：将山豆根一片，含于牙痛睡即可止痛。

10. 喉中发痈。李仲南《永类钤方》：将山豆根加醋磨碎，含于口中，流涎即愈。病情重不能出声的，用鸡毛蘸药频频扫于喉中，引涎流出，即可出声说话。

11. 各种疮痈。《经验方》：症见烦热。用水与山豆根捣汁，服少量药汁，即可见效。

12. 疥癣虫疮。孙真人《千金备急方》：将山豆根研末，用腊猪油调和，涂于患处。

13. 喉风急证。杨清叟《外科秘传》：症见牙关紧闭，水谷不能入。用山豆根、白药等分，水煎后，将药汁含于口中，随后咽下，二、三次始可治愈。

# 黄 药 子
## （见《开宝本草》）

［校正］　自木部移入此。

［释名］　木药子（见《本草纲目》）　大苦（见《本草纲目》）　赤药（见《图经本草》）　红药子

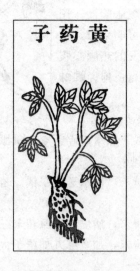

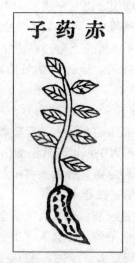

李时珍说：按沈括《梦溪笔谈》上说：本草甘草注中引《尔雅》郭璞注的一句话：蘦大苦即为甘草。有物蔓生，叶与薄荷叶相似，色青黄，茎色赤，节节生长，每年有枝叶生长。此物为黄药子，其味极苦，故又名大苦，并非甘草。

［集解］　苏颂说：黄药子原产于岭南，现在的夔州、峡州及明、越、秦、陇山中均有此物，但以忠州、万州的黄药子为最好。此物藤生，高三、四尺，其根、茎很像小桑的根、茎，十月份可以采根。产于秦州的黄药子又名红药子，产于施州的又名赤

药，其叶与荞麦叶相似，枝梗色赤，七月份开白花，其根湿时为红色，晒干后即为黄色。《神农本草经》上记载有一物生于蜀郡山谷，根为实心。苏恭说此物即为黄药子，多用其核仁，大概就是指黄药子的果实。但说其叶与杏叶相似，开红、白色花，果肉味酸，所以又不是黄药子。

李时珍说：现在处处有人栽种黄药子。其茎高二、三尺，茎柔软且节节生长，样子很像藤，但又不是藤。其叶像拳头一般大小，叶长三寸左右，不像桑叶。其根长一尺左右，粗者直径可达二、三寸，根皮为褐色，根中为黄色，也有呈黄赤色的，根肉的颜色很像羊蹄根。人们多将其根捣烂后放入染蓝缸中，说这样做容易染上颜色。唐代苏恭说药实根就是指黄药子。宋代苏颂将药实根当作黄药子的果实。现在的黄药子冬季枯萎，夏天发芽生长，开小花而不结果实。苏恭所说的药子并不专指黄药子，而苏颂所说的亦无凭据。

## 附　黄药子根

[气味]　苦、平，无毒。

《大明日华本草》记载：性凉。可治马的心肺热疾。

[主治]　《开宝本草》记载：可治各种恶疮肿痛、疮瘘及喉痹，并可治蛇、狗咬伤。研末用水送服，或含于口中，或研末外涂均可。

李时珍说：可凉血降火，消瘿解毒。

[发明]　苏颂说：孙思邈《千金月令方》记载：治疗瘿瘤已长一、二年，可用万州的黄药子半斤，以根小量重者为上品。根虚量轻者为他州所产，作用缓慢，入药时用量须加倍。取无灰酒一斗，将药放入酒中，盖严瓶口，用糠火烧二个时辰，等酒冷却后打开瓶盖。频频饮药酒，使酒气不断，这样三、五日，取镜自照，若颈部瘿瘤已消则停服药酒，若继续服用，则会使颈部变得比正常时更细。刘禹锡《传信方》上亦著此方的效用，并说此方从邕州张岩处所得。张岩见别人用此方有效，亲自试用，果然效验。张岩所用之方与上述基本相同，小有不同处为张岩将酒烧至出香味，瓶口有津冒出即止，且烧酒的火不可过猛。

[附方]　收有古代附方三种，新近常用方五种。

1. 项下瘿气。《斗门方》：取黄药子根一斤洗净后锉成细末，用一斗酒浸泡它。每日早晚常规服用一杯药酒。用药时忌用一切毒物，且须保持心情舒畅。日久可见其效。

2. 吐血不止。《太平圣惠方》：用黄药子根一两，水煎后服下。

3. 咯血吐血。王璆《百一选方》：用蒲黄、黄药子根等分，共研为末，放于手掌中，舐药末后服下。

4. 吐血咯血。王衮《博济方》：用黄药子根、汉防己各一两，共研为末，每次食用小麦汤后送服药末一钱，一日两次。

5. 鼻衄不止。《简要济众方》：用黄药子根研末，每次用煎淡胶汤送服药末二钱。

服后过一段时间，再用新汲水调药末一匙服下。

6. 鼻衄不止。李绛《兵部手集方》：将黄药子根加新汲水研磨，取汁一碗，一次服下。

7. 产后血晕。《禹讲师经验方》：症见恶物冲心，四肢冰冷，唇青腹胀，甚至昏迷。可用红药子根一两，头红花一钱，加水二杯，妇人油钗二只，同煎取药汁一杯服下。服后大、小便通利，恶血亦随之而出。

8. 天泡水疮。《濒湖集简方》：用黄药子根研末，外搽患处。

# 解 毒 子
## （见《唐本草》）

[释名]　地不容（见《唐本草》）　苦药子（见《图经本草》）

[集解]　苏恭说：地不容生长在川西的山谷地带，随时可采，当地人称其为解毒子。

苏颂说：解毒子出产于戎州。蔓生，叶色青如杏叶一般，但较杏叶大些，其叶较厚、较硬，冬季也不凋谢，但此物不开花，也不结果。解毒子的根色黄白，根的外皮粗糙呈褐色，根块相连，外形圆大，随时可采。另有开州、兴元府出产的苦药子，与黄药子相似，春天采根，晒干备用，也可入马药用。

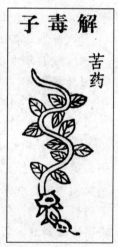

李时珍说：《四川志》上说：苦药子出于忠州。其性寒，可解诸毒。川蜀到处都有此物，即解毒子。还有的说：卯州的苦药子又称黄药子，只是地区不同而名称不同罢了，其实药物的作用很相近。

## 附：解毒子根

[气味]　苦、大寒，无毒。

[主治]　《唐本草》记载：可解毒，止烦热，辟瘴疠，并可利喉，去痰毒。

苏颂说：可治五脏邪气，清肺热。

李时珍说：可消痰降火，利咽喉，退目赤。

[附方]　收有新近常用方两种。

1. 咽喉肿痛。《太平圣惠方》：症见咽痛，水浆不下。用苦药子、山豆根、甘草、硝石各一分，射干、柑皮、升麻各半两，共研为末，加蜜炼丸，含于口中。

2. 眉棱骨痛。《普济方》：症见热毒攻眼，头痛眉痛，壮热不止。可用解毒子、木香、川大黄各三分，共研为末，用浆水调成膏状，贴于痛处，药膏干后更换新药。

### 附　奴会子
#### （见《海药本草》）

李珣说：其味辛、平，无毒。主治小儿脾胃虚寒所致疳积，口渴脱肛，消瘦等脾胃虚弱的病症。《刘五娘方》中说：用之煎服。此物生于西国诸戎。大小与苦药子相近。

### 附　药实根

《神农本草经》上说：味辛、温，无毒。主治诸邪所致痹痛，可续断骨、补骨髓。又名连木。

《名医别录》上说：此物生于蜀郡山谷地带，随时可采。

苏恭说：这是药的种子，当今人盛用此药，胡人称其为那疏，出产于通州、渝州。其子味辛、平，无毒。可破血、止痢、消肿、除毒虫、疰虫、蛇的毒性。树生，叶似杏叶，开红白色花，果肉味酸，一般只用其果仁，而《神农本草经》中错载了根字。

李时珍说：此药子虽然很像黄药子、苦药子，但稍有不同。黄药子和苦药子均不结子，而此物为树上所接种子。葛洪《肘后方》上说：婆罗门称其为那疏树子，中国人称其为药子。去皮取果仁，研为细末服用，可治各种疾病。

# 白　药　子
## （见《唐本草》）

［集解］　苏恭说：白药子出产于原州。三月份开始长苗，其叶很像苦苣叶，四月份抽茎，茎色红，很像壶卢蔓，六月份开白花，八月份结子，又名瓜蒌，九月份叶落枝断。采得其根需洗净切开，晒干后备用，根皮呈黄色的为白药子。

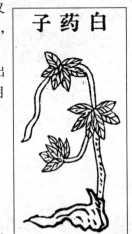

苏颂说：现在的夔、施、合州以及江西、岭南均有此药。出产于江西的白药子叶子很像乌桕叶，其种子很像绿豆，到了八月份种子变成红色，治马热方多用此药。

### 附　白药子根

［气味］　辛、温，无毒。

甄权说：苦、冷。

［主治］　《唐本草》记载：可治刀枪所伤，有生肌的作用。

《大明日华本草》记载：可消肿毒，治喉痹，消痰止嗽，并治消渴、吐血。

甄权说：可治喉中发热，阻塞不通以及时常咽部肿痛。

马志说：可解野葛、生金、巴豆、百药的毒性。将根研末，外敷可止血、止痛，治刀斧所伤及跌打损伤。

李时珍说：此药可散血降火，消痰解毒。

〔附方〕 收有古代附方三种，新近常用方九种。

1. 天行热病。崔元亮《海上集验方》：将白药子根研末，浆水一杯，调服药末二钱，服后仰卧一会儿，感觉心闷或腹痛肠鸣，随之将呕吐、泄利数次，若吐、利不止，可食冷粥一碗以止吐、利。

2. 心痛解热。苏颂《图经本草》：用白药子根、野猪尾二药，洗净去粗皮，焙干等分，捣碎筛净，用酒送服一钱，效果很好。黔人多用此解热，治心痛。

3. 风热上壅。《太平圣惠方》：症见咽喉不利。用白药三两，黑牵牛半两，二药同炒，去牵牛一半，共研为末，再加防风末三两，调和均匀，每次用茶送服一钱。

4. 喉中热塞。杨士瀛《仁斋直指方》：症见咽喉肿痛，宜散血消痰。用白药子、朴硝等分，共研为末，将药末吹入咽喉部，每日四、五次。

5. 咽喉肿痛。《太平圣惠方》：将白药子根研末一两，龙脑一分，和蜜炼丸如芡子大小。每次含用一丸即可。

6. 吐血不止。《太平圣惠方》：将白药子根烧而存性，用糯米饮送服三钱。

7. 衄血不止。《经验良方》：用红枣、白药子根等分烧而存性，共研为末，用糯米饮送服。或将二药煎汤洗鼻，并将药频频吸入鼻内。

8. 胎热不安。《太平圣惠方》：用铁罩散治之，即白药子一两，白芷半两，共研为末，每次用紫苏汤送服二钱。若心中烦热，可加用少许砂糖。

9. 治一切疳眼方。杨士瀛《仁斋直指方》：症见赤烂生翳。用白药子一两，甘草半两，共研为末。再将猪肝一具，从中批开，放入药末五钱，煮熟后一并吃下。

10. 小儿疳泻。杨士瀛《仁斋十指方》：症见吐痢不止。可用上方治之。

11. 诸骨鲠咽。《普济方》：将白药煎米醋，细细咽下。骨刺在上者即可吐出，在下者由大便排出。

12. 痈肿不散。《图经本草》：将生白药根捣烂，外贴患处，药干则更换新药。若没有新鲜白药根，则将干白药根研末，加水调和贴于患处。

## 附 陈家白药
### （见《本草拾遗》）

陈藏器说：此药味苦、寒，无毒。可解诸药的毒性，加水研末服下。服下后与毒邪相攻，毒邪将由口腔吐出。若毒邪未尽，可再服此药。本药还可除心胸烦热，去天行瘟瘴。此药出产于苍梧陈家，故有陈家白药这个名称。明山亦有此药。其蔓、根均与土瓜相似，叶子像铜钱状，根与防己根相似，根体小质重者为上品，人们多采其根并食用。此物与婆罗门白药及赤芍的功用相似。

李时珍说：刘恂《岭表录异》上说：陈家白药善于解毒，其余诸药的解毒作用均不如它，此药救人甚多。封州、康州皆种此药，广府每年上贡此物。当时虽每年上贡此物，但现在不再上贡。若有的话，可能现在的名称与原来的不同了。

## 附　甘家白药
### （见《本草拾遗》）

陈藏器说：此药味苦、大寒，有小毒。可解诸药的毒性，水研后服用，即可吐出毒物。毒物未吐尽者，可再服。此药与陈家白药的功用相同。二物均性冷，霍乱下利者不宜使用此物。出产于龚州以南地区，生长于背阳处，其叶与车前叶相似，其根与半夏相似，将根捣汁饮之如蜜。此药名也是因发现者名甘家所得。岭南地区毒物很多，用此药解毒，可谓天之所赐。

## 附　会州白药
### （见《本草拾遗》）

陈藏器说：主治刀枪所伤，可止血生肌，将此药研末外敷即可。出产于会州。其叶与白敛叶相似。

## 附　冲洞根
### （见《本草拾遗》）

陈藏器说：味苦、平，无毒。可去热毒，治蛇、狗、虫咬伤及痈疮。此物出产于岭南恩州，取其根阴干备用。其功效与陈家白药相似，但其苗、蔓与陈家白药并不相似。

李珣说：其苗、蔓很像土瓜的苗、蔓，其根也与土瓜很相似。味辛、温。主治一切毒气及毒蛇咬伤。取其根研磨后，用水送服，服后各种毒物将全部吐出。

## 附　突厥白
### （见《开宝本草》）

陈藏器说：味苦。主治刀枪所伤，可止血生肌，健腰续筋骨。此物出产于突厥，色白如灰，故说此物由石灰与其他诸药合成。

马志说：现在所用的突厥白出产于潞州。其根为黄白色，形状很像茯苓，但较之虚软。其苗高三、四尺，春、夏季节叶如薄荷，花似牵牛而较牵牛颜色更紫，花上有白棱。二、八月可采根，晒干备用。

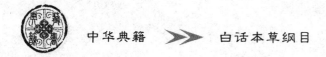

# 威 灵 仙
## （见《开宝本草》）

[释名] 李时珍说：威指其药性猛烈。灵仙是指其功效不凡。

[集解] 马志说：此物出产于商州上落山及华山以及平坦湿润地带，以听不见水声处生长的为上品。威灵仙早于众草生长，茎为方形，叶子成对生长。冬季丙、丁、戊、己这几天可采其根备用。

韩保昇说：九月末至十二月，可采其根，阴干后备用。其余月份均不可采用。

苏颂说：现在陕西、河东、河北、汴东、江湖州郡皆有威灵仙。初生作蔓，茎如钗股，呈四棱形。其叶很像柳叶，羽状复叶，每层六、七叶，就像车轮有六层或七层那样。七月内开花，呈浅紫色或碧白色，其花作穗状很像莆台子，也有像菊花头的。其果实为青色。根茎下侧丛生多数细根，九月采根，过时则将腐烂。

李时珍说：其根每年长出新的旁枝，年数越多根须越茂盛，一根可丛生细根数百条，最长的可长二尺左右。新鲜时呈黄黑色，干燥后呈深黑色，俗称铁脚威灵仙指的就是这个。威灵仙还有另外几个品种，根须形状一样，只是颜色有的发黄，有的发白，均不可入药用。

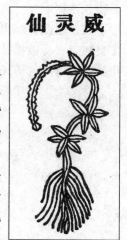

### 附 威灵仙根

[气味] 苦、温，无毒。

张元素说：味甘，为纯阳之品，入太阳经。

李杲说：此药可升可降，为阴中之阳药。

李时珍说：味微辛、咸、不苦。忌茶、面汤。

[主治] 《开宝本草》记载：可祛风邪，宣通五脏，去腹中寒邪积滞以及心膈痰湿，水饮之邪。并治久积癥瘕、痃癖气块及膀胱宿脓恶水、腰膝冷痛。还可治折伤。久服此药可预防瘟、疫、疟等疾病。

李杲说：可消新、旧积滞及胸中痰湿之邪，祛散皮肤、大肠所受的风邪。

[发明] 苏颂说：唐贞元年间，嵩阳子周君巢作《威灵仙传》上说：威灵仙可祛各种风邪，通畅十二经脉，晨起服用此药，夜间即可见效。宣发疏散五脏的寒邪、脓汤及饮邪，服药后有轻微的通利作用，但不会使人泻下不止。服用此药，可感受四肢轻健，手足微暖，并有清心凉爽的感觉。最先为商州有一病人，患手足不遂、不能步

行数十年。所有良医及殚技均不能治之。其家人将患者放于路旁，以求得治病良方。巧遇一新罗僧，告诉他们：有一药可救活病人，但不知此地是否有此药。家人因此进深山中寻找，果然找到所需之药，即威灵仙。使患者服下，数日后即可下地走路。后山有个邓思齐得知此事，将其记录下来。此药可治男女中风不语，手足不遂，口眼㖞斜及言语蹇涩，并可治筋骨节风、绕脐风、胎风、头风、暗风、心风、风狂、大风，皮肤风痒、白癜风，热毒风疮，头晕目眩，手足顽痹，腰膝疼痛、久立不得，还可治跌打损伤、腰痛，肾脏风壅，伤寒瘴气，憎寒壮热，头痛流涕，黄疸、黑疸，头面浮肿，腹内宿滞，心头痰水，膀胱宿脓，口中涎水，冷热气壅，肚腹胀满，好吃茶滓，心痛，注气膈气，冷气攻中，脾肺诸气，痰热咳嗽气急，坐卧不安，气冲眼赤，攻耳成脓，阴汗盗汗，大小肠秘，服用此药，立即通畅。亦可治气痢痔疾，瘰疬疥癣，妇人月经不调，动经多日，气血冲心及产后秘涩。具体用法：采根阴干，一月后将根捣成碎末，每次空腹用酒送服三分。若患者耐药性强，每次可送服药末六钱。服后便下两次，则应减量，病除后停服。威灵仙药性温和，与其他药物均不抵触，只恶茶和面汤，所以可用甘草、栀子代饭送服药末。还有一种方法就是将威灵仙根洗净焙干研末，加入好酒使药末微湿，放入竹筒内，密封好，蒸后晒干，再蒸再晒，数次后取出药末，若药末干燥，可添酒洒之，并加白蜜和丸如梧子大小。每次用温酒送服二、三十丸。崔元亮《海上集验方》如此详细地记载此药。

苏恭说：腰肾脚膝积聚，肠内诸冷积滞，多年不愈者，服用此药均可见效。

寇宗奭说：其药性快捷，多服可疏通五脏真气。

朱震亨说：威灵仙属木，是治痛风的必用之药。病在上在下均可用之，服之效果尤佳。其性好走，亦可横行，故崔元亮说此药可祛各种风邪，通畅十二经脉，晨起服用，夜间即可见效。凡是在听到流水声处采得此药，可推知其性好走。以长在无水声处的威灵仙为好。

李时珍说：威灵仙气温，味微辛、咸。辛可泄气，咸以泄水。故体质较好患风湿痰饮病的人，服之见效极快。其性疏利，久服可损伤人的真气，所以气虚者不可服用。

[附方]　收有古代附方四种，新近常用方十五种。

1. 脚气入腹。杨起《简便方》：症见胀闷喘急。用酒送服威灵仙末二钱，痛减一分则药亦减一分。

2. 腰脚诸痛。孙思邈《千金方》空腹用温酒送服威灵仙末一钱。每日以微利为度。

3. 腰脚诸痛。《经验方》：用威灵仙一斤洗净晒干，放入好酒中浸泡七日，捞出晒干研末，用面糊作丸如梧子大小。每次用上述浸药酒送服二十丸。

4. 肾脏风壅。《集验方》：症见腰膝沉重。将威灵仙研末，加蜜炼丸如梧子大小。每次温酒送服八十丸。若为风毒积滞所致，服药后将利下恶物，如青脓胶。若未见利下，夜间可再服一百丸，利下恶物后，食粥以补之，且一月之内常服温补之药。孙兆方称上方为放杖丸。

5. 筋骨毒痛。《濒湖集简方》：因患杨梅疮，服轻粉毒药，年久不愈。用威灵仙三斤，加水、酒各十瓶，密封煎煮一炷香的功夫，使火毒排出。每天饮用此药，直至痊愈。

6. 破伤病。胡滢《卫生易简方》：用威灵仙半两，独头蒜一个，香油一钱，同捣烂，热酒冲服。服后汗出则愈。

7. 手足麻痹。《普济方》：症见时发疼痛，或打扑伤损，痛不可忍，或瘫痪。用炒威灵仙五两，生川乌头、五灵脂各四两，共研为末，用醋糊丸如梧子大小。每次用盐汤送服七丸。服药期间忌茶。

8. 男妇气痛。《摘玄方》：症见痛不可近。用威灵仙五两，生韭根二钱半，乌药五分，加好酒一杯及鸡蛋一个，用灰火暴一宿，五更见鸡蛋壳软化为度。去药渣后，温服药汁，用硬物压于痛处，并向患侧侧卧。再次煎煮药渣，第二天服用。若感觉包块刺痛，则为见效。

9. 噎塞膈气。唐瑶《经验方》：用威灵仙一把，加醋、蜜各半碗，煎至五分，服下。若吐出宿痰则愈。

10. 停痰宿饮。症见喘咳呕逆，饮食不入。将威灵仙焙干，半夏于姜汁浸泡后焙干，共研为末，用皂角水熬成膏状，做成绿豆大丸药。每次用姜汤送服七至十丸，每日三次，一月后见效。服药期间忌茶和面。

11. 腹中痞积。《普济方》：用威灵仙、猪桃儿各一两，共研为末，每次用温酒送服三钱。此方名化铁丸。

12. 大肠冷积。《经验良方》：将威灵仙研末，加蜜炼丸如梧子大。一更时用生姜汤送服十至二十丸。

13. 肠风泻血。《圣济总录》：用威灵仙、鸡冠花各二两，加米醋二升，煮干后，炒研为末，用鸡蛋清调和药末作成小饼，烤干后再研末，每次用陈米送服二钱，每日两次。

14. 痔疮肿痛。齐德之《外科精义》：用威灵仙三两，加水一斗，煎汤，先熏后洗，药汁冷却后可加温。

15. 诸骨鲠咽。用威灵仙一两二钱，砂仁一两，砂糖一杯，加水二钟，煎至一盏，温服。

16. 诸骨鲠咽。瞿仙《乾坤生意》：用威灵仙浸于米醋中二天，晒干研末，用醋糊丸如梧子大小。每次用半茶米汤水饮送服二、三丸。若服药后欲呕吐，可用半匙铜青末，加油一、二点，用茶送服以探吐。

17. 治鸡鹅骨鲠。《圣济总录》：用半茎威灵仙五钱，加井华水煎服，鸡鹅骨随即变软如棉可以吞下，效果很好。

18. 飞丝缠阴。李楼《怪证奇方》：症见阴囊肿痛欲断。将威灵仙根捣汁，浸泡患处。有一患者得此病，上法治后见效。

19. 痘疮黑陷。《儒门事亲》：用铁脚威灵仙炒后研末一钱，脑子一分，温水调服，以取下疮痂为效。其意思同百祥丸之意。

# 茜 草
## （见《神农本草经》上品）

[校正] 并入有名未用《名医别录》苗根。

[释名] 蒨（蒨读音为茜） 茅蒐（读音为搜） 茹藘（读为如闾） 地血（见《名医别录》） 染绯草（见《蜀本草》） 血见愁（见《土宿本草》） 风车草（见《土宿本草》） 过山龙（见《本草衍义补遗》） 牛蔓

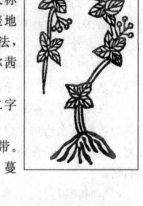

草 茜

李时珍说：陆佃说许慎的《说文解字》上说蒐是人血所化，故草鬼因此又称蒐。陶隐居本草说：东方有此物，但数量不如西方的多。西草为茜，因此得名。陆玑说：齐人称它为茜，徐人称它为牛蔓。草生长茂盛为蒨，牵引生长的为茹，相互连接覆盖地面的为藘，故蒨、茹藘的名称均由此而来。蒐为人血所化的说法，恐怕是地方上的传言。《土宿真君本草》说：四补草的根又称茜草，又名西天王草，又名四岳近阳草，又名铁塔草及风车儿草。

陈藏器说：有一些名称未用，其苗根即为茜根。茜、苗二字相似，传写错误所致，故苗根、茜根为一物。

[集解] 《名医别录》 上说：茜根生长于乔山川谷地带。二、三月采其根，晒干后备用。又说：苗根生于山的背阳处，蔓生于它木之上，茎上有刺，果实很像辣椒。

陶弘景说：这就是现在用以染绛的茜草。东间各处有此物，但数量不如西边的多。《诗经》上说：茹藘生在阪上的即是茜草。

韩保昇说：染绯草的叶很像枣叶，头尖形下端较宽，其茎、叶均涩而不光滑，叶对生于节间，蔓延草木之上。其根为紫红色，到处都可见，八月采收。

苏颂说：现在苗圃亦作畦种莳。故《史记》上说：种千亩卮茜，其人家之富可与千户侯相比拟。以形容栽种此物可得厚利。

李时珍说：茜草于十二月长苗，蔓生攀延数尺，茎呈方形，中空有筋，茎外有小刺，节节生长，每节数寸。每节上长有五叶，其叶很像乌药叶而较之更粗糙，叶面色青，背面色绿。七、八月开花，结果实很像小辣椒而较之稍大，果实中有细小种子。

## 附 茜草根

[修治] 雷斅说：若使用此药，需用铜刀在槐树做的砧板上锉细，晒干备用，勿与铅、铁器接触。亦不要与赤柳草根相混淆，两物非常相像，只是赤柳草根味酸涩一

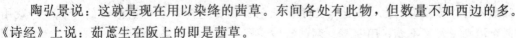

些。若误服赤柳草根，将使人患内障眼，连服甘草水解其药性，可使毒气消散。

[气味]　苦、寒，无毒。

甄权说：味甘。

《大明日华本草》说：味酸，入药用，作用奇妙。

朱震亨说：性热。

张元素说：微酸、咸、温。为阴中之阴药。

《名医别录》上说：其苗根咸、平，无毒。

徐之才：畏鼠姑。其汁可制雄黄。

[主治]　《神农本草经》记载：可治寒湿风痹、黄疸，可补益中焦。

《名医别录》记载：可止血，治崩漏下血，还可治膀胱不足，蹶跌蛊毒。久服可益精气，使身体轻盈舒畅。亦可用之染绛。其苗根可主痹痛及热中、跌打损伤。

甄权说：可治六极伤心肺，吐血泻血。

《大明日华本草》说：可止鼻血、尿血及产后恶露不止，月经不止，带下，亦可治跌打损伤，淤血疼痛，泄精，治痔瘘疱疖，以助排脓。用酒煎服。

李时珍说：可通经脉，活血行血，治骨节风痛。

[发明]　陈藏器说：茜草主治虫毒，煮汁服用即可。《周礼》说：庶氏掌让人服用嘉草以除虫毒。嘉草即指蘘荷与茜草，主治虫毒，效果最佳。

朱震亨说：一般人治痛风病，多用草药以迅速取效。如石丝为君药，佐以过山龙等药，然以上药均性热且燥，不能养阴，对湿病的治疗也有一些作用。湿痰得燥药可化，淤血得热药可行，但效果很短暂。若病重且血虚的病人，用了上药可使体质更虚，病情更重。

李时珍说：茜根为红色且性温，味微酸而带咸味。色红可入营血，气温可行滞，味酸入肝，味咸可行血，故茜草为手足厥阴经血分之药，有行血活血的专长。一般用茜草治女子月经不调，用茜草一两煎酒服用，服用一日月经即通，非常有效。《名医别录》上说：久服此药可益精气，使人体健轻盈。《大明日华本草》说：此药可致泄精，与上述所说非常不同，恐怕此说没有凭据。

[附方]　收有古代附方三种，新近常用方八种，共十一种。

1. 吐血不定。周应《简要济众方》：用茜根一两，捣为碎末，每次水煎药末二钱，冷却后服用。也可用水调和药末二钱服下。

2. 吐血燥渴。《圣济总录》：并可解毒。用茜根、雄黄豆去皮，炙甘草等分，共研为末，井水调和做弹子大小丸药。每次用温水化开一丸后服下。

3. 鼻血不止。许学士《本事方》：茜根、艾叶各一两，乌梅肉二钱半，共研为末，炼蜜丸如梧子大小。每次用乌梅汤送服五十丸。

4. 五旬行经。唐瑶《经验方》：症见妇人五十以后经水不止，作败血论。用茜根，一名过山姜一两，阿胶、侧柏叶、炙黄芩各五钱，生地黄一两，小儿胎发一枚烧成灰，分作六贴，每贴加水一杯半，煎至七分，再加入发灰，服下可见效。

5. 女子经闭。用茜根一两，酒煎后服下。

6. 心瘅心烦。《伤寒类要》：症见内热。将茜根煮汁服用。

7. 解中焦蛊毒。陈延之《小品方》：症见吐出恶血如烂肝。用茜草根、蘘荷叶各三两，加水四升，煮取二升，服下即愈。

8. 黑髭乌发。《圣济总录》：用茜草一斤，生地黄三斤捣取汁。茜草加水五大碗，煎后将茜根绞汁，再将根滓煎三度，用此药汁加上生地黄汁微火煎如膏状，用瓶子盛好，每次空腹温酒送服半匙药膏，如此服用一月后髭发黑如漆。服药期间忌萝卜、五辛。

9. 蝼蛄漏疮。《儒门事亲》：茜根烧灰。与千年石灰等分，共为末，加油调和外敷。

10. 脱肛不收。《太平圣惠方》：用茜根、石榴皮各一把，加酒一杯，煎至七分，温服。

11. 预解疮疹。方贤《奇效良方》：症见时行疮疹正发，服下方可无后患。用茜根煎汁，加少量酒饮用。

## 附　血藤（见《图经本草》）

苏颂说：此物产于信州。叶如蓁茵叶，根粗如拇指，呈黄色。一般五月采用，用之攻血治气块。

李时珍说：根据虞抟记载血藤就是过山龙，药理相近似，不知是否是真的，故附于此处。

# 剪　草
## （见《日华诸家本草》）

[集解]　陈藏器说：剪草生长于山泽地带，叶像茶叶而较茶叶更狭，江东一带的人们多用此药。

苏颂说：剪草生长于润州。二、三月采收，晒干后备用。

李时珍说：许叔微《本事方》上说剪草外形很像茜草，也同细辛很像。婺、台二州皆有此物，但只有婺州的剪草可用。书中讲得很详细，现在我遍访各处，却无人知道它，有的人说它就是茜草，但没有根据。

## 附　剪草根

[气味]　苦、凉，无毒。

苏颂说：性平。

[主治]　《大明日华本草》上记载：可治各种恶疮、疥癣及风瘙，还可治瘘蚀有

虫，将它浸泡于酒中服用。

李时珍说：可主治一切失血症。

［发明］　张元素说：上部出血病症，须用剪草、牡丹皮、天门冬、麦冬门。

李时珍说：许学士《本事方》上记载：剪草可治劳瘵、吐血损肺及血热妄行，称其为神传膏。具体用法如下：将剪草根一斤洗净，晒干研末，加生蜜二斤，调和成膏状，用器皿盛好，注意不得用铁器，每天蒸一次，如此九次为止。病人须五更起床，面向东坐，不可言语出声，吃四匙药，吃后过一会儿喝下稀粟米饮。药须冷服，米饮亦不可过热，若出现呕吐、下利，无需治疗。若久病肺虚咯血，只服一次便愈。若为一般嗽血，服用一匙药即可。有一贵妇患劳瘵病，得此方，九日后做成上药，药成前一夜，病人于梦中听得他人告诫勿乱服药。第二天刚想服药，屋上土块落入药碗中，不可服用。再如上做药，将服时，一猫将药碗打翻，又不得服用。以后再未做成上药，夫人一日突然死去。此药竟如此怪异。若是轻微的血流妄行，只需服一小口药即愈。此药虽绝妙如此，可惜早已失传。

［附方］　收有新近常用方两种。

1. 风虫牙痛。《中藏经》：用剪草、细辛、藁本等分，水煎后，趁热用之漱口，过一会牙痛即止。

2. 风疮瘙痒。《和剂局方》：可用滑肌散治之，可将干剪草根研末，加麻油调和外涂患处。

# 防　己
## （见《神农本草经》中品）

［释名］　解离（见《神农本草经》）　石解

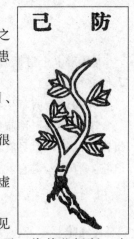

李时珍说：李东垣说防己就像险健之人，幸灾乐祸，为动乱之首。若善用此药，亦可治病。它的名字可能就善此义。解离即病患因其而消散。

［集解］　《名医别录》说：防己生长于汉中川谷地带。二月、八月采其根，阴干后备用。

李当之说：其茎很像葛，蔓延生长。根皮色白，根内色黄，很像桔梗，根内还有黑色条纹很像车辐。以上这种防己为上等防己。

陶弘景说：现在的防己生长于宜都、建平。以个大色青白，虚软者为良品，根上有黑点者不佳。服食亦须之。

苏颂说：现在黔中也有防己。但是汉中出产的防己批开后可见车辐样纹理，根肉黄且味香，茎梗非常嫩，其苗、叶有些像牵牛子。将其茎折断，由一头吹气，气可从茎中通过，与木通很像。其他地方出产的防己色青白，质虚软，带有腥气，且根皮皱，上有丁足子，此为木防己。苏恭说木防己不可用。而古方张仲景治伤寒有加减木防己汤，还有防己地黄汤、五物防己汤、黄芪六物汤等等。孙思邈治遗尿、小便涩而不畅，亦用三物木防己汤。

陈藏器说：就像陶弘景所说的那样，汉防己与木防己一指防己苗，一指防己根。

[修治]　雷敩说：凡入药不可用木防己，其色黄、味腥、根皮皱且上有丁足子。只可用根内有花纹色黄的那一种，锉成细末，与车前草一同蒸半日，晒干备用。

李时珍说：现在人们多用去根皮，酒洗后晒干备用。

[气味]　辛、平，无毒。

《名医别录》说：苦、温。

吴普说：神农言其味辛。黄帝、岐伯、桐君言其苦，无毒。李当之言其大寒。

甄权说：苦，有小毒。

张元素说：大苦、辛、寒。属阴，可泄下。

徐之才说：殷蘖为之使药。可杀雄黄的毒性。恶细辛。畏草薢、女菀、卤碱。伏硝石。

[主治]　《神农本草经》记载：可治风寒温疟、热气诸痫，可除邪，通利大、小便。

《名医别录》上说：可治水肿、风肿，去膀胱邪热，治伤寒，去寒热邪气，治中风手脚挛急，亦可通腠理、利九窍、止泄，散痈肿恶结，治各种病疥癣及虫疮。

甄权说：可治风湿、口面㖞斜、手足拘痛，散留痰，平肺气治喘嗽。

张元素说：可治中下焦湿热肿胀，泄脚气，行十二经脉。

甄权说：木防己主治男子肢节中风、毒风不语，亦可散结气壅肿，治疟风水肿，亦可治膀胱。

[发明]　陶弘景说：防己是治疗风水的要药。

陈藏器说：治风用木防己，治水用汉防己。

张元素说：治下焦湿肿及痛，膀胱火邪，必将汉防己、龙胆草为君药，黄檗、知母、甘草为佐药。因防己为太阳本经药的缘故。

李果说：《十剂》上说：通可去滞，通草、防己就有这种功效。防己大苦、寒，可泻血中湿热，通其滞塞，也可泻大便，为补阴泻阳，助秋冬、泻春夏的药物。用之于人则需有一定经验，因为此药易幸灾乐祸，为乱阶之首药。善用此药，亦可除害去邪，此为瞑眩之药。故圣人收存此药而不废弃它。一般人闻及此味会感觉恶心，服用此药会使饮食减少，心烦意乱。但十二经脉有湿热壅塞不通，并下注而致脚气病，膀胱积热等症非防己治之不可，此为行经的仙药，无药可代替它。如果是饮食劳倦，阴虚生内热，元气谷食亏损的病人，用防己泄其大便，则将重亡其血，这种情况不可用防己。如果病人大渴引饮，是热邪在上焦肺经气分，宜渗泄，而防己为下焦血分药，亦不可用之。另外，外伤风寒，气分湿热，而小便黄赤、甚则不通者，为上焦气病，禁用血药，故亦不可用防己。大概上焦湿热病者均不可使用此药，下焦湿热入十二经致二便不通者，经观察诊断可用此药。

[附方] 收有古代附方三种，新近常用方九种，共十两种。

1. 皮水浮肿。张仲景《金匮玉函方》：症见按之没指，不恶风，水气在皮肤中，四肢聂聂动者，可用防己茯苓汤治之。防己、黄芪、桂枝各二两，茯苓六两，甘草二两，加水一升，煎至半升，每日服用两次。

2. 风水恶风。张仲景《金匮玉函方》：症见汗出身重，脉浮，用防己黄芪汤治之。防己一两，黄芪一两二钱半，白术七钱半，炙甘草半两，锉成细末，每次用药末五钱，生姜四片，枣一枚，加水一杯半，煎至八分，温服。过一段时间可再服一丸，若觉腹痛，可加用芍药。

3. 风湿相搏。张仲景《金匮玉函方》：症见关节沉痛，恶风微肿。用药同上。

4. 小便淋涩。孙思邈《千金方》：可用三物木防己汤，用木防己、防风、葵子各二两，咀嚼后，用水五升，煮取二升半，分三次服用。

5. 膈间支饮。张仲景《金匮玉函方》：症见喘满，心下痞坚，面色黧黑，其脉沉紧得病数十天，医生用药使病人吐、下，均不见效。后用木防己汤主治，体虚者服用后即愈，症实者服后三日即复发，再用木防己汤无效，可去石膏，加茯苓、芒硝治之。用木防己三两，人参四两，桂枝二两，石膏如鸡蛋大小十二枚，加水六升，煎取二升，温服，分次服下。

6. 伤寒喘急。防己、人参等分，共研为末。不论老少，每次用桑白皮汤送服药末二钱。

7. 肺痿喘嗽。《儒门事亲》：汉防己末二钱，用浆水一杯煎至七分，细细呷服。

8. 肺痿咯血。初虞世《古今录验方》症见痰多。用汉防己、葶苈子等分，共研为末，每次用糯米送服一钱。

9. 鼻衄不止。《太平圣惠方》：生防己末二钱，用新汲水送服。服后含少许药末于口中。

10. 霍乱吐利。《太平圣惠方》：用防己、白花等分，共研为末，每次用新汲水送服药末二钱。

11. 目睛暴痛。《摘玄方》：将防己浸酒中三次，晒干研末，每次温酒送服二钱。

12. 解雄黄毒。《肘后方》：将防己煎汁服用，即可解毒。

# 防己实

[主治] 脱肛。《肘后方》：焙研，煎饮代茶。

# 通 草
## （见《神农本草经》中品）

[释名] 木通（见陈士良《食性本草》） 附支（见《神农本草经》） 丁翁（见《吴普本草》） 万年藤（见甄权《药性本草》） 子名燕覆

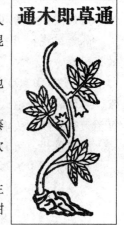

通木即草通

李时珍说：中有细孔，二头可通，故称为通草，也就是现在人们说的木通。现在的通草是古代的通脱木。《宋本草》中将二者混而为一，今将他们分别开。

[集解] 《名医别录》上说：通草生长在石城山谷及山阳地带。正月、二月可采枝，阴干后备用。

陶弘景说：现通草在道路旁生长。缠绕其他树木作藤生长，藤中有白汁。茎内有细小孔道，两头均通。将通草一边放于嘴中吹气，则以气从另一端排出的为上品。或称为葛藤茎。

苏恭说：此物大的直径三寸左右，每节有二、三枝，每根枝端生有五片叶子。其果实长三、四寸，果瓤色白，果核色黑，食用味道甜美。南人称其为燕覆子，或称为乌覆子。每逢七、八月可采收果实。

陈藏器说：江东人称其为畜葍子，江西人称其为拿子，外形像算袋，瓤色黄，子色黑，食用前应去皮。苏恭所说的瓤色白为猴葍。

苏颂说：现在泽、潞、汉中、江淮、湖南等州郡均有此物，藤生，其蔓粗如手指，其干茎粗的可达直径三寸。每枝生五叶，与石韦非常相似，也与芍药很相似，其叶多为对生。夏、秋季开紫花，也有开白花的，所结的果实很像小木瓜，食用味道甘美，此物即为陈士良《食性本草》中记载的桴棪子。今人称其枝为木通，而民间称其为通草，即通脱木。古方中所用的通草即现在的木通，通脱木则很少用。有的人将葡萄苗当作木通，是错误的。张氏《燕吴行纪》上记载：扬州甘泉东院的两条走廊前有通草，其外形很像香椿树，树叶稀少，果实结于枝头，很像苦楝。此说与现在所说的有所不同，大概是另外一种东西。

李时珍说：现在的木通有紫、白两种：紫色的皮厚味辛，白色的皮薄味淡。《神农本草经》记载：味辛。《名医别录》上记载：味甘。上二者均说其有通利作用。

[气味] 辛、平，无毒。

《名医别录》记载：味甘。

甄权说：性微寒。

吴普说：神农、黄帝言其味辛，雷公言其味苦。

李果说：味甘而淡，气平味薄。其性属降，为阳中之阴品。

[主治] 《神农本草经》记载：可除脾胃寒热，通利九窍、血脉、关节，并可增强记忆、去恶虫。

《名医别录》记载：可治脾虚所致黄疸、嗜酸、心烦、干哕，并可治喉哑、耳聋，也可治痈肿不散、刀箭所伤，瘰疬及筋骨折伤，另外还能治鼻瘜肉所致鼻塞不通，堕胎，驱虫。

甄权说：可治五淋，即石淋、气淋、劳淋、膏淋及血淋。利小便，并治关格，即呕吐不止伴大、小便不通的证候。还可治脾虚嗜酸及水肿病。

孟诜说：可通利经脉，治寒热之邪所致的经脉不通等症。

陈士良说：可祛风热，治小便频、急、涩痛及小腹虚满不适，宜煎汤加葱服用，效果很好。

《大明日华本草》记载：可安心除烦，止渴退热，明耳目，治鼻塞，通利小肠，利水，并可破积聚血块，排脓，治疮疖，还可止痛、催生，治妇女经闭、月经不调，并可治天行时疾，头痛眩晕及瘰疬、乳痈，还可通乳。

陈藏器说：可利大、小便，下气，令人心宽体健。

李珣说：主治各种疮毒及喉痹咽痛，将通草浓煎后，含咽即可。

李杲说：可通利九窍、经脉，泄小肠火毒。

[发明] 《十剂》上记载：通法可去积滞，通草、防己均有上述作用。防己大苦、大寒，能泻血中湿热、积滞，还可通利大便。而通草甘、淡，能助西方下降之秋气，可利小便，专泻气机阻滞。肺受热邪则断绝了津液气化之源，致肾水断流；膀胱感受湿热邪气，则将致小便癃闭不通。以上两证均可用通草治之。另外胸中烦热，口干舌燥，咽干，大渴引饮，小便淋沥或闭塞不通，腿瘘脚热等症均宜用通草治疗。那些气味与通草相同的药，如茯苓、泽泻、灯芯草、猪苓、琥珀、瞿麦、车前子均可渗湿而利小便，泄气中积滞。书中还说：木通下行可泄小肠火，并可通利小便，其作用与琥珀相同，其他药均不可与它相比。

李时珍说：木通为手厥阴心包经、手太阳小肠经及足太阳膀胱经药，故木通上可通心清肺，治头痛，利九窍；下可泄湿热，利小便，通大便，治周身拘挛疼痛。《神农本草经》和《名医别录》中均未记载它有利小便、治淋证的功效，而甄权、日华子等人开始宣传

并发扬它的这种功效。因其能泄肺及膀胱的火邪，故可使肺不受邪，并通调水道。水之上源得以清肃，则津液自化，而各经的湿热邪气也将由小便排出。所以古方的导赤散中也用此药，此含泻南补北，扶西抑东的意思。杨士瀛《仁斋直指方》中记载：若胸腹隐隐发热，拘急疼痛、足冷均为伏热伤血之症。血为心主，宜用木通以通心窍，用后则心经气血运行流畅。

[附方] 收有古代附方三种，新近常用方一种，共四种。

1. 心热尿赤。铁氏《箧中方》：症见面赤唇干，咬牙、口渴。可用导赤散治疗，用

木通、生地黄、炙甘草等分，共研为末，每次取药末三钱，加竹叶七片，水煎后服用。

2. 妇女血气不调。孟诜《食疗本草》：可用木通浓煎三、五杯，服用后气血调和，月经通畅。

3. 刀箭所伤及筋骨折伤。用通草煮汁酿酒后，每天饮用。

4. 瘰疬不消。用通草煮汁后酿酒，每天饮用。

# 通 脱 木
## （见《用药法像》）

[释名] 通草（见《本草纲目》）活莌（读音为夺） 离南

苏颂说：《尔雅》上说：离南、活莌就是通脱。《山海经》上称通脱木为寇脱、倚南。

李杲说：尿道涩而不利，水邪闭而不行致水肿，用通脱木治之，小便即可通利，故得通草这个名称，其与木通的功效相同。

陈嘉谟说：去除外面木质表皮，可得中间的白瓤，故俗称通草。

苏颂说：郭璞说通脱木生于江面，高一丈左右，叶大且厚很像荷叶，茎中的瓤为白色。（现人在园圃里种植，为一种多年生草本植物），或加蜜后当果子吃，其味道甘美。

李时珍说：此物蔓生于山中，茎粗者可达数寸。

[气味] 甘、淡、寒，无毒。

李杲说：甘、平，性降，为阳中的阴品。

[主治] 李杲说：可通利尿道：治五淋，即石淋、气淋、劳淋、膏淋和血淋。还可治水肿、癃闭，此药还有泻肺的作用。

苏颂说：可解毒，并治虫咬肿痛。

汪机说：可明目、退热，还可催生下乳。

[发明] 李杲说：通草可泻肺利小便，其气味甘、平，可调和气血。此药与灯芯草的功用相同，入药宜生用。

李时珍说：通草为白色，体轻，气味寒、淡。入太阴肺经，可引热下行而利小便；入阳明胃经，可通气、下乳。因其气寒，故药性下降，又因其味淡，故药性上升。

[附方] 收有新近常用方一种。

治偏头痛方。王璆《百一选方》：即洗头后感受风邪所致。将新鲜通草放于瓦上烧而存性，研末，用热酒送服二钱。牙关紧闭者，可将药灌入。

## 附 花上粉

[主治] 陈藏器说：将花上粉置于患处，可治虫瘘、恶疮以及痔疮。

苏颂说：可治疗瘰疬以及胸中伏气所致的胃、咽不适等症状。

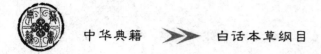

## 附 天寿根
### （见《图经本草》）

苏颂说：此物出于台州，每年均需上贡。其性凉，可治胸膈烦热，当地人常用此药治病，很有效。

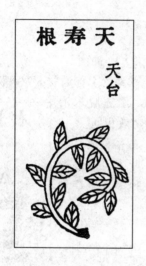

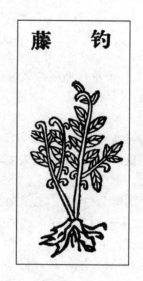

## 钓 藤
### （见《名医别录》下品）

[校正] 自木部移入此。

[释名] 陶弘景说：此药出于建平。也称为吊藤，可治疗小儿病，而不入其他药方中。

李时珍说：钓藤有弯曲的刺如钓钩一般，故得此名。或将钓字写作吊，以求简单易写。

[集解] 苏恭说：钓藤出于梁州。其叶细长，茎上有刺像钓钩。

苏颂说：现在秦州兴元府中有此物，三月收采。

寇宗奭说：湖南、湖北、江南、江西的山中均有此物。藤长八、九尺或一、二丈高，如拇指般粗，藤的中心是空的。小人将此物放于酒缸中，若有人盗取此酒，以气吸之，涓涓不断。

李时珍说：钓藤形如葡萄藤，但是有钩，呈紫色。古方中多用钓藤的皮，后来人们多用其钩入药，取其药效敏锐的特点。

[气味] 甘、微寒，无毒。

韩保昇说：苦。

甄权说：甘、平。

李时珍说：初微甜后微苦、平。

[主治] 《名医别录》上说：可治小儿寒热及各种惊痫。

甄权说：可治小儿惊啼、热拥痉挛以及婴儿先天不足感受风邪而致壮热呕吐、精神不守、手足抽搐、易惊等症。

李时珍说：可平肝风，治头晕目眩，还可除心中烦热，治疗小儿腹痛，并使斑疹透发。

[发明] 李时珍说：钓藤是手足厥阴经的药物。足厥阴主风，手厥阴主火。惊痫眩晕为肝风相火所致，而钓藤可平肝风，清心包之火，用之慢诸症可除。还说：将钓藤数寸入于小麦中一同蒸熟后喂马，可使马肥体壮。

[附方] 收有新近常用方三种。

1. 小儿惊热。《圣济总录》：用钓藤一两，硝石半两，炙甘草一分，做作散剂，每次用温水送服半钱，每日三次。此药名延龄散。

2. 突发病病。《太平圣惠方》：用钓藤、炙甘草各二钱，加水五合，煎至二合，每次服药汁前吃一些枣，白天服药五次，晚上服用三次。

3. 斑疹不快。钱氏《箧中方》：用钓藤钩子、紫草茸等分，共研为末。每次用温酒送服一分或半钱。

### 附　倒挂藤（见《本草拾遗》）

陈藏器说：此药味药，无毒。主治一切老血、产后诸病、结痛以及血气上冲欲死。将此药煎煮取汁服下。此药生于深山中，藤上有倒刺如悬钩，其叶尖而长。

# 黄　藤
## （见《本草纲目》）

[集解] 李时珍说：黄藤生于岭南，其形状很像防已。一般人常服用它的藤，过多服用会中毒，也有中了毒而不表现出来的。席辨刺史说：此物治病非常有效。

[气味] 甘、苦、平，无毒。

[主治] 李时珍说：可解饮食中毒，利小便，煮黄藤，频服药汁即可见效。

# 白　兔　藿
## （见《神农本草经》上品）

[释名] 白葛（见《神农本草经》）

［集解］　《名医别录》说：此物生于交州山谷地带。

陶弘景说：此药可以解毒，没有可与它匹敌的。人们不用此药，是因为没有听说过，不认识它的缘故。

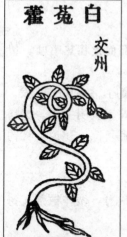

藿菀白
交州

苏恭说：荆襄山谷地带大有此药。蔓生，山南人称它为白葛。其苗与萝藦苗相似，叶圆形且厚，茎上有白色细毛，与其他草药不同，用它解毒很有效，交广地区还有一种白花藤，也有解毒的功效，但入药用根而不是用苗。

韩保昇说：此药蔓生，叶呈圆形很像莼的叶。现在襄州北、汝州南冈上都有此药。五、六月间采苗，晒干备用。

［气味］　苦、平，无毒。

［主治］　《神农本草经》上说：可治诸毒，如毒蛇、毒蜂、疯狗及菜、肉中的毒。还可治鬼疰。

《名医别录》上说：可治风疰，各种有大毒而不能入口的，可用此物解毒。可去淤血，将此药研末敷于痛处，疼痛立即消除。若毒入腹中，可煎煮此药，取汁饮下，即可解毒。

李珣说：煎汁服可治风邪热极。捣末外敷也可解毒。

# 白 花 藤
## （见《唐本草》）

［集解］　苏恭说：此物生长于岭南、交州、广州的平泽地带。其苗很像野葛的苗，叶很像女贞子的叶，其茎及叶均光滑而无绒毛，开白花，其根与葛根相似，但较软一些，根皮较厚，皮内为白花，可用它来解毒，一般入药只用其根而不用其苗。

韩保狇说：此物蔓生，开白花，叶上有绒毛，其根很像牡丹的根，质地较软，根皮色白且厚，冬季也不凋谢。

雷敩说：菜花藤与白花藤非常相似，只是菜花藤味酸、涩，而白花藤味甘香。采得白花藤，将其根挫成细末，阴干后备用。

［气味］　苦、寒，无毒。

［主治］　《唐本草》上说：可解诸药、菜、肉中的毒性。将其浸于酒中，可治虚劳风热。

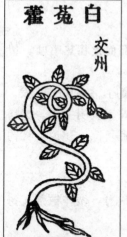

藤花白
交州

［发明］　李时珍说：苏恭说入药用其根，雷敩说入药用其苗，其实根、苗均可入药用，葛洪《肘后方》上说：席辨刺史住于岭南日久，他说岭南人因饮食中毒的多不立即表现出来，而是表现为逐渐不能进食、腹胀，寒战像感受了山岚瘴气。此时立即将白银含于嘴中，一

夜后取出白银，白银已经变了颜色。银青是蓝药，银黄赤是菌药，菌读音为混，是一种草的名字。取白花藤四两，以出自嶲州的白花藤为上品，且不得采长于野葛边的白花藤。将白花藤洗净切开，干蓝实四两，加水七升，煎煮后取药汁三升半，空腹一次服下。服药后稍感堵闷，请勿见怪，食毒将随药入而解。

# 白　英
## （见《神农本草经》上品）

[校正]　并入《名医别录》的鬼目。

[释名]　榖菜（见《神农本草经》）白草（见《名医别录》）白幕（见《本草拾遗》）　排风（见《本草拾遗》）子名鬼目

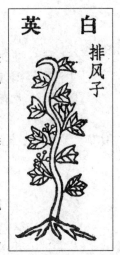

李时珍说：白英之名形容其花色，榖菜像其叶的纹理，排风是形容其功用，鬼目像其子的形状。《名医别录》中有的名称未用，现又出鬼目这个名称，虽然白英的苗与子不同，但都出于一物，所以都可用这个名称。

[集解]　《名医别录》上说：白英生长于益州山谷地带。春季采叶，夏季采茎，秋季摘花，冬季采根。鬼目这个名称来的很自然，主因其果实色红像五味子的缘故，白英的果实于十月份摘采。

陶弘景说：人们又称鬼目为白草子，又说白英不可入药用。现有斛菜生长于水中，可蒸熟后食用，并非白英类药物。还有一种白草，可作汤饮用，治疗劳伤效果很好，入药不用其根和花。益州有苦菜，当地人经常吃它，可使体健而不得病。

苏恭说：白英就是鬼目草，蔓生，其叶与王瓜叶相似，叶狭长有五裂。其果实形圆，像龙葵子，生时色青，熟时呈紫黑色。东人称其为白草。陶弘景所说的白草，好似认识，而不能辨析清楚。

陈藏器说：白英就是鬼目菜。蔓生，三月可长大。《尔雅》中称其为苻。郭璞说：白英很像葛，叶上有绒毛，其子色红像耳珰珠一般。如果说其子熟后色黑，是错误的。江东人于夏季采其叶及茎，与粥同煮食用，可解热毒。

李时珍说：白英俗称排风。正月开始长苗，色白，可以食用。入秋开小白花，其子如龙葵子，熟时呈紫红色。吴志说：孙皓时有鬼目菜。高丈余，叶宽四寸，叶厚三分。吴志所说的就是白英。有一种羊蹄草又名鬼目。岭南的木果也有鬼目这个名称，其叶与楮叶相似，其子如鸭蛋大小，七、八月长熟，呈黄色，味酸可以食用。所有这些叫鬼目的均为同名异物。

### 附　白英根　白英苗

[气味]　甘、寒，无毒。

[主治]　《神农本草经》上说：可治寒热八疸、消渴，可补中益气。久服使人身体轻松，延年长寿。

陶弘景说：将其叶作汤饮用，治疗劳伤效果很好。

陈藏器说：可治烦热、风疹、丹毒、瘴疟寒热以及小儿热结。将白英根、白英苗煎煮取药汁服下即可。

### 附　鬼目

[气味]　酸、平，无毒。

[主治]　《名医别录》记载：可明目。

[附方]　收有新近常用方一种。

目赤头眩。《圣济总录》：症见眼花面肿，多由风热上攻所致。将排风子焙干、炙甘草、菊花焙干各取一两研末。每于睡前用温水送服二钱药末。

# 萝　摩
## （见《唐本草》）

[校正]　并入《本草拾遗》䕡合子条下。

[释名]　䕡（读音为贯）　芄兰（见《诗经注疏》）　白环藤（见《本草拾遗》）实名雀瓢（见陆玑《毛诗草木鸟兽虫鱼疏》）　䕡合子（见《本草拾遗》）　羊婆奶（见《本草纲目》）　婆婆针线包

陈藏器说：汉高帝曾用萝摩子外敷治疗刀、箭所伤，故称为䕡合子。

李时珍说：白环为芄字的错写所致。其果实鲜嫩时内含浆汁，裂开后像瓢，故有雀瓢、羊婆奶的名称。其每个种子上有一条白色绒毛，长二寸左右，故又称其为婆婆针线包及婆婆针线袋。

[集解]　陶弘景说：萝摩作藤生长，将藤折断后有白色乳汁样液体流出，人们多在家园中栽种萝摩，其叶厚且大，可生着食用，也可蒸煮后食用。谚说：离家千里的人勿食萝摩、枸杞。因其有补益精气，增强性欲的作用，与枸杞叶的功效相同。

苏恭说：按陆玑《诗疏》上记载萝摩又名芄兰，幽州地区称其为雀瓢。可是雀瓢是女青的别名。萝摩叶很像女青叶，所以也

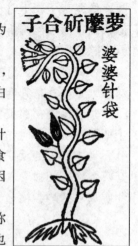

称为雀瓢。女青叶很像萝摩叶，两叶对生，其果实如瓢形，像枣一般大小，故称雀瓢。其根很像白薇，茎、叶均有臭味。多生于平泽地区。《名医别录》上说：女青叶嫩时很像萝摩叶，叶端较圆，茎粗，果实呈黑色。

陈藏器说：东人称萝摩为白环，藤生于篱落间，到秋霜季节，其子如柳絮状，又名鸡肠、薰桑。

李时珍说：斫合子就是萝摩子。三月份生苗，蔓生于篱笆、墙根上，非常容易繁衍。其根色白柔软，其叶长圆形，叶前端较尖，后端较圆，将其根、茎、叶折断可流出乳白色汁液。六、七月份开小花，形长，很像铃铛的形状，呈紫白色。所结果实长二、三寸，像马兜铃一般大小，一头较尖。其果壳色青质软，壳内有色绒毛及浆汁。至霜后季节，果壳将裂开，果壳中的种子将飞出，其子质地轻薄，与马兜铃子很像。商人多取壳中白绒充当绵做坐垫、褥子，非常轻软暖和。《诗经》上说：芄兰之支，童子佩觿。芄兰之叶，童子佩鞢。觿读音为畦，为解结的角锥，此物坚硬而尖锐，垂于支间的像是这种东西。鞢读音为涉，张弓指驱的意思。此叶向后弯曲很像上述所说。另一种茎叶及花均很像萝摩，但气味很臭，根呈紫色的植物，它所结的果实形圆体大如豆一般，生时色青，熟时色红，与萝摩者有所不同。此物即苏恭所说的很像萝摩的女青，陈藏器所说的二物相似中的女青，苏恭说它根似白薇，子似瓢形，是错误的。陈藏器所说的是正确的，此为藤生的女青，与蛇衔根的女青，同名异物，应互相参考以识别它们。

## 附　萝摩子　（与萝摩叶相同）

[气味]　甘、辛、温，无毒。

李时珍说：甘、微辛。

[主治]　《唐本草》上记载：可补益精气，强阴道，治虚劳，将其叶煮后食用，功效于萝摩子相同。

陈藏器说：将其子捣碎，外敷可治刀、箭所伤，有生肌止血的作用。将其叶捣烂外敷，可治疮毒肿痛。

李时珍说：取汁外敷，可治丹毒红赤肿痛，以及蛇毒咬伤，用之肿痛即消。蜘蛛所伤，久治不愈的，可捣烂外敷患处，可将丝毒化作脓血排出。

[附方]　收有新近常用方两种。

1. 补益虚损方。孙真人《千金方》：可后使人精力旺盛。用萝摩四两，枸杞根皮、五味子、柏子仁、酸枣仁、干地黄各三两，共研为末，每次用酒送服五分，每天三次。

2. 治损伤出血方。徐用宣《袖珍小儿方》：症见痛不可忍。用篱上的婆婆针袋儿研汁服用，将药渣敷在疮口上，立刻见效。

# 赤 地 利
## （见《唐本草》）

[校正]　并入《本草拾遗》五毒草条下。

[释名]　赤薜荔（见《本草纲目》）　五毒草（见《本草拾遗》）　五蕺（见《本草拾遗》）　蛇 NB12A（见《本草拾遗》）山荞麦（见《图经本草》）

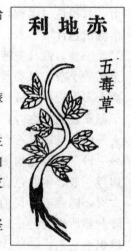

李时珍说：不详。

[集解]　苏恭说：山谷地带多有此物，蔓生，其叶很像萝摩叶，根皮色红黑，根内色黄赤。二、八月可采根，晒干备用。

苏颂说：赤地利到处可见，今只有华山有此物。春、夏季生苗，作蔓绕草木生长，茎色红，叶色青，很像荞麦叶。七月开白花，也很像荞麦花。所结的果实呈青色，其根也很像菝葜根，根皮为紫红色，根内黄赤色。八月采根，晒干后收藏好。

陈藏器说：五毒草生在江东平地，花、叶均很像荞麦，其根坚硬很像狗脊。又名蛇㒓，其实是同名异物。

李时珍说：五毒草就是赤地利，为同物异物。

## 附　赤地利根

[修治]　雷敩说：凡采得赤地利，将它的叶、根锉成细末，放入生绢袋内盛好，蒸一伏时后去叶，晒干后备用。

[气味]　苦、平，无毒。

陈藏器说：酸、平。伏丹砂。

[主治]　《唐本草》记载：可治赤白冷热痢疾，可止血破血，生肌肉，治赤白带下。

陈藏器说：可治痈疽恶疮肿毒、赤白游疹以及虫、蚕、蛇、狗咬伤。加醋磨碎后外敷，也可将其茎、叶捣烂外敷。若怕邪毒入腹，可煮汁饮用。

[发明]　李时珍说：唐代张文仲《备急方》中治疗青赤黄白痢疾的鹿茸方中就用了赤地利根。它的凉血解毒作用，由上可知。

[附方]　收有古代附方两种。

1. 小儿热疮。《台秘要》：症见身、面热疮，如火烧的感觉。用赤地利研末，外涂。

2. 火疮天瘢。《太平圣惠方》：用赤地利研末，加油调和外涂。

# 紫 葛
## （见《唐本草》）

[集解]　苏恭说：紫葛生于山谷中。其苗很像葡萄苗，高一丈左右，根为紫色，粗者直径二、三寸。

韩保昇说：此物到处都有，现在雍州出产紫葛。其叶很像蘡薁叶。其根皮、根肉均为紫色。三、八月采根皮，晒干后备用。

《大明日华本草》记载：紫葛有两种，这里所说的是藤生的那一种。

苏颂说：现在只有江宁府及台州有紫葛，春天复生，冬季枯黄，很像葡萄呈紫色。

**葛 紫**

### 附　紫葛根皮

[气味]　甘、苦、寒，无毒。

《大明日华本草》记载：苦、滑、冷。烧灰后可制硝石。

[主治]　苏恭说：将其捣末外敷，可治痈肿恶疮。

《大明日华本草》记载：可治肢体瘫缓、挛急，并治热毒风邪，还可通利小肠。

李时珍说：可活血生肌。

[附方]　收有古代附方两种。

1. 产后烦渴。《经验方》：此为血气上冲所致。用紫葛三两，加水二升，煎取一升，去药渣后，慢慢咽下。

2. 刀箭所伤。《经验方》：下方可破血生肌。用紫葛二两，加顺流水三杯，煎取一杯半，分三次服用。也可用酒煎，功效更好。

# 乌 敛 莓
## （见《唐本草》）

[释名]　五叶莓（见陶弘景《名医别录》）　茏草（见韩保昇《蜀本草》）　拔（见《尔雅》）　茏葛（见《尔雅》）　赤葛（见《本草纲目》）　五爪龙（见《本草纲目》）　赤泼藤

李时珍说：其叶像白敛叶，故又称乌敛，俗称五爪龙。江东人称其为龙尾，也叫虎葛。称其为龙、葛，均因其蔓的形状所致。赤泼、赤葛、拔均为读音相近所得。

[集解]　陶弘景说：五叶莓生于篱笆、围墙间，作藤蔓生。将其根捣烂外敷，治

痈疖非常有效。

苏恭说：此物蔓生于平泽地区，其叶很像白敛叶，四、五月收收采。韩保昇说：茎端长有五叶，开青白色花，到处可见此物，夏季采苗入药用。

李时珍说：田间土埂、沟堑旁多见此物，其藤柔软且有棱，每枝有卷须，生有五叶，叶狭长且光滑，叶有锯齿，叶正面色青，叶背面色淡。七、八月结苞子，多成簇生长，为青白色。开黄花，如粟米大小。所结果实如龙葵子，生时色青，熟时色紫，内有细小种子。其根色白，大者有手指般粗，长一、二尺，捣烂后有汁液流出。傅滋《医学集成》说：此为紫葛，杨起《简便方》说：此为老鸦眼睛草，《斗门方》说：此为何首乌，均是错误的。

[气味]　酸、苦、寒，无毒。

[主治]　陶弘景说：捣根外敷可治痈疖疮肿及虫咬。

苏恭说：捣汁外敷或饮汁，可用治风毒热肿、游丹。

李时珍说：可凉血解毒，利小便。将根研末，用酒送服，可消疖肿，效果很好。

[附方]　收有新近常用方五种。

1. 尿血方。胡濙《卫生易简方》：五叶藤阴干后研末。每次用白汤送服二钱。

2. 喉痹肿痛。《医学正传》：用五爪龙草、车前草、马兰菊各一把，捣汁，慢慢咽下。此为祖上所传的方子。

3. 项下热肿。《丹溪纂要》：又名蛤蟆瘟。将五叶藤捣烂，外敷。

4. 一切肿毒。瞿仙《寿域神方》：症见痈肿发背、乳痈，恶疮、痔疮等初起。用五叶藤或根各一把，生姜一块，捣烂，加好酒一碗绞汁，热服取汗，并将药渣外敷，治后可见肿毒消散。另用大蒜代替生姜，也是可以的。

5. 跌扑损伤。杨起《简便方》：将五爪龙捣汁，加童尿、热酒服用，取汁为效。

# 葎　草
## （见《唐本草》）

[校正]　并入有名未用的勒草条下。

[释名]　勒草（见《名医别录》）　葛勒蔓（见《蜀本草》和《图经本草》）　来莓草（见《别本》）

李时珍说：此草茎上细小逆刺，经常刺伤皮肤，故称为勒草。而有的人将其误传为葎草。或是来莓，均由地方口音所致。《名医别录》中记载的勒草就是葎草，今将二者并而为一。

[集解] 苏恭说：葎草多生长在以前废墟中或是道路旁。其叶像蓖麻叶而较它小且薄一些，蔓生，茎上有细刺，又称葛葎蔓。古方中有用此药的。

韩保昇说：葎草于荒野处到处可见。其叶很像大麻叶，开黄白色花，其果实也很像大麻子，俗称为葛勒蔓。夏季采其茎、叶，晒干后备用。

《名医别录》上说：勒草生于山谷间，外形很像瓜蒌。

李时珍说：二月开始生苗，茎上有细刺。其叶对生，每叶有五裂，有些像蓖麻叶但有细齿。八、九月开紫色成簇生长的小花。所结果实形状像黄麻子。

[气味] 甘、苦、寒，无毒。

[主治] 《名医别录》记载：勒草可去淤血、止滑精、益气。

苏恭说：葎草可主治五淋，即石淋、气淋、劳淋、膏淋及血淋。利小便，止泻痢，除疟，止虚热烦渴。将葎草煮汁或捣汁服用。

寇宗奭说：服用一合生葎草汁，可治伤寒及汗后虚热。

苏颂说：可治膏淋，久痢不止及疥癞。

李时珍说：此物可润三焦，消五谷，益五脏，除九虫，辟瘟疫，外敷可治蛇、蝎咬伤。

[附方] 收有古代附方三种，新近常用方六种。共九种。

1. 小便石淋。范旺《东阳方》：将葛葎挖出取根，捣汁，承于杯中，服用一升后石头即可排出。若石头不能排出则更服一升。

2. 小便膏淋。将葎草生用捣汁三升，醋二合，掺合在一起，一次服下，服后当尿下白汁。

3. 尿血淋沥。将葎草捣汁三升，加醋二合，一次服下。

4. 产妇肌衄。症见肌肤出血，污染衣服。用葎草捣汁三升，加醋二合，一次服用。

5. 久痢成疳。将葛勒蔓研末，用管子将药末吹入肛门内，不过数次，很见效。

6. 新久疟疾。用葛葎草一把，此物又名勒蔓，去草的两端，秋冬用于葛葎草、恒山末等分，用淡浆水二大杯，浸泡后，露天放一夜，五更时煎药汁一杯，分两次服用。服后吐痰即愈。

7. 遍体癞疮。韦宙《独行方》：葎草一担，加水二石，煮取一石，浸泡患处。不过三次即愈。

8. 乌癞风疮。《圣济总录》：用葛葎草三秤，洗净切碎，益母草一秤切碎，加水二石五斗，煮取一石五斗，去药滓，将药水倒入缸中，浸泡洗浴一个时辰，之后再用暖水洗一个时辰，睡下取汗，切忌见风。第二天再如上洗一次。如果洗澡时感觉瘙痒不可忍受，请勿骚动，过一会瘙痒即止。以后每隔三天如上洗浴一次，直至治愈。

# 羊　桃
## （见《神农本草经》下品）

[释名]　鬼桃（见《神农本草经》）　羊肠（见《神农本草经》）　苌楚（见《尔雅》）　铫芅（读音为姚弋或读御弋）　细子（不详）

[集解]　《名医别录》上说：羊桃生长在山林川谷地带及田野中。二月份收采，阴干备用。

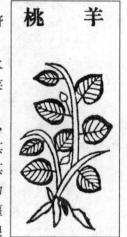

陶弘景说：羊桃于山野中多见。很像家桃，但不是山桃。开火红色花，果实细小而苦，不能食用。《诗经》上说：低湿地区有苌楚，即指羊桃。方药中不用此物。

韩保昇方：此物生长于平泽地区，处处可见。其苗长而软弱，不能为树。其叶、花均很像桃，果子细小很像枣核，现在有人称其为细子。其根很像牡丹。郭璞说：羊桃叶很像桃叶，开白色花，其种子像小麦，也很像桃形。陆玑《诗疏》中记载：其叶狭长，花为紫红色。其茎软，长过一尺即引蔓于草上。现在人认为羊桃需灌溉，但水多了易淹没它，不像杨柳那样。近下根处，用刀切开其根皮，遇着热灰根皮即脱落，可制作笔管。

李时珍说：羊桃茎粗如手指，像树但又软如蔓，春天长嫩条柔软。其叶像手掌大小，叶正面色绿，背面色白，叶上有绒毛，形状很像苎麻，将其茎浸于水中，可有涎汁流处。

## 附　羊桃茎、羊桃根

[气味]　苦、寒，有毒。

陈藏器说：甘，无毒。

[主治]　《神农本草经》说：可祛热邪，除小儿热邪，治身体发红及风水积聚、恶疡。

《名医别录》记载：可去五脏水邪，利小便，益气，治腹大如鼓。可煎药汁洗浴。

苏恭：煮药汁外洗，可治风痒及疮肿。极有效。

陈藏器说：将羊桃根浸酒，可治风热、羸老。

[附方]　收有古代附方一种，新近常用方三种。共四种。

1. 伤寒有虫。孙真人《千金方》：症见四肢烦疼，食欲不振，嗜睡。羊桃十斤捣烂，日中午时用热汤三斗浸泡后，坐入药水中。不过三次可愈。

2. 伤寒毒攻。《肘后方》：症见手足肿痛。用羊桃煮汁，加少量盐、豆豉浸泡。

3. 水气鼓胀。《太平圣惠方》：症见大小便不畅。羊桃根、桑白皮、木通、炒大戟各半斤挫细，加水一斗，煮取五升，熬至稀糖状。每次空腹用茶送服一匙药。食后二便通利，可食粥补虚。

4. 蜘蛛咬毒。孙真人《千金备急方》：用羊桃叶捣烂外敷，可愈。

# 络　石
## （见《神农本草经》上品）

[释名]　石鲮（见《神农本草经》　吴普写作鲮石）　石龙藤（见《名医别录》）　悬石（见《名医别录》）　耐冬（见苏恭《唐本草》）　云花（见吴普《吴氏本草》）　云英（见吴普《吴氏本草》）　云丹（见吴普《吴氏本草》）　石血（见苏恭《唐本草》）　云珠（见吴普《吴氏本草》）

《名医别录》记载略石、领石、明石、石磋几个名称。

苏恭说：络石俗称耐冬。因其缠绕着石木生长，故名络石。山南人称其为石血，可治疗产后恶露不畅，用之有很好的效果。

[集解]　《名医别录》上说：络石生长在太山川谷地带，或生长在石山的阴面及高山岩石上，也有的生长在我们周围，五月份可采收。

陶弘景说：不认识此药，亦不知如何使用。有人说是石类药，但它就生长在我们周围，所以不应该是石类药，就像石斛等药以石为名那样。

苏恭说：此物多生长在阴暗潮湿的地方，四季常青，果实色黑而圆，其茎蔓延向树的近石侧攀援生长。生长在石头间的络石，叶厚且为短圆形；绕树生长的络石则叶大而薄。也有在家种植络石以装饰庭院的。

韩保昇说：到处都有此物，多生长在树木、石头间，冬季也不凋谢，其叶很像细小的橘叶，其茎节节生长，每节处有根须生长，并缠绕在石上。其花色白，果实色黑。六、七月采其茎、叶，晒干备用。

陈藏器说：生长在石上的为上品，生长在树木上的络石随树木的性味而产生功效，与薜荔很相似。另外有石血、地锦等十多种藤生植物均属此类。大多可主治风血病，暖腰脚，使人长寿不老。苏恭说的石血即为络石，是错误的。络石叶圆而色正青，石血叶尖且叶端为红色。

李时珍说：络石贴石面生长，其蔓折断后有白汁流出。其叶较手指还小，叶正面色青，背面色白，叶面涩而不光滑。络石叶有尖、圆两种，其功用相同，是一种东西。苏恭所说的没有错，但不够详细。

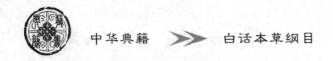

## 附　络石茎　络石叶

[修治]　雷敩说：采得络石后，用粗布擦去上面的绒毛，并用熟甘草水浸泡一伏时，然后捞出切开，晒干备用。

[气味]　苦、温，无毒。

《名医别录》说：微寒。

吴普说：神农说其苦、小温。雷公说其苦、平，无毒。扁鹊、桐君说其甘，无毒。

李当之说：大寒。为药中之君，随时可采。

李时珍说：甘、微酸、不苦。

徐之才说：杜仲、牡丹为它的使药。恶铁落。畏贝母、菖蒲。可驱杀殷蘗毒性。

[主治]　《神农本草经》记载：可治风热、痈伤、肌肉溃烂及痈肿不消，还可治口干舌燥，喉舌肿大，水浆不可咽下。

《名医别录》记载：可治大惊入腹，除邪气，养肾，主治腰髋疼痛，可坚筋骨，利关节。久服可使身轻体健，明目，肌肤润泽，延年不老，通灵神气。

陈藏器说：可主治一切风病，延年益寿。

苏恭说：可解蝮蛇疮毒，治胸闷，服汁且外洗患处。外敷可治刀斧所伤。

[发明]　李时珍说：络石药性耐久，气味平和。《神农本草经》中将它列为上品，李当之称它为药中之君。其功用为主治筋骨关节风热痈肿，可延年。医家很少知道此药，但怎么可以忽视它呢？服用应将它浸于酒中。《仁存堂方》上说：治小便白浊，因心肾不济，加以嗜酒好色所致，称上淫。即有虚热而肾气不足，具体为脾虚有湿热，肾气不足。史书上记载夏季用络石可燥脾湿，冬季用络石可补肾，络石的功效即是这样。医家治此病多以峻补为主，但往往适得其反，只有服了博金散，才可使水火既济。具体用药为络石、人参、茯苓各二两，煅龙骨一两，共研为末，每次空腹用米饮送服二钱，每天两次。

[附方]　收有古代附方一种，新近常用方两种，共三种。

1. 小便白浊。孙氏《仁存堂经验方》：用博金散，络石、人参、茯苓各二两，煅龙骨一两，共研为末，每次空腹用米饮送服二钱，每天两次。

2. 喉痹肿塞。《外台秘要》：症见喘息不通，气断欲绝，用下方有神效。络石草一两，加水一升，煎药汁一大杯，细细咽下，不一会儿气道通畅。

3. 痈肿热痛。陈自明《外科精要》：此方可止痛，名灵宝散，用生于竹篱、阴湿石岸边，缠石生长的鬼系腰，缠木生长的不可用。其藤细软，叶对生，叶呈三角形。用其茎一两，洗净晒干，勿遇火，皂荚刺一两，在新瓦上炒黄，甘草节半两，大瓜蒌一个取其仁炒香，乳香、没药各三钱。每次服二钱，加水一杯，酒半杯，文火煎药汁一杯，温服即可。

# 木　莲
## （见《本草拾遗》）

[释名]　薜荔（见《本草拾遗》）　木馒头（见《本草纲目》）　鬼馒头

李时珍说：木莲、馒头为其外形相像而得。薜荔读音为壁利，含义不详。《山海经》中写为草荔。

[集解]　陈藏器说：薜荔攀援树木生长，需三、五十年才长成，枝叶茂盛。其叶呈圆形，长二、三寸，叶厚如石韦叶。所结果实很像莲房，打破后有白汁流出，白汁粘如漆，果壳内还有细小种子，每年长熟一次。其子也可入药用，随时可采。

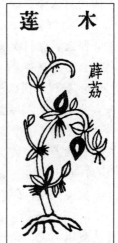

苏颂说：薜荔与络石非常相似，茎叶粗大如藤，木莲较络石枝叶更繁茂、更长，很像无花果。六、七月份果实中空且色红。八月以后果实内饱满，充满细小种子，如稗（bài）子大小，每粒种子上有一根须。其味微涩，其茎轻，乌鸦，小儿多食用此物。

## 附　木莲叶

[气味]　酸、平，无毒。

[主治]　苏颂说：可治痈疮长于后背，直接服用木莲叶末，若下利则停止用药。

陈藏器说：主治风血症，可暖腰脚，使人延年益寿。

李时珍说：可治血淋涩痛，用其藤叶一把，炙甘草一分，每天煎服。

[发明]　艾晟说：《图经本草》记载薜荔可治背疮。近日我在宜兴县见一老举人，七十多岁，患痈疮发背。村内无医无药，我立即取薜荔叶，捣烂绞汁，加蜜调和饮用数升，并将药滓外敷患处，然后再用其他药外敷，逐渐痊愈。疮愈功效在于薜荔，由此可见《图经本草》中所说的不是没有根据的。

## 附　藤汁

[主治]　《大明日华本草》上记载：可治白癜风、瘰疬疮疡及恶疮、癣、疥疱，将藤汁涂于患处即可。

## 附　木莲

[气味]　甘、平、涩，无毒。

李时珍说：岭南人说食之可发瘴疟。

[主治]　苏颂说：此药尤善于壮阳道，使男子精力旺盛。

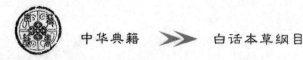
李时珍说：可固精气，消肿散毒止痛，通乳，还可治久痢、痔疮及心痛阴癞。

〔附方〕　收有新近常用方八种。

1. 心悸遗精。臞仙《乾坤秘韫》：用炒木馒头、白牵牛等分，共研为末，每次用米饮调服二钱药末。

2. 阴道溃疡及囊肿。《濒湖集简方》用木莲即木馒头，烧后研末，用酒送服二钱。

3. 阴道溃疡及囊肿。《濒湖集简方》：用木馒头子、小茴香等分，共研为末，每次空腹用酒送服二钱。

4. 酒痢肠风。《惠民和剂局方》：用黑散子可治风邪入脏，或治饮食中毒，中焦积热、便血、肛门疼痛，还可治久患酒痢。将木馒头烧而存性，棕榈皮烧而存性，去核乌梅、炙粉草等分，共研为末。每次取药末二钱，加水一杯，煎服。

5. 肠风下血。杨氏《家藏方》：症见大便粘滞不爽。将木馒头烧而存性、炒枳壳等分，共研为末。每次用槐花酒送服二钱。

6. 脱肛。《普济方》：炒木馒头皮及子，并切碎、茯苓、猪苓等分，共研为末，每次用米饮送服二钱。此方也可治梦遗，名为锁阳丹。

7. 一切痈疽。陈自明《外科精要》：症见痈疽初起，不论发于何处。用木莲四十九个，擦去绒毛，研成细末，用酒化开后服下。其功用与忍冬草不相上下。

8. 乳汁不通。《濒湖集简方》：用木莲二个，猪前蹄一个，煮烂后食用，并饮下汤汁，服用一天，乳汁即下。未生育的妇女食用后，也将有乳汁流出。

# 附　地　锦
## （见《本草拾遗》）

陈藏器说：味甘、温，无毒。可破淤血，治产后恶露不下，妇女体瘦虚损、不能饮食、腹中有积块、月经淋沥不断、带下赤白以及天行心闷。可煎汤服用，也可浸酒后服用。地锦多生长在淮南林中，其叶似鸭掌，藤蔓延于地生长，节处有根，也有的攀援树、石生长，冬月也不凋谢。山里人多在产后服用，此物又名地噤。

李时珍说：另外有种地锦草，与地锦是两种东西，可见草部第六条。

# 扶　芳　藤
## （见《本草拾遗》）

〔释名〕　滂藤

〔集解〕　陈藏器说：此物生于吴郡。其藤、苗小时很像络石藤，蔓生，依附树木生长。山里人多取依附枫树生长的扶芳藤入药用，与桑上寄生的含意相同。忌讳采用长于墓地的扶芳藤。隋朝稠禅师将青饮上进隋炀帝以止渴，青饮就是由扶芳藤煎取。

［气味］　苦、小温，无毒。

［主治］　陈藏器说：此药茎、叶可治百病，主一切血病、气病。将其锉细，浸于酒中，服饮此酒，可使人长寿不老。

# 常 春 藤
## （见《本草拾遗》）

［释名］　土鼓藤（见《本草拾遗》）　龙鳞薛荔（见《日华诸家本草》）

陈藏器说：小儿摘其藤，将藤打在地上，可发出鼓声，故又名土鼓，李邕又将之改名为常春藤。

［集解］　陈藏器说：生于树木稀疏的地带，蔓生，绕于其他草之上。其叶端尖，所结果实呈圆形，果实长熟呈碧色，像珍珠一样。

［气味］　茎、叶味苦。子味甘性温，无毒。

［主治］　陈藏器说：主治风血虚弱、腹冷闭经，可强腰脚。将此药加水煎服或浸于酒中服用均可发挥其功效。

李时珍说：《外科精要》记载可治一切痈疽肿毒初起，取茎叶一把研汁与酒调和后温服，可利下恶物，去病之根本。

［附方］　收有新近常用方两种。

1. 疔疮黑凹。《太平圣惠方》：将头发或绳扎住患处，将此药的叶尖捣汁，与一杯蜜调匀服下。再用葱与蜜外敷于患处四周。

2. 衄血不止。《圣济总录》：将常青藤研汁服下。

# 千 岁 藟
## （见《名医别录》　列为上品）

［校正］　并入有名未用的别录藟根条下。

［释名］　藟芜（见《名医别录》）　苣瓜（见《本草拾遗》）

陈藏器说：此物藤生，冬季其叶凋落。叶大者如盘且薄，故称为千岁藟。

［集解］　《名医别录》说：此物生长在太山川谷地带。

陶弘景说：此物如葡萄一样藤生，其叶很像鬼桃叶，蔓延树木之上，藤内有白汁。现在一般人的方药中均不用此物，仙经方药中曾多次用到此药。

陈藏器说：其蔓很像葛，叶的背面为白色，其果实为红色，藤中有白汁。陆玑《毛诗草木鸟兽虫鱼疏》中说：又名苣瓜。蔓生，蔓色白，结果色红，可食用，加醋则味道不美。幽州人称其为推藟。《毛诗》中记载为葛藟，并注释说像葛草。苏恭称其为蘡薁，是大错误。

苏颂说：到处可见千岁藁。藤生，蔓引木上，其叶像葡萄叶而较其小些。四月份摘其茎，茎内有白汁，味道甘美。五月份开花，七月结果实。八月可采其种子，种子色青黑并微带红色。冬季茎叶凋谢，春、夏间可取茎中白汁入药用。陶弘景、陈藏器所说是对的。

寇宗奭说：唐开元末，访隐居者姜抚，年几百岁，将他召至集贤院，姜抚自诉服常青藤，使白发变黑，延年至今。千岁藁生长在太湖、终南地区。皇帝曾派人收集此物，以赐有功之老臣们，并号召大家寻找此物。擢抚银青光禄大夫，号冲和先生，说在终南山上有旱藕，食用后可长寿，其外形很像葛粉。皇帝用它作饼和汤，赐予大臣们。右骁骑将军甘守诚说：常春藤即为千岁藁。旱藕则为牡蒙。方家已很久不用此物，故姜抚改其为常春藤，以神化此药的作用。百姓多将此藤浸泡于酒中饮用，多出现服后暴死的情况，故停止应用。姜抚见后心中内疚，遂请求去牢山求药，从而逃离未归。现在将这件事写在这里，以防世人疑惑。

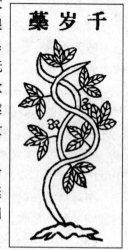

李时珍说：千岁藁原无常春藤这个名称，只是陈藏器《本草拾遗》中记载李邕称此为常春藤，用酒浸泡后服用，使老弱者益寿延年。而姜抚所用的是土鼓藤，其叶与千岁藁的叶并不相同，或是同名异物的缘故。

[正误]　见果部蘡薁薁条下。

[气味]　甘、平，无毒。

[主治]　《名医别录》记载：可补五脏，益气，续筋骨，长肌肉，去各种痹痛。久服可身轻体健，不饥不食，延年益寿，且可通灵神明。

#### 附　藁根

[主治]　《名医别录》记载：可舒缓筋脉拘急，使人不疼痛。

## 忍　冬
### （见《名医别录》上品）

[释名]　金银藤（见《本草纲目》）　鸳鸯藤（见《本草纲目》）　鹭鸶藤（见《本草纲目》）　老翁须（见《本草纲目》）　左缠藤（见《本草纲目》）　金钗鼓（见《本草纲目》）　通灵草（见《土宿本草》）　蜜桶藤

陶弘景说：忍冬到处可见。藤生，冬季也不凋谢，故称为忍冬。

李时珍说：其花为长形，花柱细长且伸出花冠外，黄、白各半，其藤多向左缠绕，故有金银、鸳鸯及以下多个名称。金股钗是说忍冬功效卓著。土宿真君《造化指南》

说：蜜桶藤就是阴草。取其汁可制硫、汞的毒性，故有通灵这个名称。

[集解] 《名医别录》记载：忍冬可于十二月采摘，阴干后备用。

苏恭说：此物藤生，缠绕、覆盖在树、草上生长。其茎、苗呈紫红色，较老的蔓上有薄膜，嫩蔓上有绒毛。其叶很像胡豆叶，叶的两面均有绒毛，开白色花，花蕊呈紫色。现在有人将络石当作忍冬，是错误的。

李时珍说：忍冬到处都有，依附树木蔓延生长，其茎呈淡紫色，每节处叶对生，其叶似薜荔叶但呈青色，叶上有绒毛。三、四月开花，花长一寸左右，一蒂二花，每花有二片花瓣，一片较大，一片较小，像半边状，花蕊长出花冠。花初开时，花瓣和花蕊均色白，二、三天之后，变成黄色。新、旧花在一起则呈黄白相映的景象，故又名金银花，且其花香芬芳。四月采花，阴干备用。其藤叶四季可采，阴干后备用。

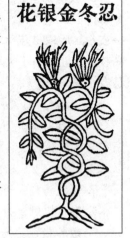

忍冬金银花

[气味] 甘、温，无毒。

甄权说：辛。

陈藏器说：小寒。说其性温，是错误的。

[主治] 《名医别录》记载：可治寒热身肿，久服可身轻体健，延年益寿。

甄权说：治腹部胀满，可止气下澼。

陈藏器说：可治热毒血痢、水痢，宜浓煎后服用。

李时珍说：可治飞尸遁尸、风尸沉尸、尸注鬼击，并可治一切风湿气病及各种肿毒、痈疽、疥、癣，还可治杨梅疮及其他恶疮，也可散热解毒。

[发明] 陶弘景说：忍冬宜煮汁酿酒饮用，可补虚治疗风病。服用忍冬可延年益寿，故宜常采常用，但仙经中少用此药。大凡易得之药人多不愿服用，而愿服用难得之药，以难求者为贵，以易得者为贱，此为俗人之情。

李时珍说：忍冬的茎、叶、花功用均相同。过去人们说它是治风除胀，解痢逐尸的要药，而后世不知它的功用。后世人说它是消肿散毒治疮的要药，而过去的人们并未说它有这种功用。由此可知：古今药理万变不同，不可一概可论。陈自明《外科精要》上说：可用忍冬酒治痈疽发背，痈疽初发，效果很好，比红内消（即何首乌）的作用还好。内翰洪迈、内翰沈括的书中记载的很详细。如疡医丹阳僧、江西僧鉴清、金陵王琪、王尉子骏、海州秀才刘纯臣等治疗痈疽发背的经效奇方中都用了忍冬。故张相公说：谁能知道，最贱的药却有不寻常的作用，他说的就是忍冬。

[附方] 收有古代附方一种，新近常用方十七种，共十八种。

1. 痈疽。陈自明《外科精要》：症见痈疽发背、发眉发颊、或发于头、项、腰，或发于胁、乳、手足等。可用忍冬酒治疗。地处乡落、僻陋处，家境贫乏，药材难得，但虔诚服用忍冬，待痈疽破溃，再以神异膏外贴，其效果极好。具体用忍冬藤一把生用，将其叶放入砂盆中研烂，再加入生饼子酒少量，调成稀糊状，涂于痈疽四周，留中间一点小孔以泄毒邪。忍冬藤用五两，用木槌槌碎，不可触铁器，生大甘草节一两，一同放入沙瓶中，加水二碗，用大小火煎取一碗，再加入无灰好酒一大碗，煎沸数十次，去药滓后，分三次将药汁服下，须在一天一夜中服完。病势重的需一日二剂。服至大小便通畅，则说明药力已到。沈内翰说：如果没有新鲜的生忍冬，可用干忍冬，但其作用终归不如生者。

2. 预防痈疽。《外科精要》：为消渴病愈后，预防发痈疽，宜先服忍冬圆方。用忍冬草的根、茎、花、叶均可，不论多少，加入瓶中，用无灰好酒浸泡，再用糠火煨酒一夜，然后取出药材，晒干备用，加少量甘草，研为细末，再用浸药酒将药末打成面糊状，做丸如梧子大小。每次用汤酒送服五十至一百丸。此药不是专门治痈疽的，而是有止渴作用。

3. 五痔诸瘘。《外科精要》：用药如方二。

4. 一切肿毒。万表《积善堂经验方》：不管肿毒是否溃破，或是初起发热的。用金银花又名甜藤，采其根、茎、叶，绞汁半碗，煎取八分，取下，再将药滓外敷肿痛处。以散毒托里，散气和血，其功效独特。

5. 丁疮痔疮。万表《积善堂经验方》：用药如方四。

6. 喉痹乳蛾。万表《积善堂经验方》：用药如方四。

7. 敷肿拔毒。杨氏《颐真堂经验方》：取大金银藤烧而存性，将其叶焙干，研末三钱，大黄焙干研末四钱。所有肿毒初发，可用水酒调和药末，外涂肿疼四周，留中心以泄毒气。

8. 痈疽托里。《和剂局方》：即痈疽发背、肠痈乳痈、无名肿毒，伴红肿热痛、发热恶寒，症如伤寒，无论老幼、虚实，服后脓未成者，肿毒内消；脓以成者，可托里溃脓。用忍冬叶、黄芪各五两，当归一两，甘草八钱，共为细末，每次用酒一杯半煎药末二钱，煎取一杯，每天两次，药滓可外敷患处。

9. 恶疮不愈。余居士《选奇方》：左缠藤一把，捣烂，加雄黄五分，水二升，用瓦罐煎，用纸七层封住罐口，纸中挖一孔，待气出，对准疮面熏三个时辰，疮出黄水后，再用生肌药，很有效。

10. 轻粉毒痈。余居士《选奇方》：用药如方九。

11. 疮久成漏。戴原礼《证治要诀》：用忍冬草浸酒，每天常饮。

12. 治热毒血痢。《太平圣惠方》：用忍冬藤浓煎后饮用。

13. 治五种尸注。《肘后方》：飞尸症见疮毒游走于皮肤，甚则洞穿脏腑，发时刺痛，痛处变化无常。遁尸症见疮毒附骨入内，损及血脉，发此病死后无尸，只听得哀哭的就是得此病。风尸症见邪犯四末，不知疼痛，每次发病，精神恍惚，趁风寒邪气则发病。沉尸症见疮发脏腑，邪气上冲心胁，每发则心胁绞痛，遇寒邪即发作。尸注症见全身沉重，神志恍惚，常昏厥，四肢瘵着，每遇节气变化则发作。以上五尸均为身中尸鬼，引接外邪诱发。宜用忍冬茎、叶锉细数斛，煮取浓汁至稀糊状，每次用温酒化服鸡蛋大小一块，每天服用二、三次。

14. 鬼击身青。李楼《怪证奇方》：症以疼痛为主。用金银花一两，水煎后饮用。

15. 脚气作痛。《卫生简易方》：症见痛引筋骨。用鹭鸶藤即金银花，研末，每次用热酒调服二钱。

16. 中野菌毒。洪迈《夷坚志》方：急采鸳鸯藤，吃下。此物即为现在的忍冬草。

17. 口舌生疱。《普济方》：用赤梗蜜桶藤、高脚地铜盘、马蹄香等分，用酒捣汁，用鸡毛蘸药刷于舌上，取涎出，即愈。

18. 各种肿痛。瞿仙《乾坤秘韫》：如刀、箭外伤、恶疮等。用金银藤四两，吸铁石三钱，香油一斤，熬至枯焦后去滓，加黄丹八两，待熬至滴水不散，将外敷，名为忍冬膏。

# 甘　藤
## （见《嘉祐补注本草》）

［校正］　自木部移入此。

［释名］　甜藤（见《嘉祐补注本草》）感藤

李时珍说：甘、感二字读音相同。另有甜藤甘露藤的名称，均含义相似，一并写在此。忍冬藤又名甜藤，这与上述所说的是不同的。

［集解］　陈藏器说：此药出于江南山谷中。其藤粗如鸡蛋，形状与木防已相似。将藤砍断可从中间吹气过去，其汁甘美如蜜一般。

### 附　甘藤汁

［气味］　甘、平，无毒。

［主治］　陈藏器说：可调中益气，通血气，解热，止渴。

《大明华本草》说：可除烦闷、利五脏，治肾钓气。其叶研后外敷，可治虫蛇咬伤。

李时珍说：可治热痢及膝部肿胀。

### 附　甘露藤
#### （见《嘉祐补注本草》）

陈藏器说：生于岭南，蔓生，藤粗如筷子。人们服它后会长胖，所以又名肥藤。其味甘、温，无毒。主治风、血、气诸病，久服其药可调中温补，令人肥健、气色佳。

《大明日华本草》说：可止消渴、润五脏，除腹内冷疾。

### 附　甜藤
### (见《本草拾遗》)

陈藏器说：生于江南山林间，其蔓生如葛一般。味甘、寒，无毒。主治烦热，可解毒、调中气，使人肥健。将其捣汁与米粉调和食用，味道甜美，可止泄，治马血之毒及疯狗、牛、马热黄，外敷可治蛇咬、疮伤。另外有种叶子小而尖长，气味辛臭，捣烂外敷于小儿腹部，可除痞满不适。

# 含水藤
## (见《海药本草》)

[校正]　自木部移入此。并入《本草拾遗》的大瓠藤。

[释名]　大瓠藤

[集解]　李珣说：刘欣期《交州记》记载含水藤生于岭南及海边山谷地带。其形状很像葛，叶子与枸杞叶相似。含水藤多长于道路旁，行人在缺水处多吃此藤以解渴，故有含水藤这个名称。

陈藏器说：在越南、朱硅、儋耳无水的地方，都栽种着大瓠藤，取汁饮用以解渴。其藤像瓠（hù），切断后流出液体，饮用后感觉清凉甜美。

李时珍说：《顾微广州记》记载水藤在离地一丈处砍断后，可重新再长，断藤处不断流出液体。人们在山上远行，口渴时将藤折断饮汁以解渴。陈藏器所说的大瓠藤指的就是含水藤。

### 附　藤中水

[气味]　甘、平，无毒。

陈藏器说：寒。

[主治]　李珣说：可解烦渴心燥，治瘴疠及过服丹石，也可服它。

陈藏器说：可止渴，润五脏，去湿痹，利小便，治天行时气。将其叶捣烂外敷可治烂疮皮裂。

李时珍说：顾颛《广州记》记载可治人体虚损疼痛，用之洗发可长发。

### 附　鼠藤
### (见《本草拾遗》)

李珣说：顾微《广州记》记载鼠爱吃这种藤，故得鼠藤这个名称。人们取鼠咬处入药用。

陈藏器说：此物生于南海海边山谷地带。其藤绕树生长，茎、叶光滑干净很像枸杞的茎叶，开白花，节节生长，中心空，苗上有绒毛。一般人将它当甘蔗吃，其味甘、温，无毒。可主治男子五劳七伤、阴痿，可利阴道，治小便数而浊、腰脚冷痛，可除风气，壮筋骨，补益防老，令人气色佳。鼠藤浓煎服下可令微汗出，也可将鼠藤浸泡于酒中再服用。其物性温，服后稍感堵闷，没有关系。

# 天　仙　藤
## （见《图经本草》）

[集解]　苏颂说：此物生于江淮和浙东山中。春天开始长苗，蔓生，作藤生长。其叶很像葛叶，形圆而较葛叶小些，叶上有绒毛，四季不凋谢。其根上有根须。夏天采根和苗。南人多用之。

[气味]　苦、温，无毒。

[主治]　苏颂说：可解风劳。与麻黄同用，可令汗出，治伤寒。与大黄同用，可堕胎。

李时珍说：可活血行气，治疗心腹疼痛。

[附方]　收有新近常用方六种。

1. 疝气作痛。孙天仁《集效方》：用天仙藤一两，好酒一碗，煮取半碗，服下后可见神效。

2. 痰注臂痛。杨仁斋《直指方》：用天仙藤、白术、羌活、白芷梢各三钱，片姜黄六钱，制半夏五钱，混合在一起，每次取药五钱，姜五片，水煎服。并同时服用千金五套丸。

3. 妊娠水肿。陈自明《妇人良方》：症见水肿由双脚开始，逐渐出现胸闷喘憋，水肿较重的可见足趾处渗出水来，此病称为子气。即由孕妇素有风气或冲任有血风所引起。治疗宜用天仙藤散，即将天仙藤洗净后微炒、炒香附子、陈皮、甘草、乌药等分，共研为末。每次服用时取药末三钱、姜三片、木瓜三片，紫苏三叶加水一大杯，煎至七分，空腹服下，每日三次。若服药后小便通利、经脉气血流通、水肿渐消者，不需多服此药。上方为淮南名医陈景初所藏秘方，我在李伯时家得到此方。

4. 产后腹痛。《经验妇人方》：用天仙藤五两，炒焦后研末，每次服用药末二钱，用炒生姜汁、童子小便和细酒调匀后送服。

5. 一切气血不调腹痛。取炒焦天仙藤五两研末，用温酒送服。

6. 肺热酒渣鼻。《摘玄方》：将桐油加入黄连末中，再加天仙藤烧热后蘸油外敷患处。

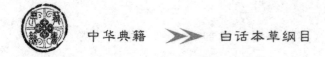

# 紫 金 藤
## （见《图经本草》）

[释名] 山甘草

[集解] 苏颂说：紫金藤生长于福州山中，初春发芽，叶单生，为青色，直至冬季叶子开始凋落。其藤像枯条，采后用其皮，晒干后备用。

[气味] 缺。

[主治] 苏颂说：可治男子肾气不足。

李时珍说：可去淤血，治跌打损伤。捣烂外敷可治恶疮肿毒。

[附方] 收有新近常用方两种。

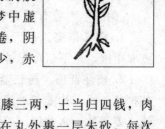

1. 肾虚方。《惠民和剂局方》紫金藤丸：用紫金藤十六两，去心的巴戟天三两，吴茱萸、高良姜、肉桂、青盐各二两，共研为末，用酒糊丸如梧子大小，每次用温酒送服二十丸，每日三次。此药可补肾脏，暖丹田，兴阳道，缩减小便，填充精髓，还可润肌肤，使青春长驻。治疗元气虚损，面色黧黑，口干舌燥，梦中虚惊，耳鸣目涩，腰脚沉重，关节酸痛，颈项强直，背肩劳倦，阴汗、盗汗，以及妇人子宫虚冷，月经不调，月经量过多或过少，赤白带下等症。

2. 死胎不下。《葛静观方》：紫金藤、葵根各七钱，土牛膝三两，土当归四钱，肉桂二钱，麝香三分，共研为末，用米饭糊丸如梧子大小，并在丸外裹一层朱砂。每次用乳香汤送服五十丸，极为见效。

# 南 藤
## （见《开宝本草》）

[校正] 自本部移入此处。并入有各未用《名医别录》丁公寄、《图经本草》石南藤。

[释名] 石面藤 （见《图经本草》） 丁公寄（见《开宝本草》） 丁公寄（见《名医别录》） 丁父（见《名医别录》） 风藤

马志说：此物需依附于南树生长，故得南藤这个名字。

陈藏器说：丁公寄就是丁公藤，因为丁公用它治病有效而得名。

[集解] 《名医别录》上说：丁公藤寄生于碎石之间，其藤蔓生于其他树木之上。叶狭长，茎枝粗大，呈红色，母大如磧（qì）黄有汁。七月七日可以收采。

苏颂说：南藤就是丁公藤，生长于南山山谷一带，现在泉州、荣州都有此物。其生长依附于南木之上，茎粗如马鞭，节节生长，呈紫褐色，其叶像杏叶而较之更尖一些。随时可采摘。另有人说天台石的南藤，四季不凋谢，当地人采它的叶子用以治疗腰痛。

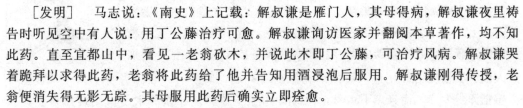

李时珍说：现在江南、湖南的很多大山中都有此物生长，藤细光滑，为紫绿色，节节生长，一节上长有一片叶子，叶子呈深绿色，叶形像杏叶而较之厚些、短些。其茎与树木贴近处长有紫色的不定根，根中有许多小孔。此物四季不凋谢，茎、叶都有臭味且极辣，白花蛇吃它的叶子。

[气味] 辛、温，无毒。

[主治] 《名医别录》说：可治刀枪所伤的疼痛。食之可延年益寿。

陈藏器说：可补衰老，强腰骨，去除风邪及寒气，治痹痛，并可治阳痿，可使人变白。多将此物煎煮取汁服用，冬季可浸泡于酒中服用。

李时珍说：煮后取汁服下，可治肺气上逆之咳嗽。

[发明] 马志说：《南史》上记载：解叔谦是雁门人，其母得病，解叔谦夜里祷告时听见空中有人说：用丁公藤治疗可愈。解叔谦询访医家并翻阅本草著作，均不知此药。直至宜都山中，看见一老翁砍木，并说此木即丁公藤，可治疗风病。解叔谦哭着跪拜以求得此药，老翁将此药给了他并告知用酒浸泡后服用。解叔谦刚得传授，老翁便消失得无影无踪。其母服用此药后确实立即痊愈。

李时珍说：现在一般医生用治各种风病，将南公藤与其他药熬膏并于市场上出售，名为南藤膏。白花蛇喜食丁公藤的叶，故其叶治疗风邪致病效果极快。

## 附 烈节
### （见《图经本草》）

苏颂说：此物生于荣州，多在树林丛生的山谷中生长。春天蔓苗开始生长，其茎、叶很像丁公藤，但较之更细些，而且不开花。九月份可采茎，晒干备用。其味辛、性温，无毒。主治肢体、关节感受寒邪，筋脉拳急疼痛。将它煮后取药汁外洗患处，效果尤佳。

李时珍说：杨倓《家藏方》上记载有种烈节酒，可治关节红肿疼痛。用烈节、松节、牛膝、熟地黄、当归各一两，共研为末，用绢袋盛好药末，放于二百杯无灰酒中浸泡三天，每次服用时取药酒一杯，加生酒一杯，温服。表弟武东叔，二十多岁，患关节红疼不可忍。涪城马东之用上方治疗后痊愈。

# 清 风 藤
## （见《图经本草》）

[释名]　青藤（见《本草纲目》）　寻风藤（见《本草纲目》）

[集解]　苏颂说：此物生长于台州天台山中。其苗蔓生于其他树木之上，四季常青。当地人多用其茎。

[气味]　缺。

[主治]　苏颂说：可治风邪致病。

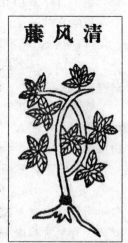

李时珍说：可治风湿之邪所致的肢体破溃流脓水以及关节红肿、麻痹、瘙痒，外形如鹤膝，还可治疮肿损伤。用时多将此药浸于酒中。

[附方]　收有新近常用方两种。

1. 风湿痹痛。《普济方》：用青藤根三两，防己一两，咬碎后放入一瓶酒中煎煮后饮用。

2. 一切风病。《濒湖集简方》：青藤膏治之，青藤以出于太平获港为上品，二、三月间可收采，不论多少，放于锅中熬七天七夜后而成青藤膏，收于瓷器中贮存。用药时预备梳子三、五把，根据病人虚、实情况估计用量，可用酒送服药膏一匙，服药后，在患者身上拍一掌，患者会感觉浑身发痒，而且痒不可忍，此时即用梳子梳身，并饮冷水一口则瘙痒自止，风病也随之而愈。用药后以避风数日效果为最好。

# 百 棱 藤
## （见《图经本草》）

[释名]　百灵藤（见《本草纲目》）

[集解]　苏颂说：此物生长于台州山中。春天苗蔓生长，攀援其他树木之上，无叶及花。当地人多于冬季采藤皮入药用。

[气味]　缺。

[主治]　苏颂说：可治盗汗。

李时珍说：可治一切风痛风疮。将五斤百棱藤锉细，加水三斗，煮取药汁五升，熬成膏药。每次用酒送服药膏一匙，每日三次。

[附方]　收有新近常用方三种。

1. 头风脑痛。《太平圣惠方》：用百灵藤十斤，加水一石，煎取药汁三斗，加入糯米三斗做饭，待饭冷却后，拌入炒神曲末九两，放入瓮中，就像平常酿酒一样。经过三、五天后，再作一斗糯米饭，冷却后倒入瓮中，待熟后可酿出很清澄的药酒。每次温服一小杯药酒，以浑身汗出为有效。

2. 一切风痹。《太平圣惠方》：用百灵藤五斤，加水三斗，煎取药汁一斗，将药渣滤出后再煎，取浓药汁三升，然后再加入牛膝、附子、仙灵脾、赤箭、何首乌、乳香、鹿角胶各二两为末同煎，另加白蜜五合，熬成稀软状，放入瓷瓶中贮存。每次用温酒送服一匙，一日三次。服药期间忌毒物、油腻之物。

3. 大风疮疾方。《太平圣惠方》：用百灵藤四两，加水一斗，煮取药汁三升，去药渣后，加粳米四合煮成粥状。患者在密封处洗浴后吃下药粥，服后睡下取汗，出汗后见皮肤高起如麦片状，隔日发作一次，可自行消退，如此五、六十天后逐渐好转，并见毛发开始生长。

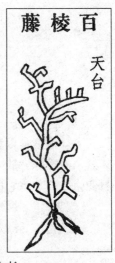

百棱藤

天台

# 省　藤
## （见《本草拾遗》）

[校正]　自木部移此处。

[释名]　赤藤（见《本草纲目》）　红藤（见《本草纲目》）

[集解]　陈藏器说：此物生长于南方的深山中。表皮色红，粗如手指，可用来捆绑东西，片片自行松解。

[气味]　苦、平，无毒。

[主治]　陈藏器说：将省藤加水煎煮，服下药汁可治疗蛔虫。将其打碎含于口中，可治疗牙齿肿痛。将它与粥同煮，狗吃后可去病。

李时珍说：可治各种风病，通利小便，治五淋，即石淋、气淋、劳淋、膏淋、血淋。还可杀虫。

[发明]　李时珍说：赤藤，善于杀虫，可利小便。洪迈《夷坚志》上记载赵子山苦于淋病，医生令他戒酒，然赵子山平素嗜酒，一天住邵武天王寺，酒醉后半夜才归，口渴难忍，见小屋瓮内有水，映月清晰，便连连饮之，而且感觉此水如饴糖一般甜爽。等到拂晓，虫子爬满床席，自觉心腹宽畅，旧病已愈，人们都很惊讶，寻其所饮用的水，结果发现此水为寺仆为织草鞋而浸泡红藤根的水。

[附方]　收有新近常用一种。

1. 五淋涩痛。《究原方》：用做草鞋的赤藤、白茯苓、苎麻根等分，共研为末，每次用百沸汤送服一钱，有神效。

# 紫　藤
## （见《开宝本草》）

[集解]　陈藏器说：此藤依树生长，藤皮重重生长。四月份开紫色花非常可爱，长安人栽种紫藤以装饰庭院。江东地区称它为招工藤。其子在壳中生长，壳有角，将其熬至出香味，放入酒中，可使酒长期存放不变质。若将它放入变质的酒中，可使坏酒变为好酒。将它的花揉碎，可擦去酒、醋的白腐之物。

[气味]　甘、微温，有小毒。

[主治]　陈藏器说：可利水，治水癣病。

# 落　雁　木
## （见《海药本草》）

[校正]　自木部移入此处。

[释名]　李珣说：落雁木的藤萝高一丈多，大雁飞过皆在上停留，有的人说是云雁将它衔到代州雁门而发芽生长，故得此名。

[集解]　李珣说：《徐表南州记》上记载落雁木生长于海南山野中。蔓生，叶的四周薄如刀削。代州雁门和蜀中雅州都有此物。

苏颂说：雅州出产的落雁木茎蔓缠绕大树生长，其苗和叶的形状及颜色均很像茶，此物不开花，不结果。一般人四月采其苗，入药用。

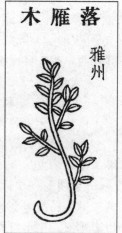

落雁木　雅州

## 附　茎、叶

[气味]　甘、平、温，无毒。

[主治]　李珣说：可治风痛折伤、脚气肿痛、腹满虚胀，用枌木皮与本品同煮汁后外洗伤处，可立即见效。妇人得阴疮浮泡，可用椿木皮与本品同煮汁外洗。

苏颂说：可治产后气血不调之腹痛，还可治折伤及内伤诸病，均可煎煮取药汁服用。

## 附　折伤木
### （见《唐本草》）

苏恭说：折伤木生长于资州山谷中。其藤绕树木生长，叶子像莽草叶而较之更厚更光滑。八、九月采茎，晒干后备用。其味甘、咸、平，无毒。主治折伤、筋骨疼痛，可散血补血，治产后恶露不尽，且可止痛。用酒、水各半煎煮折伤木，取浓汁服下。

## 附　每始王木
### （见《唐本草》）

苏恭说：此物生长于资州。藤绕树生长，其叶像萝藦叶。二月、八月可采茎，阴干备用。其味苦、性平，无毒。主跌打损伤，可生肌破血止痛。用酒水各半，煎煮取浓汁服下。

## 附　风延母
### （见《本草拾遗》）

陈藏器说：此物生于南海山野中，别处并无此物。其蔓绕其他树木之上生长，叶子狭长。《南都赋》上记载风将其吹衍至衡皋。其味苦、性寒，无毒。主治小儿发热、项强，还可治寒热惊痫、热淋，可利小便，解烦明目，煎煮取汁服用。

李珣说：主治上、中、下三消及五淋（即石淋、气淋、劳淋、膏淋和血淋），可祛痰，治小儿赤白痢下，还可解蛇毒、瘴毒及溪毒。可治一切疮肿。煎服即可见效。

# 千　里　及
### （见《本草拾遗》）

［校正］　并入《图经本草》的千里光。

［集解］　陈藏器说：千里及多藤生于路旁篱笆聚集处。叶子狭长而厚，宣湖间有此物。

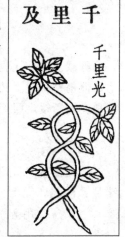

千里及　千里光

苏颂说：千里急生于天台山中。春天长苗，秋天开花。当地人采其花、叶作眼药用。另外筠州也有千里光，生于低山及道路旁。叶子很像菊花叶但较其长些，叶背面有绒毛。其枝干形圆呈青色，春天长苗，秋天开黄花，但不结果实。采其茎和叶可当眼药用，名为黄花演。大概二者为同一物。

［气味］　苦、平，有小毒。

苏颂说：苦、甘、寒，无毒。

［主治］　陈藏器说：可治天下疫气结黄、瘴疟虫毒，煎煮后服用，服后将会呕吐及腹泻，以排毒。也可将其捣汁外敷治疗蛇、狗咬伤。

苏颂说：与甘草同煎后饮药汁，可退热明目，一般不入大方中。

李时珍说：同小青煎服，可治腹痛及赤白痢下。

［附方］ 收有新近常用方一种。

风眼烂弦。《经验良方》：将千里光草，用笋壳叶包裹好煨熟，捻汁滴入眼中。

# 藤 黄
## （见《海药本草》）

［校正］ 自木部移入此。

［释名］ 树名海藤

李珣说：《郭义恭广志》上记载藤黄产于岳、鄂等州的山崖上，树名海藤。其花有花蕊，散落在石头上，有人拾起它们，称其为沙黄。在树上采得的称为蜡黄。现在人将其错传为铜黄，因为铜与藤均音为谬，这与石泪的收采方法相同。画家及丹灶家常用此物。

李时珍说：现在的画家所用的藤黄，都是经过煎炼而成的，舔后会觉舌头发麻。周达观《真脂记》上记载：现有画黄，是树脂，番人用刀砍树后，树脂会流出，用器皿盛好它直至第二年再采收。周氏所说的与郭氏所说的稍有不同，不知是否指的是同一样东西。

［气味］ 酸、涩，有毒。

［主治］ 李珣说：可治虫牙，用藤黄点虫便愈。

# 附录诸藤 共十九种

## 地龙藤
### （见《本草拾遗》）

陈藏器说：此物生于天目山，绕树生长，盘屈如龙，故得此名。吴中一带也有此物，但稍有不同。其味苦，无毒。主治风血羸老，腹内及腰脚寒冷，饮食不调，形体消瘦。用酒浸后服用。

## 龙手藤

陈藏器说：此物长于安荔浦向阳的石头间。其叶形很像龙的足，随时可以收采。味甘、性温，无毒。主治中风口角歪斜、手足瘫软、活动不利。此药可补阳虚，去寒气治风痹。用醇酒浸泡龙手藤，靠近火炉使之变温，空腹服用，以取得微汗为见效。

## 牛领藤

陈藏器说：此物生于岭南高山中。外形略扁，很像牛的脖子。阴干后备用。其味甘、性温，无毒。主治腹冷、腰膝软弱疼痛、小便频数而白浊，以及阳痿等病。煎煮取汁服下或用酒浸泡均可。

## 牛奶藤

陈藏器说：此物生长于深山中，大如树，牛喜食它，藤中有粉状物。味甘、性温，无毒。可当粮食以救荒，食后人不感饥饿。食其根会使人落发。

## 鬼膊藤

陈藏器说：此物生于江南树林、小河边。叶像梨叶，子像楝子。其藤味苦、性温，无毒。用酒浸泡服用可去血分的风邪。藤、叶一同捣烂外敷，可治疮痈肿痛。

## 斑珠藤

陈藏器说：此物生于山谷中，四季不凋谢。其子如珍珠，但上有斑点，冬季采子。其味甘、性温，无毒。用酒浸泡后服用，可治气血不足，虚弱消瘦以及妇科病

## 息王藤

陈藏器说：此物生于岭南山谷中。冬季也不凋谢。味苦、性温，无毒。主治产后腹痛、恶露不尽。可浓煎后服用。

## 万一藤

陈藏器说：此物生于岭南。蔓粗如小豆，又名万吉。将其杵成粉末，加水调和外敷，可治蛇咬。

## 曼游藤

陈藏器说：此物生于犍为牙门山谷地带（即今四川省峨眉县城西南的峨眉山）。形状很像桑寄生，附着大树生长。其叶如柳叶，春天开紫色花。蜀人称其为沉蘁藤。其味甘、性温，无毒。久服可延年益寿，也可治咳嗽及癣病。

## 百丈青

陈藏器说：此物生于江南树林、沼泽一带。其藤蔓生，质地较硬。其叶像薯蓣叶，成对生长。味苦、寒、性平，无毒。可解各种毒物的毒性，治疗天行瘴疟、疫毒。可煎煮取汁服用，也可生用捣汁服用。其根入药可致下痢。

## 温藤

陈藏器说：此物生于江南山谷中。附着树木生长，四季不凋谢。其茎和叶均味甘、性温，无毒。将它浸于酒中服用，可治风血积冷等病。

## 蓝藤

陈藏器说：此物生长于新罗国。其根很像细辛。味辛、性温，无毒。煎煮取汁服下，可治肺寒咳嗽。

## 瓜藤
### （见《图经本草》）

苏颂说：此物生长于施州。四季有叶但不开花。随时可采其藤皮。其味甘、性凉，无毒。可治热毒恶疮。用刺猪苓洗后，去粗皮，焙干，等分，捣碎，用甘草水调和后外敷。

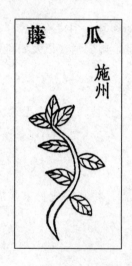

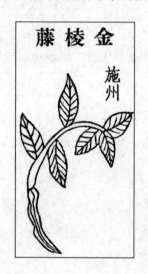

## 金棱藤

苏颂说：此物生于施州。四季枝叶常青，但不开花。随时可以采用。其味辛、性温，无毒。主治筋骨疼痛。可与续筋根、马接脚同洗，去粗皮，焙干，等分研末。每次用酒送服二钱。无特殊禁忌。

## 含春藤

苏颂说：此物生长于台州。其藤苗延树木向上生长，四季常青。采其叶，可各种风邪致病，很见效。

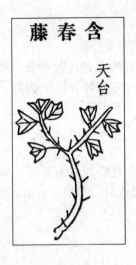

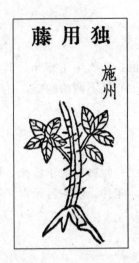

## 独用藤

苏颂说：此物生长于施州。四时有叶，但不开花，叶上有倒刺。四时可采其藤皮。其味苦、辛，无毒。主治心气不调的胸痛。与小赤药头一同焙干后，等分研末。每次用酒送服一钱。

## 祁婆藤

苏颂说：此物生于天台山中。其蔓延树木向上生长。四季常青。当地人采其叶，治各种风邪致病，有效。

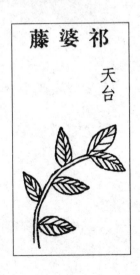

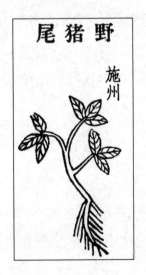

## 野猪尾

苏颂说：此物生于施州。其藤绕树木生长。四季有叶无花。其味苦、涩、凉，无毒。可主治心气不调的胸痛，并有解热毒的作用。与白药头等分焙干研末。每次用酒送服二钱。

## 石合草

苏颂说：此物生长于施州。其藤绕树木生长，四季有叶，但不开花。当地人采其叶入药用。味甘、性凉，无毒。可治一切恶疮，可收敛疮口。多焙干后研末备用。

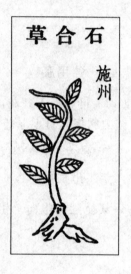

草合石
施州

# 第十九卷 《本草纲目》草部

## 草之八
### （水草类二十三种）

上附古代常用方五十种，新近常用方六十九种，计一百一十九种。

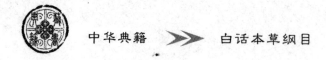

# 泽　泻
## （见《神农本草经》上品）

[释名]　水泻（见《神农本草经》）　鹄泻（见《神农本草经》）　及泻（见《名医别录》）　蕍（音俞）　芒芋（见《神农本草经》）　禹孙

李时珍说：去除水患的方法叫做泻，像湖泽的水外泻一样，大禹擅长治水，所以称此药为禹孙。其余的名不太知道命名的原因。

[集解]　《名医别录》上记载：泽泻生长在汝南的湖泽地带。五月采集叶，八月采根到九月采集果实，阴干备用。

陶弘景说：汝南郡归属豫州。现在临近道路旁也有泽泻生长，但不能入药用。只用生长在汉中、南郑、青州、代州地区的。其中形状较长而且大，尾梢处必有两分枝的属于上好的药材。此药容易腐坏，常常必须仔细的收藏。此药常丛生在浅水中，叶片狭长。

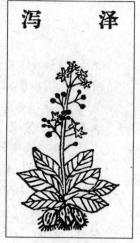

苏恭说：现在汝南地区已不再采集泽泻，只以泾州、华州的泽泻为好。

苏颂说：现在山东、黄河、陕、江、淮一带也有此药，汉中的药材是上好的。春天长出苗，多长在浅水中。叶片形如牛舌，茎只一根而长，秋天时开白花，像谷精草一样丛生。秋末采根在阳光下晒干。

## 附　泽泻根

[修治]　雷敩说：量不限多少，均细细锉成粉，以酒浸泡一宿，取出后在阳光下晒干，随时可取用。

[气味]　甘、寒，无毒。

《名医别录》记载：咸。

甄权说：苦。

张元素说：甘、平，主沉降，质阳。

李杲说：甘、咸、寒，主降，质阴。

王好古说：药性为阴中微阳，入足太阳膀胱经、足少阴肾经。

扁鹊说：大量服用泽泻，使人视力受损。

徐之才说：泽泻畏海蛤、文蛤。

[主治] 《神农本草经》：可治风寒湿痹，乳汁难出，养五脏，可增益气力，可使人健壮，可消除水肿，长期服用，能令人耳聪目明，不觉饥饿，延年益寿，身体轻健面目生光，能行水。

《名医别录》：此药可补虚损及各脏器的虚衰，可除五脏阻塞不舒兼有胀满的症状，可益气养阴，治疗遗精、消渴、小便淋漓不断的病症，可逐膀胱三焦中停聚的水湿。

甄权说：主治肾虚而致的精自出，治石淋、气淋、膏淋、劳淋、血淋等五淋，清利膀胱湿热，宣通水道。

《大明日华本草》：主治头晕虚性耳鸣，筋骨痉挛抽缩，可通利小肠，止尿血，主治难产，补妇女冲任，使妇女能正常受孕有子。

张元素：泽泻根入肾经，去除体内潴留之旧水，滋养新生的阴水，通利小便，消除肿胀渗湿泻浊止渴。

李果：去除膀胱中的残尿，除心下的水湿痞满。

李时珍：渗利湿热，化痰饮，止呕吐止泻痢、治疝气疼痛脚气之症。

[发明] 苏颂说：《素问》治酒风症身热汗出，用泽泻、白术。深师方治疗支饮证，也用泽泻、白术，只是煎煮方法略有不同罢了，张仲景治疗杂病，心下有痰饮，水气停留而头晕重的症状，用泽泻汤，治伤寒症有大小泽泻汤、五苓散之类方剂，都用泽泻，通利体内停水，泽泻为最主要的用药。

张元素说：泽泻为除湿的圣药，入肾经，可治小便淋漓不尽，去外阴、阴囊及其周围汗出的症状。如果没有此病的服此药，可使人的眼睛盲。

寇宗奭说：泽泻的功效，擅长通利水湿。张仲景治疗水蓄于内且口烦渴，小便不利，或吐或泻之症，用五苓散治疗，方中用泽泻，因此可知此药擅长通利水湿。《本草纲目》引扁鹊之说：多服泽泻使人视力受损，实是因为通利了水湿的原因。只要服用泽泻散的人，没有小便不增多的。小便既然增多，肾气哪里还能充足？现在的医家止遗精，大多不敢用本药。张仲景的八味丸中用泽泻的作用，也不过在于接引桂枝、附子等热药，归入肾经，并没有别的作用。

王好古说：《神农本草经》记载长服泽泻可明目，扁鹊说多服此药使人视力昏花，是为什么呢？扁鹊说：除膀胱中的残尿，因为泽泻味咸能泻内伏之水的原因，泻内伏之水，去膀胱中残尿，所以能明目；小便通利，肾气虚衰，所以视物昏蒙。

王履说：王好古正好与寇宗奭的说法相违背。我以为八味丸以地黄为君药，其余的药为佐使之品，不仅能补血，还兼能补气，所谓阳气旺则能生阴血。地黄、山茱萸、茯苓、牡丹皮皆为入肾经之药，附子、官桂是入右肾命门的药，都不需等泽泻的接引作用而能达肾经。因此八味丸中用此药的作用，是取它能泻肾邪，养五脏，增益气力，益气养阴，补虚损及各脏器虚损的功效而已。虽能泻肾，但此作用夹于各种补药的作用中，也就不能达到泻的功效了。

李时珍说：泽泻性平，味甘而淡，淡能渗湿泄浊，此药气味均薄，所以用它利水而泄下。脾胃内蕴湿热，则有头重而且目视昏花耳鸣。泽泻渗利除脾胃之湿，则热随湿去，则脾土能正常发挥作用，精微上布，头目明爽，所以泽泻有养五脏，增益气力、治头晕目眩、聪耳明目之功。如果长期服用，则会降浊之力太过，清气不能上升，真阴暗耗，怎能不目视昏花呢？张仲景的地黄丸用茯苓、泽泻的原因，是取它们泻膀胱邪气的功用，而不是引经药的作用。古人用补药时必兼用泻邪之品，邪气一去则补药之力能充分作用，一开一阖，此为用药的玄妙之处。后世不明白这个道理，专一于用补药，所以久服必会产生偏胜的损害。

[正误]　陶弘景说：仙经上记载欲断谷不饥，均用此药。也有人说叫身轻，能在水上行走。

苏颂说：仙方中也有只服泽泻一味药，捣烂筛过后取其粉末，用水调匀，每日服六两，百天后身轻体健而善行路。

李时珍说：《神农本草经》列泽泻为上品，又称长服泽泻可以身轻体健，面目生光，能行走在水上。又说：泽泻长期服用，令人身体轻盈，每日走五百里，在水上奔跑。还有一个名字是泽芝。陶弘景，苏颂都认为是正确的。我却不相信。泽泻通利水湿泻肾浊，长期服用尚且不行，又怎能有这样的神奇功效呢？这种说法是错误的由此可知了。

[附方]　收有古代附方三种、新近常用附方四种，共七种。

1. 酒后当风汗出。方见麋衔下

2. 水湿内聚肿胀。《气宜保命集》：方用白术、泽泻各一两，制成末，或做成丸。每次服三钱，用茯苓汤送服。

3. 触冒暑邪霍乱吐泻。《惠民和剂局方》：症见小便不利，头晕饮水很多。方用三白散：泽泻、白术、白茯苓各三钱，用水一盏，姜五片，灯心草十根，煎至八分，温服。

4. 饮停胸胁胃脘部头目眩晕。张仲景《伤寒论》：用泽泻汤：用泽泻五两，白术二两，水二升，煎至一升，分两次服下。

5. 深师《经验方》：先用水二升煎煮泽泻、白术，煎取一升，再入水一升，煎泽泻煎取五合，将两种汁混合，分两次服下。病重将晕倒的，服后定能好转治愈。

6. 肾脏风生疮。《经验方》：方用泽泻、皂荚用水煮烂，焙干研末，蜜制成丸，大小如梧桐子。空腹用温酒送服十五丸到二十丸。

7. 疟疾病后怪症。《夏子益奇疾方》：症见口鼻中气出，邪气盘旋不散，凝滞呈黑盖的颜色，过十天后渐游动到肩胸部分，和皮肉粘连，坚硬如金属，石头一样，与饮食无关。

方用煎泽泻汤，每日饮服三盏，连服五天痊愈

## 附　泽泻叶

[气味]　咸、平，无毒。

[主治] 《名医别录》：治麻风症，治乳汁不出，治难产，补益阴气。长期服用可以轻身健体。

《大明日华本草》：壮肾脏，通调血脉。

### 附 泽泻实

[气味] 甘、平，无毒。

[主治] 《名医别录》：治风痹，治多饮多食消瘦之消渴病，补益肾气，增益阴精，补体内不足除体内湿邪。长期服用可颜面生光，可使人不育。

[发明] 李时珍说：《名医别录》说泽泻叶和泽泻实，可以补益阴气。长期服用可使人不育，而《日华子本草》说泽泻可以催生，补妇女冲任血海，使人怀孕生子，听起来好像是矛盾的。既然可有补益阴气的作用，怎么会使人不育？既然可以催生，怎么会使人怀孕生子？大概因为泽泻的效用与补药相同，又可以逐下焦的湿热邪浊，邪气既除，阴精得强、血海得净，因此可以有助人怀孕生子的作用，如长期服用就会导致肾气外泄，血海寒，所以又可以使人不育。所以读书不能偏执于单方面的看法。

### 附 酸恶

《名医别录》记载了名字但没有用法，记载说：酸恶主治恶疮，消灭白虫。生长在水边，形状像泽泻。

# 蕺草
## （见《唐本草》）

[释名] 蕺菜 （见苏恭说） 蕺荣

[集解] 苏恭说：蕺菜到处都有生长着的，多长在水边，叶片圆形，像泽泻而较小。花呈青白色。也能蒸着吃，江南人用来蒸鱼吃味道很鲜美。五六月份采集茎叶，阳光下晒干备用。

[气味] 味甘、性寒、无毒。

[主治] 苏恭说：火热内炽喘咳气急，治小儿火热致皮如涂丹，红肿疼痛。

# 羊 蹄
## （见《神农本草经》下品）

[释名] 蓄 （见《名医别录》） 秃菜 （见陶弘景的说法） 败毒菜 （见《本草纲目》） 牛舌菜 （见《本草纲目》） 羊蹄大黄 （见《庚辛玉册》） 鬼目 （见《神

农本草经》） 东方宿（见《神农本草经》） 连虫陆（见《神农本草经》）同水黄芪
（俗称） 子名金荞麦

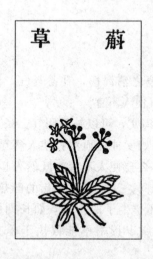

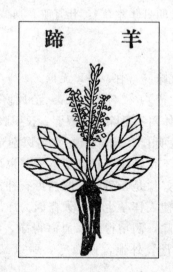

陶弘景说：现在的人叫做秃菜，即是蓄字的音讹传的。

李时珍说：羊蹄是因为根形状命名的，牛舌是根据叶的形状，命名为秃菜是因为
能治疗秃疮。《诗经·小雅》上说：言采其蓫。陆玑做注说蓫字即是蓄字，是现在的羊
蹄。幽州一带的人叫它做蓫。根像长芦菔而茎为红色，也可以吃，味滑美。《郑樵通
志》指蓫为《小雅》中的菲和葍，是错误的。金荞麦是因为形相似命名的。

[集解]《名医别录》说：羊蹄生长在陈留江湖地带。

韩保昇说：所居之地有此物生长，生在低凹潮湿的地方。春天长苗，高约三四尺
（1米）叶片细长，很像莴苣叶但颜色更深些。茎节之间颜色紫红。开青白色的花组成
穗状，结果呈三棱形，夏季中就干枯了。根像牛蒡根很硬而结实。

寇宗奭说：叶子像蔬菜中的波棱菜，但是没有叶裂而颜色为青白色，叶片较厚，
花和实也很相似。叶子可洁擦瑜石。种子叫金荞麦，烧炼治丹家们用来制铅、汞。

李时珍说：生长在靠近水边和潮湿地的很多。叶长约一尺（10—25厘米），像牛舌
的形状，不像波棱。入夏开始出苗苔，开花结实，花与叶同一个颜色。到了夏至就枯
死了，深秋又长新芽，过冬也不会死。根长近一尺（10—25厘米）红黄色，像大个的
黄胡萝卜形状。

## 附 羊蹄根

[气味] 味苦、性寒，无毒。

苏恭说：味辛、苦，有小毒。

李时珍说：能克三黄、砒石、丹砂、水银。

[主治]　《神农本草经》：治头秃疥疮瘙痒，清热除湿，治女子外阴及阴道痒。

《名医别录》：治疮毒浸淫生疽成痔，可以杀虫。

苏恭：治疗寄生虫所致的鼓胀病。

《大明日华本草》：治癣，杀一切虫。用醋磨羊蹄根，贴敷在肿毒处。

寇宗奭说：捣汁取二三匙，加入半盏水煎服，空腹时温服，可治产后伤于风邪而致的便秘，效果很好。

[发明]　朱震亨说：羊蹄根属水，走入血分。

苏颂说：新采集的，与醋磨制后涂皮癣可迅速见效。也可煎汁作丸服用。采集的根不限量多量少，捣碎绞汁一大升，白蜜半升，一同熬制成稠汤，再入防风末六两，调和令可作丸。丸如梧桐子。栝蒌、甘草用酒煎服下二三十丸，每日二三服。

[附方]　收古代附方六种，新近常用方七种，共十三种。

大便突发秘结。宋太宗《太平圣惠方》：方用羊蹄跟一两，水一大盏，煎剩六分，温服。

2. 肠风便血。《永类方》：方用败毒菜根洗净切碎，用连皮的老姜各半盏，一同炒成红色，用无灰酒浸泡它，用碗盖一会儿，除去渣滓，随便服用。

3. 咽喉疼痛不能讲话。孙真人《千金方》：方用羊蹄只有一个根的，不要碰见风日和妇女、鸡、犬，用三年的醋研成泥，用生布擦咽喉外皮肤使成红色，涂上药。

4. 面上紫块。陆氏《积德堂方》：症见面生紫块如铜钱大小，或满面都是。方用野大黄四两取汁，穿山甲十片烧后存性，川椒末五钱，生姜四两捣汁和一起研细，用生丝包裹后擦面部，若干了，加入醋使药润湿。擦数次后面色如未病前一样，屡试总有效。

5. 疬疡风驳。宋太宗《太平圣惠方》：方用羊蹄草根，在生铁上磨上好的醋汁，施旋刮涂。加入硫磺少量，效果更好。每天外用。

6. 头面胸背生紫白斑点，且可弥漫至全身的汗斑症及治白癜风。《蔺氏经验方》：方用羊蹄二两，独棵扫帚头一两，枯矾五钱，轻粉一钱，生姜半两，一块捣成泥。用热水洗澡，手把患处抓得起粗皮后，用布包上药，用力擦患处。保暖的情况下躺倒发汗，可治愈。这是盐山刘氏方，比用硫磺的更好。

7. 风邪袭头起白屑。宋太宗《太平圣惠方》：方用羊蹄草根在阳光下晒干捣成末，和羊胆汁外涂，可以根治。

8. 头上白秃。葛洪《肘后百一方》：方用独根的羊蹄根，不让它见妇女、鸡犬、风、日，用陈醋研成泥状，生布擦红患处后敷患处，每天一次。

9. 癣病久治不愈。周应《简要济众方》：用羊蹄根捣烂绞汁，加入少量轻粉，调和如膏状，涂癣处。三至五次可治愈。

10. 癣症多年的患者。《永类方》：用独根生的败毒菜根，即羊蹄根，捣碎取三钱加入川百药煎二钱，将白梅肉打匀，用井华水一盏，滤去渣滓澄清。天亮以后空腹服下。

不适宜吃热食物。擦破癣皮用渣滓擦癣处。三次可愈。

11. **小的皮癣。** 孙真人《千金方》：用羊蹄跟五升，桑柴灰汁煮四五开后，用汁洗癣处，再用羊蹄汁和矾粉涂患处。

12. **痫疥湿癣。** 孙真人《千金翼方》：症见疮面浸淫日益广泛，痒不可忍受，痊愈后可再发，流黄水。方用羊蹄根捣烂，和大醋，洗净疮面后涂上药，一个时辰之后用冷水洗净，每天一次。

13. **疥疮有虫。** 《外台秘要》：方用羊蹄根捣烂，和猪油，加入少量盐，每日涂抹患处。

## 附　羊蹄叶

［气味］　味甘、性滑、寒，无毒。

［主治］　《大明日华本草》：治小儿疳积消化不良腹内有虫，可去胡夷鱼、鲑鱼、檀胡鱼的毒性，做菜。大量服食，可滑肠通便。

李时珍说：胡夷、鲑鱼都是河豚的名字，檀胡不太清楚是什么。

孟诜说：做菜服食，可止痒。不适宜多吃，可使人气下陷。

李时珍说：连根蒸烂，吃一碗，可治痔疮便血，效果好。

［附方］　收入古代附方一种

咽喉舌肿。宋太宗《太平圣惠方》：症见咽部生瘜肉，方用羊蹄草煎汁，热时含于喉间，凉后吐出。

## 附　羊蹄实

［气味］　苦、涩、性平，无毒。

［主治］　苏恭说：治痢疾腹泻下痢脓血症。

李时珍说：调理妇女气血。

# 酸　模
## （见《日华诸家本草》）

［释名］　山羊蹄（见《本草纲目》）　山大黄（见《本草拾遗》）　蕵芜（见《尔雅》）　酸母（见《本草纲目》）　蓨（见《本草纲目》）　当药

李时珍说：蕵芜是酸模的读音转字，酸模又是酸母的转音，都是以味道命名的，和三叶酸母草同名。掌禹锡认为蕵芜是蔓菁菜，是错误的。

［集解］　陶弘景说：是一种形状很像羊蹄而味酸，叫做酸模，根可以治疗皮肤疥疮。

《大明日华本草》记载：随处可见，生长在山冈上，形状就像羊蹄的叶子小而黄。

茎叶都很细小。茎节间长种子，像芜蔚子一样。

陈藏器说：就是指山大黄，又叫草药。它的叶子味酸美，人们也采集它的花吃。《尔雅》记载：须，薞芜。郭璞注释道：形状像羊蹄而叶片细小，味酸可以吃。又叫薞。

李时珍说 平原地区也有生长。根、叶、花形都像羊蹄，但叶子却很小味道酸，比较特别。它的根为红黄色。连根叶一起捣汁制成霜剂，可以克雄黄汞。

〔气味〕 味酸、性寒，无毒。

李时珍说：叶酸，根微苦。

〔主治〕 陈藏器说：治暴热内伤腹胀，用生酸模捣汁服用，可通下热毒。可杀皮肤小寄生虫。

陶弘景说：可治疗疥疮。

韩保昇说：治疗痢疾腹泻效好。

李时珍说：可治疗汗斑症，症见紫白斑点生于胸背头面，且可漫延至全身。治疗用紫萍合酸模捣汁外擦，几天后可治愈。

〔附方〕 收入新近常用方一种。

瘭疽毒疮。孙真人《千金方》，症见皮肤肉中突然长出小包块像赤小豆大小，大的像鸡子黄大小，有的色红有的色黑，有的白有的青，中心有核，核下系深根直深入肌体内。可肿泡呈紫黑色，可使人筋骨腐烂，邪毒如内入脏腑可以使人死亡。治疗应灸此小包块一百壮，用酸模叶敷在四周，防止经续长大。内服葵根汁，则毒邪自解。

## 附 牛舌实

牛舌实 《名医别录》上载有名但没有用法，说：咸、温、无毒。可以轻身健体补益气力。生长在水中湖泽边上。果实很大，叶子长约一尺，五月采集果实。又叫豕首。

陈藏器说：现在中原人把田原水边生长的叶子很大形如牛耳的植物叫做牛耳菜。

李时珍说：现在的人把羊蹄草叫牛舌菜，恐怕指的羊蹄是根，而牛舌指的是果实的形状。

要不然的话就是指生长在水中的羊蹄。

## 附 蠡舌

《名医别录》记载：辛、温、无毒。主治霍乱吐泻腹痛，治呕吐上逆心中烦躁。生长在水中，五月采集。

陶弘景说：生长在水流很微小的水中。现在的人们五月五日采集此药弄干，用来治霍乱吐泻效果很好。

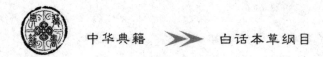

### 附　蛇舌

《名医别录》上记载着名字但没有用法，记载有：酸、平、无毒。主除淤血，平惊气，镇静可治蛇毒导致的痼症。生长在大的河流的北岸。四月采集花，八月采集根。

# 龙 舌 草
## （见《本草纲目》）

［集解］　李时珍说：龙舌草生长在南方池泽湖泊中。叶子像大叶荙菜和茞苜的叶片形状。根扎在水底，抽出茎长出水面，开白色花。根像胡萝卜一样很香，捣成汁可以使鹅蛋鸭蛋变软，医方家们用来煮丹砂，煅白矾，制三黄。

［气味］　味甘、咸、性寒，无毒。

［主治］　李时珍说：治痈疽，治水火烧、烫伤，可捣烂外涂。

［附方］　收新近常用方一种。

治乳痈肿毒方。刘伯温《多能鄙事》：方用龙舌草、忍冬藤研碎，用蜜调和敷在乳痈肿痛处。

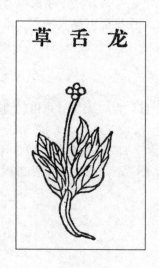

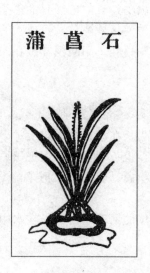

# 菖 蒲
## （见《神农本草经》上品）

［释名］　昌阳（见《神农本草经》）　尧韭（见《吴普本草》）　水剑草

李时珍说：菖蒲，是蒲类植物中比较茂盛的，因此叫菖蒲。又有《吕氏春秋》上载：冬至后五十七天，菖开始生长，菖是百草中最先生长的，于是开始耕作。所以菖蒲、昌阳又取这个意思。《王建平典术》记载：尧时天上降下精华到庭化为韭，感百阳之气成为菖蒲。因此叫做尧韭。方士们叫做水剑，因为叶形像剑一样。

[集解]　《名医别录》记载：菖蒲生长在上洛郡池泽地带和蜀郡的严道县里，一寸生九节的质上好。裸露的根不能用。可在五月及十二月间采集菖蒲根，背光阴干。

陶弘景说：上洛郡属梁州地界，严道县在蜀郡，而现在到处都有菖蒲。生长在石碛之上的，用多节最好。生长在低凹潮湿地方的，大个的根叫昌阳，不能吃。真的菖蒲叶背上有叶脊，又像剑刃一样，四月、五月也叫做小厘花。东间小河湿润地带又有一种叫溪荪的植物，根的形状气味颜色都很像石上菖蒲，而叶子正面像蒲，却没有叶脊。一般人都叫这种植物为石上菖蒲，其实是不正确的。这种植物只能主治咳逆上气，杀虫蚤，不能入药口服食用。诗词咏赋中多称做兰荪的植物，正是这种东西。

《大明日华本草》记载：菖蒲，生长在石涧中的多坚硬而小，每一寸生九节的为上品。出产在宣州。二月、八月采集。

苏颂说：随处可见菖蒲，而池州、戎州出产的最好。春天长出青色的叶片，长一二尺左右，叶子的中央有叶脊，形状像剑一样。没有花和果实。现在在五月五日采集。它的根盘屈而根上有节，形状大约如马鞭一样大小。一个主根旁生长三四个小根，旁生小根上的根节尤其多，也有一寸生十二个节的。刚采集时空虚柔软，阳光下晒干后变得坚硬结实。折断后其中心颜色微红，嚼一下味辛香很少有渣滓。人们大多把它种在干燥的沙石土中，腊月移植时更容易成活。黔蜀一带的南方人常随身携带此药远行，用来治疗突发心疼。其中生南方荒谷中的药材最好。一些人家移植种的也可做药用，但干后的辛香坚实比不上南方本地人拿来的好，这些都是中医处方中所用的石菖蒲。还有一种水菖蒲，生长在溪涧水池沼泽中，不能入药用。现在药店里卖的，多是将两者混杂在一起的，尤其不好分辨。

陈承说：现在阳羡山中生长在水石之间的，它的叶子逆着水流生长，根须缠绕在石头上，没有多少泥土，根叶生长很紧密，每一寸不少于九个叶节，入药效果很好。二浙地区的人家、用瓦石器皿种植它，早晚及时换水则生长茂盛，水混浊和有泥土就会枯萎。现在处方多用石菖蒲，一定指的是上面说的这种菖蒲。那些在池塘沼泽地生长的，根肥大节少粗而生长慢，恐怕是不能入药的，只可以用来作果盘，气味不烈而且很淡和缓。

李时珍说：菖蒲大约有五种：生长在池塘湖泽地带的，蒲叶较宽大，根大约高二三尺，是泥菖蒲，也是白菖；生长在溪涧水中，蒲叶细长，根长约二三尺，是水菖蒲，也是溪荪，生长在水中的石块之间，叶子中央有剑脊，根小而上密布叶节，高一尺左右的，是石菖蒲；家养栽种在砂石中一年的，到春季剪修清洗，愈剪修愈细，高约四五尺，叶子像韭叶一样，根像勺把一般粗细的，也叫石菖蒲，更有根长只有二三分，叶子只一寸长左右的，叫做钱蒲。能入药吃的须用那两种石菖蒲，其余的都不能入药。

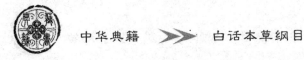
这些草新旧交替，四季常青。罗浮山记中说：山中菖蒲一寸长二十叶节。抱朴子说：服食菖蒲以一寸生九节开紫花的最好。苏颂说：没有花和果实。但是现在的菖蒲，二三月之间抽茎开细小黄花族或穗状，而过去的人说菖蒲很难见开花，并不是没有花。应劭《风俗通》说：菖蒲开花，人得花服则可以延年益寿，可以证明是有花的。

## 附　菖蒲根

[修治]　雷敩说：凡使用时不要用泥菖、夏菖二类，此二者形如竹根鞭，色黑，气味腥而臭秽。只有石上生长的菖蒲根，根条为嫩黄色，质紧密而硬根节稠密，一寸生九个节的，是真正药材。采到后用铜刀刮去一层黄黑色的硬的节皮，用嫩的桑枝条拌匀蒸熟，阳光下晒干锉粉备用。

李时珍说：服药用时必须像上法那样炮制过，如果是经常服，则只除去根毛微微炒一炒就行了。

[气味]　味辛、性温，无毒。

甄权说：味苦、辛，性平。

徐之才说：秦皮、秦艽是菖蒲的佐使药。菖蒲根恶地胆、麻黄。

《大明日华本草》记载：忌饴糖、羊肉。不可用铁器，否则使人呕吐上逆。

[主治]　《神农本草经》：治风寒湿引起的痹痛，治咳嗽咳逆气逆不下，可以开心窍，补五脏虚衰，可通利九窍，可聪耳明目，可使人能发出声音。并主治耳聋痈疮之症，可温养肠胃，可治小便自利，不能控制。长期服用可以轻身健体，增强记忆力益智，使人不健忘不迷惑，可以益寿延年。可以补益心智，使头脑清醒不糊涂。

《名医别录》　可治四肢关节湿滞痹痛，不能屈伸，治小儿温疟，症见积热不退，可用菖蒲根煎汤洗浴。

甄权：治耳鸣头风头痛泪下，可祛邪气，杀各种虫类，治各种恶疮疥疮瘙痒。

《大明日华本草》可祛风下气，治男子肾脏疾病，妇女血海虚冷虚败，治疗健忘除烦闷，可止心腹间疼痛，治霍乱病吐泻甚至肢体高度脱水而转筋疼痛，治疗耳朵疼痛时，将菖蒲根制成末炒，趁热裹敷。非常有效。

王好古：治疗心积伏梁。

李时珍：治疗触冒不正之气而致手足厥冷，精神恍惚，口噤、昏厥乃至突发昏死之症，治突遇惊恐致面色发青，手足俱冷，口吐涎沫，状如惊痫的客忤症及癫痫，治疗妇女月经崩漏下血，可安胎治胎漏下血，可散痈肿。捣葛蒲汁服下，还可解巴豆、大戟之毒。

[发明]　苏颂说：古代医方上有服单味菖蒲的方法。蜀地人治疗心腹冷气凝滞疼痛的方法，取一二寸菖蒲捣碎，同吴茱萸煎汤饮用，也可以携带菖蒲旅行，如突发心痛，嚼食一二寸，用热水或酒送服，也有效果。

李时珍说：明朝开国初年周颖仙对太祖高皇帝经常嚼菖蒲并饮水很困惑，问原因是什么。皇帝说吃菖蒲可以防腹痛的病状。高皇的御制碑中记载着这件事。菖蒲气味温辛，是入手少阴心经，足厥阴肝经的药。心气不足的服此药，是虚则补其母的意思。肝苦急时以辛味补之，是这个道理。《道藏经》中有菖蒲传一卷，其中语言粗陋。现省去无用部分节取其中的精华如下：菖蒲，是水草中的精华，神仙效用的灵药。制法是采集根紧小节密如鱼鳞般的优质菖蒲根一斤，用水和洗米水各泡一夜，刮去外皮切细，阳光下曝晒成干，捣烂筛细，用糯米粥调和均匀，再加入熟密调和，制成梧桐子大小丸剂，用稀葛袋装好，放在风吹处使丸风干。每天早晨用酒或汤水随便服下三十丸，临睡前再服三十丸。服药一个月后，可助运化消食积，服两个月，可除痰，服至五年，可使骨髓充盈，面色润泽，使白发再黑，使齿落后再生。它的药以五德配五行：叶青、花赤、节白、心黄、根黑。可以治疗一切风症，手足顽固痹痛，肢体瘫软运动不利，还可治五劳七伤，可填充血脉补脑海，使骨质坚韧，增长精神，润养五脏，补益六腑，促进消化，调和血脉，补益口齿，聪耳明目，润泽皮肤，消除寒热不调，祛各种寄生虫，治天行流行疾病，治自然界瘴毒疫气致消瘦的病症，治泄泻痢疾痔疮漏下，治妇女带下病，治产后血行不畅等症。并且用酒送服。河内叶敬的母亲患中风病，服菖蒲根一年后而诸病皆愈。寇天师服菖蒲而得道，时至今日庙前还长着菖蒲。郑鱼、曾原等人，都是因为服用菖蒲而得道的。又按葛洪《抱朴子》记载：韩众服菖蒲十三年，身上长毛，冬日袒露身体也不觉冷，每日记忆上万个字。商丘子终身不娶，只食菖蒲根，不知饥饿不衰老，不知后来终老的情况了。葛洪《神仙传》说：咸阳王典吃菖蒲后得以长生。安期生采集一寸九节的菖蒲根服食，成仙而去。又按《腥仙神隐书》记载，石菖蒲放一盆在茶几上，夜间看书，则有吸收灰尘作用并没有损害眼睛的危险，或可放在星光雾露之下，晨起取汁尖凝集的露水洗眼睛，可以很好的促进视力，日久可以白天看见星星。端午那天用酒送服，效果更好。苏东坡说：大凡草生长在石块，必须用一些土来盖好草根。只有石菖蒲必须洗去泥土，在清水中养植，放在盆里，注满清水，可以几十年不枯萎。根节叶片坚硬细瘦，根须相连，苍翠的立于几案之间，日久更加可爱。它的延长寿命健体轻身的功效，是昌阳所无法比拟的。至于它能耐寒不怕淡泊，不依赖泥土生长，又哪能是昌阳所能代替的呢？

　　杨士瀛说：下痢并饮食不进或呕不能食的症状可治，此病因虽为脾虚，但也是热气郁闭在胸中造成的。平常用木香治疗却又太过性温，用山药治疗却又太过收敛。只有参苓白术散加菖蒲，用粳米汤送服效好。或者用人参、茯苓、石莲肉，加入少量菖蒲煎服。胸膈得开，郁热得除，自然有食欲。

　　[附方]　收旧方十种，收新方十七种，共二十七种。

　　1. 可长期服用方。孙真人《千金方》：服食方法为：甲子日，采一寸九节的菖蒲根，背光阴干放足百天，制成末。每次酒调服五分，每日服三次。长期服用可耳聪目明，增益智力使人记忆力增强。

　　2. 可治疗健忘并可益智方。孙真人《千金方》：方用七月七日采集的菖蒲制成粉末，酒送服五分，可以饮酒不易醉，有好奇的人的曾服用过，很有效验。长期服用，可耳聪目明。此药忌铁器。

3. 治三十六种风症方。《夏禹神仙经》，凡各种风症经多种治疗无效的，服此方都可见效。方为菖蒲三斤，切成薄片阳光下晒干，装在绢袋里，用玄水一斛，也就是清酒，将绢袋悬在斛中浸泡，密封存一百天。看清酒或菜绿色后，用一斗熟黍米放入清酒中，再封存十四天，然后将绢袋取出每日饮浆汁服。

4. 治癫痫及各种风症方。虞抟《医学正传》，方用天然产的一寸九节菖蒲根，除去须毛用

木臼捣成末。将一个黑雄猪心切碎，用砂罐将猪心煎煮成汤，每次取菖蒲末三钱以汤送服每日一次。

5. 治尸厥魇死方。葛洪《肘后百一方》：症见尸厥病，突然仆倒脉搏扔跳动，听时可听到好像有轻声说话的声音，而且两股间是温暖的，即是此病。魇死病症见：突然倒地而神志不清。不要用火照，如果用力抓挤病人的足跟和足大拇趾甲的甲沟处，并向他的面孔

上唾唾沫就可以苏醒了。方用菖蒲粉吹入鼻孔中将桂枝末放入舌下，并且用菖蒲根汁灌服。

6. 治突然中风及小儿受惊引起的抽搐如痉痫的客忤症痫方。葛洪《肘后百一方》：用生菖蒲根捣成汁灌服可立刻痊愈。

7. 除一切邪恶方。《洞天宝生录》：方用菖蒲切碎浸酒中，端午当天饮服。也可以加入少量雄黄。

8. 治咽喉肿痛方。《圣济总录》：方用菖蒲根嚼成汁，将烧铁秤锤淬入酒中，以此酒一杯，饮服。

9. 治霍乱吐泻胀痛方。宋太宗《太平圣惠方》：方用生菖蒲锉碎取四两，加水捣成汁，温服，分四次服下。

10. 治各种积聚胀方。方贤《奇效良方》：症见食积、气积、血积之类的积聚成块的病方用石菖蒲八两锉细，斑蝥除去翅和足取四两，一起炒成黄色，挑出斑蝥不用。用布袋装好，捡去斑蝥，制成末，用醋糊成梧桐子大小的丸，每次服三五十丸，用温开水送服，治疗肿胀效果尤其好。

有的人加入香附末二钱。

11. 治肺虚损吐血方。《圣济总录》：方用一寸九节菖蒲制成末，与等分白面，每次服三钱，用新汲取的水送服，一天一次。

12. 解一切毒方。陈元靓《事林广记》：方用石菖蒲、白矾等分制成末，用新汲取的水送服。

13. 治疗妇女赤白带下方。陈自明《妇人良方》：方用石菖蒲、破故纸等份，炒后制成末。每次服二钱，再用菖蒲泡酒调服，每日一次。

14. 治妊娠胎动不安不到期而欲产方。孙真人《千金方》：症见突然胎动不安，或伴腰痛胎动冲心，流血不止，或未足月而将要生产即流产早产，方用菖蒲根捣汁一二升服下。

15. 治产后血下不止方。孙真人《千金方》：症见产后出血不止。方用菖蒲一两半，酒二杯，煎取汁一杯，除去渣滓分三次服下，饭前温服。

16. 治突然性耳聋方。葛洪《肘后百一方》：方用菖蒲根一寸，巴豆去心一粒，放在一起捣烂做成七粒药丸。用棉布裹一丸，塞入耳道，每天换一次。另有一方不用巴豆，用蓖麻籽。

17. 治病后耳聋方。宋太宗《太平圣惠方》：方用生菖蒲汁滴入耳道。

18. 治蚤虱钻入耳道方。《圣济总录》：方用菖蒲末炒热，用袋装好，枕在耳下即痊愈。

19. 治各种红眼病方。《圣济总录》：症见红丝满布，遮住瞳仁像云一样　方用菖蒲捣成浆汁，先武火后文火熬成膏状，每日点眼可见效。

20. 治眼睑长针眼方。臞仙《寿域神方》：方用单株生长的菖蒲根，与盐一起研碎，敷在患处。

21. 治飞丝入目方。《危氏得效方》：方用石菖蒲捣碎，如患目为左眼则塞入右鼻孔，如为右眼塞住左鼻孔，百治百愈。

22. 治头部疮疖不愈方。窥玄子《法天生意》：方用菖蒲末，用油调后敷于疮上，每白天三次，晚上两次。

23. 治背部痈疽方。孙用和《传家秘宝方》：方用生菖蒲捣烂贴疮肿处。如疮面干燥，则将生菖蒲末，用水调后涂在疮肿处。

24. 治露岐便毒方。戴原礼《证治要诀》：方用生菖蒲根捣烂外敷在肛门处。

25. 治热毒湿疮方。《本草衍义》：寇宗奭说：有的人遍身都生疮，痛而不痒，手足尤其厉害，疮粘连在衣服被褥上，早晚不能休息好，有的人告诉用菖蒲三斗，阳光下晒干制成末，铺在席上，人躺在上面，上面盖上衣被。这样既不粘连衣被，也能睡觉，不超过七天，疮就治好了像没得过一样。后来用这个方法给人治疮，应手而愈，有神效。

26. 治风症癣病及体内生虫方。孙真人《千金方》：方用菖蒲粉五斤，以三升酒泡浸后，再用蒸锅蒸一下，使它的味挥发出来，然后先禁酒一天，后每天服一升或半升。

27. 治外阴汗湿且痒方。《赵宜真济急仙方》：方用石菖蒲，蛇床子等份，制成末，每天搽涂二三次。

## 附　菖蒲叶

[主治]　李时珍说：治皮肤洗疥，治大风疮。

# 白 昌
## （见《名医别录》有名无用）

[释名] 水昌（见《名医别录》） 水宿（见《名医别录》） 茎蒲（见《名医别录》） 昌阳（见《本草拾遗》） 溪荪（见《本草拾遗》） 兰荪（陶弘景）

李时珍说：白昌就是现在水池湖泽水边所生的菖蒲，叶子没有剑脊，根粗壮白嫩而叶茎的根节不多。因此称做白昌。古人以根做酸菜吃，叫昌本，又叫昌歜，文王喜欢服食此物。那些生长在溪涧边的，叫溪荪。

[集解] 《名医别录》说：白昌十月采集。

陈藏器说：白昌就是现在的溪荪。又名昌阳。生长在水边。人们也叫它做菖蒲。与石上生的菖蒲都不同，根体大而臭，颜色正白。

苏颂说：水菖蒲，生在溪涧水泽中的很多，如果没有水了就会枯死。叶子像石菖，但中央没有叶脊。它的根干后质地轻虚有很多渣滓不能入药。

李时珍说：这样的植物有两种：一种根大而壮色白根节稀疏的，是白昌，俗称泥菖蒲。一种根色赤而瘦小根节比较密的，是溪荪，俗称水菖蒲。两物的叶子都没有剑脊。溪荪的气味比白昌更大，并可以杀虫，不能吃。

[气味] 味甘、无毒。

《名医别录》说：味甘、辛、性温。可用白昌汁制雄黄、雌黄、砒石。

[主治] 《名医别录》上说：治各种虫证。

陶弘景说：主治风湿咳逆上气，可去虫，可杀蚤虱。

苏颂说：将白昌研成细末，用油调匀，涂治疥疮。

# 香蒲、蒲黄
## （见《神农本草经》上品）

[释名] 甘蒲（见苏恭《唐本草》） 醮石（见《吴普本草》）在花上的黄色粉叫蒲黄。

苏恭说：香蒲也就是甘蒲，可用做草垫子。春季开始时生长，取鲜嫩之处做酸菜，也可以用来蒸着吃。山南的人叫它做香蒲，因为菖蒲是臭蒲。蒲黄就是这里所说的蒲的花粉罢了。

[集解] 《名医别录》记载：香蒲生长在南海的池塘湖泽地带的水边。蒲黄生长在河东的池塘湖泽的水边地带，每年四月采集。

苏颂说：香蒲，就是蒲黄苗。随处可见，以泰州一带的为优质品种。春季之始生出嫩叶，没有长出水面时，色红白毛茸茸的样子。挖取它中心长入地下的带部分嫩茎的白色根茎，大得像匕首柄的，可以生吃，味甘而脆。再用醋泡一下，像吃笋那样做法，更美味可口。《周礼注疏》中把它叫做蒲蒩，现在的人很少有人再吃了。直至夏季才从丛叶中抽出枝梗，花密密地抱集在梗的尖端处，像武士的棒杵一样。因此民间俗称为蒲槌，也叫蒲厘花。那所说的蒲黄，就是指花中的花蕊粉。细小的粉末如金粉一样。每当花将开时便需取采花粉。市井中用蜜搜集花粉当果品美食一样的买卖。

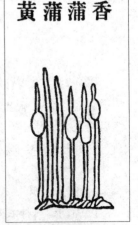

李时珍说：蒲一丛一丛的生长在水边，像莞一样而略扁，有硬脊但很柔软，二月三月的苗期，采取它的嫩根，只消经过一夜即可食用。也可以炸着吃、蒸着吃和把它晒干磨粉做饼吃。《诗经》说：其蔌伊何？帷笋及蒲。诗中的蒲即是这里说的香蒲，八九月份采集叶子编成席，也可以制成扇子，质软平滑而温适。

[正误] 陶弘景说：香蒲在方药中不再使用，无人再采集了，南海人都不认识它了。江南用青茅上贡，又叫香茅，用来以供宗庙缩酒。有的说是指薰草，又有的说是燕麦，这些香蒲也很像是这种东西。

苏恭说：陶弘景所引用说的青茅，是三脊茅、香茅、燕麦、薰草，一般的乡野人都认识，这些都不是香蒲一类的东西。

## 附 蒲蒻

蒲蒻又名叫蒲笋（见《食物本草》）　蒲儿根（见《野菜谱》）

[气味] 味甘、性平、无毒。

李时珍说：性寒。

[主治] 《神农本草经》：治邪聚五脏心下邪毒炽盛，口中糜烂口臭之症，可使牙齿坚固，眼睛明亮，耳力聪明。长期服食可轻身健体防衰老。

宁原《食鉴本草》：可去除烦热焦躁，可通利小便。

汪颖《食物本草》：生食，可以治多饮多食消瘦之消渴病。

《饮膳正要》：可以补中焦益气，充和血脉。李时珍说：捣蒲蒻汁服用，可治疗妊娠期妇女虚损发热烦躁，可治妊娠胎动阴道出血。

[附方] 收古代附方一种，新近常用方一种。共两种。

1. 乳汁不通乳痈方。《昝殷产宝》：用蒲黄草根捣烂敷在乳腺开口，同时煎汤饮和嚼食它。

2.治热毒内炽下痢赤白方。《圣济总录》：用蒲根二两，粟米二合，水煎服，每日两次。

## 附 蒲黄
### （见《神农本草经》上品）

[修治]　雷敩说：大凡使用时不要错用松黄和黄蒿。这两物都与蒲黄相似，但是味道距而且令人呕吐。真蒲黄用时必须隔着三层纸在火上焙过令成黄色，再蒸半天，然后再在文火焙干，这样修治过的效果好。

《大明日华本草》记载：用于破血消肿的，宜用生蒲黄。用以补血止血的，须用炒蒲黄。

[气味]　味甘、性平、无毒。

[主治]　《神农本草经》：治心腹膀胱寒热错杂，可通利小便，可止血，可消淤血。长期服用可以轻身健体补益气力，使人长寿延年。

甄权：可治下痢鲜血，鼻血吐血，尿血泻血，通利水道，通经脉，止妇女崩中下血不止。

《大明日华本草》：治妇女白带量多质色味的改变，即带下病，治月经不调，治气血不调引起的心腹疼痛，治妊娠妇女阴道出血胎儿不固，治血液运行不利血滞血瘀或成瘕之症，治儿枕急痛，治跌损血瘀。可以排脓，治疔疮周身肿痛毒肿，可以促进排乳，可以止遗精滑精。

李时珍说：可以凉血活血，止心腹间的各种疼痛。

[发明]　陶弘景说：蒲黄，就是蒲厘花上的黄粉，治血病的效果很好。《神仙服食经》中也用此药。

寇宗奭说：汴京人刚得到这种药物时，先除去渣滓，用以调制成膏，分成小块。人们大多吃此物用来解除心中虚烦发热，小儿尤其喜欢吃。经过一月后就干燥了，颜色味道也都转淡了，所以必须用蜜水调和再吃。不能多吃，此物多吃使人腹泻，使人很快虚弱。

李时珍说：蒲黄，是入手足厥阴经血分的药品，因此可治血症、诸痛症。生用可行血，熟用可止血。与五灵脂同用，能治一切心腹间的疼痛，详细内容参见禽部寒号虫文下。照许学士《本事方》记载：有位学子的妻子忽然舌头胀肿充满口腔，不能出声。一位老人告诉用蒲黄频频含入，第二天早晨就治愈了。又见《芝隐方》记载：宋度宗意欲赏花，一夜间突然舌肿占满口腔。蔡御医便用蒲黄、干姜末等份，干搽在舌上而治愈了舌肿。根据这两篇记载，蒲黄的凉血活血作用可以证明了。舌为心的外候，而手厥阴相火是心的臣使，用干姜使得阴阳相济。

[附方]　收入古代附方十四种，新近常用方十一种，共二十五种。

1. 治舌胀满口方。许叔微《本事方》：用蒲黄频频含入。

2. 治舌胀满口方。《芝隐方》：用蒲黄 生姜等分，为末，干擦舌面，可愈。

3. 治肺热出血方。《简便单方》：方用蒲黄，青黛各一钱，提新水冲服。或可以去青黛，加入油发烧成的灰等分，用生地黄汁调匀送服。

4. 治吐血唾血方。周应《简要济众方》：用蒲黄末二两，每日用温酒或冷水服三钱效好。

5. 治幼儿吐血方。周应《简要济众方》：方用蒲黄末，每次服半钱，用生地黄汁送服，剂量依小儿大小酌情加减。也可以加入发灰等分。

6. 治小便出血方。周应《简要济众方》：方同上。

7. 治妊娠小便不通方。葛洪《肘后百一方》：方用布包薄黄裹在腰脊肾的部位，使头下到地，数次后小便可通。

8. 治刀剑创伤出血方。危氏《世医得效方》：症见气微欲绝，方用蒲黄半两，热酒灌下。

9. 治淤血内阻内出血方。葛洪《肘后百一方》：方用蒲黄粉二两，每次服五分，水送服，服完后止，勿再服。

10. 治痔疮出血方。葛洪《肘后百一方》：方用蒲黄末五钱，水送服，每日三次。

11. 治鼠好痔疮方。《塞上方》：方用蒲黄末，空腹以温酒送服五钱，每日三次。

12. 治脱肛不能回复方。张杰《子母秘录》：方用蒲黄和猪油敷脱肛处，每日换三至五次。

13. 治胎动不安将生产而胎儿仍未足月时所用方。张杰《子母秘录》：方用蒲黄二钱，用井华水送服。

14. 治产妇催生方。《唐慎微方》：方用蒲黄、地龙洗净焙干、陈橘皮，三药等分制成末，三药末单收。临用时各取一钱，取新抽上来的地下水送服，可立刻生产。此方常常亲自应用，效果很好。

15. 治产后胞衣不下方。《集验方》：方用蒲黄三钱，以井水送服。

16. 治产后下血方。《产宝方》：症见下血不止，虚弱消瘦将死。方用蒲黄二两，水二升，煎至八合，一次服下。

17. 治产后血瘀方。梅师《集验方》：方用蒲黄三两，水三升，煎至一升，一次服下。

18. 治产后腹痛淤血成癥块方。《昝殷产宝》：方用蒲黄三钱，米汤送服。

19. 治产后烦躁胸闷方。《昝殷产宝》：方用蒲黄五分，用东流水送服。效极佳。

20. 治坠伤仆损方。《塞上方》：症见淤血停滞体内，胸闷心烦。方用蒲黄末，空腹用温酒送服三钱。

21. 治关节疼痛方。葛洪《肘后百一方》：方用蒲黄八两，熟附子一两，制成末。每次服一钱，用凉水送服，每日一次。

22. 治阴部湿痒方。孙真人《千金翼方》：方用蒲黄粉，外敷三四次可愈。

23. 治聤耳出脓方。宋太宗《太平圣惠方》：症见耳内经肿，耳膜溃破、耳道出脓。方用蒲黄末酒入外敷。

24. 治口耳大出血方。宋太宗《太平圣惠方》：方用蒲黄、炙阿胶各半两。每次取用二钱用一杯水，生地黄汁一合，煎至剩六分，温服并迅速用绵帛系住两孔，血止后停止。

25. 治耳中出血方。杨起《简便方》：方用蒲黄炒黑研成粉末，洒入耳道。

## 附 蒲黄滓

《大明日华本草》记载：蒲黄中筛出红色的渣滓，名叫蒲荨。

[主治] 《大明日华本草》：蒲黄滓炒后用以涩肠止泻，止泻血，治血痢效好。

# 菰
## （见《名医别录》下品）

[释名] 茭草 （见许慎《说文解学》） 蒋草

李时珍说：按许慎《说文解字》菰本写为苽，从瓜读音。有米的叫做彫菰，已见于谷部菰米之下。江南人叫菰做茭，因为它的根相互交结的缘故。蒋草的名字含义不详。

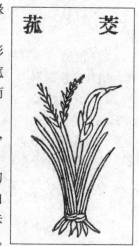

[集解] 韩保昇说：菰根生长在水中，叶子像蔗，荻的形状，日久则根盘结而厚。夏月根上生长的菌物可食用，名叫菰菜。生长了三年的，可在中心长出藕状的白苔，像小孩的手臂而且又白又软，中心生有黑色脉络纹理，可以食用，叫菰首。

陈藏器说：小的菰首，擘开里面有黑色像墨一样的粉灰的，叫乌郁，人也可以吃。晋张翰想念的吴中莼、菰，就是这种菰。

苏颂说：菰根，江湖池泽中都有。生长在水中，叶子像苟蒲、苇一类的植物。割下喂马，马可长得很肥壮。春末可生出白色茅状物像笋一样，就是菰菜。又叫做茭白，生熟都可以吃，味甜美。那些中间像小儿手臂的，叫菰手。写作菰首的，不正确。

《尔雅》说：长于隧道旁的为蘧蔬。注解说：生长在菰草中，形状像土菌，江东人吃这种东西，味甜滑。指的就是这种东西。因此南方人至今仍把菌叫做菰，也是来缘于这个道理。它的根也像芦根一样，而且更加硬而尖利。二浙下泽处，菰草最多。它们的根相互纠结着生长，久而连同泥土一起浮在水面上，当地人叫做菰葑。割去它的叶子，就可以耕莳。又叫葑田。它的苗中有茎梗的，叫做菰蒋草。到秋天结果实，就是雕胡米。年岁闹饥荒时，人们把它当粮食。

寇宗奭说：菰是蒲类。河朔周围的人们，只用它们喂马，做草垫子，八月开花如苇一样。结青色的籽，和粟混合做粥食，很能济民充饥。杜甫所说的"波漂菰米沉云黑"中的菰米，是这里指的菰米。

## 附　菰笋

菰笋又名茭笋（见《日用本草》）　茭白（见《图经本草》）　菰菜（见《图经本草》）

[气味]　味甘、性冷、滑、无毒。

孟诜说：菰笋滑肠通腑，不能多食。

苏颂说：菰这种类植物都性冷，不可过多服食，对人很无补益，只有对服用金石之药的人适合。

[主治]　孟诜说：可泄利五脏邪气，治酒齇鼻、面色红赤，治白癫疬疡及目赤。还治热毒风气内侵，致突发心痛，可用盐、醋煮菰笋服食。

陈藏器说：可除烦热、止渴，消除白睛黄染，通利大小便，止湿热痢。与鲫鱼合用做浓汤服食，可促进食欲，解酒毒，压制丹古之类的毒性发作。

## 附　菰手

菰手又叫菰菜（见《日用本草》）　茭白（见《郑樵通志》）　茭粑（见《俗名》）蘧蔬（音戵氉）

[气味]　味甘、性冷、滑下，无毒。

《大明日华本草》记载：微毒。

孟诜说：性滑，发冷气，使人下焦寒，可伤阳气，服菰手时须禁止吃蜜，以免引发慢性病的复发。吃巴豆的人不能吃菰手。

[主治]　孟诜说：治心胸中风热之气浮动，养人牙齿。

陈藏器说：煮菰手吃，可止渴并止小儿水样泻痢。

## 附　菰根

[气味]　味甘，性大寒，无毒。

苏颂说：菰根与芦根一样，性冷滑利更甚芦根。

[主治]　《名医别录》：肠胃素有积热，多饮多食消瘦的消渴病均可治，可止小便过多。将菰根捣成汁饮服。

陈藏器说：将菰根烧成灰，调和鸡蛋清，涂在火烧疮面上可治烧伤。

[附方]　收入古代附方两种。

1. 治小儿外风侵袭滞于皮肤生疮方。张杰《子母秘录》：症见久久不能愈的，用菰蒋节烧后研细，敷在疮面上。

2. 治毒蛇咬伤方。唐玄宗《开元广济方》：用菰蒋草根烧成灰，敷在伤口上。

### 附 菰叶

[主治] 《大明日华本草》：通利五脏。

### 附 菰米

见谷部

# 苦 草
## （见《本草纲目》）

[集解] 李时珍说：生长在湖泊沼泽之中，长三二尺（约1米），形状类似茅、蒲一类的植物。

[气味] 缺

[主治] 李时珍说：治妇女白带量多，以苦草煎汤口服。又主治嗜食干茶所致的面黄无力，将苦草研成末，和炒芝麻调匀经常干嚼食。

# 水 萍
## （见《神农本草经》中品）

[释名] 水花（见《神农本草经》） 水白（见《名医别录》） 水苏（见《名医别录》） 水廉（见《吴普本草》）

[集解] 《名医别录》说：水萍生长在湖泊池泽中，三月采集，阳光下晒干。

陶弘景说：这是水中的大萍，不是现在所说的浮萍子。《李氏药录》上说：五月有白色的花。就不是现在沟渠中生长的这类东西。楚王渡江时所得的，是水萍的果实。

陈藏器说：水萍有三种。大的叫蘋，叶圆形，宽一寸左右。小萍子是生长在沟渠间的。《神农本草经》中说的水萍，应该是指小的一种。

苏颂说：《尔雅》上说：萍即薸。那大的是蘋。苏恭说有三种：大的叫蘋，中等的叫荇，小的就是水上浮萍。现在医家很少用大蘋，只用浮萍。

李时珍说：药用本草用的是水萍，是小浮萍，不是大蘋。陶弘景、苏颂都是以大蘋注释它，是不正确的。萍与蘋，读音虽然相近，字却不同，形状也有很大差别，现

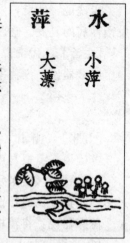

在此整理一下。并参看藻下的记载。浮萍随处可见，湖泽地塘之类的死水中生长很多，春初开始生长，或有人说是杨花化成的。一片叶子一夜之间可长成数片叶子。叶片下边有细须，就是它的根。一种叶面叶背都是绿色的。一种叶面为青色而叶背紫红如血的，叫做紫萍，入药为优质上品，七月采集。淮南的万毕术说：老血化作紫萍。恐怕本来就有这个品种，不全正确。《诗经》小雅上写：呦呦鹿鸣，食野之苹。是指蒿类东西。陆佃认为是指这里说的水苹，不正确。

[修治] 李时珍说：紫背浮萍，七月份采集，拣干净，用竹筛推开晾晒，下面放一盆水从下照射它，就容易晒干了。

[气味] 味辛、寒、无毒。

《名医别录》记载说：味酸。

[主治] 《神农本草经》：突发高热伴周身发痒可治，可以利下体内蓄水，可治酒醉，可令须发生长，治多饮多食消瘦之消渴症。长期服用可以使人身轻体健。

《名医别录》：可以通利气机。用此药沐浴，可以长毛发。

《大明日华本草》：可治火热生毒、治风热外袭，治热炽发狂，治脓肿疮毒、治水火烫伤，治发无定处之风疹。

陈藏器说：将水萍捣汁口服，可治水肿、通利小便。制成细末，以酒送服五分。可治疗中毒。制成膏，可敷在面部黑斑上以除斑。

李时珍说：主治风湿侵袭而致麻木疼痛，趾间湿烂之脚气，治跌仆伤损之外伤，治目红及目生翳膜，治口舌生疮，治吐血鼻子衄血，治白癜风和红肿成片之丹毒。

[发明] 朱震亨说：浮萍的发汗作用，胜过麻黄。

苏颂说：一般医生用来治流行热病，也很能发汗，很有效果。方药用浮萍一两，为四月十五日采集，麻黄去根节，桂枝心，附子炮制裂开去脐和皮，各半两，四种药捣碎筛细。每次服一钱，用一中杯水，生姜半分，煎至剩六分水，连同渣滓热服，汗出后即可痊愈。又用于治疗全身生重病毒疮的，将水萍煎成浓汁，在药汁中浴半日，多有效果。这种治疗方法很奇怪且古老。

李时珍说：浮萍的药性轻而上浮，入肺经，外达皮肤，所以能升发外邪且发汗。过去相传宋代东京开掘河道，挖出石碑，石碑上用梵文写着一首诗，没有人能看懂。林灵素真人逐字逐字分辨翻译。才知是一个治疗中风的方子，名叫去风丹。诗上说：天生灵草无根干，不在山间不在岸。始因飞絮逐东风，泛梗青青飘水面。神仙一味去沉疴（痼疾），采时须在七月半。选甚瘫风与大风（用于中风瘫痪及中风重症），些小微风都不算。豆淋酒化服三丸，铁镤头上也出汗，方法是：用紫色浮萍晒干研成细末，炼成蜜丸如弹子大小，每次吃一粒。用豆淋酒送服。治半身瘫痪，三十六种风症，偏头痛，头风头痛，口眼歪斜，一切无名风症和趾间烂肿之脚气病，并能治疗跌仆伤，以及怀孕期间受伤。服过百粒之后，则可全身无异常。这个方子，后世人改名为紫萍一粒丹。

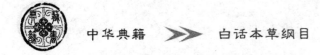

［附方］　收古代附方七种，新近常用方十八种。共二十五种。

1. 外感伤寒受惊治疗方。《圣济总录》：用紫背浮萍一钱，犀角粉半钱，钩藤钩三至七个，研成末。每次服半钱，蜜水调好送服，连服三次，出汗为度。

2. 治消渴饮水方。孙真人《千金翼方》：症见多饮多食消瘦之消渴病，饮水每日达一石。用浮萍捣汁服下。

3. 治消渴多饮方。孙真人《千金翼方》：用干浮萍，栝楼根等分，研成末，人乳汁和丸呈梧桐子大小。空腹服二十丸。即使患病三年的，也可服数

日痊愈。

4. 治小便不利方。孙真人《千金翼方》：症见膀胱中水气停滞。将浮萍晒干研成末。每次服一克，日服两次。

5. 治水气洪肿方。宋太宗《太平圣惠方》：症见小便不利，水肿严重。用浮萍阳光下晒干研成末。每次服三分，用白汤送服，每日两次。

6. 治霍乱心烦方。宋太宗《太平圣惠方》：用炙芦根一两半，水萍用火焙干、炙人参、炙枇杷叶各一两。每次服下五钱，可加入四寸长的薤白，用酒煎煮后温服。

7. 治吐血不止方。《圣济总录》：用紫背浮萍焙干取半两，炙黄芪二钱半，研成粉。每次服一钱，用姜、蜂蜜调水送服。

8. 治鼻衄不止方。宋太宗《太平圣惠方》：用浮萍粉，吹入鼻孔。

9. 治中水毒病方。孙真人《千金翼方》：症见手足指冷直冷至膝肘关节，即为中水毒病。用浮萍晒干研成末。最好是水送服五分，可好转。

10. 治气虚脱肛方。危氏《得效方》：用水圣散、紫背浮萍研成末，用干粉贴脱肛处。

11. 治周身虚性搔痒方。卢和《丹溪纂要》：用浮萍粉一钱，黄芩一钱，用四物汤煎汤送服。

12. 治风热所致皮肤起风团皮疹方。初虞世《古今录验方》：用浮萍蒸过后在火上焙干，牛蒡子用酒煮过晒干炒好，上两物各一两，研成细末。每次服一二钱，用薄荷汤送服，每天两次。

13. 治风热引起皮肤焮热红肿连成片的丹毒症方。张杰《子母秘录》：用浮萍捣汁，涂在红肿处。

14. 治汗斑癜风方。周定王《袖诊方》：症见脏腑积热复感风湿所致胸背面项发紫色或白色斑点，甚可蔓延成片、直至全身。治以端午节收的紫背浮萍，将其晒干。每次用四两，煎水洗浴，并用浮萍擦涂皮损部位。有的加入汉防己二钱也可以。

15. 治少年痤疮方。周定王《普济方》：可用紫背浮萍四两、防已一两，煎浓汁洗面部。还可以用浮萍在面部斑点上热擦，每日三至五次，东西虽然很小，但功效很大，不能小看。

16. 治青少年面部痤疮方。宋太宗《太平圣惠方》：将浮萍每日搓擦面部，并饮服

少量浮萍汁以增强疗效。

17. 治面部粉刺黑斑方。宋太宗《太平圣惠方》：用沟渠内生长的小萍研成末，每日敷面部。

18. 治麻风方。《十便良方》：用三月采集的浮萍草为好，淘洗三至五次，熏三至五天，在火上焙干研细，不能见阳光，每次服三钱，饭前用温酒送下。常持观音圣手，忌食猪、鸡、鱼肉和蒜。

19. 治麻风又一方。《十便良方》：七月七日，采紫背浮萍，阳光下晒干研成粉，取半升加入上好的消风散五两。每次服五钱，水煎后频频饮服，还要用此方煎汤洗浴。

20. 治癌疮入目方。危氏《得效方》：用浮萍阴干研末，用半个活的小羊肝脏，加入半杯水煮熟，捣烂绞成汁，调浮萍末服下。效果好的，不超过一次可愈，如果是已经受伤了的，则服十次可以见效。

21. 治眼睑组织增生至遮弊眼睛瞳仁的胬肉攀睛方。危氏《得效方》：用青萍少许，研成烂糊，加入片脑少许，贴在眼睛上有效。

22. 《葛洪肘后百一方》。治毒蕴于内肿块初起方，用水中萍子草，捣烂敷肿处。

23. 治发背初起症见背上疮疡初起肿痛灼热红肿较重。宋太宗《太平圣惠方》：用浮萍捣烂和鸡蛋清调匀贴疮肿物表面。

24. 治疮疡皮癣色如杨梅方。《濒湖集简方》：用水萍煎出汁液，浸泡洗皮损半日，每隔几天一次。

25. 烧烟去蚊方。孙真人《千金方》：用五月采集的浮萍阴干后随时取用。

# 蘋
## （见《吴普本草》）

［释名］ 茶菜（见《本草拾遗》） 四叶菜（见《厄言》）田字草

李时珍说：蘋。本作萍《左传》载：蘋。繁蕴藻之类的菜，可通于鬼神，可羞于王公。因此蘋有宾客的意思。因此字形从宾字。它的草四片叶子合在一起，正中相接折成十字，因此常人叫它做四叶菜、田字草、破铜钱，都因为形状相似。各家的本草都用蘋注释水萍。大概因为蘋、萍两字，读音很相近。按韵书上写：蘋在真韵，蒲真切；而萍在庚韵，蒲经切。切脚不一样，而物品也不是相同之物。现在按《吴普本草》写于此处。

［集解］ 吴普说：水萍另一个名字叫水廉，生长在地塘湖泽中，叶子圆而小，一根茎上长一片叶子，根扎在水底，五月开白色的花。三月采集，晒干后备用。

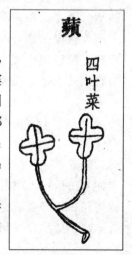

陶弘景说：水中生长的大萍，五月开白色的花，不同于沟渠里所长的萍。楚王昔年渡江得到的东西，就是它的果实。

苏恭说：萍有三种：大的叫蘋，中等的叫荇，叶片都相似而圆，那种小的，就是水上的浮萍。

陈藏器说：蘋叶子圆形，宽大约1寸左右。叶片下有一点，像水珠一样。又叫芣菜。在阳光下晒干可以入药做药用。小萍是长在沟渠里的。

掌禹锡说：照《尔雅》上说：萍是萍。那些大的叫蘋。又在《诗经》上说：在水沟旁，可采得蘋。《尔雅》陆玑注说：那些粗大的叫它蘋，细小的叫它萍。在初春开始生长。可与米饭同蒸服用，又可以用苦酒（即醋）浸泡以下酒。现在医家很少用这种蘋，只用小萍罢了。

李时珍说：蘋就是四叶菜。叶子浮在水面，根扎在水底。它的茎比莼、荇细。它的叶子大小像指尖，面青而叶背为紫色，有细密的条纹，很像马蹄、决明子之类的叶子，四片叶子合在一起，四叶中折起成十字。夏秋之季开小白花，因此又叫白蘋。它的叶子攒起成簇像萍一样，因此《尔雅》中称大的是蘋。《吕氏春秋》上记载，菜中很漂亮的，算昆仑生长的蘋，指的就是本品。《韩诗外传》蘋称浮在水面上的是藻，沉在水里的是蘋。瞿仙称开白花的是蘋，开黄花的是荇，也就是金莲。苏恭称大的是蘋，小的是荇。杨慎《巵言》说四叶菜是荇。陶弘景说楚王昔日所得之物是蘋。都没有固定的说法。大概没有深入细致的亲身审查，只是根据纸上所写的猜度罢了。而时珍一一采集观察，很得那真实的述说。其中叶子直径一二寸，叶片上有一缺损而形状像马蹄一样的，是莼。叶片像莼而稍有些尖长的，是荇。它的花同有黄白两种颜色。叶片直径四五寸像小荷叶而开黄花，结果像小角黍的，是萍蓬草。楚王所得的萍的果实，乃是这种萍的果实。四片叶子合成一个叶子，形像田字的，是蘋。像这样区分鉴别，自然就清楚了。又有项氏说白蘋长在水里，青蘋生在陆地。现在的田字草，有水陆两种。陆地上长的多生长在稻田低湿的地方，它的叶子四片合成一族，与白蘋一样。但它的茎却长在地上，高三四寸，不能吃。医家们用它来煅硫结砂煮汞，把它叫水田翁。项氏所说的青蘋，大概就是此物了。有人认为青蘋是水草，是错误的。

[气味]　味甘、性寒、滑，无毒。

[主治]　《吴氏本草》：治突发高热的突热症，通利体内蓄水，消水肿，通利小便。

陈藏器说：将蘋捣烂涂在因高热而起的水泡热疮上。也可将蘋捣成汁饮用，可治毒蛇咬伤蛇毒入腹内。将蘋在阳光下晒干，与栝蒌等份，均磨成粉，用人奶和成丸用服可止多饮多食消瘦之消渴病。

《山海经》：服蘋可治五脏虚劳。

# 萍 蓬 草
## （见《本草拾遗》）

[释名] 水粟（见《本草纲目》） 水栗子

李时珍说：陈藏器的《本草拾遗》内载有萍蓬草，也就是现在的水粟。它的子像粟米一样，像篷子形状，平常人把它叫水粟包，又叫水粟子，是指它根的味道而言。也有的把它叫做水笠。

[集解] 陈藏器说：萍蓬草生长在南方的池泽里。叶子大小像荇菜一样。花也是黄的，花没开时形状如箅袋，其根像藕一样，饥荒之年可以当谷米充饥。

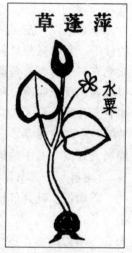

李时珍说：水粟三月长出水面。它的茎粗细如手指一样，叶子像荇菜一样而且较荇菜更大，直径有四五寸，刚刚长出时像荷叶一样。六七月时开黄花，结果实形状像角黍，长约二寸左右，里面包有细小的种子一包，像罂粟籽一样。种植采收水生植物的农人采集到它们后，洗净擦去果实的皮，蒸煮晒干，舂而取出细而小的种子，做成粥饭吃，它的根大得像栗子一样，也像鸡头子的根，艰难节俭的年月人们也吃它，味道像栗子，有藕的香气。昔年楚王渡江时得到萍蓬的果实，大小像斗一样，红得像太阳一样，吃着甜得像蜜一样，大约就是这种东西。如果是水萍的话，怎么会有果实呢？三四月间采集茎及叶子取汁液，煮硫磺后能防火烤，又见段公路《北户录》中有睡莲，也是指这种东西。它的叶子像荇菜样而较大。它的花布满叶间，花为数重，每当夏季白天开花，夜间缩入水里，白天再钻出水面。

## 附 萍篷子

[气味] 味甘、涩，性平，无毒。

[主治] 李时珍说：助脾胃运化、厚肠止泻，使人不会饥饿。

## 附 萍蓬根

[气味] 味甘，性寒，无毒。

[主治] 陈藏器说：煮根服食，可以补虚损，补益气力。长期服用，能令人不饥饿，坚脾厚肠胃，助消化。

# 莕 菜
## （见《唐本草》）

[释名]　凫葵（见《唐本草》）　水葵（见《马融传》）　水镜草（见《土宿本草》）　靥子菜（见《野菜谱》）　金莲子　接余

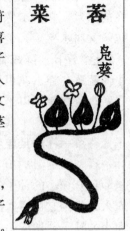

李时珍说：按《尔雅》上记载：莕，即是接余。它的叶子为荇的样子。所以凫葵又称荇葵，古今文字通用的缘故。有人说：凫喜欢吃它，所以叫做凫葵，也讲得通。它的药性滑而像葵一样，叶子很像莕，所以叫葵、叫莕。《诗经》里写作荇，俗称荇丝菜。池人叫它莕公须，淮人叫它靥子菜，长江以东叫它金莲子。许慎《说文解字》中叫它做莕，音恋。《楚河》中叫它做屏风，原文说"紫茎屏风文绿波"其中的屏风即指是莕菜。

[集解]　苏恭说：凫葵就是荇菜。生长在水中。

苏颂说：随处的池泽中都有莕菜。叶子像莼一样而茎不光滑，根很长，花为黄色。《尔雅》郭璞注释说：莕菜丛生在水中。叶子长在茎端为圆形，茎长短随水深浅不同而不一样。江东人吃莕菜。

《陆玑诗义疏》上说：荇茎白色，而叶子为紫红色，正圆形，直径约一寸多（2.5～7厘米），浮在水面上。根扎在水底，大小像钗股，叶面色青，叶背面色白，可以下酒。用苦酒（醋）泡它白色的茎，味鲜美。现在人不再吃了，医疗用药上也很少用了。

李时珍说：莕和莼，是同一植物的两个种类，均是根生于水底，叶浮在水面。其中叶子像马蹄一样的圆形的，是莼，叶子像莼而稍尖稍长的，是莕。夏季都开黄花，也有开白花的。结的果实大小像棠梨一样，里边有小种子。照宁献王《庚辛玉册》上记载：凫葵，开黄花的是莕菜，开白花的是白蘋（即水镜草），还有一种泡子名叫水鳖。虽然有多种，但它们的作用是一样的。它们的叶子茎根花，均可以伏硫、煮砂、制矾。这样按花色区分蘋、莕，似乎也不太准确。详细的情况见蘋下。

[正误]　苏恭说：凫葵，南方人叫它猪莼，可以食用。有些药名条中记载着，但在以后，并没有用。

马志说：凫葵即是莕菜，叶子像莼，根很长。长江以南的人们多吃莕菜。现在说它是猪莼，是误传了。现在把春夏季长得细长而饱满光滑的叫丝莼，到冬天长得粗而短的叫猪莼，也有叫做龟莼的，与凫葵极不相似了。而且还有没有使用的一类名字，也没有凫葵、猪莼之类的名了，大约是后世的人删去了。

李时珍说：杨慎厄所说的认为四叶菜是莕的话，也是不正确的。四叶菜是蘋。

[气味]　味苦、寒，无毒。

［主治］　《唐本草》：治多饮多食消瘦之消渴病，治小腹拘急小便赤痛之热淋，通利小便。

《开宝本草》：将苍菜捣汁服下，可治疗恶寒发热症。

李时珍说：把苍菜捣烂敷于体表痈肿毒疮上，并可治急性皮肤红如涂丹的火丹和肿时消时聚，发无定处的游肿。

［附方］　收入新近常用方四种。

1. 治一切皮肤痈疽和疮疖方。《保生余灵》：用苍菜或根，马蹄草茎或种子（马蹄草就是莼），各取半碗，和五寸去皮的苎麻根，用石头捣烂，敷在毒肿的四周。春夏秋三季每日换四五次，冬天每日换二三次，换药时用茅水洗疮肿表面，效果很好。

2. 治消化道生疮。《范汪方》：指肛门处，用莸叶捣烂，用绵裹好纳入肛门，每日三次。

3. 治毒蛇蜇伤方。葛洪《肘后方》：蛇毒牙刺入肌肉，疼痛难忍，不要让别人知道，私下用莸叶覆盖在刺破的地方，用东西包好，过一时毒牙就自动出来了。

4. 去翳方。《孙氏集效方》：即用苍丝菜汁点入眼睛可去眼部障蔽，用苍丝菜根（即叶像马蹄草而开花为黄色的）一钱半，捣烂，加川楝子十五个，胆矾七分，石决明五钱，皂荚一两，海螵蛸二钱，各自制成末，还同苍菜根一起，用一盅水泡两晚，除去渣滓。每天可点眼数次，七天便可见效了。

# 莼
## （见《名医别录》下品）

［释名］　茆（卯、柳二音）　水葵（见《诗经注疏》）　露葵（见《本草纲目》）马蹄草

李时珍说：莼字本来写作莼，从纯。纯是丝的名字，因为此物的茎很像丝的缘故，《齐民要术》说：莼性纯而且容易生长，品种的不同以播种的浅深不同而产生差别，水深处生长的莼，茎肥壮而叶子少，水浅处生长的则茎细瘦而叶子多。其性滑可以逐水，因此叫莼菜，并得葵名。严之推的家训上记载：葵郎的父亲忌讳纯字，改莼为露葵。北方人不清楚这个原因，错把绿葵当作露葵。《诗经》上说：薄采其茆，茆就是莼，有人避讳这个名字，就叫莼为锦带。

［集解］　韩保昇说：莼的叶子像凫葵，可浮在水面上。采下茎来可以吃。花呈黄白色，果实为紫色。三月到八月间，茎细得像钗股一样，黄赤色，其长短因水的深浅不同而不同，名叫丝莼，味甜且体软，九月到十月间渐渐增粗变硬。十一月初长时，形短粗，叫瑰莼，味苦涩。人们只用莼的汁作羹，比其他杂菜做的羹好吃。

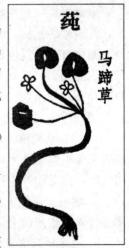

莼　马蹄草

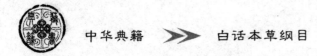

李时珍说：莼生长在南方的湖泽地带，只有吴越的人喜欢吃。叶子像荇菜而不如它圆，形状像马蹄。莼茎为紫色，像筷子一样粗，柔滑可当羹吃。夏季开黄花，结青紫色的果实，大小像棠梨，内有小小的种子。春夏之际嫩茎没长出叶子时叫稚莼，稚即小的意思。叶子稍稍伸展生长的名丝莼，是因为它的茎像丝一样，至秋天老龄的叫葵莼，有的也叫猪莼，说的是能喂猪用。又误传为瑰莼，凫葵。其余的见凫葵条下。

[气味] 味甘、寒，无毒。

陈藏器说：莼虽然是水草，但性却热而壅滞。

孟诜说：莼虽然是寒性补益之品，但食热莼和服食过多也可致气壅滞不下，甚则损害人的胃和齿，使人肤色不佳，并损伤毛发。如与醋同食，可令人骨软无力。

李廷飞说：服食过多可令人滑下和生痔疾。七月间莼上生虫，如食入可令人上吐下泻而生霍乱。

[主治] 《名医别录》说：治消渴病和热痹。消渴为多饮多食尿多消瘦之症，热痹指湿热内阻致周身疼痛。

孟诜说：和鲫鱼一起作浓汤服食，可下行逆气止呕。多服，可压丹石的毒性。可补大小肠虚性胀气，但不应过服。

《大明日华本草》：治邪热内炽，消灼津液，多饮食而消瘦的热疸，可加强肠胃功能，助消化止泻泄，可安下焦，逐体内水邪，可解百药毒性并治腹大，青筋暴露，四肢消瘦的血吸虫病。

[发明] 陶弘景说：莼性寒而补益，可下行逆气，加入鳢鱼做浓汤服食，也能祛逐水邪，因其性滑利，吃此物不可过多。

苏恭说：莼长期服用对人很有好处，与鲋鱼做浓汤服用，治胃气虚饮食不消的，很见效。且宜于老年人服用，应列入上品。所以张翰才会迎着秋风念吴中的鲈鱼莼汤。

陈藏器说：莼性滑，常服会下气，使关节拘急、嗜睡。《深师脚气论》中让人服用，是很大的差错。温病后脾气虚衰不能运化，服此药的多会死去。我的住处临近大湖，湖中有莼、藕生长，年中时候疫病流行得很厉害，许多饥民采莼吃，即使病好了，最后也会死去。至秋天大旱，人多患血痢，湖中的水干了，掘藕服食，所有地方的人均没什么意外出现。莼、藕的功效，由此可见一斑。

[附方] 收新近常用方三种。

1. 治一切痈疽方。《保生余录》：马蹄草即莼菜，春夏季用茎，冬天用子，其子在靠近莼菜根部的地方可以找到，用它们捣烂敷上，痈疽可消于未成时。如痈疽已成则毒已散，此时用叶也行。

2. 治头上恶疮方。《保幼大全》：用黄泥包上豆豉在火上煨熟，取出制成细末，用莼菜汁调匀敷疮面上。

3. 治多种疔疮方。《经验良方》：马蹄草（又名缺盆草）、大青叶、臭紫草各等分，捣烂，用酒一碗泡，去渣滓后温服，服三次后立刻痊愈。

# 水　藻
## （见《本草纲目》）

[释名] 李时珍说：藻是指水草中有花纹的，干净得像洗过一样，因此称为藻。

[集解] 苏颂说：水藻生长在水中，随处可见，周南的诗中说：要来采藻，在沼津在湖汜，在你所行的道路上，确实如此。陆机《毛诗草木鸟兽虫鱼疏》：水藻长在水底，有两种：一种叶子像鸡苏一样，茎像筷子，长约四五尺，一种叶子像蓬蒿一样，茎像一种钗股，叫做聚藻。两种藻都可食用，可煮熟除去腥气，合米面制成后食用，味道很滑爽鲜美。荆州扬州一带的人在饥荒年间把它当谷食充饥。

陈藏器说：马藻长在水中，可像马齿样互连接的样子。

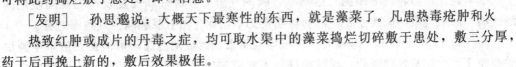
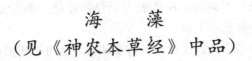

李时珍说：藻有两种，水中很多见。水藻的叶子长约二三寸，成对生长，水藻就是所说的马藻，聚藻的叶子细得像丝，且像鱼鳃的形状，是呈一节一节的连接着生长，聚藻就是水蕴，俗名叫鳃草，又叫牛尾蕴，确实如此。《尔雅》上说：莙，是牛藻。《尔雅》郭璞注上说，细叶如蓬生长，像丝一样可爱，每节长几寸，长的可达二三十节，这就是蕴。两种藻均可以食用，但入药以药藻为好，《左传》所说的蘋蘩蕴藻之菜，就是指的这个。

[气味] 味甘、大寒、滑，无毒。

[主治] 陈藏器说：可除大热治热痢，可止渴。将此药捣汁服用。小儿风疹，病属皮肤赤白相间及火热炽盛而生热疮之症，可将此药捣烂敷于患处，即可治愈。

[发明] 孙思邈说：大概天下最寒性的东西，就是藻菜了。凡患热毒疮肿和火热致红肿或成片的丹毒之症，均可取水渠中的藻菜捣烂切碎敷于患处，敷三分厚，药干后再挽上新的，敷后效果极佳。

# 海　藻
## （见《神农本草经》中品）

[释名] 薚（音单）（出于《尔雅》，《名医别录》中为薚）　落首（见《神农本草经》）　海萝（见《尔雅注》）

[集解] 《名医别录》说：海藻生长在东海的水边湖泽地带，七月七日采收，晒干后备用。

陶弘景说：海藻长在海岛上，颜色黑，像乱发而比乱发粗大一些，它的叶子大小像藻的叶子。

陈藏器说：海藻有两种：马尾藻长在浅水中，像短马尾一样粗细，黑色，服用它时应泡去咸味，大叶藻长在深海中和新罗地区，叶形像水藻但较之稍大。下海采藻的人用绳子系住腰间，深入海水才能采到。五月以后，就会遇到大鱼伤人的危险，便不可采了。《尔雅》记载：纶似纶，组似组，东海出产它们，说的就是这两种藻。

苏颂说：海藻就是生长在海里的水藻，现在登州、莱州等地有此药。隐弘景（隐居）引《尔雅》中的纶、组来注释昆布，说昆布像组，青苔、紫菜像纶，而陈藏器认为纶、组即指的是上述两种藻。陶弘景的说法好像更为准确。

李时珍说：海藻可在临海的各地采集，也可当作海菜，于是立名目，在各处出售。

[修治] 雷斅说：如果使用海藻必须与生乌豆、紫背天葵一起蒸之后，晒干备用。

李时珍说：现在人只是洗净咸味，在火上烘干，随时取用。

[气味] 苦、咸、寒，无毒。

甄权说：味咸，有很小的毒性。

徐之才说：反甘草。

李时珍说：按照李东垣治疗瘰疬，马刀挟瘿等肿块生于颈、腋的病症，需散肿溃坚汤方能有效，海藻、甘草两药同用，是因为坚硬的积块之类的病，不是平和的药能迅速起效的，所以必须用反药取其药性猛烈而达到治疗的功效。

[主治] 《神农本草经》：可治痰气互结，颈中肿块之症，驱散颈下的硬结疼痛，并治气胀痛毒肿胀、腹中结块，以及腹中雷鸣，并能通利水湿，治十两种水肿。

《名医别录》：治皮内肿块破溃（痰热互结于皮内所致），并可利小便。

甄权说：可避百邪祛鬼魅，治气结胸中心下胀闷痞塞感，治疝气重坠，疼痛伴阴囊肿大，消腹中肠鸣声。

李珣说：可治腹气上冲胸、达咽喉，胸闷气急的奔豚气和反复发作的趾间湿烂的脚气病，治水气聚结而致浮肿，治食物隔夜仍不消化，治五脏膈间痰气壅滞之症。

[发明] 张元素说：海藻的气和味均很厚重，为纯阴之品，可治颈及腋下生肿块的瘿瘤马刀之症及各种疮肿，对肿块硬而不能溃破的效果极好。《内经》上说味咸之品可以使硬块软溃。营与气不调时，在体表可见浮肿症状。海藻随各经的引经药达其病所，各种原因的浮肿没有消不了的。

成无己说：咸味有迅速的泄水作用。海藻味咸，故可以用来泄水气。

孟诜说：海藻能令男子阴茎勃起，治男子外阴溃肿流胀，应常常服食。南方人吃海藻多些，北方人也学着多吃，就此生出许多病来，所以北方人就不应吃得太多了。

李时珍说：海藻味咸可以润肠通便，寒性可泄热利水，所以能除颈间结块、结核及男子外阴肿块坚硬，阴囊肿大，疼痛重坠或麻木之症，也可除湿热之邪导致的浮肿、趾间破溃的脚气、痰饮气机互阻于内的疾病，使湿热之邪从小便排出。

[附方] 收有古代附方两种，新近常用方两种，共四种。

1. 治痰气互结的颈下结块。葛洪《肘后百一方》：海藻酒。用海藻一斤，装入绢制袋中，用白酒二升泡，春夏季泡二天，秋冬季泡三天，每次服两合。每日三次。药酒服完后再泡制，剩下的药渣可晒干后研末，每次服五分，日三次。最多不超过两剂就可痊愈。

2. 治颈下结块属瘿气初起方。朱丹溪《局方发挥》：海藻一两，黄连二两，制成细末。随时舔舐咽下。服前必须禁一切厚味之品。

3. 治项下瘰疬方。症见颈下肿块大小如梅李。葛洪《肘后百一方》：应连续服用上述海藻酒，以消肿块。

4. 治结核较多，头项交接的蛇盘瘰疬方。危氏《得效方》：将海藻菜用荞麦面炒过后，白僵蚕炒过，两物等分制成细末，用白梅泡制的汤调和药末，制成梧桐子大小的丸剂，每次服六十丸，以米汤送服，定能泄出毒气。

## 海 蕰（温、缊、酝三音）
### （见《本草拾遗》）

[校正]　从草部移至此部。

[释名]　李时珍说：缊，指乱丝，海蕰的叶子像乱丝一样，因此命名。

[气味]　咸、寒，无毒。

[主治]　陈藏器说：治颈间肿块痰气凝结在喉间，并可逐水。

苏颂说：主治水肿阴病。

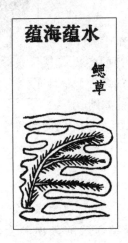

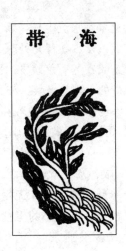

## 海 带
### （见《嘉祐补注本草》）

[集解]　刘禹锡说：海带，产地在东海水中岩石上，像海藻但比海藻粗，质地柔

韧而且很长。现在登州一带的人将它干燥后用来捆扎东西。医家用它来通利水湿，作用好于海藻、昆布。

[气味]　咸、寒，无毒。

[主治]　《嘉祐补注本草》：可以催生、治疗妇科疾病，亦治风水。

李时珍说：治疗水湿为病，项下瘿瘤，功用与海藻相同。

# 昆　布
## （见《名医别录》中品）

[释名]　纶布

李时珍说：照《吴普本草》上记载，纶布又叫昆布，就是《尔雅》所说的纶似纶，东海有这个东西，就是昆布。纶音为关，是一种青色的丝绶，错传而成昆罢了。陶弘景认为纶是青苔、紫菜一类的东西，说组是昆布，而陈藏器又说纶、组是两种不同的藻类植物，二人的见解差别竟如此之大。

[集解]　《名医别录》记载：昆布长在东海。

陶弘景说：现在只产于高丽。用绳子把它捆起来状如卷麻，呈黄黑色。质地柔韧可以食用。《尔雅》上记载：纶似纶、组似组，东海出产。现在青苔、紫菜都像纶，昆布像组，恐怕就是此物了。

陈藏器说：昆布生长在南海，叶形状如手，大如蒲苇，紫红色。其中叶子细长的，是海藻。

李珣说：此草顺水流生长，新长出的枝芽叶子细长，呈黄黑色。塞外人把它搓成条索，在背光处晾干，从海上由船舶送至中国。

李时珍说：长在登、莱地方的昆布，可搓成像绳一样的条状。出产在闽、浙一带的，则有像菜一样很大的叶片。凡海中的各种植物性味都相近，主治也相同。即使少有不同，也不会有太大的差别。

[修治]　雷敩说：大凡使用昆布时，每一斤，配用大小不同的甑箄十个，一同锉细，用东流水煮，从巳时至亥时煮七个时辰，等咸味去净后，再晒干或焙干，随时取用。

[气味]　咸、寒、滑，无毒。

吴普说：味酸、咸、寒，无毒。

甄权说：性温，有很小的毒性。

[主治]　《名医别录》：治十两种水肿、痰气凝结而致的颈项肿大，还治疮疡瘘管。

孙思邈说：可以破肿块积聚。

陈藏器说：治疗外阴溃破肿胀，含此药将汁咽下。

甄权说：可通利水道，消除颜面浮肿，治疗疮疡难愈和颈淋已结核破溃久不收口而致的窦道及瘘管形成。

[发明] 李果说：味咸可以软坚，所以颈中瘰病（淋巴结核）坚硬如石的非用此药不可。它的作用和海藻是一样的。

孟诜说：昆布可以下行利气，长期服用可使人消瘦，没有适应证的不能服用。海岛上生活的人喜欢吃它，因为没有别的好菜，只能吃这种植物，吃的时间长了也就习惯了，所以才不会吃出病来，于是传说此药只对北方人有作用。北方人吃了它就会生病，是水土不宜于食昆布罢了。所以凡是海中的菜类，都有不利于人的作用，不能多吃。

[附方] 收有古代附方四种。

1. 昆布臛。《唐玄宗开元广济方》：治疗膀胱气水互结，应速下气通利。高丽昆布一斤，用洗白米的水浸泡一夜，洗去咸味。用水一斛，煮熟后将昆布切细，加入葱白一把，并将它切成一寸长短，继续煮至烂熟，此时再加入盐醋豆豉、掺姜、橘、椒末等调料，调匀后食用。应与梁米、粳米饭配合食用，下气的力量很强。没有什么其他禁忌。海藻也可以按照这种方法制作。

2. 治瘰气结核方。《宋太宗太平圣惠方》：症见气机不畅痰气互阻而致的颈中瘰气结核，颈中结块肿硬。用昆布一两，洗漂后除去咸味，晒干后制成散剂，每次用时将一钱的昆布裹于绵中，在上好的醋中浸泡后，含于口中，吞咽下汁液，等味道没了后再换一个。

3. 治项下五瘰方。孙真人《千金翼方》：即颈下结核，方同上。

4. 治项下肿大方。王焘《外台秘要》：肿块渐渐增大，将长成瘰瘤的，用昆布、海藻等分，研为细末，蜜制成丸药如杏仁大小。随时含服，咽下汁液。

# 越王余算
## （见《本草拾遗》）

[释名、集解] 李珣说：越王余算生长在南海的水中，形同竹算子，长一尺多。刘敬叔《异苑》记载：昔时晋安越王渡南海，用黑角白骨做成算筹，那些多余下来的，扔在水里而产生了越王余算。所以此药的叶子白的像骨，黑的像角，故以此命名为越王余算。相传此物可以吃。

[气味] 咸、温，无毒。

[主治] 李珣说：治疗水肿气机不畅浮而结聚，宿食停滞不能消化，腹中肠鸣，均可煎服此药。

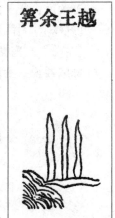

附 沙箸

李时珍说：按刘恂《岭表录异》记载有沙箸一物，像是越王余算一类的药，现附在余算之后，说：海岸的沙土中长有沙箸，春天吐苗，它的中心像骨一样，白而坚韧，可当作饮酒的酒筹，凡是想采此药的，必须轻轻地走上前拔起它来，不这样的话，此物听见行走的声音会迅速缩进沙土之中，人们就采不到它了。

# 石　帆
## （见《日华诸家本草》）

［集解］　陶弘景说：石帆形状像柏一样，水松形状像松一样。

陈藏器说：石帆长在海底，高一尺多（10～12厘米）。根色像黑漆，到根梢逐渐变软，呈互相交错的螺纹图案。

《日华子本草》说：石帆为紫色，枝梗粗的像筷子一样，风吹后渐渐变硬，颜色漆黑，人们把它当珊瑚一样用来装饰。

苏颂说：左思《吴都赋》：石帆、水松都为草类。刘渊林注释说：石帆生长在海中的屿石上，是草类。没有叶，高一尺（10～12厘米）左右，它的花互相贯连。一旦死去就漂浮在水上，人们可在海边拾到它，但很少有人看见活着的石帆。

［气味］　甜、咸、平，无毒。

［主治］　陶弘景说：治湿热蕴结下焦，尿中杂质凝结而致的脐腹拘急，排尿不畅等症，名石淋。

陈藏器说：煎汤送服，可治疗妇女血瘀经闭不行。

# 水　松
## （见《本草纲目》）

［集解］　陶弘景说：水松的形状像松一样。

苏颂说：产于南海和交趾一带，在海水中生长。

［气味］　甘、咸、寒，无毒。

［主治］　陶弘景：治由于水源污染引起的寄生虫病。

陈藏器说：主治水肿，可催生。

# 第二十卷　《本草纲目》草部

## 草之九
### （石草类一十九种）

石斛《神农本草经》

骨碎补《开宝本草》

石韦《神农本草经》

金星草《嘉祐补注本草》

石长生《神农本草经》

　　附红茂草

石苋《图经本草》附石垂

景天《神农本草经》

佛甲草《图经本草》

虎耳草《本草纲目》

石胡荽《四声本草》

螺厣草（即镜面草）《本草拾遗》

酢浆草《唐本草》附酸草、三叶

地锦（即血见愁）《嘉祐补注本草》

附金疮

小草

离鬲草《本草拾遗》

仙人草《本草拾遗》

仙人掌草《图经本草》

崖棕《图经本草》附鸡翁藤、半天

回、野兰根

紫背金盘草《图经本草》

　　白龙须《本草纲目》上附古代附方十种，新近常用附方五十两种，共六十两种。

# 石　斛
## （见《神农本草经》上品）

[释名]　石蓫（见《名医别录》）金钗（见《本草纲目》）禁生（见《名医别录》）林兰（见《神农本草经》）杜兰（见《名医别录》）

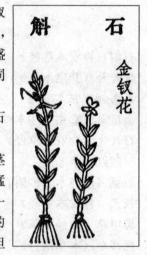

李时珍说：石斛这药名的意义不清楚。它的茎的形状像金钗的尾部，所以古代就有金钗石斛的名称。现在四川有人栽种它，称它为金钗花。盛弘的《荆州记》说：耒（léi）阳的龙石山盛产石斛，品质精良犹如金钗。而林兰、杜兰，与木部的木兰同名，恐怕有误。

[集解]　《名医别录》说：石斛生长于六安山谷溪水边的石头上。七月、八月采其茎，阴干备用。

陶弘景说：现在用的石斛，出于始兴，生长于岩石上。其茎细而充实。用桑灰汤灌浇滋润后，其颜色黄而如金；外形像蚱蜢大腿的为良品。近道路旁也可生长。宜城地区生长的质量差一些，它是生长于一种叫栎（lì）树上的，称为"木斛"。木斛的茎很空虚，长大后颜色较浅，这种木斛是不入丸散等药用的，但可用酒渍泡后煮服，一般认为最能补虚，且能治疗脚膝疾病。

苏恭说：现在荆州、汉中及江左一带又有两种，一种形似大麦，累累相连，头生一叶，但性冷，称为"麦斛"，一种茎大如雀之大腿，其叶长于茎头，名叫"雀髀斛"。其他的石斛像竹子那样节间生叶子。加工"干石斛"的方法是用酒洗鲜石斛后蒸，蒸后再晒干而成，不用灰汤浇润。有人称生石斛浸酒，作用强于干石斛。

苏颂说：现在荆州、光州、寿州、庐州、江州、温州、台州一带也产石斛，但以广南产的为好。石斛多生长在山谷中。五月份生苗，其茎像小竹节，节之间长出小碎叶。七月份开花，十月份结果实。它的根细长而色黄。石斛唯以生长在石头上的为好。

寇宗奭（shì）说：石斛细像小草，长约三、四寸，柔软，但折它却像里面有肉那样充实。现在一些人多以木斛与它混淆，甚则医工也分不清。木斛中间空虚而像禾草，长约一尺多，且色深黄有光泽。

李时珍说：石斛丛生在石头上，它的根缠结且繁多，干后则白而软，它的茎和叶成活时都是青色的，干枯后则变为黄色。石斛开红花，节上生有根须，如果折下这根须栽在砂石中，或者以盆等容器栽种，挂在屋檐下，频频浇水，可以经年不死，一般习惯称它为"千年润"。石斛茎短而中心偏实，木斛茎长而中间偏虚，是很容易区分的。石斛到处可见，但以生长于四川的质量较好。

[修治] 雷敩说：凡使用石斛，需去根头，用酒浸泡一夜，漉出晒干，以酥油拌和后再蒸，从巳时（9时到11时）蒸到酉时（17时到19时），取出后再用小火慢慢焙干。用作补药而有效。

[气味] 甘、平，无毒。

吴普说：《神农本草经》认为气味甘平；扁鹊认为味酸；李当之认为性寒。

李时珍说：性味甘、淡、寒。

徐之才说：陆英配伍石斛，是石斛的使药。石斛恶凝水石、巴豆、畏雷丸、僵蚕。

[主治] 《神农本草经》：治伤中，除痹下气，能补五脏虚劳羸瘦，强阴益精，久服能厚肠胃。

《名医别录》：能补内绝不足，平胃气、长肌肉，能逐皮肤邪热痱气、脚膝疼冷痹弱，能安定神志、祛除惊怯，轻身延年。

甄权说：石斛能益气除热，治男子腰脚软弱，能健阳气，逐皮肤风痹、骨中久冷，能补肾益力。

《日华诸家本草》：强壮筋骨，温暖水脏，益智清气。

李时珍：能治发热自汗。

[发明] 雷敩说：石斛能除涎，收涩男子元气，用酒浸泡后漉出，拌酥油再蒸，服二十两后，能永不骨痛。

寇宗奭说：石斛能治胃中虚热而有效。

李时珍说：石斛气平，味甘、淡、微寒，属阴中之阳的药物，性降。是足太阴脾经、足少阴右肾的药物。深师说：阴囊潮湿且精少，小便余沥不尽，宜加用石斛。另一种方法是：每次用二钱石斛加入生姜一片，水煎后取汁代茶饮，很能清肺补肺。

[附方] 收有新近常用方两种。

1. 治睫毛倒入方。《袖珍方》：用川石斛，川芎各等分，碾为末，口内含水，随左右嗜鼻，每日两次。

2. 治飞虫入耳方。《圣济总录》：用石斛几条，去根形成筒子状，一头渐渐插入耳中，四周围用蜡封闭，用火烧石斛的另一头，烧尽为止。如果熏右耳，则虫从左耳出，如果虫未出，再作一次。

# 骨 碎 补
## （见《开宝本草》）

[释名] 猴姜（见《本草拾遗》）胡孙姜（见马志《开宝本草》）石毛姜（见苏颂《图经本草》）石庵蔺

陈藏器说：骨碎补的本来名字叫猴姜，开元皇帝因为它主治骨折骨碎，能补续骨头的断折、碎裂，所以命名为"骨碎补"。有人称为"骨碎布"，是错的。江西地方的人称其为"胡孙姜"，是因为其形状而言。

李时珍说："庵蔺"主治外伤骨折及皮肉破而出血。而骨碎补的功用与"庵蔺"相同，所以又有"庵蔺"的名字。

［集解］ 马志说：骨碎补生长于江南，根寄生于树上或石上，有毛。叶的样子像"庵蔺"

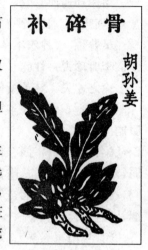

陈藏器说：岭南虔、吉州也有生长。它的叶子像石韦，仅一根，其余叶子生于木本。

《大明日华本草》说：骨碎补是树上的寄生植物，根像姜但比它细长。

苏颂说：现在淮、浙、陕西、夔路州郡都有骨碎补。它生长在背阴处的树上或石上。根成条状，上面附生着黄红色的毛及短叶，大叶子生长旺盛时抽成长枝。叶面的颜色是青绿色的，上面杂有青黄色斑点，叶背的颜色是青白色的，上有红紫色斑点。春天开始抽芽长叶，到冬天叶茎干黄，没有花和果实，挖掘其根入药。

寇宗奭说：骨碎补的苗不像姜，也不像庵蔺。它的每一片大叶子的两旁有小叶叉芽，两个两相对。叶子长而有尖辨。

李时珍说：骨碎补的根呈扁长形，有点像姜的形状，它的叶子边缘有不规则的浅波状齿，很像"贯众"的叶子，说它的叶子与"庵蔺"一样，是错误的。有人说它的叶子像"石韦"，也是错误的。

［集解］ 雷敩说：采掘到它的根，用铜刀刮去黄红色的毛，然后切细，用蜂蜜拌润，放入甑（zèng）中蒸一日，晒干后备用。如果是急用，也可把经过蜂蜜拌润且切细的骨碎补的根，用小火焙干即可，可以不蒸。

［气味］ 苦、温，无毒。

《大明日华本草》：性平。

［主治］ 《开宝本草》：能破血止血。甄权说：治骨中毒气，风邪淤血疼痛，五劳六极，足平不能屈伸，上热下冷等病症。

《大明日华本草》：治恶疮，腐蚀烂肉，杀虫。

李时珍：骨碎补研末，夹猪肾中煨熟，空腹服，能治疗耳鸣和肾虚久泄及牙疼。

［发明］ 苏颂说：骨碎补是入血入气及妇人的药。四川一带的医生用它治闪折筋骨损伤，用骨碎补的根捣碎筛后，与煮熟的黄米粥和合，裹在伤处，疗效很好。

李时珍说：骨碎补是足少阴经药，所以能入骨、治牙疾及久泄久痢。以前魏国刺史的儿子患久泄，很多医生用很多治疗方法和方药都无效。我用骨碎补末夹在猪肾中煨熟给他服用、泻痢很快就止住了。肾主大小二便，久泄久痢是肾虚，不能只从脾胃考虑。《雷公炮炙论》用骨碎补治耳鸣，也是因为耳是肾之窍。戴原礼的《证治要诀》说：久泄久痢后下焦变虚弱，若再不善于调养、或远行疲劳、或房劳过甚、或外感，导之两足痿软，或痛或痹，最后形成"痢风"。宜用独活寄生汤送服虎骨四斤丸，再用三分之一的骨碎补，研取汁，用酒调解后服。外用杜仲、牛膝、杉木节、草薢、白芷、南星煎汤，频频熏洗。这也是根据骨痿道理治疗的。

[附方]　收有古代附方两种、新近常用方三种，共五种。

1. 治齿痛出血或痒痛方。《灵苑方》：是由于虚气攻牙而致齿痛或痒痛或出血。骨碎补二两，用铜刀细锉，瓦锅慢火炒黑，研为末，用末擦牙齿，过一段时间后吐出或咽下。刘松石说这个方法出于《灵苑方》不仅可治牙痛，还有很强的坚骨固牙、益精髓的作用，还可祛除骨中因毒气而致的痛疼。如果牙齿将掉落的，多次用骨碎补的末擦牙，很快能使牙齿坚固不落，再不会摇动。这个方子经多次使用都能有效。

2. 治风虫牙痛方。《圣济总录》：骨碎补、乳香各等分，碾成末，制成糊丸，寒入龋齿洞中，此方名为"金针丸"。

3. 治耳鸣耳闭方。《苏氏图经》：用骨碎补削成细条，以火炮制后，乘热时塞入耳中。

4. 治病后落发方。用骨碎补和野蔷薇嫩枝煎汁，用汁刷擦落发处。

5. 治肠风出血方。《仁存方》：用骨碎补烧成外焦黑而里焦黄，以保存药性。碾成末，每次用五钱，用酒或米汤送服。

# 石　韦
## （见《神农本草经》中品）

[释名]　石鞾（音蔗）　石皮（见《名医别录》）石兰

陶弘景说：石韦蔓延生长于山野岩山上，叶子如皮革，所以有石韦的名称。

李时珍说：柔软的皮革称为"韦"，"鞾"也是皮革的意思。

[集解]　《名医别录》说：石韦生长于许多阴暗的山野岩石上，尤其以听不到人声及水声的山野岩石上生长的质量更好。每年二月份采集叶子，阴干备用。

陶弘景说：石韦到处都有，生长出产于建平的，其叶长大而厚。

苏恭说：石韦丛生于山野岩石的背阴处，不蔓生，而石韦生长于古瓦屋上的称为"瓦韦"，治疗淋证也很好。

苏颂说：现在晋、绛、滁、海、福州、江宁等地都有石韦。

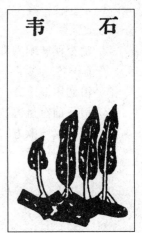

韦 石

石韦丛生于岩石上，叶子如柳树叶，叶的背面有毛，叶面有斑点、犹如皮状。福州一带另有一种石皮，三月份开花，采集它的叶子煎汤作药浴，可治风邪。

李时珍说：石韦多生于阴暗的山崖险峰处。它的叶子长的可达近尺长、阔约一寸余，柔韧而有如皮革，叶背面长有黄毛。也有一种石韦的叶子上面是绿色，有黑色斑点，初时疏被星状毛，后渐光滑，下面密生淡褐色星芒状毛的，称为"金星草"，这种石韦叶子在寒冷的冬天也不萎谢。另外还有一种石韦，叶子如杏叶，也生长于岩石上，其性能与石韦相同。

［修治］《名医别录》记载说：凡用石韦，需要去掉黄毛，否则黄毛易混入药液，影响到肺，引起患者咳嗽，不易治疗。

《大明日华本草》说：石韦入药时需去除梗，并须微炙后用；另一种方法是用羊脂炒石韦，炒干后备用。

［气味］　甘、平，无毒。

《名医别录》说：味甘。

甄权说：性微寒。

徐之才说：滑石、杏仁、射干与石韦相配伍，是石韦的使药，石韦得到菖蒲与它相配伍，药效更好。另外，石韦还可用来加工炮制丹砂、矾石。

［主治］　《神农本草经》能治劳热邪气、五癃闭不通，能通利小便水道。

《名医别录》石韦能止烦下气、通利膀胱胀满，能补五劳、安五脏，去恶风、益精气。

《日华诸家本草》：石韦能治小便淋沥或遗尿。

苏颂说：石韦炒后碾末，用冷酒调服，能治发背（即有头之痈疽生于脊背的病）。

李时珍说：石韦能治崩漏、金疮（即由金属器刃损伤肢体所致的创伤。也有把受伤后夹感毒邪，溃烂成疮的称为金疮或金疡），还可清肺气。

［附方］　收有新近常用方五种。

1. 治小便淋痛方。《太平圣惠方》：石韦、滑石各等份，碾为末，每次饮服零点五分，疗效最快。

2. 治小便转胞（即以脐下急痛为主症的小便不通症）。《是斋指迷方》：用石韦去毛、车前子各二钱半，水一盏，煎后取汁食前服。

3. 治崩中漏下方。取石韦碾为末，每次用温酒调服三钱，很有疗效。

4. 治便前有血方。《普济方》：石韦碾为末，用茄子枝煎汤送服二钱。

5. 治气热咳嗽方。《圣济总录》：用石韦、槟榔各等份，碾为末，姜汤送服二钱。

# 金 星 草
## （见《嘉祐补注本草》）

［释名］　金钏草（见《图经本草》）凤尾草（见《本草纲目》）七星草

李时珍说：金星草就是叶面上有金星的那种石韦。《图经本草》又重复列出"七星草"合并载入。

[集解]　掌禹锡说：金星草在西南各州郡都有，而以戎州出产的为好。金星草喜欢生长于背阴的山野岩山的干净处及竹箐（qīng）中少见日光处，或生长于大树下及背阴的古瓦屋上。初生时呈深绿色，叶子长约一、二尺，到深冬季节，叶的背面生黄星点而两两相对，颜色像金子那样黄，所以有金星草的名字。金星草没有花也不结果实，凌冬季节也不凋落。它的根像竹根那样盘屈但比竹根细，折断时有细筋，像猪或马的鬃。五月份连根一起采掘，阴干备用。

苏颂说：七星草生长在江州的山谷岩石上，叶子像柳叶但比它长，呈蔓延状，长约二、三尺。它的叶子坚硬，背上有黄点如七星状。金星草的采集没有时间季节限制。

[气味]　苦、寒，无毒。

苏颂说：性微寒。

崔昉说：七星草可用来加工炮制三黄、砂、汞、矾石。

[主治]　《嘉祐补注本草》：金星草可治疗发痈（即有头之痈疽生于脊背的病症）、痈疮和痰浊凝结的痰核病症。也可解硫磺、丹石的毒，用金星草连根半斤、酒五升，放入银制器皿内煎取汁，先服石药，然后服七星草药汁。也可把七星草碾作末，冷水调服五分。金星草汁涂患处治疮肿也极有效。用金星草根浸在油中，涂头上，生发的效果极好。

《嘉祐补注本草》：金星草可以乌髭毛。

苏颂：金星草可以解热，通五淋，凉血。

[发明]　苏颂说：只要是疮疡肿毒，都可服用金星草，但这药的药性很寒冷，服药后会出现下利，还需要调理补治才能完全康复。老年人需慎重，不可轻易服用。

寇宗奭说：如果服丹石后毒气发于脊背者及一切痈肿者，可用金星草的根叶二钱半，酒一大盏，煎后内服以下利黑稀便为度。不仅可泻下所服的石类药，而且可以去毒愈疮。如果患者不能饮酒，则把七星草碾为末，用新汲水送服，以见到疗效为止。

李时珍说：金星草一般可治服金石药后毒气发作者，如果是由于忧郁而气血凝滞导致发毒的不宜服用本药。

[附方]　收有古代附方一种，新近常用附方两种，共三种。

1. 治五毒发背方。《经验方》：用金星草连根洗净，慢火焙干，每四两金星草加入生甘草一钱，捣为末，分成四份服。每次用酒一升，煎一份药末二、三沸后，再以温酒三或二升相兑和，装入瓶器内密封，时时饮用。忌生冷油腻及有毒物。

2. 治热毒下血方。《本事方》：用金星草、陈干姜各三两，碾为末，每次服用一钱，新汲水送下。

3. 治脚膝烂疮方。《集简方》：刮下金星草叶背上的星，敷于患处，即能使疮面干愈。

# 石 长 生
## （见《神农本草经》下品）

[释名] 丹草（见《神农本草经》）丹砂草李时珍说：石长生一年四季不凋零，所以称为"长生"。

[集解] 《名医别录》说：石长生生长于咸阳地区的山谷中。陶弘景说：一般百姓时有去采集的，方药中不常用，近道旁也有，是一种细细的草

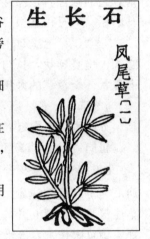

叶，花呈紫色，多生长于南方丘陵的岩石下，叶子似蔽但细如龙须，黑如光漆，高一尺余，不与其他植物和草混杂生长。

苏恭说：石长生苗高约尺许，五、六月份采茎、叶用。现在一些人用黔筋草代替石长生，但黔筋草的叶子像青葙，茎紫色，细而有劲，现在常用的是黔筋草。

李时珍说：宋祁《益部方物记》记载说：长生草生长于山阴蕨地，茎呈修长，叶柔密。

[气味] 咸、微寒，有毒。

吴普说：《神农本草经》说味苦；雷敩说味辛；桐君说：味甘。

甄权说：味酸，有小毒。

[主治] 《神农本草经》：治寒热恶疮大热，辟秽浊不正之气。

《名医别录》：泻下三虫。

甄权说：治疥癣、逐诸风，治百邪瘴气。

## 附 红茂草
### （见《本草图经》）

苏颂说：味苦、大凉、无毒。主治痈疽疮肿，取红茂草焙干碾为末，冷水调和，贴敷于患处。红茂草一个名字为"地没药"，一个名字叫"生长草"。生长于施州，一年四季枝叶繁茂，所以有"长生"之名。春天采掘其根叶备用。

李时珍说：《庚辛玉册》说："通泉草"一名"长生草"，大多生长于古道丘垄荒芜之地，叶子像地丁，中心抽出一茎，开黄白色像雪样的花，花又像麦饭，摘下后经年不枯。红茂草的根深入地下直至泉水处，所以称为"通泉"。通俗的则称为"秃疮花"。这种草有"长生"之名，不知与石长生及红茂草是否一类？所以合并载入。

# 石　苋
## （见《本草图经》）

[集解]　苏颂说：石苋生长于筠州，多附生于河岸沙石上。春天生苗，其茎色青，高约一尺余，叶子像水柳叶而较之短。八、九月份农人采集它。

[气味]　辛、苦，有小毒。

[主治]　苏颂：石苋与甘草煎服，主治齁齁，又能涌泄风涎。

### 附　石垂

苏颂说：石垂生长于福州山中。三月开花，四月采子，取子生用捣为末，制成丸服用。治疗蛊（gū)，即人腹中的寄生虫）毒。

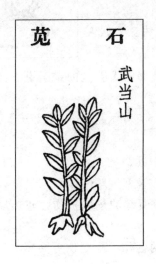

苋石
武当山

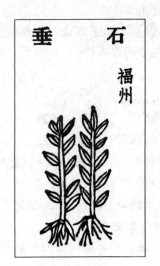

垂石
福州

# 景　天
## （见《神农本草经》上品）

[释名]　慎火（见《神农本草经》）　戒火（见《神农本草经》）　救火（见《名医别录》）　据火（见《名医别录》）　护火（见《本草纲目》）　辟火（见《本草纲目》）　火母（见《名医别录》）

陶弘景说：众药之中，景天最美丽，所以人们都盆栽景天，养于屋上，说可以辟火，所以有"慎火"的名字。方药中用它较稀少。

[集解]　《名医别录》记载说：景天生长于大山川谷之中，每年四月四日、七月

七日采集，阴干备用。

苏颂说：现在南方、北方都有景天，一些家庭种景天于中庭或以盆种载景天置屋上。景天春天生苗，叶子像马齿苋的叶但比它大，呈层层而上之状，其茎极脆弱。夏季之中开红紫碎花，秋后枯死，也有一些景天，秋冬季节时叶、茎枯死，而地下的根并没死，第二年春天又从宿根上发苗生长。景天的苗、叶、花都可以入药用。

寇宗奭说：景天极容易种植。如果折断景天一枝，种在地下，灌溉水十日左右就可以生根成活。

李时珍说：景天这种植物，人们多种栽它在石山上，两个月即可生苗。它的茎略有些红黄色，非常脆，高约一、二尺，折断后有汁溢出。景天的叶是淡绿色的，有光泽且柔厚，其形状像"长匙头"及"胡豆"的叶但不尖。夏天开小白花，结的果实像连翘但较小，中间有黑籽像粟粒。它的叶子味有些甘苦，炸熟水淘后可食用。

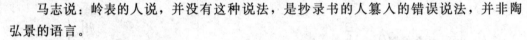

景　天

慎火草

[正误]　陶弘景说：广州城外有一种树，粗大约三、四人可围，名字叫慎火树。

马志说：岭表的人说，并没有这种说法，是抄录书的人篡入的错误说法，并非陶弘景的语言。

[气味]　苦、平，无毒。

《名医别录》记载：味酸。

《大明本草》记载：性寒、有小毒，可用它煅制朱砂。

[主治]　《神农本草经》：治大热火疮，身烦热，及邪气恶气。

《名录别录》：治各种虫毒及头疮或由水疱、脓疱引起的皮肤损伤，寒热风痹及各种虚弱不足病症。

陶弘景：治金疮（即由金属器刃损伤肢体所致的创作，或受伤后夹感毒邪，溃烂成疮），能止血，煎水后给小儿洗浴，可去烦热惊气。

甄权：治风疹恶痒，小儿丹毒及发热。

《日华本草》：治热狂赤眼，头痛寒热或游风（名赤游风，多因脾肺燥热或表虚不固，风邪袭于膝理，风热壅滞，滞于血分而见皮肤赤色的病症），也治妇人带下。

[附方]　收有古代附方四种，新近常用附方五种，共九种。

1. 治惊风烦热方。《普济方》：用慎火草煎水洗浴。

2. 治小儿中风方。《圣济总录》：因小儿汗出受风而致第一天头颈腰背热，第二天即出现腹热，手足屈伸不利。用于的慎火草半两，麻黄、丹参、白术各二钱半，共碾为末，每次服半

钱，用浆水调服。三、四岁小儿服一钱。

3. 治婴孺风疹及疮毒方。《图经本草》：婴孺风疹在皮肤不出或疹出不透及疮毒者，可用慎火的苗和叶五大两，和盐三大两，同研绞汁取部分汁置热手上，双手摩后涂患处，日涂两次。

4. 治热毒丹疮方。《千金方》：用慎火草捣汁擦患处，一日一夜擦一、二十遍。

5. 治热毒丹疮方。《千金方》：用慎火草与苦酒合而捣为泥，涂敷患处。

6. 治烟火丹毒方。杨氏《产乳集验方》：烟火丹毒从两股两胁处发起，红如火。用景天草合一两珍珠末，捣如泥，涂敷患处，干后再换。

7. 治漆疮作痒方。《外台秘要》：取慎火草搓揉后涂敷患处。

8. 治眼生花翳方。《圣惠方》：眼生花翳，涩痛难开。取景天捣汁，每日用汁点眼三、五次。

9. 治产后阴脱方。《子母秘录》：妇人产后，子宫脱出，取慎火草一斤阴干，酒五升，煮取汁一升，分四次服。

### 附　景天花

［主治］　《神农本草经》：治女人漏下赤白。并有轻身明目作用。

## 佛　甲　草
## （见《图经本草》）

［集解］　苏颂说：佛甲草生长于筠州，多附生于向阳的岩石上，像马齿苋但细小且长。夏季开黄花，霜打后枯槁。人们常将它栽种在石山瓦墙上，称它为佛指甲。《救荒本草》说佛甲草高一、二尺，叶子很大，是景天，这是错误的。

［气味］　甘、寒，微毒。

［主治］　苏颂：烫火灼疮，用佛甲草研后贴患处。

## 虎　耳　草
## （见《本草纲目》）

［释名］　石荷叶。

［集解］　李时珍说：虎耳草生长于阴暗潮湿地方，人们也栽种在石山上。虎耳草的茎高约五、六寸，上有细毛，一茎一叶，像荷盖状。有些人称它为“石荷叶”，叶子约如钱币大，形状像初生的小葵叶及虎的耳形。夏天开小花，颜色为淡红色。

［气味］　微苦、辛、寒，有小毒。

独孤滔说：虎耳草汁煮制沙子。

［主治］　李时珍：虎耳草可治瘟疫，擂酒服。虎耳草生用则使人上吐下利，熟用

则止吐利，捣汁滴耳可治聤耳。痔疮肿毒者，可用虎耳草阴干，置桶中烧烟熏患处。

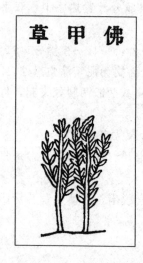

草甲佛

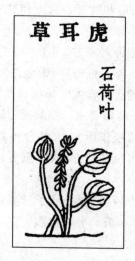

草耳虎

石荷叶

## 石 胡 荽
### （见《四声本草》）

[校正]　从菜部移入草部。[释名]　天胡荽（见《本草纲目》）野园荽（见《本草纲目》）鹅不食草（见《食性本草》）鸡肠草　详见下名

[集解]　李时珍说：石胡荽是生长于石缝及阴暗潮湿处的小草，高约二、三寸，冬天生苗，茎细叶小，形状像嫩胡荽。石胡荽气味辛熏不能食，连鹅也不吃。夏天开黄色的小细花，结细子，石胡荽极易繁衍，僻块地种之则很快铺满石胡荽草。孙思邈的《千金方》说：一种小草，生长于靠近水渠的潮湿处，形状像胡荽，名字叫"天胡荽"，也称"鸡肠草"，就是石胡荽。石胡荽与繁缕的鸡肠，是名同物异。

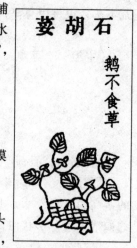

荽胡石

鹅不食草

[气味]　辛、寒，无毒。

李时珍说：辛、温。其汁可炮制砒石、雄黄。

[主治]　肖炳说：石胡荽通鼻气、利九窍，涌吐风痰。

陈藏器说：石胡荽能去目翳，将石胡荽搓揉后塞鼻中，翳膜则自行脱落。

孟诜说：石胡荽能治疗痔病。

李时珍说：石胡荽能解毒、明目，散目赤肿云翳，治耳聋头痛脑酸，治痰疟齁䶎、鼻塞不通，用石胡荽塞鼻则瘜肉自行脱落，石胡荽还能散疮肿。

[发明]　李时珍说：鹅不食草，气温而性升、味辛而发散，属阳。能通达于天，

头与肺都属天，故而本品能上达头脑而治巅顶头痛及目病，通鼻气而落瘜肉。石胡荽内达肺经而治痀齁痰疟，散疮肿，它祛除翳膜的功效更为显著神妙。有人说陈藏器的本草只追求广搏、深奥，不重视通俗简单的问题，但像本药之类的，揭示提出它的特殊功效，还能说他只求博深吗？倪维德的《原机启微集》说：治目翳嗜鼻的碧云散是用鹅不食草解毒为君药、青黛去热为佐药、川芎大辛破滞除邪为使药，因是升透的方剂，一般用开锅盖煎药法，冀望邪毒不内闭而有外出之路。但因力小而锐利，宜常常嗜药使药力聚集而强。凡是眼睛的各种疾患，都可用嗜鼻的青碧散，如果把石胡荽鲜者搓揉嗜鼻，疗效更神。王玺的《医林集要》诗说：治赤眼而不生余翳，草药中鹅不食草最为有名，塞于鼻内并频频调换，三日之内可恢复正常。

[附方]　收有新近常用附方十种。

1. 治寒痰齁喘方。《集简方》：取野园荽研取汁，兑入酒中服，即能取效。

2. 碧云散。《原机启微集》：嗜鼻去翳，治目赤肿胀，羞明昏暗，隐涩疼痛，眵泪风痒，鼻塞头痛脑酸，外翳扳睛等诸眼疾。用晒干的鹅不食草二钱、青黛、川芎各一钱，共碾为细末，噙水一口，每次用米粒大小药末嗜入鼻内，以泪出为度。

3. 嗜鼻去翳。《原机启微集》：主治症同上，用晒干的鹅不食草二钱，川芎一钱，共碾为细末，噙水一口，每次用米粒大小的药末嗜入鼻内，以泪出为度。

4. 贴目取翳方。孙天仁《集效方》：用鹅不食草捣汁熬膏一两、炉甘石火煅，童便淬三次三钱、上等瓷器末一钱半、熊胆二钱、硇砂少许碾为极细末，以上各药末调合作成膏，贴在翳上，一夜后取下，用黄连、黄柏煎汤取汁置凉后洗眼，查看若还有翳，再贴一次。

5. 《诗见发明》：鹅不食草塞鼻治翳。

6. 止牙疼方。《圣济总录》：用鹅不食草绵裹怀中焙干为末，含水一口，随牙疼左右侧嗜左右鼻，亦可用鹅不食草搓揉塞鼻

7. 治一切肿毒方。《集简方》：野园荽一把、穿山甲烧存性七分、当归尾三钱、三味合而擂烂，入酒一碗，绞汁服，药渣敷患处。

8. 治湿毒胫疮方。《简便方》：夏月收采砖缝中生出的野园荽，晒干为末，每次用五钱药末，汞粉五分，用桐油调作隔纸膏，周围缝定。用茶水洗净患处，敷上膏药后可出黄水，五、六日便愈。此为吴竹卿方。

9. 治痔疮肿痛方。《简便方》：取石胡荽捣，贴于患处。

# 螺厣（yǎn）草
## （见《本草拾遗》）

[释名]　镜面草

李时珍说：叫螺厣草、镜面草都是因为象形的原因。

[集解] 陈藏器说：螺厣草蔓生于石上，叶的形状像螺厣，微带红色，面光如镜，叶背有少许毛，是一种小草。

[气味] 味辛。

[主治] 陈藏器：痈肿风疹、脚气肿，可捣烂敷患处。也可用螺厣草煮汤洗肿处。

李时珍：本品可治小便出血及吐血、衄血，龋齿疼痛。

[发明] 李时珍说：陈日华《经验方》记载，一患者年龄二十六岁，忽然患小便后出鲜血数滴但尿道不疼的病约一个月，饮酒后病情加重，医生张康用草药汁一容器，加入少许蜂蜜，以水送服，两剂即愈，求教他是什么药，说实际上就是镜面草。

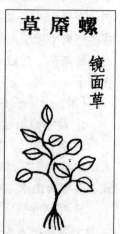

草厣螺

镜面草

[附方] 收有新近常用附方七种。

1. 治吐血衄血方。朱端章《集验方》：取镜面草水洗后，捣汁兑酒服。

2. 记载治牙齿虫痛方。《乾坤生意》：用镜面草不拘多少，与水缸下的泥一起捣成膏状，加入香油二、三滴后研匀，贴于痛处腮上。

3. 记载治牙齿虫痛方。《杨氏家藏书》：用镜面草半握，入麻油二滴、盐半捻、搓揉碎。左牙痛塞药于右耳；右牙痛塞药于左耳，并用薄泥饼贴耳门以闭其气，让患者仄（zè）卧，用药一、二时，去掉耳门处的泥，取出草药放入水中，查看有无虫浮出。如果是很早就有的虫应该是黑色的，稍微早一些的应该是褐色，如果是新近才有的虫则是白色的。本方法需要在午前用。徐克安有一个乳婢，由于牙齿虫痛而不能进食，用这个方法后，取出几个虫而病除能食。

4. 治小儿头疮方。《杨氏家藏方》：取镜面草晒干碾为末，加入轻粉，以麻油调和敷于患处，很快有效。

5. 治手指肿毒及手指恶疮方。《寿域神方》：用镜面草捣烂敷于患处，能消毒止痛。

6. 治蛇缠及恶疮方。取镜面草，加盐捣烂，敷于患处，疗效神妙。

7. 解鼠莽毒方。《张杲医说》：取镜面草自然汁、清油各一杯兑和后服下，很快可下利三、五次，毒随利去，然后再用肉粥补虚，不可拖延。

# 酢 浆 草
## （见《唐本草》）

[释名] 酸浆（见《图经本草》）三叶酸（见《本草纲目》）三角酸（见《本草纲目》） 酸母（见《本草纲目》）醋母（苏恭）酸箕（李当之）鸠酸 （苏恭）雀儿酸（见《本草纲目》）雀林草（见《本草纲目》）小酸茅（苏恭）赤孙施（见《图经本草》）

李时珍说：这种小草是三叶酸，它的味如醋，与灯笼草的酸浆，是名同物异。唐慎微本草把这药的方剂收入书中是错误的。闽人郑樵《通志》说：福州人称它为"孙施"，苏颂的《图经本草》记载"赤孙施"生长于福州，叶子像浮萍的，就是酢浆草。"孙施"也是"酸箕"的错传，现在合并收入。

[集解] 苏恭说：酢浆丛生于道路边的阴暗潮湿处，茎头有三叶，叶像细萍。四、五月采集，阴干备用。

韩保昇说：酢浆草的叶子像水萍，两片叶子同样大小且连着枝，开黄花结黑色果实。

苏颂说：南方地势中下的潮湿地方及住家园圃中大多有酢浆草，北方有些地区也可生长。初生鲜嫩时，小孩喜欢吃它。南方人用它擦石器，使它白如银。

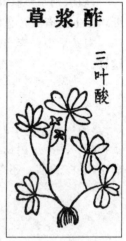

李时珍说：酢浆草苗高约一、二寸，丛生遍布地下，很容易繁衍。每一枝上有三叶，一叶为二片，到晚上二片叶子自己合贴起来，像一片一样。四月份开小黄花，以后结小角，长约一、二分，内有细小的籽。酢浆草冬天不凋零。医药家们采集它用以炮制砂、汞、硇、矾、砒石等药。

[气味] 酸、寒，无毒。

[主治]《唐本草》：能杀诸小虫，若治恶疮瘑瘘，可用酢浆草捣烂敷于患处。如果进食酢浆草，可解热渴。

李时珍：主治小便诸淋，赤白带下。如果配伍地钱、地龙，可治沙淋、石淋。如果煎汤熏洗痔疮疼痛或者脱肛，疗效极佳。捣烂涂敷，可治烫火蛇蝎伤。

苏颂："赤孙施"可治妇人血结。用一握赤孙施洗净后细碾，以暖酒送服。

[附方] 收有古代附方两种，新近常用附方六种，共八种。

1. 治小便血淋方。《百一选方》：用酢浆草捣取汁，煎五苓散服。俗名也叫醋啾啾。

2. 治诸淋赤痛方。沈存中《灵苑方》：取三叶酸浆草洗净，研取自然汁一合，与一合酒和匀，空腹温服，立刻有效。

3. 治二便不通方。《摘玄方》：酸草一大把、车前子一握，二味捣研取汁，加入砂糖一钱，调服一盏，不效再服。

4.《千金方》：治赤白带下方，取三叶酸草阴干碾为末，空腹温酒送服一钱五分。

5. 治痔疮出血方。《外台秘要》：雀林草一大握，水二升，煮取一升服，每日服三次，可有效。

6. 治癣疮作痒方。《永类钤方》：取雀儿草（即酸母草）擦患处，数次后即愈。

7. 治蛇蜇伤方。《崔氏方》：用酸草捣烂，敷于患处。

8. 治牙齿肿痛方。《节斋医论》：用酸浆草一把，川椒四十九粒去目，同捣烂，以绢片裹成筷子粗细，再切成豆粒大小，每次以一块塞在痛处，即能止牙痛。

## 附 酸草

《名医别录》有其名但不用，记载说：能轻身延年。酸草生长于名山醴泉的阴面山涯，茎上生有五片色青而有光泽的叶子，其根红黄，可以消玉。另有一名字是丑草。

陶弘景说：李当之说酸草是现在的酸箕草，布生于地上，到处都有，但恐怕不是这样。

## 附 三叶

《名医别录》有其名但不用，记载说：三叶味辛，主治寒热及蛇蜂蜇人。三叶生长于田中，茎小呈黑白色，高约三尺，根是黑色的。三月份采集，阴干备用。另外一个名字叫"三石"，还有一个名字叫"当田"，一个名字叫"赴鱼"。

## 地　锦
## （见《嘉祐补注本草》）

［校正］　并入《名医别录》有名未用的地朕

［释名］　地朕（见《吴谱本草》）　　地噤（见《本草拾遗》）　　夜光（见《吴谱本草》）　　承夜（见《吴谱本草》）　　草血竭（见《本草纲目》）　　血见愁（见《本草纲目》）　　蚂蚁草（见《本草纲目》）　　雀儿卧草（见《本草纲目》）　　酱瓣草（见《庚辛玉册》）　　猢狲头草（见《名医别录》）

《名医别录》记载：地朕，三月份采集。

陈藏器说：地朕一个名字是地锦、一个名字是地噤。植物呈着地蔓延生长之热，叶面光净，夜露下有光。

李时珍说：这种植物茎是红色的，蔓生于地面，所以称它为"地锦"。地锦专治血分病症，所以俗称"血竭"、"血见愁"。蚂蚁、喜鹊，喜欢聚集在地锦周围，故有"蚂蚁"、"雀单"的名字。酱瓣、猢狲头是指地锦的花和叶的形态象形而言。

［集解］　掌禹锡说：地锦草生长于道边、田野，尤其以出产于滁州的为最佳。它的茎叶细弱，蔓延于地，茎是红色的，叶色青紫，夏季茂盛。六月份开红花，以后结细小果实。药用苗及子。络石注有地锦，是藤蔓类植物，与我们说的地锦，是同名异类之物。

李时珍说：田野寺园及阶砌间都有这种小草，就地而生，赤茎黄花黑果实，形状像蒺藜的花朵。折断其茎有汁溢出。医药家们秋月采集，煮制雌雄、丹砂、硫磺。

地　锦
血见愁

[气味] 辛、平、无毒。

《名医别录》说：地肤味苦性平、无毒。

[主治] 《名医别录》：主心气，治妇人阴疝血结。

《嘉祐补注本草》：地锦可通流血脉，也可治气病。

李时珍说：本品主治痈肿恶疮、金刃扑损出血、血痢下血崩中。能散血止血，利小便。

[附方] 收有古代附方一种，新近常用附方十一种，共十两种。

1. 治脏毒赤白方。《经验方》：用地锦草洗净晒干碾为末，米汤送服一钱，立即有效。

2. 治血痢不止方。《乾坤生意》：用地锦草晒干后碾为末，每次服用二钱，空腹米汤送下。

3. 治大肠泻血方。戴原礼《证治要诀》：用血见愁少许，以姜汁和后捣烂，米汤送服。

4. 治妇人血崩方。危亦林《世医得效方》：取嫩的草血竭蒸熟，以油、盐、姜腌渍之，饮酒一、二杯送食腌渍好的草血竭。或者取嫩草血竭阴干，碾为末，姜酒调服一、二钱，服一次即有效。地锦草多生于砖缝井砌间，少见于生长在地上的。

5. 治小便血淋方。《刘长春经验方》：用血风草加井水擂捣服之、三次即愈。

6. 治金疮出血不止方。《世医得效方》：用血见愁草碾烂，涂敷患处。

7. 治恶疮见血方：方同上。

8. 治疮疡刺骨方。《本草权度》：用草血竭捣烂敷患处，刺可自己出来。

9. 治痈肿背疮方。《杨清叟外科方》：取血见愁一两，酸浆草半两焙，当归二钱半焙，乳香、没药各一钱二分半，共碾为末，每次服七钱，以热酒调服。如有鲜药，则擂捣取汁，以热酒调服，并用渣敷患处，效更好。血见愁唯阳疮可用，阴疮不可用。

10. 治风疮疥癣方。《乾坤秘韫》：用血见愁同满江红草合而捣末，敷于患处。

11. 治趾间鸡眼方。《乾坤秘韫》：把患处割破出血，用血见愁捣烂敷于患处，效妙。

12. 治脾痨黄疸"如圣丸"。《乾坤秘韫》：用血竭草、羊膻草、桔梗、苍术各一两，甘草五钱，碾为末。先取二碗陈醋入锅，再入皂矾四两煎熬，良久后放入药末，再加入白面不拘多少，和成一块制丸，丸如小豆大小。每次服三、五十丸，空腹醋汤送下。一日服两次，数日之后面色即可恢复如常。

## 附 金疮小草
### (见《本草拾遗》)

陈藏器说：味甘、平、无毒。主治金疮。能止血长肌肉，止鼻衄，可取叶搓揉后敷患处。也可煮汁服，以去瘀血及止卒然下血。也可预先与石灰共杵为丸，晒干，临用时刮末敷患处。金疮小草生长于江南村落田野间的低下潮湿处，高约一、二寸，像荠但叶短，春夏间有浅紫色花，长约如一粳米左右。

# 离 鬲 草
## （见《本草拾遗》）

　　[集解]　陈藏器说：生长于住家阶庭的潮湿处，高约二、三寸，苗叶像鬲房，江东生长，北方没有。

　　[气味]　辛、寒，有小毒。

　　[主治]　陈藏器：治疗瘰疬丹毒，小儿无原因的寒热，大腹痞满，痰饮膈上热。取生的离鬲草碾取汁服一合，当吐出宿物。本品是去疟的佳药。

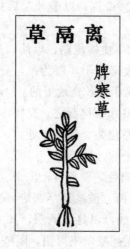

草鬲离

脾寒草

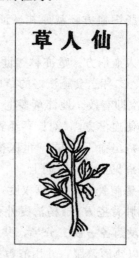

草人仙

# 仙 人 草
## （见《本草拾遗》）

　　[集解]　陈藏器说：生长于住家的阶庭间，高约二、三寸，叶子细而有雁齿，像离鬲草，北方不生长。

　　[气味]　缺

　　[主治]　陈藏器说：治小儿酢疮，头小而硬者，可用仙人草煮汤洗浴，并取鲜的仙人草捣烂敷患处。丹毒入腹者必危恶，可饮用冷的仙人草药液，并用它洗患处。另外取鲜品搓揉取汁，滴于眼中可明目去翳。

# 仙人掌草
## （见《图经本草》）

［集解］　苏颂说：仙人掌草生长于合州、筠州，大多附于石上、贴壁而生。其形状如人之掌，所以称它为"仙人掌草"。叶子细而长，春天生长，一直到冬季还有。一年四季均可采集。

［气味］　微苦、涩、寒，无毒。

［主治］　苏颂：治肠痔下血，以仙人掌草与甘草合而浸泡酒中服。

李时珍：仙人掌草焙干碾为末，以油调和，擦涂患处，治小儿白秃疮。

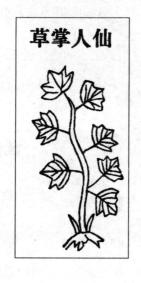

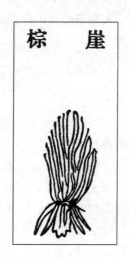

# 崖　棕
## （见《图经本草》）

［集解］　苏颂说：生长于施州石崖上，苗高约一尺多些，其形状像棕，一年四季有叶而无花，农人采根去掉粗皮后入药。

［气味］　甘、辛、温，无毒。

［主治］　苏颂：治妇人血分气分的病及五劳化伤。用崖棕根同半天回、鸡翁藤、野兰根，四味洗净焙干，碾为细末，每次服二钱，温酒送下。男患者不必忌口、女患者忌鸡、鱼、湿面。

### 附 鸡翁藤

苏颂说：鸡翁藤生于施州，蔓延生长于大树上，有叶但无花。味辛、性温、无毒。采集无时间限制。

### 附 半天回

苏颂说：生长于施州，春天生苗，高约二尺余，呈赤斑色，到冬天苗枯槁。农人夏季采掘其根。味苦、涩、性温，无毒。

### 附 野兰根

苏颂说：生长于施州，丛生状，高一尺有余，四季都有叶但无花。其根味微苦、性温，无毒。采集不受时间限制。方并见于上。

## 紫背金盘草
### （见《图经本草》）

［集解］ 苏颂说：生长于施州，苗高约一尺多，叶背面紫色，无花。农人采根用。

李时珍说：湖湘水石处都有鸡翁藤，名叫金盘藤，像醋简草而叶子较小，叶背是微紫色，茎软引蔓像黄丝，一搓即断，断处无汁溢出。方药家们用它炮制汞。其他地区较少有鸡翁藤。

醋简草：叶子像木芙蓉而较之偏些，茎空而脆，味酸，开白花。广人以盐醋腌后进食。

［气味］ 辛、涩、热，无毒。

［主治］ 治妇人血气痛，取紫背金盘草洗净焙干碾为末，以酒送服半钱。孕妇不能服，因紫背金盘草能消胎气。服本品忌食鸡、鱼、羊血及湿面。

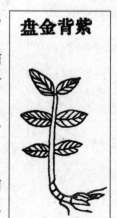

盘金背紫

## 白 龙 须
### （见《本草纲目》）

［集解］ 李时珍说：刘松石的《保寿堂方》说"白龙须"生于近水边的有石头的地方，寄生在搜风树节，是树的余精。白龙须细如棕丝，直起而无枝叶，本品最难得到真品。有一种植物叫"万缠草"，生长于白线树根，细丝很类似白龙须，但有枝茎且

稍粗，异于白龙须，误用之入药则无效。我所说的两种树名都是隐语，无从考证的。

　　[气味]　味缺、性平、无毒。

　　[主治]　《保寿堂方》：治男女风湿腰腿疼痛，左瘫右痪，口目歪斜及产后气血流散、胫骨痛、头目昏暗、腰腿痛而不可忍，都宜用白龙须。但虚劳瘫痪不可服本品。本药碾为末，每次服一钱，气弱者服七分，无灰酒送服。服药后进密不透风的卧室，随病患处左右而贴床卧，等待汗出并自己收干，不要多盖被子。服药后三日内不要下床见风。另一方：如果患病轻浅者，可用白龙须末三钱，装入瓷瓶并装入一壶酒，煮后备用。每日先服桔梗汤，待一会儿即饮煮好的酒二盏。每日早、晚各服一次。

　　[发明]　李时珍说：《保寿堂方》说：成化十二年（即公元1456—1487年），卢玄真道士六十七岁，六月时偶患瘫痪，服白花蛇丸后牙齿尽脱落。三年后带着疾病入山，得此方后服百日，恢复正常，一直到一百岁才亡。凡男女风湿腰腿痛，先服小续命汤及渗湿汤后，再服此方。凡女人产后腰腿肿痛，先服四物汤一剂分二服，第二日便服此方。如果瘫痪年久，顽痰阻滞而患者又气微弱者，服前述之药出汗则三日之后，服龙须末一分，好酒送下，隔一日后再服二分，又隔一日再服三分，又隔一日服四分，再隔一日服五分，再隔一日又从一分服起，像前述之法再服，周而复始，月余后其病必渐愈。可称之谓升阳降气，调髓蒸骨，追风逐邪，排血安神。服首期间，忌房事及鱼、鹅、鸡、羊、韭菜、蒜、虾、蟹并忌寒冷动风之物，也不可过度饮酒、过食面食，只宜米粥蔬菜。

　　[附方]　收有新常用附方一种。

　　治诸风瘫痪、筋骨不收方。《坦仙皆效方》：用白龙须根皮一两、闹羊花（即老虎花）七分，好烧酒三斤，封固后煮一炷香的时间，然后埋入土中一夜。能饮酒的患者饮三杯，不能饮酒者饮一杯，临睡时服，服到三、五杯时可见效。如果有疼痛感觉的患者，可以治好。

# 第二十一卷 《本草纲目》草部

## 草之十
### （苔类一十六种）

陟厘《名医别录》

干苔《食疗本草》

井中苔及萍蓝《名医别录》

船底苔《食疗本草》

石蕊《本草拾遗》

地衣草（即仰天皮）《日华诸家本草》

垣衣《名医别录》

屋游《名医别录》

昨叶何草（即瓦松）《唐本草》附紫衣

乌韭《神农本草经》　附百蕊草

土马鬃《嘉祐补注本草》

卷柏《神农本草经》　附地柏、舍生草

玉柏《名医别录》

石松《本草拾遗》

桑花《日华褚家本草》　附艾纳

马勃《名医别录》

上附古代附方三种、新近常用附方三十三种。

## 草之十一
### （杂草九种，有名未用一百五十三种）

杂草　《本草拾遗》四种，《嘉祐补注本草》两种，《本草纲目》三种。

百草　百草花　井口边草　树孔中草　产死妇人冢上草　燕蓐草　鸡窠草　猪窠草　牛齝草

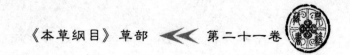

《神农本草经》　　屈草　别羁

《名医别录》　　离娄草　神护草　黄护草　雀医草　木甘草　益决草　九熟草　兑草异草　灌草　芄草　莘草　英草华　封华　㯖华　节华　让实　羊实　桑茎实　可聚实　满阴实　马颠　马逢　兔枣　鹿良　鸡涅　犀洛　雀梅　燕齿　土齿　金茎白背　青雌　白辛赤举　赤涅　赤赫　黄秫　黄辩　紫给　紫蓝　粪蓝　巴朱　柴紫　文石　路石　旷石　败石　石剧　石芸　竹付　秘恶　卢精　唐夷　知杖　河煎　区余　王明　师系　并苦索千　良达　弋共　船虹　姑活　白女肠　白扇根　黄白支　父陛根　疥拍腹　五母麻　五色符　救赦人者　常吏之生　载庆　腂　芥

《本草拾遗》　　鸼鸟草　七仙草　吉祥草　鸡脚草　兔肝草　断罐草　千金镊草　土落草　倚待草　药王草　筋子根阇　盧药　无风独摇草

《海药本草》　　宜南草

《开宝本草》　　陀得花

《图经外类》　　建水草　百药祖　催风使　刺虎　石逍遥草　黄寮郎　黄花子　百两金　地茄子　田母草　田麻　芥心草　苦芥子　布里草　茆质汁　胡菫草　小儿群　独脚仙撮石合草　露筋草

《本草纲目》　　九龙草　荔枝草　水银草　透骨草　蛇眼草　鹅项草　蛇鱼草　九里香草　白筵草　环肠草　剖耳草　铜鼓草　蚕茧草　野岁草　纤霞草　牛脂芳　鸭脚青　天仙莲　双头莲　猪篮子　天芥菜　佛掌花　郭公刺　迓箕柴　碎米柴　羊屎柴　山枇杷柴　三角风　叶下红　满江红　隔山消　石见穿　醒醉草　墓头回　羊茅　阿只儿　阿息儿　奴

# 哥　撒　儿
## 草之十　（苔类一十六种）

# 陟　厘
## （见《名医别录》中品）

[释名]　侧梨（苏恭）　水苔（见《开宝本草》）　石发（见《开宝本草》）　石衣（见《广雅》）　水衣（见《说文解字》）　水绵（见《本草纲目》）藫（音覃）

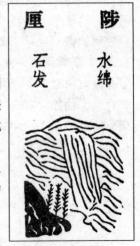

　　苏恭说：《药对》说：河中侧梨。侧梨与陟厘，声音相近。《王子年拾遗》记载：晋武帝赐张华"侧理纸"，是水苔制造的，后人错误的讹传陟厘即为侧梨。"水苔"是水中的粗苔，以它制造的纸颜色青黄，名为"苔纸"，较粗糙而涩。范东阳方说：是水中石头上生长的绿色像毛一样的植物，"石发"的名字因此而出。

　　李时珍说：郭璞说："藫"即"水苔"，另一名为"石发"。江东人作为食物。我的资料认为："石发"有两种，生长于水中的为陟厘，生长于陆地的是乌韭。

　　[集解]　《名医别录》记载：陟厘生长于江南池泽水中。

　　陶弘景说：这是南方人用以造纸的，唯合断下药用它。

　　马志说：这就是石发，色像苔，但不同的是本品粗涩。水苔性冷，浮于水中，陟厘性温，生于水中的石上。

　　寇宗奭说：陟厘，现在有人晒干，制为苔脯，能吃。青苔也可制作为脯食，都对人有益。汴京市场上很多。

　　苏颂说：石发干后可做菜，用切的细碎的肉末拌和吃，味道尤美。"苔"类有"井中苔"、"垣衣"、"昔邪"、"屋游"，它们的主要的功用和治疗大抵略同。陆龟蒙《苔赋》说：高处有"瓦松"，低卑处有"泽葵"，散布于岩石洞中的称为"石发"，生长于田地空隙处的是"垣衣"，在屋内的是"昔邪"，入药的是"陟厘"。"泽葵"即"凫葵"，虽是异类，但都是感受瓦石之气而生，所以是推类而云。

　　李时珍说：陟厘有水中石上而生的，蓬松如发，有在水污里但无石而自生的，缠牵如丝绵的样子，俗名为"水绵"，二者性味相同。《述异记》记载："苔钱"称为"泽葵"，与"凫葵"是同名异物。苏颂指出：说"泽葵"即为"凫葵"，是错误的，陆龟蒙的《苔赋》所说的，恐怕未详尽了解。因为"苔衣"之类有五种：生于水中的称"陟厘"，生于石头上的称"石濡"，生长于瓦上的称"屋游"，生长于墙上的称"垣衣"，生长于地上的称"地衣"；另外一类蓬松色翠，长约数寸的也有五种：生长于石上的称"乌韭"，生长于屋的称"瓦松"，生长于墙上的称"土马鬃"，生长于山野岩石上的称"卷柏"，生长于水中的称为"薄"。

[气味]　甘、大温，无毒。

[主治]　《名医别录》：治心腹大寒，能温中消谷、强胃气、止泻痢。

《日华诸家本草》：捣汁服治天行病心闷。

寇宗奭：制成"脯"食用，可止渴疾。禁食盐。

李时珍：捣烂涂敷患处，治丹毒赤游。

# 干　苔
## （见《食疗本草》）

[集解]　陈藏器说：干苔是海族之类。

李时珍说：干苔是海苔，那些人取之晒干制为脯。海水是咸的，所以干苔与陟厘味同。张华的《博物志》说"石发"生于海中，长约尺余，大小如韭菜叶，取之与肉杂蒸食味道极鲜美。《张勃吴录》说：江蓠生于海水中，色正青而似乱发，是属海苔之类。苏恭把它认作是水苔，实际上与水苔不同。水苔不咸。

[气味]　咸、寒、无毒。

《大明日华本草》记载：性温。

陶弘景说：柔苔寒、干苔热。

孟诜说：苔脯如果多食，令人发疮疥及萎黄少血色。

吴瑞说：有饮邪而咳嗽者不可食用。

[主治]　陶弘景：治瘿瘤结气。

孟诜说：治疗痔病且可杀虫，又治霍乱呕吐不止。可煮汁服。

陈藏器说：心腹烦闷者，取干苔用冷水研如泥，饮后即有效。

《日华诸家本草》：泻下一切丹石，杀各种药的毒，放置入树洞中能杀虫。

吴瑞说：能消茶积。

李时珍：取干苔烧成末吹鼻，能止鼻出血。水汤浸泡后捣烂，敷涂患处，能止手背肿痛。

[发明]　李时珍说：洪迈的《夷坚志》记载：河南有一个寺的僧侣都患瘿疾，这时有洛阳的一些僧侣与他们同住一屋，每天吃饭时同时进食一些苔脯，几个月后，河

南僧侣肿大的脖子都消了，才知道海中之物都能除瘿疾。

# 井中苔及萍蓝
## （见《名医别录》中品）

［集解］　陶弘景说：废井中多生苔萍、砖土间多生杂草。"蓝"能解毒，而以生在井中的更好，并非是另一物。

［气味］　甘、大寒，无毒。

［主治］　《名医别录》：能治漆疮、热疮及水肿。井中蓝能杀野葛、巴豆诸毒。

陶弘景：本品能灼疮。

# 船　底　苔
## （见《食疗本草》）

［气味］　甘、冷、无毒。

［主治］　孟诜说：治鼻中出血不止、吐血及淋病。以船底苔同炙甘草、豉汁同煎浓汤服之。

李时珍：本品能解流行热病的伏热而见头目不清，神志昏塞。并解各种大毒。以船底苔五两合酥瓶末一两半，用面糊制丸，如梧桐子大。每次服五十丸，以温酒送服。

［发明］　李明珍说：方贤的《奇效良方》记载：船底苔是水中精气渍于船板木中，累见风日，久而久之变为青色。都是因为太阳晒它而使它感受了阴阳之气，所以服用船底苔后能分阴阳，去邪热，调脏腑。这是因为船底苔的气和味适宜的缘故。

［附方］　收有古代附方两种。

1. 治小便五淋方。陈藏器：用船底苔一团，如鸡子大小，水煮服。

2. 治乳石发动而见小便淋沥、儿神闷乱方。《圣惠方》：用船底青苔如半个鸡蛋大，水煎取汁温服，每日三到四次。

# 石　　蕊
## （见《本草拾遗》）

［校正］　并入有名未用《名医别录》中的石濡。

［释名］　石濡（见《名医别录》）　石芥（见《名医别录》）　云茶（见《本草纲目》）　蒙顶茶

李时珍说：石蕊的形状像花蕊，味道如茶，故有其名。至于"石芥"的"芥"字是"茶"字之误。

[集解]　陈藏器说：石蕊生长于太山石上，犹如花蕊，药入丸散之剂。现在已没有了。王隐晋记载：庚褒入林虎山，吃树上果实和石蕊，而得到长寿。又说：石濡生

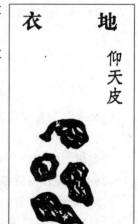

长于山石的阴面，像屋游、垣衣之类，雨水浇后即舒展，所以起名为"石濡"。早春时分是青翠的，端午时分开出四片叶子，山里人称它为"石芥"。

李时珍说：《名医别录》记载"石濡"，写了它的功用，但没写植物的形状。陈藏器说是"屋游"之类，又出现"石蕊"一条，功用同于石濡。实际上是不知道这两种是同一物。石蕊这种植物，只有生长于各高山岩石上的质量为好。现在人们说的"蒙顶茶"，是生长于兖州蒙山石上，属苔衣类，乃因山顶烟雾熏染，日久而结成。那里的人在初春季节上山刮取之，晒干后赠送他人，称之为"云茶"，它的形状是白色而轻薄犹如花蕊，气味香而如草，味道甘涩而像茶。本品不可煎煮后饮，只宜开水冲泡后饮或置于口内咀嚼，清凉有味。庚褒入山中食此物，用以代茶。至于长寿之道，不一定都是与此物有关。

[气味]　甘、温，无毒。

[主治]　《名医别录》：石濡能明目益精气，使人不饥渴，并能轻身延年。

陈藏器：石蕊能使人常年不饥。

李时珍：本品能生津润咽，解热化痰。

# 地 衣 草
## （见《日华诸家本草》）

[校正]　并入《本草拾遗》土部的仰天皮。

[释名]　仰天皮（见《本草拾遗》）　掬天皮（见《本草拾遗》）

[集解]　《日华诸家本草》记载：地衣草是阴湿地皮被太阳久晒而起的苔藓。

陈藏器说：地衣草就是潮湿地上起的像草状的苔衣。

[气味]　苦、冷，微毒。

陈藏器说：性平、无毒。

[主治]　日华子说：治卒然心痛中恶，以人垢腻制为丸，每次服七粒。又治马反花疮，用生油调敷。

陈藏器：能明目。

李时珍：地衣草研为末，以新汲水送服，治中暑。

[附方]　收有新近常用附方三种。

1. 治身面丹肿方。危亦林《世医得效方》：身面丹毒而肿，状如蛇者，以雨滴阶上苔痕水花，涂于蛇头上即有效。

2. 治雀目夜昏方。崔知悌：用七月七日及九月九日采集的地衣草，阴干碾为末，以酒送服五分，每日服三次，一个月后即愈。

3. 治阴上粟疮方。《外台秘要》：取经常停水湿处的干卷皮，研为末敷于患处，有神效。

# 垣　衣
## （见《名医别录》中品）

[释名]　垣嬴（见《名医别录》）　天韭（见《名医别录》）　鼠韭（见《名医别录》）　昔邪（见《名医别录》）

[集解]　《名医别录》记载：垣衣生长于古屋阴面的墙上或屋上。三月三日采集，阴干备用。

苏恭说：垣衣就是古屋北面阴面墙上的青苔衣。如果生长于石头上的称为"昔邪"，另一名字为"乌韭"，生长于屋上的名为"屋游"，形状是相似的，作为药用，功用也有些相同。江南古墙较少，所以陶弘景说：方药中不常用，主要是很少见到的原因。

李时珍说：垣衣是砖墙城垣上的苔衣，生长于屋瓦上的，称为"屋游"。

[气味]　酸、冷，无毒。

[主治]　《名医别录》记载：用酒浸垣衣，服之后可治黄疸心烦，咳逆血气，暴热在肠胃，暴风口噤及金疮毒气内闭。本品久服补中益气，使肌肉强壮，肤色润泽。

李时珍：垣衣捣后取汁服，可止衄血。烧成灰用油调敷患处，可治烫火伤。

**衣　垣**

**在屋曰屋游**

# 屋　游
## （见《名医别录》）

[释名]　瓦衣（见《本草纲目》）　瓦苔（是《嘉祐补注本草》）　瓦藓（见《本草纲目》）　博邪

[集解]　《名医别录》记载说：屋游生长于屋上背阴处。八月、九月采集。

陶弘景说：屋游即古瓦屋上的青苔衣，剥取下来备用。

李时珍说：屋游长数寸的，即称为"瓦松"。

[气味]　甘、寒，无毒。

[主治]　《名医别录》记载：治浮热在皮肤及往来寒热，能利小肠膀胱气。

徐之才说：屋游能止消渴。

《开宝本草》记载：治小儿痫热，时气烦闷。

李时珍说：屋游煎水后加入盐，用它漱口，治热毒牙龈宣露。屋游研末，用新汲水调服二钱，可止鼻衄。

[发明]　李时珍说：《名医别录》的主治之证，与《神农本草经》的乌韭主治证相同，因为它似同属一类，且性味相差也不远。

[附方]　收有新近常用附方一种。

1. 治犬咬方。《经验方》：取旧屋瓦上刮下的青苔屑，按于患处即有效。

# 昨叶何草
## （见《唐本草》）

[释名]　瓦松（见《唐本草》）　瓦花（见《本草纲目》）　向天草（见《本草纲目》）　赤者名铁脚婆罗门草（见《本草纲目》）　天王铁塔草

李时珍说："昨叶何草"的名字很不好解释。

苏颂说：瓦松像松子那样一层层的，所以有这样的名字。

[集解]　苏恭说：昨叶何草生长于上党屋上，形状像蓬蒿，初生时高约尺余，从远处望去像一片栽种的小松林。

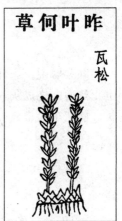

马志说：昨叶何草到处都有，生长于年久的瓦屋上。六月、七月采其苗，晒干备用。

[气味]　酸、平，无毒。

李时珍说：按照《庚辛玉册》记载："向天草"即瓦松，属阴草。生长于屋瓦上及深山石缝中。茎像漆圆锐，叶子背面有白皮。有大毒。如果把它烧成灰，水调后洗头发，头发即可脱落。如果误入于目，则令人眼瞎。捣汁能结草砂，能杀伏雌、雄、砂、汞、白矾等药的毒性。这个提法与本草的无毒及生发长眉的说法相反，不可不知。

[主治]　《唐本草》：治口中干痛及水谷血痢，有止血的作用。

马志：生眉毛，昨叶何草膏是要药。

苏颂：通行女子经络。

李时珍：用昨叶何草烧成灰，温水送服一钱治大肠下血。外涂敷患处可治诸疮不敛。

[附方]　收有古代附方一种，新近常用附方九种，共十种。

1. 治小便沙淋方。《经验良方》：用瓦松（即屋上无根草）煎浓汤，乘热熏洗小腹，约两个时辰后小便即通。

2. 通经破血方。《摘玄方》：取旧屋背阴处活的"瓦花"五两熬成膏，当归须、干漆各一两，烧之待烟尽，当门子二钱，上药共碾为末，以枣肉和药末制为丸，如梧桐子大小。每次用红花煎汤送服七十丸。

3. 染乌髭发方。《圣济总录》：取千瓦松一斤半、生麻油二斤，同煎至焦，取出碾为末，再用生麻油浸，涂髭发上，很有效。

4. 治头风白屑方。《圣惠方》：取瓦松晒干，烧成灰，淋汁乘热洗患处，六、七次后即有效。

5. 治牙龈肿痛方。《摘玄方》：取瓦花、白矾各等分，水煎后取汁漱口，立即有效。

6. 治唇裂生疮方。《摘玄方》：取瓦花、生姜、入盐少许，共捣烂，涂敷患处。

7. 治汤火灼伤方。《医方摘要》：取瓦松、生侧柏叶捣烂，敷于患处。若是干瓦松、干侧柏叶，则共碾为末，敷于患处。

8. 《济生秘览》：治灸疮不敛方。取阴干的瓦松为末，先以槐枝、葱白煎汤洗患处，然后撒药末于患处，立即有效。

9. 《济生秘览》：治恶疮不敛方。方同上（即《济生秘览》的治灸疮不敛方）。

10. 《生生编》：治风狗咬伤方。取瓦松、雄黄共碾为末，贴敷患处，即可不发病。

## 附 紫衣
### （见《本草拾遗》）

陈藏器说：味苦、无毒。主治黄疸暴热，目黄而肢身沉重。水煮服之可下水利尿，也止热痢。烧成灰，水调取汁洗头可长发。本品是古代的木锦花。石上、瓦上都可生长，能把东西染成褐色。

# 乌 韭
## （见《神农本草经》列为下品）

[校正]　移入《名医别录》有名而未用的"䕡"（与丽同）。

[释名]　石发（见《唐本草》）　　石衣（见《日华诸家本草》）　　石苔（见《唐本草》）　　石花（见《本草纲目》）　　石马鬃（见《本草纲目》）　　鬼䕡（与丽同）

陶弘景说："垣衣"也称"乌韭"，而治疗作用有不同，不是同类的东西。

李时珍说：《名医别录》中的乌韭主治病症与垣衣相同，所以他们是一类的。通称为"乌韭"也没有什么害处。但"石发"与"陟厘"虽同名，则有水中生长与陆上生长之别，还是有些区别的。

[集解]　《名医别录》记载：乌韭生长于山谷的石头上，又说："鬼䕡"生长于石头上。搓揉后柔和，可沐浴。

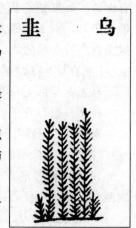

韭　乌

苏恭说：乌韭是石上的石苔，又称"石发"。生长于不见日晒的岩石阴面上，与卷柏相类似。

陈藏器说：乌韭生长于大岩石及大树的背阴处，呈青翠茸茸状，像苔但不是苔。

日华子说：乌韭就是石衣，长的可达四、五寸。

[气味] 甘、寒，无毒。

日华子说：性冷、有毒。垣衣与之相配伍，是它的使药。

[主治] 《神农本草经》：治皮肤往来寒热，可利小肠膀胱气机。

《名医别录》：治疗黄疸及金疮毒气内闭。可补中益气。

日华子说：乌韭烧成灰，水调后洗头发，可长发并令头发乌黑。

[附方] 收有新近常用附方三种。

1. 治腰脚风冷方。《圣惠方》：取石花浸于酒中，饮之有效。

2. 董炳避水方　治妇人血崩，取石花、细茶，焙干后共碾为末，用旧漆碟烧存性，以上各取一匙。用一碗盛满酒，置锅内蒸煮，一滚后，将药末加入酒里，置露天中一宿，清晨时再将碗连同其内的酒和药末一起放入锅中蒸煮一滚，置温后服。

3. 治汤火伤灼方。《海上方》：取石苔焙干后研为末，敷于患处。

### 附　百蕊草
（见《图经本草》）

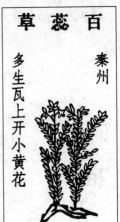

草蕊百

多生瓦上开小黄花

秦州

苏颂说：生长于河中府、秦州、剑州一带。其根是黄白色的，形状如瓦松，茎和叶子都是青色的，无花。三月时生苗，四月份长到五到六寸左右。一年四季均可采挖其根，晒干备用。本品具有极好的下乳汁、顺血脉及调气的作用。

李时珍说：乌韭是瓦松长于石上的部分，百蕊草是瓦松生长于地下的部分。

# 土 马 鬃
（见《嘉祐补注本草》）

[集解] 掌禹锡说：在背阴的古墙垣上生长，每年若多雨则生长茂盛。有人认为就是"垣衣"，是错误的。垣衣生长于墙的侧面，土马鬃则生长于墙的上面，且比垣衣更长些，所以称它为"马鬃"，属苔之类。

李时珍说：垣衣是砖墙上的苔衣、土马鬃则是土墙上的乌韭。

[气味] 甘、酸、寒，无毒。

[主治] 《嘉祐补注本草》：治骨热败烦，热毒壅盛之鼻衄。

李时珍：土马鬃水煮取汁洗发，可使头发生长旺盛且乌黑。此外土马鬃还有通大小便的作用。

［附方］ 收有新近常用附方五种。

1. 治九窍出血方。《海上方》：取墙头苔搓揉后塞于出血的窍中。

2. 治鼻衄不止。《卫生宝鉴》：寸金散。用墙上土马鬃二钱、半石州黄药子五钱，共碾为末，以新汲水送服二钱，再次服后鼻衄即止。

3. 治二便不通方。《普济方》：取土马鬃用水洗净，置瓦上焙过，切后，每次用二钱，水一盏，煎服。

4. 治耳上湿疮方。《圣济总录》：取土马鬃和井中苔各等份，共碾为末，以灯盏内油调和，涂敷患处。

5. 治少年白发方。《圣济总录》：取土马鬃、石马鬃、五倍子、半夏各一两，生姜二两、胡桃十个、胆矾半两，共碾为末，捣成一块，每次以绢袋盛一弹子大小的药块，用热酒少许，浸汁后洗发，一个月后有神效。

# 卷　柏
## （见《神农本草经》上品）

［释名］ 万岁（见《神农本草经》） 长生不死草（见《本草纲目》） 豹足（见《吴普本草》） 求股（见《名医别录》） 交时（见《名医别录》）

李时珍说：卷柏、豹足，是指象形；万岁、长生，是说其耐久。

［集解］ 《名医别录》 卷柏生长于山谷石间。五月、七月采集，阴干备用。

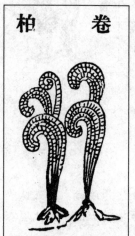

陶弘景说：现在近道处也有，丛生于石土上，细细的叶子似柏，卷屈像鸡足，呈青黄色。如果入药用它，需去掉其下部近沙石处的部分。

掌禹锡说：出产于建康一带。范子计说：出于三辅一带。

苏颂说：现在关陕及沂、兖诸州也有，宿根紫色而多须。春天生苗，叶子像柏叶而比它细，卷屈像鸡足而似拳，高约三、五寸，不开花不结籽，多生长于岩石上。

［修治］ 李时珍说：凡是用卷柏，需以盐水煮半日，再用井水煮半日，晒干焙后备用。

［气味］ 辛、温，无毒。

《名医别录》记载：味甘、性平。

吴普说：《神农本草经》记载：味辛、性平。桐君和雷敩说：味甘、性微寒。

［主治］《神农本草经》：治五脏邪气及女子阴中寒热疼痛，癥瘕而致经闭不能受孕。本品久服能轻身，泽润肌肤。

《名医别录》：本品能止咳逆，治脱肛，散淋结。可治中风头眩及痿软摔倒。本品还能强阴益精，令人肤色泽润。

甄权说：卷柏可通月经，治劳瘵腹痛及百邪鬼魅啼泣。

日华子说：卷柏能镇心，除面䵟和头风，并能暖水脏。生用能破血、炙用则能止血。

［附方］收有新近常用附方两种。

1. 治大肠下血方。《仁存方》：卷柏、侧柏、棕榈各等份，烧存性后碾为末，每次以酒送服三钱。也可将药末调和于饭中制为丸服用。

2. 治远年下血方。《百一选方》：卷柏、地榆焙后各等份，每次用一两，水一碗，煎煮数十沸，通口服。

## 附 地柏
### （见《图经本草》）

苏颂说：主治脏毒下血。地柏与黄芪各等份，碾为末，每次用米汤送服二钱。四川一带的人很推崇这个方子。地柏生长于四川的山谷中，河中府也有。其根色黄，状如丝，其茎较细，上面有黄点子，无叶也无花。三月份生长，长约四到五寸左右。四月份采集，晒干用。四川一带九月份采集，市场上多有出卖的。

李时珍说：地柏就是卷柏生长于地上的一种。

## 附 含生草
### （见《本草拾遗》）

陈藏器说：生长于靺鞨国。叶子像卷柏那样但较之为大。性平，无毒。主治妇人难产，可含于口中，咽下其汁，即可分娩。

# 玉　柏
## （见《名医别录》有名而未用）

［释名］玉遂（见《名医别录》）

陈藏器说：以前写作"玉伯"，是传写之误。

［集解］《名医别录》：玉柏生长于石头上，形状像松，高约五到六寸，开紫花。药用茎叶。

李时珍说：玉柏就是小的石松。人们都采挖置于盆中栽养，几年不死，称为"千年柏"、"万年松"。

［气味］ 酸、温，无毒。

［主治］ 《名医别录》记载：本品能轻身、益气、止渴。

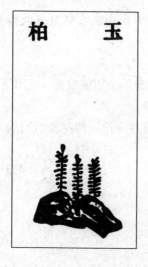

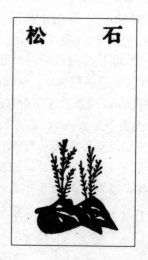

# 石 松
## （见《本草拾遗》）

［集解］ 陈藏器说：石松生长于天台山的岩石上，形状像松，高约一到二尺。山里人取其根、茎用。

李时珍说：石松就是长大的玉柏，各个名山上都有。

［气味］ 苦、辛、温，无毒。

［主治］ 陈藏器说：石松可治久患风痹，脚膝疼冷、皮肤麻木不仁，气力衰弱。久服能去风止血虚风痒，并能泽润肌肤，使人显得年轻不老。本品用酒浸后，饮此酒疗效更好。

# 桑 花
## （见《日华诸家本草》）

［释名］ 桑藓（见《本草纲目》） 桑钱

［集解］ 日华子说：桑花是生长于桑树上的白藓，像地钱花那样。用刀刮取后炒用。桑花不是桑椹花。

［气味］ 苦、暖、无毒。

［主治］ 日华子说：桑花能健脾涩肠，止鼻出血及吐血，并可治肠风下血及崩中带下。

李时珍说：本品能治肺热咳嗽。

［附方］ 收有新近常用附方一种。

治大便后出血方。《圣惠方》：取桑树上的白藓花，水煎服，或碾为末服。本方也治吐血。

## 附 艾纳

李时珍说：艾纳是生长于老松树上的绿苔衣。另一个名字是"松衣"。如果用艾纳合在其他各种香中燃烧，烟清且聚而不散。另外有一种"艾纳香"，与艾纳不同。此外，岭南海岛上的槟榔树上也长苔，像似松树上的艾纳，如果取它单独燃烧则味极臭，但如果它调和在泥香中（如甲香）燃烧，则能发出香味。《霏雪录》说：金华山中有很多"树衣"，僧侣们用以为蔬菜，味道极鲜美。

# 马 勃
## （见《名医别录》下品）

［释名］ 马疕（音屁） 马窝（音疕） 灰菰（见《本草纲目》） 牛屎菰
［集解］ 《名医别录》记载：马勃生长于园中久腐之处。

陶弘景说：俗称"马窝勃"，其颜色是紫的，摸之虚软，形状像狗肺，以手指弹它可见粉状物喷出。

寇宗奭说：生长于潮湿的土地上及腐木上，夏秋季节采集，大的如斗、小的如杓。韩退之所讲的"牛溲"、"马勃"都合之收载。

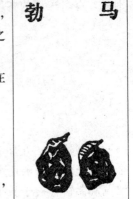

［修治］ 李时珍说：凡是用马勃，以生布张开后，将马勃在上面摩擦，下面用盘承接，取末用。

［气味］ 辛、平，无毒。

［主治］ 《名医别录》记载：治恶疮马疥。

陶弘景说：敷患处治疗各种疱疡，很有效。

寇宗奭说：将马勃去掉膜，以蜂蜜拌揉，少用些水调后服，治喉痹咽疼。

李时珍说：能清肺散血，解热毒。

［发明］ 李时珍说：马勃轻虚，是上焦肺经的药，所以能消肺热，治咳嗽、喉痹、衄血、失音等各种疾病。李东垣治疗大头瘟、咽喉不利的普济消毒饮中也用马勃。

［附方］ 收有新近常用附方九种。

1. 治咽喉肿痛方。《圣惠方》：若咽物但不能下，用马勃一分、蛇蜕皮一条烧后，研极细末，以绵裹一钱，含在咽中即能取效。

2. 治走马喉痹方。《经验良方》：取马勃、焰硝各一两，碾为末，每次取一分吹于咽喉中，吐出涎血后即愈。

3. 治失音方。《摘玄方》：取马勃、马牙硝各等份，碾为末，用砂糖和制为丸，如芡子大，噙于口内。

4. 治久嗽不止方。《普济方》：取马勃为末，炼蜜为丸梧桐子大，每次用温开水送服二十丸，即愈。

5. 治鱼骨硬咽方。《圣济总录》：取马勃为末，炼蜜为丸如弹子大，噙咽。

6. 治积热吐血。《袖珍方》：取马勃末，以砂糖和制为丸，如弹子大，每次以冷水化半丸服。

7. 治妊娠吐衄、出血不止方。《圣惠方》：取马勃末，浓米饮送服半钱。

8. 治斑疮入眼方。阎孝忠《集效方》：取马勃、蛇皮各五钱，皂角子十四个，共碾为末，放入罐内，用盐泥封固，烧存性，再碾为末，每次以温酒送服一钱。

9. 治臁疮不敛方。《仇远稗史》：用葱盐汤洗净患处，拭干后取马勃末敷于患处，即能取效。

# 草之十一
## （杂草九种，有名未用一百五十三种）

李时珍说：各种尾琐或无从考证的草，不可附属。现合《神农本草经》和《名医别录》有名未用的各种不宜遗留的本草，汇通于本书中以便备考。

# 杂草　九种

## 百草
### （见《本草拾遗》）

陈藏器说：五月五日采一百种草，阴干烧成灰，和于石灰中为团，煅后碾末，敷金疮可止血，外敷还可治犬咬伤。还可治腋臭，取百草灰和井华水作团，煅白后以酽醋调和制饼，夹于腋下，干后则换一个。当除去一身尽痛闷，疮出即止，再以童便洗患处，不过三次即可愈。

李时珍说：按《千金方》治疗洞注下痢，用五月五日采集的百草烧成灰，吹入肛门。又可用五月五日采的一切杂草，煮汁洗患处，又治瘰疬已破。

## 百草花
### （见《本草拾遗》）

陈藏器说：主治百病，延年益寿，可用百草花煮汁酿酒服。按《异类》说：凤刚是渔阳人，常采百花用水渍后，置容器内用泥封密后埋入地下，百日后取出浓煎为丸。纳入卒死者口中，即能使之醒活。凤刚自己服药活到一百多岁。

## 井口边草
### （见《本草拾遗》）

陈藏器说：如果小儿夜啼，在不让其母知道的情况下，将井口边草放入小儿的床席下，有效。

孙思邈说：五月五日取井中倒生的草，烧后碾末，以水送服，可使嗜酒者恶酒不喜饮，或饮也不醉。

## 树孔中草
### （见《本草纲目》）

李时珍说：《圣惠方》记载：将树孔中草暗暗地放入户内，可治小儿腹痛夜啼。

## 产死妇冢上草
### （见《本草拾遗》）

陈藏器说：取产妇冢上草时不能回头，水煮取汁作汤洗浴，治小儿醋疮，不超过三次即愈。

## 燕蓐草
### （见《嘉祐补注本草》）

陈藏器说：就是燕窠中的草，无毒。主治遗尿，取本品烧黑碾末，温开水送服五分。也可治哕逆。

李时珍说：《千金方》记载：用胡燕窝中草，烧末，以酒送服三分，可治男女无故尿血。《圣惠方》记载：治消渴多饮多尿，可用燕窝中草烧灰一两、牡蛎二两、白羊肺一具，切晒碾末，每次饭后用新汲水调服三钱。用燕蓐草烧灰、鹰屎白各等份，以人乳和之，涂于患处，每日三到五次，可治一切疮痕不消。取燕蓐草烧灰，敷于患处，还治浸淫疮出黄水。

## 鸡窠草
### （见《嘉祐补注本草》）

日华子说：取鸡窝草在不让孩子的母亲知道的情况下置于孩子床席下，可治小儿夜啼。

陈藏器说：治小儿白秃疮，可先用酸泔水洗净患处，然后取鸡窝草和白头翁烧成灰，用腊月的猪脂调和后敷于患处。

李时珍说：《千金方》记载：取鸡窝草烧成末，以酒送服一钱，治妇人产后遗尿。《不自秘方》记载：取鸡窝草烧灰水调淋汁，洗患处，可治天丝入目。

## 猪窠草

日华子说：取猪窝草，不让孩子的母亲知道，放置孩子的床席下，可治小儿夜啼。

## 牛齝草
见兽部牛下。

# 《神农本草经》两种

## 屈草

《神农本草经》记载：味苦、微温，无毒。主治胸胁下痛，邪气，肠间寒热，阴痹。久服能轻身益气耐老。《名医别录》记载：屈草生长于汉中川泽之处，五月份采集。

## 别羁

《神农本草经》记载：味苦、微温、无毒。主治风寒痹身重，四肢疼酸，寒邪历节痛。

《名医别录》记载：别羁另一名字为"别枝"。生长于蓝田川谷。二月份、八月份采集。

陶弘景说：医药家们常常用它，现在已没有了。

# 《名医别录》七十八种

## 离娄草

《名医别录》记载：本品味咸、性平，无毒，具益气力，轻身长寿之效，且能令辟鬼邪。本晶生长于一般的山上，七月、八月时收采果实。

## 神护草

《名医别录》记载：本品生长于一般山川的北面，八月份采集，放置房内可避人，使寇盗不敢入内。

　　李时珍说：《物类志》称之"护门草"，另一名字是"灵草"。那些人用它放置门上，人经过时，此草必呼喝之。王筠的诗说：霜披守宫槐，风惊护门草。就是这个意思。但没有描述它的形状，非常可惜。

## 黄护草

　　《名医别录》记载：本品无毒。能益气，使人嗜食，主治痹证，生长于陇西。

## 雀医草

　　《名医别录》记载：本品味苦、无毒。能轻身益气，具有疗风水、洗烂疮的作用。本品另一名字是"白气"。雀医草春天生长，秋天开白色的花，冬天结黑色的果实。

## 木甘草

　　《名医别录》记载：用木甘草煮取汁，洗患处可治疗痈肿盛热。本晶生长于树间，三月时生长，大叶子像蛇状，四四相值，折其枝种于地上便能成活。五月份开白色的花，果实的核是红色的。每年三月三日采集备用。

## 益决草

　　《名医别录》记载：味辛、性温，无毒。主治咳逆肺伤。本晶生长于山的阴面，其根如细辛。

## 九熟草

　　《名医别录》记载：味甘、性温，无毒。主治汗出，可止泄疗闷。另有一名为"乌粟"，一名为"雀粟"。本晶生长于住家庭院中，叶子如枣，一年九熟，每年七月份采集备用。

## 兑草

　　《名医别录》记载：味酸，性平，无毒。具有轻身益气，使人长寿的作用。冬天蔓生于树木和草上，叶子是黄色的人多子。

## 异草

　　《名医别录》记载：味甘，无毒。去黑子后入药，主治痿痹而有寒热。生长于篱木上，叶子像葵花，茎旁有角，折断其茎有白汁。

## 灌草

　　《名医别录》记载：本品另一名字为"鼠肝"。其叶滑而色青白，主治痈肿。

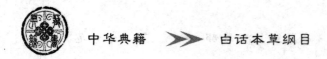

## 茈草

《名医别录》记载：味辛，无毒。主治金疮伤。茈音起。

## 荤草

《名医别录》记载：味甘，无毒。主治重伤而致的痹肿。本品生长于山泽，像蒲黄，叶子像芥。

## 英草华

《名医别录》记载：味辛、平、无毒。主治痹气，能治疗女劳疸，能解烦，强阴、坚筋骨，并能治疗头风。本品可以作为沐浴药。英草华蔓生于树上。另一名字为"鹿英"。九月份采集，阴干备用。封华《名医别录》记载：味甘、有毒。能养肌肉去恶肉，主治疥疮。每年夏至日采集。

## 腆（音腆）　华

《名医别录》记载：味甘，无毒。主治气上逆，能解烦、坚筋骨。

## 节华

《名医别录》记载：味苦，无毒。主治伤中、痿痹、溢肿。
节华皮主治热邪客脾。
本品一名为"山节"，一名为"达节"，一名为"通漆"。每年十月份采集，晒且有毛。

## 让实

《名医别录》记载：味酸。主治喉痹，能止泻痢。每年十月采集，阴干备用。

## 羊实

《名医别录》记载：味苦、寒。主治头秃恶疮，疥痒痂癣。本品生长于四川。

## 桑茎实

《名医别录》记载：味酸、性温，无毒。主治乳房及怀孕的一些病，能轻身益气。本品另一名字为"草王"，叶子像"白苏"（一种一年生的草本植物），茎是方的。叶子较大。本品生乏于园中，十月份采集。

## 可聚实

《名医别录》记载：味甘、性温，无毒。具有轻身益气、明目的作用。另一名字为"长寿"。本品生长于山川野道中，其穗像麦子、其叶像艾。每年五月份采集。

## 满阴实

《名医别录》记载：味酸、性平，无毒。具有益气、轻身长寿的作用。能除热止渴，利小更。本品生长于深山及园中，茎如芥，叶子较小，果实像樱桃。七月份长成。吴普说：本品的蔓像瓜那样。

## 马颠

《名医别录》记载：味甘，有毒。能治疗浮肿。本品不可多食。

## 马逢

《名医别录》记载：味辛，无毒，主治癣虫。

## 兔枣

《名医别录》记载：味酸，无毒。具有轻身益气作用。本品生长于丹阳陵地，高约尺许，果干备用。

## 鹿良

《名医别录》记载：味咸，臭。主治小儿惊痫，奔豚气。

## 鸡涅

《名医别录》记载：味甘、性平，无毒。具有明目、补中的作用。治目受寒风及诸不足，水肿邪气，并可疗女子白带。本品另一名字为"阴洛"，生长于鸡山，采集无时间限制。

## 犀洛

《名医别录》记载：味甘，无毒。主治癃病。一名为"星洛"，另一名字为"泥洛"。

## 雀梅

《名医别录》记载：味酸、性寒，无毒。主治蚀恶疮。一名为"千雀"。生长于海水石谷间。

陶弘景说：雀梅的叶子和果实都像麦李。

## 燕齿

《名医别录》记载：主治小儿痫证及寒热。每年五月五日采集。

## 土齿

《名医别录》记载：味甘、性平，无毒。具有轻身益气长寿的作用。生长于山陵地中，其形状像马牙。

## 金茎

《名医别录》记载：味苦、性平，无毒。主治金疮通内，血液内漏之证。另一名字为"叶金草"。生长于川泽的高处。

## 白背

《名医别录》记载：味苦、性平，无毒。主治寒热证，煮汁外洗可治恶疮疥。本品生长于山陵中，其根像紫葳，叶子像燕卢。采集无时间限制。

## 青雌

《名医别录》记载：味苦。主治恶疮，秃败疮火气。能杀三种虫。本品一名为"虫损"，另一名为"孟推"。生长于方山山谷中。

## 白辛

《名医别录》记载：味辛，有毒。主治寒热证。本品一名为"脱尾"，另一名字为"羊草"。生长于楚山。三月份挖掘其根用，色白而味香。

## 赤举

《名医别录》记载：味甘，无毒。主治腹痛。本品一名为"羊饴"，另一名为"陵渴"。生长于山谷的背阴处，二月时开细小花蔓延于草上，五月结黑色果实，中间有核。每年三月三日采集其叶，阴干备用。

## 赤涅

《名医别录》记载：味甘，无毒。主治痓病及崩中，具有止血益气的作用。生长于四川山石阴地的潮湿处。采集无时间限制。

## 赤赫

《名医别录》记载：味苦、性寒，有毒。主治痂疡恶败疮，能除三虫邪气。生长于益州川谷中。二月、八月时采集。

## 黄秫

《名医别录》记载：味苦，无毒。能治心烦，止汗出。成活时像桐根。

## 黄辩

《名医别录》记载：味甘、性平、无毒。主治心腹疝瘕及口疮脐伤。本品另一名为"经辩"。

## 紫给

《名医别录》记载：味咸。主治毒风头及泄注。本品另一名为"野葵"。生长于高陵下地处。三月三日挖掘其根入药。其根像乌头样。

## 紫蓝

《名医别录》记载：味咸，无毒。主治食肉后中毒，能消除其毒。

## 粪蓝

《名医别录》记载：味苦。本品煮水洗患处，可治疗身上的痒疮、漆疮及白秃。此药生长子房陵。

## 巴朱

《名医别录》记载：味甘，无毒。本品主治寒证，能止血止带下。巴朱生长于雒阳。

## 柴紫

《名医别录》记载：味甘，主治小腹痛疼，能通利小腹、破除积聚。本品还能长肌肉，久服能使人轻身长寿。生长于冤句一带，每年二月、七月时采集。

## 文石

《名医别录》记载：味苦，主治寒热心烦。本品另一名为"黍石"。生长于东郡一带山泽中的水下，色呈五色，有汁润泽。

## 路石

《名医别录》记载：味甘、酸，无毒。主心腹之疾，能止汗生肌、实骨髓、益气而使人耐寒。本品另一名为"陵石"。生长于草石上，天雨时它独干，日出时它独润。本品茎赤黑，开黄花。每三年结一次果实，红如麻子。每年五月、十月收采其茎、叶，阴干备用。

## 旷石

《名医别录》记载：味甘、性平，无毒。具益气养神，除热止渴作用。生长于江南，像石草。

## 败石

《名医别录》记载：味苦，无毒。主治渴证和痹证。

## 石剧

《名医别录》记载：味甘，无毒。主治渴证及消中证。

## 石芸

《名医别录》记载：味甘。无毒。主治目痛淋露及寒热而致的出血。本品一名"螫烈"，另一名为"顾啄"。每年三月、五月时采集其茎和叶，阴干备用。

## 竹付

《名医别录》记载：味甘，无毒。具止痛祛淤血的作用。

## 秘恶

《名医别录》记载：味酸，无毒。主治肝经邪气。本品另一名为"杜逢"。

## 卢精

《名医别录》记载：味平。主治虫毒。生长于益州。

## 唐夷

《名医别录》记载：味苦，无毒。治疗踒折而筋骨受伤之证。

## 知杖

《名医别录》记载：味甘，无毒。治疗疝病。

## 河煎

《名医别录》记载：味酸。主治结气而致痈在喉颈。本品生于海中，八月、九月收采。

## 区余

《名医别录》记载：味辛，无毒。主治心腹热及瘕证。

## 王明

《名医别录》记载：味苦。主治身热。煮水洗浴可治小儿身热。本品生长于山谷之中。另一名字是"玉草"。

## 师系

《名医别录》记载：味甘，无毒。水煮取液洗患处，可治疗痈肿恶疮。本品一名"臣尧"，一名"臣骨"，一名"鬼芭"。生长于平泽地带，每年八月份采集。

## 并苦

《名医别录》记载：能补益肺气、安和五脏，主治咳逆上气。本品一名"蛾熏"，一名"玉荆"。三月份采集，阴干备用。（蛾音或）

## 索千

《名医别录》记载：味苦，无毒。主治易耳。本品另一名为"马耳"。

## 良达

《名医别录》记载：主治牙齿痛，能止渴轻身。本品生长于山的背阴处，其茎蔓延，大如葵，子滑小。

## 戈共

《名医别录》记载：味苦、性寒，无毒。主治惊气、伤寒、腹痛、赢瘦，皮中有邪气，手足寒而色苍白。生长于益州山谷中，本品恶玉扎、蜚蠊。

## 船虹

《名医别录》记载：味酸，无毒。具下气止烦满的作用，可作药浴。入药色黄。生长于四川。立秋时采集。

## 姑活

《名医别录》记载：味甘、性温，无毒。主治大风邪气及温痹寒痛。久服能轻身益寿而耐老。本品一名"冬葵子"，生长于河东。

陶弘景说：药无用者。还有固活丸，就是"野葛"。冬葵子也不是菜的冬葵子。

苏恭说：别的书上还有一个名字，是"鸡精"。

## 白女肠

《名医别录》记载：味辛、性温，无毒。主治泻痢肠澼，可疗心痛、破疝瘕。生长于深山之中，叶子像蓝，果实是红的。赤女肠同于白女肠。

## 白扇根

《名医别录》记载：味苦、性寒，无毒。主治疟疾而皮肤寒热、出汗、使人改变。

## 黄白支

《名医别录》记载：生长于山陵之中，三、四月时挖掘其根，晒干备用。

## 父陛根

《名医别录》记载：味辛，有毒。用本品熨烫以治疗痈肿肤胀。本品一名"膏鱼"，一名"梓藻"。

## 疥拍腹

《名医别录》记载：味辛、性温，无毒。能轻身、治疗证。每年五月采集，阴干备用。

## 五母麻

《名医别录》记载：味苦，有毒。主治痿痹而行动不便以及下痢之证。本品一名"鹿麻"，一名"归泽麻"，一名"天麻"，一名"若草"。生长于田野，每年五月时采集。

李时珍说：芜蔚开白花的，也称"天麻草"。

## 五色符

《名医别录》记载：味苦，性微温，主治咳逆及五脏邪气，能调中益气、明目杀虫。青符、白符、赤符、黑符、黄符各随其色而补其相应的脏。白符一名"女木"，生

四川山谷中。

## 救赦人者

《名医别录》记载：味甘，有毒。主治疝气和痹证，能通气而治诸不足。生长于住家的宫室内，五月、十月采集，烈日下晒干备用。

## 常吏之生

《蜀本草》："吏"写为"更"。
《名医别录》记载：味苦、性平，无毒。能明目。果实有刺，大小如稻米。

## 载

《名医别录》记载：味酸，无毒。主治各种恶气。

## 庆

《名医别录》记载：味苦，无毒。治咳嗽。

## 腜（音户瓦切）

《名医别录》记载：味甘，无毒。能益气延年。生长于山谷中，白色平顺的纹理，十月份采集。

## 芥

《名医别录》记载：味苦、性寒，无毒。能治消渴、除痹证，疗妇人疾病并能止血，本品另一名字为"梨"，其叶子像大青。

# 《本草拾遗》一十三种

## 鸩鸟浆

陈藏器说：生长于江南树林中的树下，高约一、二尺，叶背面是紫色的，冬天不凋落。结红果实像珠。本品味甘、性温，无毒。因能解诸毒而得此名。山里人用它泡酒喝，主治风血导致的苍老消瘦。

苏颂说：鸩鸟威生长子信州的山野中，春天开始萌生，叶是青色的，九月份开像蓬蒿菜样的淡黄色的花，但不结果实。本品能治疗痈肿疖毒。采集无时间限制。

## 七仙草

陈藏器说：本品生长于山脚下，叶子尖而细长。捣七仙草的枝叶敷于患处，可治杖疮。

吉祥草陈藏器说：生长于西域，胡人带进来的。味甘、性温，无毒。能补心力，明目而强记忆力。

李时珍说：现在有人种一种草，叶子像漳兰，一年四季青翠，夏天开成穗的紫花，极易繁殖，也称为"吉祥草"，但不是这种吉祥草。

## 鸡脚草

陈藏器说：生水泽旁，红茎对生叶，像百合的苗。味苦、性平，无毒。主治赤白久痢而成痔证。

## 兔肝草

陈藏器说：本品初生时有细叶，柔软像兔肝。另一名为"鸡肝"。味甘、性平，无毒。主治金疮而能止血生肌，并能解丹石引起的发热。

## 断罐草

陈藏器说：本品配羊蹄根、半夏、地骨皮、青苔、蜂窠、小儿发及绯帛各等份，在五月五日烧灰存性，每次以水送服一钱，能治疗疮且拔根。

## 千金镝草

陈藏器说：生长于江南，高约二、三尺。取本品捣烂敷患处，治蛇蝎虫咬毒，具有生肌止痛的作用。

## 土落草

陈藏器说：生长于岭南的山谷中，叶子细长。味甘、性温，无毒。主治寒凝气滞腹痛及疝癖等病症。用酒煎服或取鲜土落草捣汁后温服。

## 倚待草

陈藏器说：生长于桂州如安的山谷中，叶子圆形，高约二、三尺。每年八月时采集。味甘、性温，无毒。主治血气虚劳，腰膝疼弱，风缓羸瘦，苍老无色，筋骨损伤，不能生育及妇人淤血等病症。取倚待草泡酒服，很快能祛病，所以称它为"倚待"。

## 药王草

陈藏器说：本品的苗和茎是青色的，摘其叶子后有乳汁滴出。味甘、性平，无毒。能解一切毒，并可止鼻衄吐血，祛除烦躁。

## 筋子根

陈藏器说：生长于四明山中，苗高约尺余，叶子园厚而有光润，冬天不凋落，其根像手指样大小，也称为"根子"。味苦、性温，无毒。主治心中结块及久积气滞，攻冲脐下作痛。

## 蘆药

陈藏器说：生长于胡地。形像干茅，黄红色。味咸、性温，无毒。主治折伤内损而致血淤，具有生肌止痛作用。并可治五脏，除邪气，补虚损及治产后诸血病。可用水煮取汁服，也可捣烂敷于伤患处。

李时珍说：《外台秘要》有治堕马内损方，取蘆药末一两、牛乳一盏，煎后服。

## 无风独摇草

杨珣说：生长于大秦国及岭南。五月五日采集，各野山中往往也有。本品头像弹子，尾像鸟尾，两片开合，见人自己摇动，故称为"独摇"。性温、平，无毒。主治头面游风，遍身搔痒，可煮取汁淋洗患处。

陈藏器说：佩带此草可使夫妇相爱相亲。

李时珍说：羌活、天麻、鬼臼、薇衔四者都有"无风独摇草"的名字，但不是同一种物。段成式的《酉阳杂俎》说：雅州虫"舞草"，独茎三片叶子，叶像决明，一叶在茎之端，另二叶在茎之半处相对而生。人走近它唱歌或鼓掌，叶子就会像跳舞那样动，这就是"虞美人草"，也属无风独摇一类，又按《山海经》的提法，是皇帝的女儿死于姑媱山，化为草，其叶相重，开黄花，果实像兔丝，服后能媚人。郭璞的《尔雅注疏》认为：另一名为"荒夫草"，这种说法与陈藏器说的佩带它能使夫妇相爱的提法相似，难道就是同一物吗？

# 唐《海药本草》　一种

## 宜南草

杨珣说：生长于广南的山谷中，有长约二尺许的荚，内有相纸样的薄片，大小像蝉翼。能僻邪。男女小孩佩带装有宜南草的绯绢袋，能辟恶秽而止惊。本品生长于南方，故有"宜南"之名。与萱草的"宜男"的。

# 宋《开宝本草》 一种

## 陀得花

马志说：味甘、性温，无毒。泡酒服用可治一切风血病症。生长于西域，胡人带进来的。胡人采陀得花酿酒，称为"三勒浆"。

# 宋《图经外类》 二十种

## 建水草

苏颂说：生长于福州，枝叶像桑，四季都有。农人取叶子焙干后碾为末，用温酒送服，治疗走注风痛。

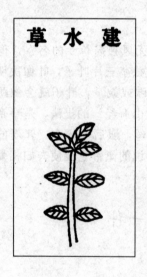

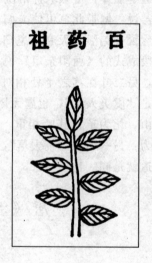

## 百药祖

苏颂说：生长于天台山中，冬夏常青。农人冬天采其叶子，祛风很有效。

## 催风使

苏颂说：生长于天台山中，冬夏常青。农人秋天采其叶子，祛风很有效。
李时珍说：五加皮也称"催风使"。

## 刺虎

苏颂说：生长于睦州，凌冬时也不凋落。采取其根、叶及枝入药。味甘。取本品锉细焙干碾为末，用酒送服一钱，可治疗肿痛风疾。

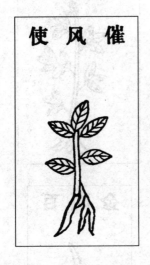

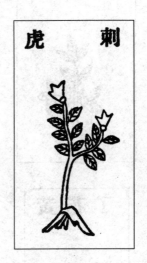

李时珍说：《寿域神方》记载：用刺虎（即寿星草）捣取汁涂患处，可治丹瘤。一名为"伏牛花"、又一名字为"隔虎刺"。

## 石逍遥草

苏颂说：生常州，冬夏季节都有，不开花不结果。味苦、性微寒，无毒。主治各种风邪引起的瘫痪而见手足不遂。本品碾为末，炼蜜制丸如梧桐子大小，以酒送服二十丸，每日服两次，百日后可愈。本丸初服时患者微有头痛，不会产生坏的作用，久服可以益气轻身。

## 黄寮郎

苏颂说：生长于天台山中，冬夏常青。农人挖掘其根，治疗风邪而有效。

李时珍说：按《医学正传》记载：黄寮郎的俗名是"倒摘刺"，取其根捣取汁，少入些酒，调匀后滴于喉中，可治喉痛。另外《医学集成》记载：凡牙痛者，取倒摘刺烧之，取其凝结的烟煤用绵蘸之寒于牙痛处，即可止痛。

## 黄花了

苏颂说：生长于信州，春天发芽，叶子是青色的。三月开黄色的花，像辣菜花，秋天结果实。采集无时间限制。治疗咽喉，口舌及牙龈等病有效。

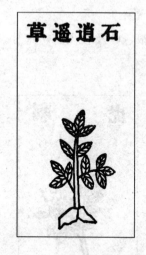

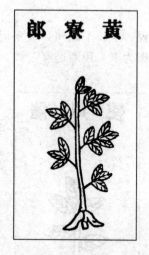

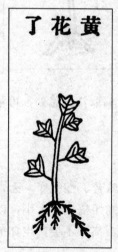

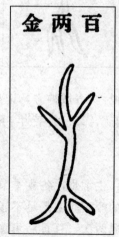

## 百两金

苏颂说：生长于戎州、河中府、云安军。苗高约二、三尺，有主杆像树木，凌冬也不凋落。其叶子像荔枝，初生时叶面叶背都是青色的，秋天后叶面仍青色，叶背呈紫色，初秋时开青碧色的花，结的果实像豆那样大，生的时候是青色的，熟后呈红色，挖掘根后去掉心备用，采集无时间限制。味苦、性平，无毒。主治热邪壅聚而致咽喉肿痛。可口含约一寸长的百两金根，咽其汁。若是河中府出产的，根红像蔓菁，茎细而色青，四月时开细碎的黄花，像星宿花。五月时挖掘其根，加工成一寸左右长短，晒干备用。可治疗风瘲。

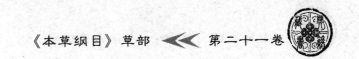

## 地茄子

苏颂说：生长于商州。三月时开化结籽，五、六月份时采集，阴干备用。味微辛、性温，有小毒。主治中风痰涎麻痹，下焦邪热毒气。具有破坚积，利膈，消痈肿疮疥及散血堕胎等作用。

## 田母草

苏颂说：生长于临江军，不开花不结实，三月份挖掘其根。性凉。主治烦热及小儿风热等病，疗效尤佳。

## 田麻

苏颂说：生长于信州的田野及沟涧旁，春夏时长青色的叶子，七、八月时长出小荚，冬三月时采其叶子，治疗痈疥肿毒。

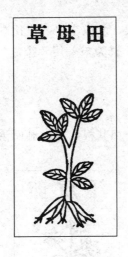

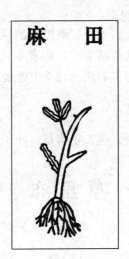

## 芥心草

苏颂说：生长于淄州，根是黄色的，引出的蔓是白色的。四月时采其苗和叶，治疮疥很有效。

## 苦芥子

苏颂说：生秦州。苗长约一尺左右。茎色青、叶如柳，开白花像榆树荚，其子色黑。味苦、大寒，无毒。能明目，治疗血风烦躁。

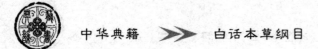

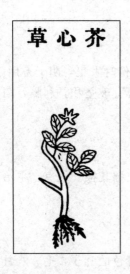

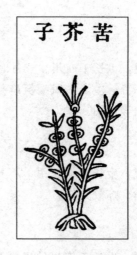

## 布里草

苏颂说：生长于南恩州的原野中，茎高约三到四尺，叶像李树叶但比它大，到夏天时不开花而结果实，误食令人腹泻。采集其根皮焙干碾为末备用。味苦、性寒，有小毒。用药末和油调匀涂于患处，可杀虫治疮疥。

## 茆质汗

苏颂说：生长于信州。叶子青色花白色。七月时挖掘其根，能行血而治风肿，很有效。

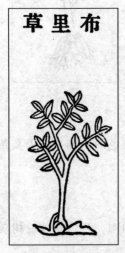

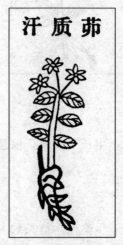